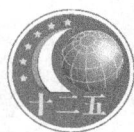

卫生部"十二五"规划教材

全国高等医药教材建设研究会"十二五"规划教材

全国高职高专配套教材　供五年一贯制护理学专业用

内科护理学
实践指导及习题集

主　编　马秀芬　张世琴　张　展

副主编　张小来　余江萍

编　者（以姓氏笔画为序）

马秀芬（河北承德护理职业学院）　　　张小来（安徽医学高等专科学校）

王　烨（河北承德护理职业学院）　　　张世琴（河北承德护理职业学院）

刘淑琴（山东潍坊护理职业学院）　　　张兰青（安徽皖西卫生职业学院）

李　萍（辽宁省本溪卫生学校）　　　　陈　玲（江苏常州卫生高等职业技术学校）

肖洪俊（黑龙江护理高等专科学校）　　周肖英（江苏无锡卫生高等职业技术学校）

余江萍（安庆医药高等专科学校）　　　赵东家（山西职工医学院）

余红梅（湖北襄樊职业技术学院医学院）　赵修春（广州医学院护理学院）

张　展（重庆市医药卫生学校）

人民卫生出版社

图书在版编目（CIP）数据

内科护理学实践指导及习题集/马秀芬等主编. —北京：
人民卫生出版社，2011.11（2025.10重印）

ISBN 978-7-117-14805-4

Ⅰ.①内⋯　Ⅱ.①马⋯　Ⅲ.①内科学：护理学—高等
职业教育—教学参考资料　Ⅳ.①R473.5

中国版本图书馆 CIP 数据核字（2011）第 192292 号

人卫智网　www.ipmph.com	医学教育、学术、考试、健康，	
	购书智慧智能综合服务平台	
人卫官网　www.pmph.com	人卫官方资讯发布平台	

内科护理学实践指导及习题集

主　　编：马秀芬　张世琴　张　展
出版发行：人民卫生出版社（中继线 010-59780011）
地　　址：北京市朝阳区潘家园南里 19 号
邮　　编：100021
E - mail：pmph @ pmph. com
购书热线：010-59787592　010-59787584　010-65264830
印　　刷：北京虎彩文化传播有限公司
经　　销：新华书店
开　　本：787×1092　1/16　印张：24
字　　数：599 千字
版　　次：2011 年 11 月第 1 版　　2023 年 5 月第 1 版
印　　次：2025 年 10 月第 17 次印刷
标准书号：ISBN 978-7-117-14805-4
定　　价：36.00 元

打击盗版举报电话：010-59787491　E-mail：WQ @ pmph. com
质量问题联系电话：010-59787234　E-mail：zhiliang @ pmph. com
数字融合服务电话：4001118166　　E-mail：zengzhi @ pmph. com

前　言

　　《内科护理学实践指导及习题集》是全国高职高专护理学专业卫生部规划教材供五年一贯制等学制用《内科护理学》教材的配套教材。编写以《内科护理学》教材及教学大纲为依据，以培养学生学习能力、学习兴趣及答题技巧为目的。

　　全书内容包括两部分，第一部分为实践指导，将内科护理实践按内科常见病病人护理及常用护理操作技能护理2个模式编写。内科常见病病人护理的实践指导内容包括实践目标、实践方法及评价，常用护理操作技能护理的实践指导内容包括实践目标、实践用物、实践方法及评价。第二部分为习题集，共分9章，依次为呼吸系统疾病病人护理、循环系统疾病病人护理、消化系统疾病病人护理、泌尿系统疾病病人护理、血液系统疾病病人护理、内分泌与代谢疾病病人护理、风湿性疾病病人护理、神经系统疾病病人护理及传染病病人护理。每章均以节为单位编写，试题题型参照我国国家护士执业及资格考试，包括A_1、A_2、A_3/A_4型题。参考答案附于各节测试题后，便于教师当堂达标测试和学生自我测试时参考。

　　本教材与全国高职高专护理学专业卫生部规划教材供五年一贯制等学制用《内科护理学》教材配套使用。也适用于参加国家护士执业及资格考试的考前复习，通过学习，可帮助学习者通过我国护士执业及资格考试。

　　本书编写过程中得到了教材评审专家云琳教授、河北承德护理职业学院领导及同事们的指导和大力支持，同时也得到了各编者所在院校领导的支持，谨在此深表谢意。尽管各位编者都以认真负责的态度尽最大努力编写，但限于水平有限和时间仓促，难免有欠缺之处，恳请各院校师生和读者在应用中发现问题并指正。

马秀芬

2011 年 9 月

目　录

第二部分　习　题　集

第一部分

实践指导

实践教学是《内科护理学》教学过程的重要环节,是确保课程任务和课程目标达成、实现高职高专五年一贯制护理专业培养目标的必要教学手段。本实践指导将内科护理实践按内科常见病病人护理及常用护理操作技能护理2个模式编写。内科常见病病人护理的实践指导内容包括实践目标、实践方法及评价,常用护理操作技能护理的实践指导内容包括实践目标、实践用物、实践方法及评价。因常见病病人护理实践很多环节基本一致,为避免重复,仅在此说明,每个实践项目中将不再列出。实践过程中,教师可据各学校的具体情况及实践内容安排。

内科常见病病人护理的实践指导说明

【实践目标】

是本次实践课学生所要达到的目标,包括技能及态度目标。

【实践方法】

(一) 临床见习

1. 选择病例 在内科病房由带教老师选定病人若干。

2. 学生分组 每一小组 6~10 人,着装整齐,举止端庄、语言亲切、态度和蔼、听从安排、积极认真、分工协作。

3. 指导见习 带教老师提供见习病人的有关资料让学生参阅,然后在带教老师的指导下学生与病人及家属交流,收集病人资料。

4. 讨论 以小组为单位讨论、分析评估资料,列出护理诊断/问题,制定护理计划。

5. 交流 各小组集中交流各自小组见习病例情况,教师进行点评和总结。

6. 提交报告 见习结束后,每位学生提交一份护理病历,教师批阅。

(二) 案例分析

1. 学分分组 每一小组 6~10 人。

2. 案例准备 以小组为单位讨论案例中提出的问题,得出各小组的结论。

3. 小组交流 采用选派代表发言、角色扮演等多种形式汇报各小组的讨论结果。

4. 总结与反馈 全体同学与老师一起总结本案例问题答案并评价各小组成绩。

(三) 模拟训练

在内科护理实训室内模拟临床实际工作情景进行仿真训练。

1. 入院护理

(1) 热情接待病人:主动迎接病人,安排床位,为病人戴腕带,通知医师和其他护士,办理相应入院手续,填写相应表格。酌情称体重等。

(2) 根据病情安置卧位:若病人呼吸困难可给予半卧位、吸氧等。

(3) 初步评估病人:与病人接触的过程就是评估过程。

1) 测量并记录生命体征,必要时做心电图,给予心电监护、血压监护、血氧饱和度监测等。

2) 倾听主诉,了解病史。

3) 评估临床表现。

4) 了解相关检查。

(4) 填写住院病人护理评估(记录)单

（5）执行医嘱

1）处理医嘱。

2）通知膳食科准备饮食。

3）进行各种治疗操作。

4）做好检查前安排：向病人交代有关检查的注意事项，准备好检查所需相应用物和单据。

（6）进行清洁护理

（7）入院告知及安全教育：向病人及家属介绍主管医师、护士、病区护士长。介绍病区环境、作息时间、探视制度及有关管理规定等。对病人及家属进行安全教育，如私人物品安全、人身安全、消防安全、用电安全、医疗安全等。请家属在住院告知书上签名。

（8）心理护理：鼓励病人及家属表达自己的需要及顾虑，给予安慰、指导。

（9）初步宣教：简要告知病人如何休息、饮食，如何配合用药等。

2. 住院护理

（1）清洁护理：如面部清洁、梳头、口腔护理、擦浴等。

（2）进食/水护理

（3）整理床单位

（4）执行医嘱

1）一般护理：根据病情给予不同程度的休息及不同种类的饮食，避免便秘。

2）进行各种治疗操作并观察疗效。

3）实施特殊护理：对长期卧床病人给予压疮护理，对吸氧病人给予输氧管道护理等。

（5）巡视病房

1）了解病人心理，给予心理护理。

2）进行健康宣教：指导饮食、休息，宣教疾病常识。

3）观察病情：观察临床表现、并发症、治疗情况及氧疗情况等。

（6）护理记录：记录病人在本班次的病情变化情况，主要治疗护理措施及疗效等，并填写护理记录单；若病人病情危重需记录特别护理记录单。

（7）进行护理交班

1）病人动态：出入院人数、危重人数等。

2）新病人情况：什么原因入院，入院时病人病情，主要治疗、护理措施，目前病人病情，需要下一班次特别注意的问题。

3）危重病人情况：病情变化情况，主要治疗、护理措施，目前病人病情，需要下一班特别注意的问题等。

3. 出院护理

（1）处理出院医嘱：撤销该病人床头卡、一览表卡片、各种治疗单、护理单，整理出院病历、做好出院登记。

（2）通知膳食科等有关部门

（3）出院指导

1）与住院护理中的宣教疾病常识内容相似。

2）自我保健知识。

3）按时复诊，及时就诊。

【评价】

评价方式可采用自我评价、小组评价和老师评价等，评价内容可包括操作技能、团队协作意识、分析解决问题能力、评判性思维能力、职业素质及完成实践报告情况等。

（马秀芬　张小来）

实践一　慢性阻塞性肺疾病病人的护理

【实践目标】

1. 学会运用护理程序的工作方法对慢性阻塞性肺疾病病人进行评估、诊断、制订计划并实施、评价。

2. 熟练掌握慢性阻塞性肺疾病病人的病情观察、心理护理、用药护理及健康教育。

3. 学会规范地实施慢性阻塞性肺疾病病人的入院、住院、出院护理。

4. 护理过程中关爱病人，具有团队合作精神、严谨的工作态度及细致的工作作风。

【实践方法】

（一）临床见习

（二）案例分析

病人女性，65 岁。慢性咳嗽、咳痰 20 余年，近 3 年来加重伴呼吸困难，尤以冬春季更甚。3 天前着凉致发热、剧烈咳嗽、咳黄色脓痰且痰量较大、发绀、气急，今晨躁动不安、神志模糊，急诊入院。护理体检：T 39.4℃，P 124 次/分，R 30 次/分，BP 140/90mmHg（1mmHg＝0.133kPa）；半卧位，意识模糊，口唇发绀，皮肤湿润，杵状指，球结膜充血；桶状胸，双侧语颤减弱，双肺叩诊过清音，肺部听诊可闻及湿啰音和哮鸣音；心尖搏动不明显，心律齐，心尖部有Ⅱ级收缩期杂音；肝肋下 2cm 可触及，质软无压痛，脾未及；既往有吸烟史 30 年，每日吸 10 支左右。血常规检查：红细胞（RBC）5.6×10^{12}/L，血红蛋白（Hb）181g/L，白细胞（WBC）13.7×10^9/L。长期医嘱：呼吸内科护理常规；一级护理；半卧位；低盐饮食；持续低流量吸氧；心电、血压、血氧饱和度监护；盐酸左氧氟沙星注射液 100ml，每日两次静脉滴注；生理盐水 100ml＋头孢哌酮 2g，每日两次静脉滴注；生理盐水 20ml＋地塞米松 5mg＋庆大霉素 8 万 U 每日两次雾化吸入。临时医嘱：查血气分析，尿、便常规，血电解质，血糖，描记心电图，拍胸片，头孢哌酮皮试。讨论：

1. 该病例完整的医疗诊断是什么？为什么？

2. 该病人目前主要的处理原则是什么？

3. 概括病人目前主要的护理诊断/问题并制定护理计划。

4. 选择什么时机对病人进行健康指导？健康指导内容是什么？

（三）模拟训练

在内科护理实训室内，学生 10～15 人一组，在教师指导下，模拟临床实际工作场景，完成上述病人的入院、住院、出院护理。

【评价】

实践结束后，每位学生书写并上交一份实践报告。

（马秀芬）

实践二　肺炎病人的护理

【实践目标】

1. 学会运用护理程序的工作方法对肺炎病人进行评估、诊断、制订计划并实施、评价。

2. 熟练掌握肺炎病人的病情观察、心理护理、用药护理及健康教育。

3. 学会规范地实施肺炎病人的入院、住院、出院护理。

4. 护理过程中关爱病人，具有团队合作精神、严谨的工作态度及细致的工作作风。

【实践方法】

（一）临床见习

（二）案例分析

病人男性，23岁。主因寒战高热、头痛、食欲不振2天，烦躁不安3小时入院。2天前病人下班途中淋雨后突发高热，最高达40.2℃，伴寒战、气急、咳嗽、咳痰、右上胸部刺痛，自服对乙酰氨基酚2片后体温下降至37.9℃，伴大汗、头晕、乏力，3小时前出现咳少量铁锈色痰，烦躁不安，面色苍白急诊入院。护理体检：T 38.1℃，P 128次/分，R 30次/分，BP 80/50mmHg。意识模糊，口唇发绀，呼吸急促，皮肤湿冷；右胸上部触诊语颤增强、叩诊呈浊音，心界不大，心率128次/分，律齐，右上肺可闻及管样呼吸音和少量湿啰音，肝脾未触及。既往体健。实验室检查：血常规RBC 5×10^{12}/L，WBC 18×10^9/L，中性粒细胞（N）为0.9、伴核左移，Hb 130g/L，血小板计数（PLT）234×10^9/L；胸片示右上肺大片高密度阴影，心电图示窦性心动过速。长期医嘱：呼吸内科护理常规；一级护理；仰卧中凹位；暂禁食；持续中流量吸氧；心电、血压、血氧饱和度监护；生理盐水150ml＋青霉素320万U，每日四次静脉滴注；10%葡萄糖注射液500ml＋维生素C 3g＋三磷酸腺苷40mg＋辅酶A 100U，每日一次静脉滴注；临时医嘱：查尿、便常规，血型，血电解质；生理盐水1000ml静脉滴注；低分子右旋糖酐注射液500ml静脉滴注；复方氯化钠注射液1000ml静脉滴注；生理盐水500ml＋多巴胺40mg缓慢静脉滴注；青霉素皮试。讨论：

1. 运用所学知识对该病人提出初步医疗诊断。

2. 该病人目前主要的处理原则是什么？病情观察要点是什么？

3. 概括病人目前主要的护理诊断/问题并制定护理计划。

4. 选择什么时机对病人进行健康指导？健康指导内容是什么？

（三）模拟训练

在内科护理实训室内，学生10~15人一组，在教师指导下，模拟临床实际工作场景，完成上述病人的入院、住院、出院护理。

【评价】

实践结束后，每位学生书写并上交一份实践报告。

（马秀芬）

实践三 体位引流护理

【实践目标】

1. 熟练掌握体位引流的操作过程。

2. 学会术前评估适应证及禁忌证、术中观察病情、术后评估是否有并发症。

3. 操作过程中关爱病人，具有严谨的工作态度，高度的同情心、责任心。

【实践用物】

1. 靠背架、小桌、痰杯、纱布、清水、超声雾化吸入器、模型病人。

2. 多媒体设备。

【实践方法】

（一）观看录像

（二）模拟训练

1. 教师示教

2. 学生分组练习

（1）学生 6～10 人组成一个小组，分别扮演病人（与模型交替）、医生、护士、家属等角色。

（2）在教师指导下，小组成员集体设计体位引流的临床情境（病变部位、体位）。

（3）模拟完成体位引流术的术前、术中、术后护理工作过程。

【评价】

1. 教师随机选取几名学生组成一个团队进行体位引流术全过程模拟操作。

2. 实践结束后，每位学生书写并上交一份实践报告。

（马秀芬）

实践四 肺结核病人的护理

【实践目标】

1. 学会运用护理程序的工作方法对肺结核病人进行评估、诊断、制订计划并实施、评价。

2. 熟练掌握肺结核病人的病情观察、心理护理、用药护理及健康教育。

3. 学会规范地实施肺结核病人的入院、住院、出院护理。

4. 护理过程中关爱病人，具有团队合作精神、严谨的工作态度及细致的工作作风。

【实践方法】

（一）临床见习

（二）案例分析

病人男性，25 岁，务农。因低热、乏力、盗汗、咳嗽及咳痰 1 个月，咯血 3 天入院。病人于 1 个月前无明显诱因出现午后发热，体温 37.5～38.0℃，伴乏力、盗汗、食欲不振、咳嗽，咳少量白色黏痰，病后体重下降 5kg。曾口服感冒胶囊、对乙酰氨基酚及抗生素（药名剂量不详）疗效不佳。3 天前咳嗽加剧，并咯鲜血约 80ml，门诊以"咯血待查"收住院。护理体检：T 37.9℃，P 90 次/分，R 20 次/分，BP 120/80mmHg。慢性病容，左锁骨上、下叩诊浊音并可闻及湿啰音。血常规检查：WBC 8×10^9/L，N 为 0.52。胸片示左上肺片状阴影，中间有一透亮区。医疗诊断："肺结核"。长期医嘱：呼吸道传染病护理常规；二级护理；自由体位；高蛋白、高热量、高维生素饮食；持续低流量吸氧；复合维生素 B 10mg，每日三次口服；生理盐水 500ml＋异烟肼 0.3g，每日一次静脉滴注；链霉素 0.75g 隔日一次肌注；临时医嘱：查尿、便常规，血电解质，肝功能，血糖，描记心电图，链霉素皮试。讨论：

1. 结核病的化疗原则是什么？
2. 化疗过程中常见的不良反应有哪些？
3. 概括病人目前主要的护理诊断/问题并制定护理计划。
4. 对病人进行健康指导的内容是什么？

（三）模拟训练

在内科护理实训室内，学生 10～15 人一组，在教师指导下，模拟临床实际工作场景，完成上述病人的入院、住院、出院护理。

【评价】

实践结束后，每位学生书写并上交一份实践报告。

（马秀芬）

实践五　纤维支气管镜检查术护理

【实践目标】

1. 熟练掌握纤维支气管镜检查术的术前准备、术中配合及术后护理。
2. 学会术前评估适应证及禁忌证、术中观察病情、术后评估是否有并发症。
3. 操作过程中关爱病人，具有团队合作精神及严谨的工作态度。

【实践用物】

1. 操作用物　纤维支气管镜、吸引器、活检钳、细胞刷、冷光源、注射器、药物（2％盐酸利多卡因、阿托品、肾上腺素、50％葡萄糖液、生理盐水）、氧气、心电监护仪、模型人等。

2. 多媒体设备

【实践方法】

（一）观看操作录像

（二）模拟训练

1. 教师示教
2. 学生分组练习

（1）学生 6～10 人组成一个小组，分别扮演病人（与模型交替）、医生、护士、家属等角色。

（2）在教师指导下，小组成员集体设计纤维支气管镜检查术的临床情境。

（3）模拟完成纤维支气管镜检查术的术前、术中、术后护理工作过程。

【评价】

1. 教师随机选取几名学生组成一个团队进行纤维支气管镜检查术全过程模拟操作。

2. 实践结束后，每位学生书写并上交一份实践报告。

（马秀芬）

实践六 胸腔穿刺术的护理

【实践目标】

1. 熟练掌握胸腔穿刺术的术前准备、术中配合及术后护理。

2. 学会术前评估适应证及禁忌证、术中观察病情、术后评估是否有并发症。

3. 学会按预防医院感染有关规定处理用物，并准确记录。

4. 操作过程中关爱病人，具有团队合作精神及严谨的工作态度。

【实践用物】

1. 操作用物 胸腔穿刺模型人、胸腔穿刺知情同意书、胸腔穿刺包、无菌手套、消毒盘、2%盐酸利多卡因或1%盐酸普鲁卡因、5ml及60ml注射器、弯盘等。

2. 多媒体设备

【实践方法】

（一）观看胸腔穿刺术操作录像

（二）模拟训练

1. 教师示教

2. 学生分组练习

（1）学生6～10人组成一个小组，分别扮演病人（与模型交替）、医生、护士、家属等角色。

（2）在教师指导下，小组成员集体设计胸腔穿刺的临床情境。

（3）模拟完成胸腔穿刺的术前、术中、术后护理工作过程。

【评价】

1. 教师随机选取几名学生组成一个团队进行胸腔穿刺术全过程模拟操作。

2. 实践结束后，每位学生书写并上交一份实践报告。

（马秀芬）

实践七 心律失常病人的护理

【实践目标】

1. 学会运用护理程序的工作方法对心律失常病人进行评估、诊断、制订计划并实施、评价。

2. 熟练掌握心电图机的使用、心律失常病人的病情观察、心理护理、用药护理及健康教育。

3. 学会规范地实施心律失常病人的入院、住院、出院护理。

4. 护理过程中关爱病人，具有团队合作精神、严谨的工作态度及细致的工作作风。

【实践方法】

（一）临床见习

（二）案例分析

病人女性，37 岁，教师。发作性心悸、胸闷 3 年余。病人于 3 年前无明显诱因突发心悸、胸闷，伴气促、头昏、乏力，持续数分钟至数小时不等，可突然终止。无胸痛、恶心、呕吐、晕厥和咳嗽、咳痰。未作特殊治疗。近 3 个月来心悸、胸闷发作频繁约 3 次/月，持续时间长，曾在门诊就诊，心电图示：阵发性室上性心动过速，予抗心律失常治疗后症状好转（具体不详），为进一步明确诊断、治疗来院就诊，门诊以"心律失常、阵发性室上性心动过速"收住院。病人紧张、焦虑，担心预后。护理体检：T 36.2℃，P 76 次/分，R 18 次/分，BP 110/70mmHg。神志清，精神紧张，心率 76 次/分，律不齐，偶可闻及期前收缩，未闻及病理性杂音。肝、脾未触及，双下肢无水肿。初步诊断为"心律失常、阵发性室上性心动过速"。长期医嘱：低盐低脂饮食；地尔硫䓬（长效）60mg，每日两次，口服；查血、尿、便常规，血电解质，描记心电图，动态心电图检查（Holter），心脏彩超。讨论：

1. 心律失常的基本病因有哪些？常见的诱因有哪些？如何指导病人预防心律失常的发作？

2. 确诊心律失常的主要依据是什么？如何描记心电图？

3. 概括病人目前主要的护理诊断/问题并制定护理计划。

4. 如病人需进行射频消融术，如何对病人进行健康指导？

（三）模拟训练

在内科护理实训室内，学生 10～15 人一组，在教师指导下，学会心电图机的使用操作，模拟临床实际工作场景，完成上述病人的入院、住院、出院护理。

【评价】

实践结束后，每位学生书写并上交一份实践报告。

（余红梅）

实践八　心脏电复律的护理

【实践目标】

1. 熟练掌握心脏电复律的术前准备、术中配合及术后护理。

2. 学会术前评估适应证及禁忌证、术中观察病情、术后评估是否有并发症。

3. 学会按预防医院感染有关规定处理用物，并准确记录。

4. 操作过程中关爱病人，具有团队合作精神及严谨的工作态度。

【实践用物】

1. 操作用物　心脏电复律模型人、心脏电复律知情同意书、除颤器、生理盐水或导电糊、纱布垫、地西泮、心电图机、心电监护仪、气管插管包、呼吸机、氧气等。

2. 多媒体设备

【实践方法】

（一）观看心脏电复律操作录像

（二）模拟训练

1. 教师示教

2. 学生分组练习

（1）学生 6～10 人组成一个小组，分别扮演病人（与模型交替）、医生、护士、家属等角色。

（2）在教师指导下，小组成员集体设计心脏电复律的临床情境。

（3）模拟完成心脏电复律的术前、术中、术后护理工作过程。

【评价】

1. 教师随机选取几名学生组成一个团队进行心脏电复律的全过程模拟操作。

2. 实践结束后，每位学生书写并上交一份实践报告。

（余红梅）

实践九　人工心脏起搏术的护理

【实践目标】

1. 熟练掌握人工心脏起搏术的术前准备、术中配合及术后护理。

2. 学会术前评估适应证及禁忌证、术中观察病情、术后评估是否有并发症。

3. 学会按预防医院感染有关规定处理用物，并准确记录。

4. 操作过程中关爱病人，具有团队合作精神及严谨的工作态度。

【实践用物】

1. 操作用物　人工心脏起搏模型人、人工心脏起搏术知情同意书、临时或植入式起搏器全套装置、心电图机、无菌手术包、套管针、5ml 注射器、无菌手套等。

2. 多媒体设备

【实践方法】

（一）观看人工心脏起搏术操作录像

（二）模拟训练

1. 教师示教

2. 学生分组练习

（1）学生 6～10 人组成一个小组，分别扮演病人（与模型交替）、医生、护士、家属等角色。

（2）在教师指导下，小组成员集体设计人工心脏起搏术（临时或植入式）的临床情境。

（3）模拟完成人工心脏起搏术的术前、术中、术后护理工作过程。

【评价】

1. 教师随机选取几名学生组成一个团队进行人工心脏起搏术的全过程模拟操作。

2. 实践结束后，每位学生书写并上交一份实践报告。

（余红梅）

实践十 风湿性心脏病及心力衰竭病人的护理

【实践目标】

1. 学会运用护理程序的工作方法对风湿性心脏病（简称风心病）、慢性心力衰竭病人进行评估、诊断、制订计划并实施、评价。

2. 熟练掌握心功能分级、心力衰竭病人的病情观察、心理护理、用药护理及健康教育。

3. 学会规范地实施心力衰竭病人的入院、住院、出院护理。

4. 护理过程中关爱病人，具有团队合作精神、严谨的工作态度及细致的工作作风。

【实践方法】

（一）临床见习

（二）案例分析

病人女性，39岁。原有"风湿性心脏病主动脉瓣关闭不全"病史20余年，近1年来，每日口服"地高辛"1片。2天前因受凉"感冒"后出现心悸、气促、夜间不能平卧、咳大量白色泡沫痰收入院。病人情绪低落，家属焦虑不安。护理体检：T 38.1℃，P 110次/分，R 24次/分，BP 110/70mmHg。半卧位，口唇发绀，咽部充血，两肺底闻及湿啰音。心率110次/分，律齐，心尖部可闻及奔马律，胸骨左缘第3、4肋间可闻及舒张期叹气样杂音。肝、脾未触及，双下肢无水肿。医疗诊断为"风湿性心脏病、主动脉瓣关闭不全、左心衰竭"。长期医嘱：低盐饮食；持续中流量吸氧；地高辛0.25mg，每日一次口服；卡托普利6.25mg，3次/日，口服；呋塞米40mg/d，口服；10%氯化钾10ml，3次/日，口服。临时医嘱：50%葡萄糖40ml＋毛花苷C（西地兰）0.4mg，即刻静脉注射；查血、尿、便常规，化验血电解质，描记心电图，拍胸片。讨论：

1. 病人此次心衰的诱因是什么？心力衰竭常见的诱因有哪些？如何指导病人预防心衰发作？

2. 此病人心功能为几级？心功能判断标准是什么？

3. 概括病人目前主要的护理诊断/问题并制定护理计划。

4. 选择什么时机对病人进行健康指导？健康指导内容是什么？

（三）模拟训练

在内科护理实训室内，学生10~15人一组，在教师指导下，模拟临床实际工作场景，完成上述病人的入院、住院、出院护理。

【评价】

实践结束后，每位学生书写并上交一份实践报告。

（余红梅）

实践十一 原发性高血压病人的护理

【实践目标】

1. 学会运用护理程序的工作方法对原发性高血压病人进行评估、诊断、制订计划并实施、评价。

2. 熟练掌握原发性高血压分级、危险度分层,病情观察、心理护理、用药护理及健康教育。

3. 学会规范地实施原发性高血压病人的入院、住院、出院护理。

4. 护理过程中关爱病人,具有团队合作精神、严谨的工作态度及细致的工作作风。

【实践方法】

(一)临床见习

(二)案例分析

病人女性,50 岁,工人。发现高血压 5 年余,近 1 年来经常发生剧烈头痛,失眠,晕眩,四肢麻木,语言有时不利,反应迟钝,动作缓慢,曾服用过复方利血平、降压灵、复方降压片,均不见效,担心预后不良,悲观、抑郁前来诊治。护理体检:病人表情痛苦,焦虑,T 36.8℃,BP 190/110mmHg,R 20 次/分,P 86 次/分。胸透:心呈主动脉型,升主动脉,左心室扩大。眼底检查:双视网膜动脉硬化。肾功能正常。

1. 该病人目前主要的处理原则是什么?

2. 概括病人目前主要的护理诊断/问题并制定护理计划。

3. 选择什么时机对病人进行健康指导?健康指导内容是什么?

(三)模拟训练

在内科护理实训室内,学生 10~15 人一组,在教师指导下,模拟临床实际工作场景,完成上述病人的入院、住院、出院护理。

【评价】

实践结束后,每位学生书写并上交一份实践报告。

(肖洪俊)

实践十二 冠心病病人的护理

【实践目标】

1. 学会运用护理程序的工作方法对冠心病病人进行评估、诊断、制订计划并实施、评价。

2. 熟练掌握心绞痛、心肌梗死病人的病情观察、心理护理、用药护理及健康教育。

3. 学会规范地实施冠心病病人的入院、住院、出院护理。

4. 护理过程中关爱病人,具有团队合作精神、严谨的工作态度及细致的工作作风。

【实践方法】

(一)临床见习

(二)案例分析

病人张某,男性,60 岁。心前区疼痛 1 周,加重 2 天。1 周前骑车上坡时感心前区疼痛,并向左肩放射,经休息可缓解,两天来走路快时亦有类似情况发生,每次持续 3~5 分钟,含硝酸甘油迅速缓解,为此病人焦虑不安,烦躁,激动,来医院诊治。发病以来进食好,二便正常,睡眠尚可,体重无明显变化。既往有高血压病史 5 年,血压 150~180/90~100mmHg,无冠心病史,无药物过敏史,吸烟十余年,每天 1 包,其父有高血压病史。护理体检:T 36.5℃,P 84 次/分,R 18 次/分,BP 180/100mmHg,一般情况好,无皮疹，浅表淋巴结未触及，巩膜不黄，心界不大，心率 84 次/分，律齐，无杂音，肺叩诊清音，无啰音，腹平软，肝脾未触及，下肢无水肿。

1. 该病例完整的医疗诊断是什么？为什么？
2. 该病人目前主要的处理原则是什么？
3. 概括病人目前主要的护理诊断/问题并制定护理计划。
4. 选择什么时机对病人进行健康指导？健康指导内容是什么？

（三）模拟训练

在内科护理实训室内，学生 10～15 人一组，在教师指导下，模拟临床实际工作场景，完成上述病人的入院、住院、出院护理。

【评价】

实践结束后，每位学生书写并上交一份实践报告。

（肖洪俊）

实践十三　心导管术及经皮冠状动脉介入治疗术的护理

【实践目标】

1. 熟练掌握心导管术及经皮冠状动脉介入治疗术的术前准备、术中配合及术后护理。
2. 学会术前评估适应证及禁忌证、术中配合及病情观察、术后评估是否有并发症。
3. 学会按预防医院感染有关规定处理用物，并准确记录。
4. 操作过程中关爱病人，具有团队合作精神及严谨的工作态度。

【实践用物】

多媒体设备、多功能模型人、心导管术知情同意书、除颤器、纱布垫、地西泮、心电图机、心电监护仪、气管插管包、呼吸机、氧气、无菌手术包、套管针、5ml 注射器、无菌手套、铅衣等。

【实践方法】

（一）观看心导管术及经皮冠状动脉介入治疗术操作录像
（二）模拟训练

1. 教师示教
2. 学生分组练习

（1）学生 6～10 人一个小组，分别扮演病人（与模型交替）、医生、护士、家属等角色。
（2）在教师指导下，小组成员设计心导管术及经皮冠状动脉介入治疗术的临床情境。
（3）模拟完成心导管术及经皮冠状动脉介入治疗术的术前、术中、术后护理过程。

【评价】

1. 教师随机选取几名学生组成一个团队，进行心导管术及经皮冠状动脉介入治疗术术前、术中、术后护理过程模拟操作。
2. 实践结束后，每位学生书写并上交实践报告。

（肖洪俊）

实践十四　消化性溃疡病人的护理

【实践目标】

1. 熟练掌握消化性溃疡及上消化道出血病人的护理评估及护理措施。
2. 熟练掌握按预防医院感染有关规定分类处理用物的方法。
3. 学会找出消化性溃疡及上消化道出血病人的常见护理诊断/问题。
4. 学会关爱病人，培养严谨的工作态度。

【实践方法】

（一）临床见习

（二）案例分析

病人男性，45 岁，反复中上腹疼痛 3 年余，疼痛呈烧灼感，常有午夜痛，进食后疼痛能缓解。呕血、黑便 1 小时，量约 1000ml，晕厥一次。护理体检：T 36℃，P 92 次/分，R 20 次/分，BP 90/50mmHg。神志清楚，精神萎靡，四肢冰冷，甲床、手掌、睑结膜、口唇等处苍白，上腹压痛（＋），肠鸣音活跃。辅助检查：Hb 72g/L，RBC 3.2×10^{12}/L，WBC 4.0×10^9/L，PLT 92×10^9/L。医疗诊断为"十二指肠溃疡、上消化道大出血"。长期医嘱：一级护理；禁食；病重；绝对卧床休息；0.9%生理盐水 500ml＋奥美拉唑 40mg，每日两次，静脉滴注；0.9%生理盐水 500ml＋奥曲肽 0.3mg，每 12 小时 1 次，静脉滴注；10%葡萄糖 500ml＋酚磺乙胺（止血敏）1.0g＋维生素 K_1 30mg，1 次/日，静脉滴注；临时医嘱：急查大便常规及隐血试验、血常规、血生化等。讨论：

1. 该病人腹痛规律与胃溃疡的腹痛规律有什么不同？
2. 为什么诊断该病人为上消化道大出血？上消化道大出血与十二指肠溃疡有什么关系？
3. 抢救该病人应立即采取什么措施？
4. 请概括病人目前主要的护理诊断/问题并制定护理计划。

（三）模拟训练

在内科护理实训室内，学生 10～15 人一组，在教师指导下，模拟临床实际工作场景，完成上述病人的入院、住院、出院护理。

【评价】

实践结束后，每位学生书写并上交一份实践报告。

（张小来）

实践十五　纤维胃镜和纤维结肠镜检查的护理

【实践目标】

1. 熟练掌握纤维胃镜检查术、纤维结肠镜检查术术前准备、术中配合及术后护理。
2. 学会术前评估适应证及禁忌证、术中观察病情、术后评估是否有并发症。
3. 熟练掌握按预防医院感染有关规定分类处理用物的方法，并准确记录。
4. 学会关爱病人，培养严谨的工作态度。

【实践用物】

1. 操作用物 多功能模型人、检查台、纤维胃镜和纤维结肠镜检查知情同意书、纤维胃镜检查物品（纤维胃镜、喉头麻醉喷雾器、5ml 注射器、弯盘、手套、牙垫、消泡剂、纱布、甲醛固定液标本瓶、2%盐酸利多卡因、局部止血药等）、纤维结肠镜检查物品（纤维结肠镜、电凝电刀治疗设备、钢丝支架、洞巾、手套、纱布、弯盘、甲基硅油、生理盐水、注射器、长臂活检钳、组织吸附小纸片、细胞刷、甲醛固定液标本瓶、8%硝酸银或止血粉、干棉球、利多卡因棉球等）。

2. 多媒体设备、纤维胃镜检查术及纤维结肠镜检查术的录像光盘。

【实践方法】

（一）观看纤维胃镜检查术及纤维结肠镜检查术的操作录像

（二）模拟训练

1. 教师示教

2. 学生分组练习

（1）学生 6～10 人组成一个小组，分别扮演病人（与模型交替）、医生、护士、家属等角色。

（2）在教师指导下，小组成员集体设计纤维胃镜检查术及纤维结肠镜检查术的临床情境。

（3）模拟完成纤维胃镜检查术及纤维结肠镜检查术的术前、术中、术后护理工作过程。

【评价】

1. 教师随机选取几名学生组成一个团队进行纤维胃镜检查术及纤维结肠镜检查术全过程模拟操作。

2. 实践结束后，每位学生书写并上交一份实践报告。

（张小来）

实践十六 腹腔穿刺术及肝穿刺活组织检查术的护理

【实践目标】

1. 熟练掌握腹腔穿刺术、肝穿刺活组织检查术的术前准备、术后护理。

2. 熟练掌握按预防医院感染有关规定分类处理用物的方法。

3. 基本学会腹腔穿刺术、肝穿刺活组织检查术的术中配合。

4. 学会关爱病人，培养严谨的工作态度。

【实践用物】

1. 操作用物 多功能模型人、检查台、腹腔穿刺术及肝穿刺活组织检查知情同意书、腹腔穿刺检查物品（常规消毒物品、穿刺针、注射器、橡皮管、血管钳、输液夹、洞巾、纱布、弯盘、无菌手套、局麻药、生理盐水、治疗用药、胶布、腹带、油布、治疗巾、米尺、大量杯、水桶、血压计等）、肝穿刺活组织检查术物品（常规消毒物品、穿刺针、穿刺锥、钢针芯活塞、注射器、橡皮管、血管钳、洞巾、纱布、弯盘、无菌手套、局麻药、无菌生理盐水、胶布、腹带、小沙袋、标本瓶、载玻片、推玻片、血压计等）。

2. 多媒体设备、腹腔穿刺术及肝穿刺活组织检查术的录像光盘。

【实践方法】

（一）观看腹腔穿刺术、肝穿刺活组织检查术的操作录像

（二）模拟训练

1. 教师示教

2. 学生分组练习

（1）学生6～10人组成一个小组，分别扮演病人（与模型交替）、医生、护士、家属等角色。

（2）在教师指导下，小组成员集体设计腹腔穿刺术、肝穿刺活组织检查术的临床情境。

（3）模拟完成腹腔穿刺术、肝穿刺活组织检查术的术前、术中、术后护理工作过程。

【评价】

1. 教师随机选取几名学生组成一个团队进行腹腔穿刺术、肝穿刺活组织检查术全过程模拟操作。

2. 实践结束后，每位学生书写并上交一份实践报告。

（张小来）

实践十七　肝硬化及肝性脑病病人的护理

【实践目标】

1. 熟练掌握肝硬化病人、肝性脑病病人的护理评估及护理措施。

2. 熟练掌握按预防医院感染有关规定分类处理用物的方法。

3. 学会找出肝硬化病人、肝性脑病病人的常见护理诊断/问题。

4. 学会关爱病人，培养严谨的工作态度。

【实践方法】

（一）临床见习

（二）案例分析

病人男性，56岁。乙肝病史多年，肝功能反复有异常，双下肢水肿、腹胀、腹水、皮肤黏膜出血2年。有1周前出现夜间失眠，白天昏睡。昨天食鸡蛋后出现言语含糊，答非所问。护理体检：T 36℃，P 80次/分，R 18次/分，BP 100/70mmHg，嗜睡，构音困难，对答不切题，注意力及计算力减退，定向力差。消瘦，慢性肝病面容，巩膜黄染，左颈部可见3枚蜘蛛痣，肝掌（＋），扑翼样震颤（＋），腹部明显膨隆，腹部移动性浊音（＋），腹壁可见静脉曲张，脾肋下2cm，双下肢可见瘀斑，轻度水肿。医疗诊断为"肝硬化、肝性脑病"。长期医嘱：一级护理；低植物蛋白饮食；病重；记24小时尿量；螺内酯40mg，3次/日，口服；呋塞米20mg，2次/日，静脉注射；乙酰谷酰胺1.0g，1次/日，静脉滴注；临时医嘱：呋塞米20mg，即刻静脉注射；查血、尿、便常规，化验血生化，乙肝五项指标，凝血象，腹部B超等。讨论：

1. 该病人发生肝性脑病的病因、诱因分别是什么？该病人肝硬化的病因是什么？

2. 为什么该病人会有肝掌、蜘蛛痣、皮肤瘀斑、巩膜黄染？

3. 该病人处于肝性脑病哪一期，为什么？

4. 该病人是否有门静脉高压症，为什么？

5. 请概括病人目前主要的护理诊断/问题并制定护理计划。

（三）模拟训练

在内科护理实训室内，学生 10～15 人一组，在教师指导下，模拟临床实际工作场景，完成上述病人的入院、住院、出院护理。

【评价】

实践结束后，每位学生书写并上交一份实践报告。

（张小来）

实践十八　双气囊三腔管压迫止血术的护理

【实践目标】

1. 熟练掌握双气囊三腔管压迫止血术的术前准备、术后护理。

2. 熟练掌握按预防医院感染有关规定分类处理用物的方法。

3. 基本学会双气囊三腔管压迫止血术术中配合。

4. 学会关爱病人，培养严谨的工作态度。

【实践用物】

1. 操作用物　多功能模型人、病床、双气囊三腔管压迫止血术知情同意书、双气囊三腔管、血压计、听诊器、治疗碗 2 个、弯盘、血管钳、镊子、注射器 2 个、夹子 3 个、纱布、胶布、石蜡油、牵引架或移动输液架、牵引绳 3m 左右、0.5kg 重物等。

2. 多媒体设备、双气囊三腔管压迫止血术的录像光盘。

【实践方法】

（一）观看双气囊三腔管压迫止血术的操作录像

（二）模拟训练

1. 教师示教

2. 学生分组练习

（1）学生 6～10 人组成一个小组，分别扮演病人（与模型交替）、医生、护士、家属等角色。

（2）在教师指导下，小组成员集体设计双气囊三腔管压迫止血术的临床情境。

（3）模拟完成双气囊三腔管压迫止血术的术前、术中、术后护理工作过程。

【评价】

1. 教师随机选取几名学生组成一个团队进行双气囊三腔管压迫止血术全过程模拟操作。

2. 实践结束后，每位学生书写并上交一份实践报告。

（张小来）

实践十九 尿路感染病人的护理

【实践目标】

1. 学会运用护理程序的工作方法对尿路感染病人进行评估、诊断、制订计划并实施、评价。

2. 熟练掌握尿路感染病人的病因和发病机制、临床表现、尿细菌学检查的护理及健康教育。

3. 学会规范地实施尿路感染病人的入院、住院、出院护理。

4. 在护理过程中要表现出对病人的关心和尊重，要展示出认真、严谨的工作作风和良好的团队协作能力。

【实践方法】

（一）临床见习

（二）案例分析

病人女性，26岁，已婚，公务员。4天前开始突然出现尿频、尿急、尿痛等症状，近2日来伴畏寒发热及右侧腰痛加重而就诊。既往无类似情况出现。护理体检：T 39.2℃，P 85次/分，R 20次/分，BP 118/78mmHg。神志清楚，面色潮红，表情痛苦，右侧肾区叩击痛，膀胱区有压痛，心肺检查未见异常。尿常规：尿蛋白（－），红细胞（＋），白细胞（＋＋＋），白细胞管型（＋）；血常规：WBC 12.3×10^9/L，N为0.75。病人情绪紧张，焦虑不安，担心病情会影响工作。讨论：

1. 病人目前最可能的医疗诊断是什么，确诊还需要进行哪些检查？

2. 如何指导病人配合好进行相应检查。

3. 提出病人目前主要的护理诊断/问题并制定护理计划。

4. 如何对病人开展健康指导？健康指导的具体内容有哪些？

（三）模拟训练

在内科护理实训室内，学生10～15人一组，在教师指导下，模拟临床实际工作场景，完成上述病人的入院、住院、出院护理。

【评价】

实践结束后，每位学生书写并上交一份实践报告。

（赵东家）

实践二十 慢性肾小球肾炎及慢性肾衰竭病人的护理

【实践目标】

1. 学会运用护理程序的工作方法对慢性肾小球肾炎、慢性肾衰竭病人进行评估、诊断、制订计划并实施、评价。

2. 熟练掌握慢性肾小球肾炎病人的临床表现、治疗目的、健康教育及如何避免加重肾脏损害的因素。

3. 熟练掌握慢性肾衰竭病人的病因、临床表现、饮食护理、心理护理、预防感染的护理。

4. 学会规范地实施慢性肾小球肾炎病人或慢性肾衰竭病人的入院、住院、出院护理。

5. 在护理过程中要充分体现以"人的健康为中心"的护理理念，学会尊重，关心、爱护病人，体现良好的团队协作精神。

【实践方法】

（一）临床见习

（二）案例分析

病人女性，48岁，下岗工人。6年前患慢性肾炎，经治疗后症状减轻。因爱人嗜好赌博，家庭经济困难，夫妻关系紧张。后期治疗时断时续。近1年来，常感头晕不适、视物模糊、全身乏力、食欲减退；一周前因患感冒致上述症状加重并出现心慌、气短，不能平卧，尿量减少。病人自觉无能为力，惶恐不安，由女儿陪伴来院就诊。护理体检：T 37.8℃，P 105次/分，R 26次/分，BP 175/103mmHg，病人面色苍白，注意力不集中，下肢凹陷性水肿。血常规检查：Hb 56g/L，RBC 1.5×10^{12}/L，WBC 5.5×10^9/L；尿常规检查：尿蛋白（+），颗粒管型1~2个/高倍视野。肾功能检查：肾小球滤过率（GFR）16ml/min，血尿素氮28mmol/L，血肌酐520μmol/L。医疗诊断为"慢性肾衰竭、急性左心衰"。讨论：

1. 慢性肾衰竭病人心血管系统常见表现有哪些？

2. 此病人为哪一期肾衰竭？肾衰竭是如何分期的？

3. 提出此病人目前主要的护理诊断/问题并制定护理计划。

4. 制定此病人具体的饮食指导和心理指导。

（三）模拟训练

在内科护理实训室内，学生10~15人一组，在教师指导下，模拟临床实际工作场景，完成上述病人的入院、住院、出院护理。

【评价】

实践结束后，每位学生书写并上交一份实践报告。

（赵东家）

实践二十一　透析病人的护理

【实践目标】

1. 熟练掌握透析病人的操作前准备、操作中及操作后的护理。

2. 学会操作前评估适应证及禁忌证、操作中观察病情、操作后评估是否有并发症。

3. 学会按预防医院感染有关规定处理用物，并准确记录。

4. 在操作中体现出对病人的关心和尊重，要具有良好的沟通能力和严谨、认真的工作态度。

【实践用物】

1. 操作用物　血液透析模型人、腹膜透析模型人、血液透析器、透析供水系统、透析管道、穿刺针、腹透管、穿刺插管、Y形接管、袋装透析液、多头腹带、无菌手套、消毒盘、透析液、肝素、生理盐水、5%碳酸氢钠、高渗葡萄糖注射液、10%葡萄糖酸钙、急救药、地塞米松等。

2. 多媒体设备

【实践方法】

（一）观看血液透析操作录像和腹膜透析操作录像

（二）模拟训练

1. 教师示教

2. 学生分组练习

（1）学生每 6～8 人一组，分别扮演病人（与模型交替）、医生、护士、家属等角色。

（2）在教师指导下，小组成员集体设计血液透析或腹膜透析的临床场景。

（3）模拟完成血液透析或腹膜透析操作前、操作中、操作后护理工作过程。

【评价】

1. 教师随机选取 6～8 名同学现场组成一个小组进行血液透析或腹膜透析全过程模拟操作。

2. 实践结束后，每位学生书写并上交一份实践报告。

（赵东家）

实践二十二 骨髓穿刺术的护理

【实践目标】

1. 熟练掌握骨髓穿刺术的术前准备、术中配合及术后护理。

2. 学会术前评估适应证及禁忌证、术中观察病情、术后评估是否有并发症。

3. 实践中充分体现以"人的健康为中心"的护理理念，树立以"护理对象为中心"的整体护理观，学会尊重、关心、爱护病人，体现团体协作精神。

【实践用物】

1. 操作用物 骨髓穿刺模型人、骨髓穿刺知情同意书、骨髓穿刺包、消毒盘、棉签盒、1%普鲁卡因（或 2%利多卡因）2 支、无菌手套 2 副、载玻片及推玻片若干、培养基、酒精灯、火柴、胶布等。

2. 多媒体设备

【实践方法】

（一）观看骨髓穿刺术操作录像

（二）模拟训练

1. 教师示教

2. 学生分组练习

（1）学生每 6～10 人为一组，分别扮演病人（与模型交替）、医生、护士、家属等角色。

（2）在教师指导下，小组成员集体设计骨髓穿刺的临床情景。

（3）模拟完成骨髓穿刺的术前、术中、术后护理工作过程。

（三）临床见习

1. 带教老师在血液病病房选定需做骨髓穿刺术的病人。

2. 学生每 6～10 人为一组，进入病区应衣帽整齐、举止端庄、语言亲切、态度和蔼、听从安排、积极认真、分工协作。

3. 老师重点解释和护士示范对骨髓穿刺术的术前准备、术中配合和术后护理、注意事项及观察要点。

【评价】

1. 教师随机选取几名学生组成一个团队进行骨髓穿刺术全过程模拟操作。

2. 实践结束后，每位学生书写并上交一份实践报告，由教师批阅。

（周肖英）

实践二十三　贫血病人的护理

【实践目标】

1. 学会运用护理程序的工作方法对缺铁性贫血病人进行评估、诊断、制订计划并实施、评价。

2. 熟练掌握贫血病人的病情观察、用药护理、饮食指导及健康教育。

3. 学会规范地实施缺铁性贫血病人的入院、住院、出院护理。

4. 护理过程中关爱病人，具有团队合作精神、严谨的工作态度及细致的工作作风。

【实践方法】

(一) 临床见习

(二) 案例分析

病人女性，30 岁，工人。因面色苍白、乏力、头晕半年余，最近加重，伴心慌半个月来诊。病人半年多前无明显诱因下出现乏力、头晕，面色发白，但能照常工作，近半个月来加重伴活动后心慌，曾到医院检查为"贫血"，口服硫酸亚铁 1 天，因胃不适自行停药。护理体检：T 36.5℃，P 100 次/分，R 19 次/分，BP 120/70mmHg。一般状况可，贫血貌，皮肤黏膜无出血点，浅表淋巴结未触及，巩膜无黄染，结膜和口唇苍白，舌乳头正常。心肺 (一)，腹平软，肝脾肋下未触及，下肢不肿。实验室检查：Hb 65g/L，RBC 3.0×10^{12}/L，血小板计数 (Ret) 1.5%，平均红细胞容积 (MCV) 70fl，平均红细胞血红蛋白量 (MCH) 25pg，平均红细胞血红蛋白浓度 (MCHC) 30%，WBC 7.0×10^9/L，N 0.70，淋巴细胞 (L) 30%，PLT 210×10^9/L；尿常规 (一)，粪便隐血 (一)。讨论：

1. 依据病情，该病人可能患何种疾病？列出相关诊断依据。

2. 要确诊还可以做哪些检查？

3. 简述该疾病的治疗原则。

4. 目前该病人主要护理问题有哪些？并制定护理计划。

5. 经过治疗病人病情有明显好转，准备出院，请你根据该病人特点，进行健康指导。

(三) 模拟训练

在内科护理实训室内，学生 10～15 人一组，在教师指导下，模拟临床实际工作场景，完成上述病人的入院、住院、出院护理。

【评价】

实践结束后，每位学生书写并上交一份实践报告。

（周肖英）

实践二十四　急性白血病病人的护理

【实践目标】

1. 熟悉急性白血病的临床表现和治疗要点。

2. 学会对急性白血病病人进行护理评估。

3. 掌握急性白血病病人护理诊断/问题，并能制定护理计划及健康教育计划。

4. 树立整体护理观，学会尊重病人，关心、爱护病人，体现团队协作精神。

【实践方法】

（一）临床见习

（二）案例分析

病人男性，22岁，未婚，务农。因低热、乏力、齿龈出血半月余，加重1周入院。病人诉半个多月前无明显诱因出现低热、倦怠、晨起刷牙时牙龈出血，四肢皮肤发现散在出血点。近1周来持续高热、严重乏力、鼻出血，抗生素治疗效果不显著，病人食欲差，每餐只吃1小碗米粥，每日连续睡眠仅4小时左右，进行洗漱、穿衣等活动时感体力难以支持。护理体检：贫血貌，全身皮肤可见广泛性出血点及散在瘀斑，巩膜无黄染。咽部充血、扁桃体有脓苔覆盖，齿龈黏膜糜烂且易出血，浅表淋巴结肿大，胸骨下端压痛，肝肋下2cm，脾肋下1cm。病人眼神较惊恐，非常在意医护人员的言行和家属的表情变化。实验室检查示：血红蛋白76g/L，血白细胞$13×10^9$/L，血片中发现幼稚淋巴细胞，血小板$28×10^9$/L；骨髓增生极度活跃，淋巴细胞所占比例明显增多，以原始细胞及幼稚细胞为主，幼红细胞和巨核细胞减少。讨论：

1. 该病人最可能的临床诊断是什么？

2. 请列出主要护理诊断/问题，并拟订护理计划。

3. 如何对病人进行健康教育？

（三）模拟训练

在内科护理实训室内，学生10～15人一组，在教师指导下，模拟临床实际工作场景，完成上述病人的入院、住院、出院护理。

【评价】

实践结束，每位学生交护理病历一份，带教老师批阅。

（张　展）

实践二十五　造血干细胞移植的护理

【实践目标】

1. 了解造血干细胞移植的主要适应证和并发症。

2. 熟悉层流病房的功能、布局结构和管理制度。

3. 掌握造血干细胞移植术后的护理措施。

4. 树立无菌观念，具有关心、爱护病人的良好职业道德和团队协作精神。

【实践方法】

（一）参观血液科层流病房

1. 带教老师讲解进入层流病房的相关要求。

2. 按要求更换专用衣裤、帽子、鞋子和口罩后，由老师带领按规定的线路进入层流病房。

3. 边参观老师边讲解层流病房的功能、布局结构、消毒方法和管理制度等。

4. 参观完后，换上外出衣裤、帽子、鞋子离开层流病房。

（二）病案分析

病人男性，41岁。因头昏、乏力、发热半月，诊断为急性非淋巴细胞白血病 M1。用DA（柔红霉素 D＋阿糖胞苷 A）、MA（米托蒽醌＋阿糖胞苷）、NAV 方案治疗后缓解 6个月，于 2010 年 12 月 15 日予全身照射＋环磷酰胺（TBI＋CY）预处理后行 allo-PBSCT术，环孢素（CSA）＋甲氨蝶呤（MTX）预防移植物抗宿主反应（GVHD），在术后第18 天出现皮肤 I 度急性移植物抗宿主病（aGVHD），其他情况良好，白细胞 $74.0 \times 10^9/$L、血小板 $>50 \times 10^9/L$。术后第 35 天出现发热达 38.7℃，自服"百服宁"体温下降，次日出现全身皮疹。护理体检：T 39℃，头颈部、胸背部充血，压之褪色，个别部位可见小水疱，四肢及臀部可见充血性皮疹，压之褪色，舌呈地图舌。咽充血，可见溃疡，有白色分泌物附着，阴囊表面可见皮损，无渗出，面积约 0.5cm×1.0cm，诊断：急性非淋巴细胞白血病 M1 型、allo-PBSCT 术后合并 aGVHD。术后第 36 天体温正常，皮肤充血疼痛，水疱范围扩大至胸前、腰背、腹部、双臂、双足并融合成片状大疱。颜面额头、腰背、腹部、阴囊皮肤多处水疱破溃及表皮剥脱，累及面积达 90%，口腔黏膜广泛糜烂，即予加大 CSA 用量，由口服改为静脉滴注，同时予大剂量甲泼尼龙（MP）冲击治疗 aGVHD，及采用暴露疗法，水疱剪开引流，破损皮肤防感染措施和对症支持疗法。术后第 50 天病人一般情况好转，aGVHD 表现缓解，体温正常，全身皮疹及水疱破溃处剥脱及脱痂，全身基本覆盖新鲜表皮，未见皮肤感染，口腔黏膜溃疡好转，疼痛减轻。试分析：

1. 该病人护理诊断/问题是什么？

2. 应该采取什么护理措施？

3. 出院时，如何对病人进行健康教育？

【评价】

实践结束，每位学生交护理病历一份，带教老师批阅。

（张　展）

实践二十六　甲状腺功能亢进症病人的护理

【实践要求】

1. 护士与病人沟通，倾听主诉，了解病史、用药史。

2. 说出甲状腺功能亢进（简称甲亢）病人的护理评估内容、主要护理诊断/问题。

3. 了解病人的认知程度及心理状态。

4. 根据病人的护理评估内容，制定出护理计划。

5. 规范、熟练地实施入院、住院、出院护理操作，特别注意甲亢病人的饮食、用药护理，及时了解病情变化。

【实践方法】

（一）临床见习

（二）案例分析

病人女性，35 岁。半月前因受凉后出现鼻塞、流涕，继而出现发热、多汗、食欲旺盛、心悸、失眠、大便次数增多，来院就诊。护理体检：T 37.5℃，P 117 次/分，R 23 次/分，BP 135/70mmHg。双侧甲状腺Ⅱ度大，呈弥漫性肿大，触及震颤，听诊可闻及血管杂音，心率 117 次/分，律齐，双肺呼吸音清，未闻及干湿性啰音，伸手、舌细震颤，膝腱及跟腱反射亢进，双下肢无水肿。请思考以下问题：

1. 该病人可能诊断为何病？诊断依据？

2. 若要确诊，需做哪些检查？

3. 本病人的主要护理诊断/问题有哪些？

4. 怎样对病人进行用药指导？

（三）模拟训练

以小组为单位进行模拟表演，小组成员分别扮演病人、家属、医生、护士等角色，模拟完成病人入院、住院、出院护理的全过程。

【评价】

实践结束后，每位学生书写并上交一份实践报告。

（刘淑琴）

实践二十七　糖尿病病人的护理

【实践目标】

1. 学会运用护理程序的工作方法对糖尿病病人进行评估、诊断、制订计划并实施、评价。

2. 熟练掌握对糖尿病病人的病情观察、心理护理、用药护理及健康教育。

3. 学会规范地实施糖尿病病人入院、住院、出院护理。

4. 护理过程中关爱病人，具有团队合作精神、严谨的工作态度及细致的工作作风。

【实践方法】

（一）临床见习

（二）案例分析

病人女性，29 岁。血糖持续升高 1 年余，未进行规范治疗。近 1 周因尿频、尿急、尿痛、全身乏力、食欲不振、恶心、呕吐，皮肤黏膜干燥而入院。护理体检：T 38.9℃，P 108 次/分，R 23 次/分，BP 88/47mmHg。精神紧张，神志尚清。实验室检查：血糖 29.2mmol/L，血酮 5.6mmol/L，CO_2 结合力 16mmol/L，尿糖（＋＋＋），血白细胞 14.6×10^9/L。讨论：

1. 该病人可能的医疗诊断是什么？为明确诊断还需要做哪些评估？

2. 病人目前主要的护理诊断/问题是什么？

3. 制定护理计划。

4. 对该病人进行健康指导的内容是什么?

（三）模拟训练

在内科护理实训室内,学生 10～15 人一组,在教师指导下,模拟临床实际工作场景,完成上述病人的入院、住院、出院护理。

【评价】

实践结束后,每位学生书写并上交一份实践报告。

（余江萍）

实践二十八　系统性红斑狼疮病人的护理

【实践目标】

1. 学会运用护理程序的工作方法对系统性红斑狼疮病人进行评估、诊断、制订计划并实施、评价。

2. 熟练掌握对系统性红斑狼疮病人的病情观察、心理护理、用药护理及健康教育。

3. 学会规范地实施系统性红斑狼疮病人的入院、住院、出院护理。

4. 护理过程中关爱病人,具有团队合作精神、严谨的工作态度及细致的工作作风。

【实践方法】

（一）临床见习

（二）案例分析

病人女性,31 岁。四肢关节痛、乏力、胸闷、心悸,脱发、双下肢水肿反复发作加重 2 年余。病人及家属积极求医,家庭经济收入尚可。护理体检:T 37.5℃,P 80 次/分,R 16 次/分,BP 135/83mmHg;神志清楚,面部蝶形红斑,头发稀疏,口腔内见一 $0.5cm×0.5cm$ 溃疡;颈软,两肺呼吸音清,心界正常,心率 80 次/分,律齐;腹软,无压痛,肝脾肋下未及;神经系统无异常。辅助检查:血常规中血红蛋白 98g/L,红细胞 $2.95×10^{12}/L$,白细胞 $3.6×10^9/L$;尿常规中尿蛋白(＋＋～＋＋＋),白细胞 0～2 个/高倍视野,红细胞 2～3 个/高倍视野;血沉 45mm/h,红斑狼疮（LE）细胞（一）,抗核抗体（＋）;谷丙转氨酶 50U/L,尿素氮 9.7mmol/L;胸片正常。讨论:

1. 该病人可能的医疗诊断是什么? 为明确诊断还需要做哪些评估?

2. 病人目前主要的护理诊断/问题是什么?

3. 制定护理计划。

4. 对该病人进行健康指导的内容是什么?

（三）模拟训练

在内科护理实训室内,学生 10～15 人一组,在教师指导下,模拟临床实际工作场景,完成上述病人的入院、住院、出院护理。

【评价】

实践结束后,每位学生书写并上交一份实践报告。

（余江萍）

实践二十九 腰椎穿刺术的护理

【实践目标】

1. 熟练掌握腰椎穿刺术的术前准备、术中配合及术后护理。

2. 学会术前评估适应证及禁忌证、术中观察病情、术后评估是否有并发症。

3. 学会按预防医院感染有关规定处理用物，并准确记录。

4. 操作过程中关爱病人，具有团队合作精神及严谨的工作态度。

【实践用物】

1. 操作用物 腰椎穿刺模型人、腰椎穿刺知情同意书、腰椎穿刺包（含腰椎穿刺针、测压管、5ml 注射器、7 号针头、洞巾、纱布、棉球、试管 2 个）、无菌手套、治疗盘（碘酒、75％乙醇、棉签、胶布、2％盐酸利多卡因或 1％盐酸普鲁卡因）、弯盘等；需培养者准备培养基。

2. 多媒体设备

【实践方法】

（一）观看腰椎穿刺术操作录像

（二）模拟训练

1. 教师示教

2. 学生分组练习

（1）学生 6～10 人组成一个小组，分别扮演病人（与模型交替）、医生、护士、家属等角色。

（2）在教师指导下，小组成员集体设计腰椎穿刺的临床情境。

（3）模拟完成腰椎穿刺的术前、术中、术后护理工作过程。

【评价】

1. 教师随机选取几名学生组成一个团队进行腰椎穿刺术全过程模拟操作。

2. 实践结束后，每位学生书写并上交一份实践报告。

（赵修春）

实践三十 急性脑血管疾病病人的护理

【实践目标】

1. 学会运用护理程序的工作方法对急性脑血管疾病病人进行评估、诊断、制订计划并实施、评价。

2. 熟练掌握急性脑血管疾病病人的病情观察、心理护理、用药护理及健康教育。

3. 学会规范地实施急性脑血管疾病病人的入院、住院、出院护理。

4. 护理过程中关爱病人，具有团队合作精神、严谨的工作态度及细致的工作作风。

【实践方法】

（一）临床见习

（二）案例分析

1.病人男性，60岁，突然昏迷2小时来诊。病人2小时前饮酒时，突然语言不清，随即昏倒在地，呕吐1次，为胃内容物，同时大小便失禁，被家人急送入院。既往有高血压病史25年，无肝炎、结核病史，无心脏病、糖尿病史，无药物过敏史。饮酒30年，每日饮白酒四两。护理体检：T 36.8℃，P 90次/分，R 20次/分，BP 210/120mmHg。中度昏迷，双眼向左凝视，左侧瞳孔 φ4.0mm，对光反射迟钝，右侧瞳孔 φ2.0mm，对光反射灵敏，心、肺、腹无异常，右侧偏瘫，右侧肢体少动，腱反射亢进，右侧巴宾斯基征（＋），右侧 Chaddock 征（＋），颈抵抗（＋）。急查头颅CT：左豆状核区有一高密度灶，出血量约40ml。

2.病人男性，56岁，右侧肢体麻木1个月，不能活动伴嗜睡2小时。病人呈嗜睡状态，叫醒后能正确回答问题，无头痛，无恶心、呕吐，不发热，二便正常。既往无药物过敏史，有高血压史10余年，无心脏病史。护理体检：T 36.8℃，P 80次/分，R 20次/分，BP 160/90mmHg。嗜睡，双眼向左凝视，双瞳孔等大等圆 φ2.0mm，对光反射灵敏，右侧鼻唇沟浅，伸舌偏右，心率80次/分，律齐，无异常杂音，右上、下肢肌力0级，右侧腱反射低，右侧巴宾斯基征（＋）。辅助检查：血常规正常，血糖 8.6mmol/L。头颅CT：左侧颞、顶叶大片低密度病灶。

讨论：

1.列出病人主要的护理诊断/问题。

2.分析目前应采取的护理措施。

（三）模拟训练

在内科护理实训室内，学生10～15人一组，在教师指导下，模拟临床实际工作场景，完成上述病人的入院、住院、出院护理。

【评价】

实践结束后，每位学生书写并上交一份实践报告。

（张兰青）

实践三十一　癫痫病人的护理

【实践目标】

1.学会运用护理程序的工作方法对癫痫病人进行评估、诊断、制订计划并实施、评价。

2.熟练掌握癫痫病人的病情观察、心理护理、用药护理及健康教育。

3.学会规范地实施癫痫病人的入院、住院、出院护理。

4.护理过程中具有严谨的工作作风及团队协作精神，体现尊重病人、关爱病人的高尚医德。

【实践方法】

（一）临床见习

（二）案例分析

病人男性，38岁。发作性四肢抽搐23年，走路不稳伴呕吐5天入院。病人于15岁开始，出现反复发作性意识不清，四肢抽搐，口吐白沫，尿失禁，每次发作持续15～20秒，抽搐后昏睡1～2小时。每月发作2～3次，劳累或情绪紧张后次数增多。长期服用苯妥英钠治疗。入院前1周，因母亲病故，情绪不稳定而发作频繁，自行加药，苯妥英钠每日3次，每次2片。四天后出现头晕，走路不稳，呕吐等症状。体格检查：T 36.8℃，P 88次/分，R 18次/分，BP 120/90mmHg。神志清，言语含糊，双眼向两侧注视时出现水平性眼球震颤，伸舌居中，四肢肌力5级，腱反射（++），步态不稳，行走困难，病理反射未引出。脑电图：痫性放电。血常规WBC $9.0×10^9$/L，N 0.70。尿常规：（-）。讨论：

1. 列出病人主要的护理诊断/问题。

2. 分析目前应采取的护理措施。

（三）模拟训练

在内科护理实训室内，学生10～15人一组，在教师指导下，模拟临床实际工作场景，完成上述病人的入院、住院、出院护理。

【评价】

实践结束后，每位学生书写并上交一份实践报告。

（张兰青）

实践三十二　传染病区护理管理和消毒与隔离

【实践目标】

1. 能正确区分传染病医院或传染病病区的清洁区、半污染区和污染区。

2. 了解传染病医院及各病区的隔离、消毒要求。

3. 能说出严密隔离、呼吸道隔离、消化道隔离、血液/体液隔离、接触隔离的隔离消毒要求。

4. 能正确、熟练地穿、脱隔离衣。

5. 培养学生具有高度责任感和严格执行隔离消毒制度的职业素质。

【实践方法】

1. 按每6～12名学生组成一个实习小组，每组由1名临床带教老师负责在传染病医院或传染病病区进行临床见习。

2. 参观传染病病区，临床带教老师介绍传染病医院或传染病病区的区域划分及隔离消毒要求。

3. 临床带教老师带领学生参观呼吸道或消化道传染病病室，讲解消毒要求和示范主要隔离消毒措施。

4. 临床带教老师示范，学生练习穿、脱隔离衣。

5. 学生分组讨论实习体会和收获。各组选派1名代表汇报小组讨论情况，临床带教老师讲评和小结。

【评价】

实践结束后，每位学生书写并上交一份实践报告。

（李　萍）

实践三十三　病毒性肝炎病人的护理

【实践目标】

1. 在教师的指导下，学生通过与病人交谈，护理体检，阅读住院病历、护理记录及检查报告等，能够收集评估资料并加以整理和分析，列出护理诊断及合作性问题，制定护理计划及健康教育计划，并实施、评价。

2. 熟练掌握病毒性肝炎病人的病情观察、心理护理、用药护理及健康教育。

3. 学会规范地实施病毒性肝炎病人的入院、住院、出院护理，在实习中、实习后培养隔离、消毒观念。

4. 护理过程中关爱病人，具有团队合作精神、严谨的工作态度及细致的工作作风。

【实践方法】

（一）临床见习

（二）案例分析

病例一：

病人男性，9 岁，小学二年级学生。低热、乏力、恶心、呕吐、食欲差 5 天，尿黄 2 天，眼黄 1 天入院。护理体检：T 37.9℃，P 103 次/分，R 22 次/分。营养、发育良好，巩膜中度黄染，心肺听诊无异常，腹平软，肝肋下 2cm，质地软，有压痛，脾肋下未触及。实验室检查：血清酶检测：丙氨酸氨基转移酶（ALT）583IU/L，门冬氨酸氨基转移酶（AST）321IU/L，抗甲型肝炎（HAV）IgM（＋）。既往无输血及手术史。中午在学校附近小饭桌就餐，同时就餐的同学有 2 人患"肝炎"已住院治疗。家长担心病程长耽误课程，心情比较急躁。初步诊断为急性黄疸型甲型病毒性肝炎。讨论：

1. 该病人目前主要的护理诊断有哪些？

2. 对该病人首先应采取哪些护理措施？

病例二：

病人男性，37 岁。10 年前患急性乙肝治疗后乙肝表面抗原（HBsAg）一直阳性，近 2 年反复出现乏力、厌食、恶心、肝区不适等症状，血清 ALT 反复升高。一直服用保肝药物，未用抗病毒药物治疗。既往无手术及输血史。因久治不愈，病人目前悲观、消极，性格暴躁易猜疑他人，影响其在单位的正常工作。体格检查：T 36.2℃，P 78 次/分，R 20 次/分，BP 110/70 mmHg。肝病面容，肝掌（＋），前胸部可见 3 枚蜘蛛痣，心肺无异常。腹软，肝脏肋下触及 2cm，质地硬，脾脏侧位触及 1cm，无腹水。实验室检查：ALT 360IU/L，AST 185IU/L，血清总蛋白 55g/L，白蛋白 26g/L，球蛋白 29g/L；HBsAg（＋），HBeAg（＋），抗-HBc（＋），抗-HBs（－），抗-HBe（－），HBV-DNA（＋）。初步诊断为慢性乙型肝炎（重度）。讨论：

1. 诊断慢性乙型肝炎（重度）的依据是什么？

2. 病人目前主要的护理诊断有哪些？

3. 如何对病人进行护理？

（三）模拟训练

在内科护理实训室内，学生 10～15 人一组，在教师指导下，模拟临床实际工作场景，完成上述病人的入院、住院、出院护理。

【评价】

实践结束后，每位学生书写并上交一份实践报告。

（李 萍）

实践三十四　艾滋病的健康教育

【实践目标】

1. 在教师的指导下，学生通过观看录像，与病人交谈，护理体检，阅读住院病历、护理记录及检查报告等，能够对收集到的评估资料加以整理和分析制定健康教育计划，并实施、评价。

2. 能够对病人关心、体贴与尊重，具有团队合作精神、严谨的工作态度、认真细致的工作作风。

【实践方法】

（一）观看录像

（二）病例讨论

病人男性，33 岁。出现不规则发热，盗汗、全身乏力、咳嗽 2 个月，抗生素治疗效果不明显，近 1 个月以来食欲锐减，体重下降明显，病人及家属十分紧张，曾有静脉药瘾史 2 年。体格检查：T 38.1℃，P 90 次/分，R 19 次/分，BP 110/70mmHg，腋下、腹股沟淋巴结均肿大，直径 1.7cm，无粘连与压痛，右肺闻及少许湿啰音，腹平软，肝肋下 2cm，质软，肠鸣音亢进。血红蛋白 75g/L，白细胞 3.6×10^9/L，血清抗 HIV（＋）。胸部 X 线检查示右间质性肺炎。讨论：

1. 最可能的临床诊断？

2. 依据特点制定健康教育计划？

【评价】

实践结束后，每位学生书写并上交一份实践报告。

（李 萍）

实践三十五　细菌性痢疾病人的护理

【实践目标】

1. 在教师的指导下，学生通过与病人交谈，护理体检，阅读住院病历、护理记录及检查报告等，能够收集评估资料并加以整理和分析，列出护理诊断及合作性问题，制定护理计划，并实施、评价。

2. 熟练掌握细菌性痢疾病人的病情观察、心理护理、用药护理及健康教育。

3. 学会规范地实施细菌性痢疾病人的入院、住院、出院护理，在实习中、实习后培养隔离、消毒观念。

4. 护理过程中关爱病人，具有团队合作精神、严谨的工作态度及细致的工作作风。

【实践方法】

（一）临床见习

（二）案例分析

病人男性，5 岁，畏寒高热伴头痛 1 天，近 1 小时内出现惊厥多次。体格检查：T 40.3℃，P 160 次/分，BP 70/50mmHg，嗜睡状态，面色苍白，手足冰冷，口唇发绀，双肺听诊无异常。其母亲因担心预后而焦躁不安。实验室检查：血常规白细胞 $23 \times 10^9/$ L，肛门拭子取大便镜检白细胞 8～10 个/高倍视野、红细胞 4～6 个/高倍视野、巨噬细胞 2～3/HP。讨论：

1. 目前临床诊断应该是什么？

2. 该病人目前主要的护理诊断及合作性问题？

3. 应采取哪些具体的护理措施？

（三）模拟训练

在内科护理实训室内，学生 10～15 人一组，在教师指导下，模拟临床实际工作场景，完成上述病人的入院、住院、出院护理。

【评价】

实践结束后，每位学生书写并上交一份实践报告。

（李　萍）

实践三十六　流行性脑脊髓膜炎病人的护理

【实践目标】

1. 学会运用护理程序的工作方法对流行性脑脊髓膜炎（简称流脑）病人进行评估、诊断、制订计划并实施、评价。

2. 熟练掌握普通型流脑的临床表现，流脑病人的病情观察和健康教育。

3. 学会规范地实施流脑病人的入院、住院、出院护理，严格执行隔离措施。

4. 护理过程中关爱、尊重病人，具有团队合作精神、严谨的工作态度及细致的工作作风。

【实践方法】

（一）临床见习

（二）案例分析

病人男性，10 岁，因高热、头痛 3 天，频繁呕吐 1 天而入院。病人 3 天前突然寒战、高热，体温高达 40℃，昨日出现剧烈头痛、频繁呕吐，呕吐物为胃内容物，无上腹部不适。经询问，所在学校也有类似病人发现。病人精神萎靡，家长极度紧张。护理体检：T 40℃，P 110 次/分，R 24 次/分，BP 100/80mmHg，体重 30kg。急性面容，神志清，全身皮肤散在少量瘀点，浅表淋巴结未触及，巩膜无黄染，心、肺无异常发现，腹平软，肝脾肋下未触及。颈项强直，Brudzinsky 征（＋），Kering 征（＋），Babinski 征（－）。血常规检查：白细胞 20×10^9/L，中性粒细胞为 0.87；皮肤瘀点处组织液涂片染色镜检可见脑膜炎奈瑟菌。医疗诊断为"流行性脑脊髓膜炎"。长期医嘱：呼吸道隔离；一级护理；青霉素（钠盐）300 万 U＋5％葡萄糖液 150ml，静脉滴注，3 次/日。临时医嘱：青霉素皮试（立即），查血、尿、便常规，化验血电解质、肾功能，描记心电图，拍胸片。讨论：

1. 引起病人发生流脑的传染源和传播途径是什么？
2. 概括病人目前主要的护理诊断/问题并制定护理计划。
3. 家长担心病人以后会出现后遗症，应如何进行指导？
4. 如何预防流脑？

（三）模拟训练

在内科护理实训室内，学生 10～15 人一组，在教师指导下，模拟临床实际工作场景，完成上述病人的入院、住院、出院护理，注意做好呼吸道隔离。

【评价】

实践结束后，每位学生书写并上交一份实践报告。

（陈 玲）

第二部分

习 题 集

第一章 呼吸系统疾病病人的护理

第一节 概 述

一、名词解释

1. 呼吸
2. 咯血
3. 肺源性呼吸困难
4. 肺通气
5. 肺换气
6. 三凹征

二、填空题

1. 呼吸系统主要由_____、_____和_____组成。

2. 临床上常在_____施行气管切开术。

3. 右主支气管_____且陡直，异物或气管插管易进入_____。

4. 纤维支气管镜检查是诊断_____的重要手段。

5. 咳嗽伴金属音见于_____、_____或_____压迫气管或支气管。

6. 胸部叩击适用于_____、_____、_____病人。

7. 机械吸痰适用于_____、_____或_____者。

8. 垂体后叶素可收缩_____，使_____而达到较好止血效果。该药有收缩血管和_____的作用，故_____、_____、妊娠者禁用。

9. 病人咯血时不能_____。

10. 正常痰液呈_____，较稀薄，_____，_____。

11. 雾化吸入的方法有_____和_____，常用的湿化液有_____或_____。

三、选择题

【A₁ 型题】

1. 咳嗽咳痰患者护理措施**错误**的是（   ）

    A. 保持室内空气新鲜温湿度适宜   B. 咳脓痰者注意口腔护理

    C. 痰稠不易咳出者施行雾化吸入   D. 痰多者可在饭后行体位引流

    E. 痰多无力咳出者帮助翻身拍背

2. 引起呼吸系统疾病最常见的病因是（   ）

　　A. 肿瘤 　　　　　　　　　　B. 感染 　　　　　　　　　C. 吸烟

　　D. 变态反应 　　　　　　　　E. 理化因素

3. 能分泌表面活性物质调节肺泡表面张力的细胞是（　　　）

　　A. 纤毛柱状上皮细胞 　　　B. 杯状上皮细胞 　　　　C. 黏液细胞

　　D. Ⅰ型肺泡上皮细胞 　　　E. Ⅱ型肺泡上皮细胞

4. 影响肺换气的主要因素**不包括**（　　　）

　　A. 呼吸动度 　　　　　　　　　　　　B. 呼吸膜的面积

　　C. 呼吸膜的弥散性能 　　　　　　　D. 肺通气与血流比例

　　E. 呼吸膜两侧气体分压差

5. 大咯血时最危险的并发症是（　　　）

　　A. 休克 　　　　　　　　　　B. 贫血 　　　　　　　　　C. 肺不张

　　D. 肺部感染 　　　　　　　　E. 窒息

6. 引起咯血最常见的疾病是（　　　）

　　A. 慢性支气管炎 　　　　　B. 肺结核 　　　　　　　　C. 急性上呼吸道感染

　　D. 肺气肿 　　　　　　　　　E. 肺炎

7. 气体交换受损的主要诊断依据是（　　　）

　　A. 呼吸加快 　　　　　　　　B. 肺部闻及干湿啰音 　　　C. 咳嗽、咳痰

　　D. 低氧血症 　　　　　　　　E. 意识障碍

8. 呼气性呼吸困难见于（　　　）

　　A. 呼吸道异物 　　　　　　　B. 大叶性肺炎 　　　　　　C. 支气管哮喘

　　D. 胸腔积液 　　　　　　　　E. 急性喉炎

9. 大咯血的病人**不宜**（　　　）

　　A. 咳嗽 　　　　　　　　　　B. 屏气 　　　　　　　　　C. 绝对卧床

　　D. 少交谈 　　　　　　　　　E. 禁食水

10. 机械吸痰**不适宜**用于（　　　）

　　A. 剧烈咳嗽者 　　　　　　　B. 气管切开者 　　　　　　C. 气管插管者

　　D. 咳嗽反射消失者 　　　　　E. 昏迷者

【A₂型题】

11. 病人女性，咳嗽、咳大量脓臭痰，痰液放置后可分层。最可能的疾病是（　　　）

　　A. 肺结核 　　　　　　　　　B. 胸腔积液 　　　　　　　C. 气胸

　　D. 肺气肿 　　　　　　　　　E. 肺脓肿

12. 某大咯血病人，因咯血不畅发生窒息。其最适宜的体位是（　　　）

　　A. 头低足高位 　　　　　　　B. 半卧位 　　　　　　　　C. 平卧位

　　D. 坐位 　　　　　　　　　　E. 健侧卧位

13. 病人男性，22岁，因急性哮喘发作入院。其呼吸困难表现为（　　　）

　　A. 劳力性呼吸困难 　　　　　B. 吸气性呼吸困难 　　　　C. 呼气性呼吸困难

　　D. 混合性呼吸困难 　　　　　E. 夜间阵发性呼吸困难

14. 病人男性，55岁，有刺激性呛咳，或带金属音的咳嗽，应首先考虑（　　　）

A. 上呼吸道感染　　　　B. 肺部病变早期　　　　C. 左心功能不全

D. 支气管扩张　　　　E. 支气管肺癌

15. 病人男性，有慢性咳嗽、咳痰病史，为促进排痰护士正为其进行胸部叩击。叩击方法**不正确**的是（　　　）

A. 从肺底自下而上由外向内叩击　　　B. 叩击部位放置单层薄布

C. 每一肺叶连续叩击 1～3 分钟　　　D. 叩击力量应轻

E. 叩击结束后协助病人清水漱口

16. 某肺结核病人有咯血表现，护理措施**不正确**的是（　　　）

A. 大量咯血病人应禁食

B. 小量咯血病人可以活动

C. 大量咯血病人应绝对卧床

D. 咯血量过多时可给予输血

E. 极度紧张、咳嗽剧烈的体弱者应给予强效镇咳药

17. 某咯血病人，突然出现大咯血窒息。其抢救关键在于（　　　）

A. 保持呼吸道通畅　　　　B. 加压给氧　　　　C. 立即应用呼吸兴奋剂

D. 监测血气分析　　　　E. 监测凝血机制

18. 某病人咳嗽、咳痰，痰液有恶臭味，引起其感染最可能的病原体是（　　　）

A. 病毒　　　　B. 铜绿假单胞菌　　　　C. 厌氧菌

D. 真菌　　　　E. 化脓菌

19. 某病人突然出现极度呼吸困难，咳粉红色泡沫样痰，最可能发生了（　　　）

A. 肺结核　　　　B. 支气管扩张　　　　C. 肺炎

D. 肺水肿　　　　E. 肺脓肿

20. 吸气性呼吸困难严重者可出现三凹征，三凹征是指

A. 胸骨上窝、锁骨上窝和肋间隙在吸气时明显下陷

B. 胸骨上窝、锁骨上窝和肋间隙在呼气时明显下陷

C. 胸骨上窝、锁骨下窝和肋间隙在呼气时明显下陷

D. 胸骨下窝、锁骨上窝和肋间隙在吸气时明显下陷

E. 胸骨上窝、锁骨下窝和肋间隙在吸气时明显下陷

21. 病人男性，咯血，突然出现表情恐怖、张口瞪目、两手乱抓等现象，首先应该（　　　）

A. 准备抢救用品　　　　B. 行人工呼吸

C. 使用呼吸中枢兴奋剂　　　　D. 使用镇咳药

E. 立即置病人头低足高位

22. 患者，30 岁，常常在晨起及晚间躺下时咳大量脓痰，伴少量鲜血，且痰液放置后分三层，可能是（　　　）

A. 慢性支气管炎　　　　B. 肺癌　　　　C. 肺结核

D. 支气管扩张　　　　E. 肺气肿

23. 病人女性，46 岁，咳嗽，咳痰，痰液黏稠，不易咳出，对此提出的护理诊断

是（　　）

  A. 活动无耐力   B. 气体交换受损   C. 清理呼吸道无效

  D. 低效性呼吸型态 E. 知识缺乏

24. 病人男性，68 岁，被人搀扶入院，观其面色发绀，口唇黑紫，呼吸困难，询问病史得知有慢性阻塞性肺疾病病史，需对其立即进行的处理是（　　）

  A. 为患者挂号   B. 不作处理等待医生到来

  C. 鼻塞法吸氧   D. 电击除颤

  E. 人工呼吸

25. 病人男性，64 岁，诊断为慢性阻塞性肺疾病，在发病的过程中，还出现了持续体重下降，呼吸进食时出现无力，针对此症状，其最主要的护理问题是（　　）

  A. 活动无耐力   B. 疲乏

  C. 舒适的改变   D. 营养失调：低于机体需要量

  E. 潜在并发症：电解质紊乱

【A₃ 型题】

（26～28 题基于下面病例）

病人男性，68 岁，近日来因咳嗽、咳黄脓痰且不易咳出就诊。体温 36.7℃，胸部听诊可闻及湿性啰音，X 线胸片示右侧肺有絮状阴影。既往有慢性支气管炎病史 10 年。

26. 该病人目前最主要的护理诊断是（　　）

  A. 气体交换受损 B. 有感染的危险   C. 清理呼吸道无效

  D. 体温过高   E. 体液过多

27. 护士对该病人应采取的护理措施**不包括**（　　）

  A. 指导病人有效咳嗽   B. 咳嗽时可配合进行胸部叩击

  C. 用超声雾化吸入湿化气道 D. 机械吸痰

  E. 督促病人每日饮水 1500ml 以上

28. 病人咳嗽时，护士应予以纠正的动作是（　　）

  A. 病人取坐位两腿上置一枕顶住腹部

  B. 咳嗽前先深呼吸数次

  C. 连续咳嗽数次使痰到咽部再用力咳出

  D. 病人为省力每次连续轻咳数次

  E. 排痰后用清水充分漱口

参 考 答 案

一、名词解释

1. 呼吸：机体与外界环境之间的气体交换过程称为呼吸。

2. 咯血：是指喉部以下呼吸道或肺组织出血，血液随咳嗽经口腔咯出。

3. 肺源性呼吸困难：是指呼吸系统疾病引起病人主观感觉空气不足、呼吸费力，客观上有呼吸频率、节律与深度的异常。

4. 肺通气：是指肺与外界环境之间进行气体交换的过程，即气体通过呼吸道进出肺泡的过程。

5. 肺换气：指肺泡与血液之间的气体交换，主要通过呼吸膜以弥散的方式进行。

6. 三凹征：即胸骨上窝、锁骨上窝、肋间隙在吸气时明显下陷。

二、填空题

1. 呼吸道　肺　胸膜
2. 第 3~5 软骨环处
3. 短粗　右肺
4. 肺癌
5. 肺癌　主动脉瘤　纵隔肿瘤
6. 长期卧床　久病体弱　排痰无力
7. 意识不清　排痰困难　痰液黏稠无力咳出
8. 小动脉　肺循环血量减少　子宫平滑肌　冠心病　高血压
9. 屏气
10. 白色或灰白色　量少　无味
11. 超声雾化吸入　蒸汽吸入　蒸馏水　生理盐水

三、选择题

1. D　2. B　3. E　4. A　5. E　6. B　7. D　8. C　9. B
10. A　11. E　12. A　13. C　14. E　15. D　16. E　17. A　18. C
19. D　20. A　21. E　22. C　23. C　24. C　25. D　26. C　27. D
28. D

第二节　慢性阻塞性肺疾病病人的护理

一、名词解释

1. 慢性支气管炎　　　　　　　　　3. COPD
2. 慢性阻塞性肺气肿

二、填空题

1. 当慢性支气管炎和（或）阻塞性肺气肿病人 _____检查出现气流受阻并且不能_____ 时，则诊断为 COPD。

2. _____是慢性阻塞性肺气肿最主要的原因。

3. 长期、反复、逐渐加重的_____是慢支最突出的表现。

4. 腹式呼吸又称_____，吸气时用_____吸入，尽量_____，呼气时用

_____ 呼出，同时收缩腹部。

5. COPD 患者一般给予鼻导管持续_____、_____吸氧，氧流量_____，氧浓度_____，每天持续_____，维持静息状态下 PaO_2 在_____ 以上，或使 SaO_2 升至_____，既能改善组织缺氧，也可防止因缺氧状态迅速解除而抑制呼吸中枢。

三、选择题

【A₁ 型题】

1. 肺部叩诊过清音提示（   ）
    A. 肺结核   B. 肺气肿   C. 气胸
    D. 胸腔积液   E. 支气管扩张

2. 慢支发生、发展的重要因素是（   ）
    A. 感染   B. 吸烟   C. 过敏因素
    D. 自主神经功能失调   E. 遗传

3. 慢性支气管炎最突出的症状是（   ）
    A. 反复咳脓性痰   B. 长期反复咳嗽、咳痰   C. 长期少量咯血
    D. 逐渐加重的呼吸困难 E. 活动后喘息

4. 慢性支气管炎的主要诊断依据是（   ）
    A. 病史和临床表现   B. 血象检查   C. 痰液涂片
    D. X 线检查   E. 肺功能测定

5. 慢性支气管炎最常见的并发症是（   ）
    A. 肺炎   B. 肺结核   C. 胸膜炎
    D. 呼吸衰竭   E. 慢性阻塞性肺气肿

6. 慢性支气管炎急性发作期最主要的治疗措施是（   ）
    A. 补液   B. 祛痰   C. 平喘
    D. 菌苗注射   E. 控制感染

7. 慢性支气管炎合并肺气肿的主要临床表现是（   ）
    A. 咳嗽   B. 哮喘
    C. 咳粉红色痰   D. 逐渐加重的呼吸困难
    E. 突然发作的夜间呼吸困难

8. 慢性支气管炎起病、加重和复发的基本原因是（   ）
    A. 呼吸道感染   B. 大气污染   C. 吸烟
    D. 自主神经功能失调   E. 气候变化

9. 慢性支气管炎咳痰一般为（   ）
    A. 痰中带血   B. 黄色脓痰   C. 铁锈色痰
    D. 白色黏液或泡沫样痰 E. 粉红色泡沫样痰

10. 缩唇呼吸时应（   ）
    A. 加快呼气   B. 吸气时收腹
    C. 用鼻吸气用口呼气   D. 吸与呼时间之比为 3∶1

E. 快吸快呼

【A₂型题】

11. 病人男性，75岁。慢性咳嗽、咳痰30年，诊断为阻塞性肺气肿。该病人**不会**发生的并发症是（　　）

　　A. 自发性气胸　　　　B. 肺部急性感染　　　　C. 慢性肺源性心脏病

　　D. 呼吸衰竭　　　　　E. 肺部慢性感染

12. 某病人有慢性阻塞性肺疾病病史20年，现为稳定期，指导其进行呼吸功能锻炼的正确方法是（　　）

　　A. 加强胸式呼吸，用鼻吸气，经口用力快速呼气

　　B. 加强腹式呼吸，用鼻深吸，经口缓呼，呼气时口唇收拢

　　C. 加强腹式呼吸，用鼻吸气，经口用力快速呼气

　　D. 加强胸式呼吸，经鼻用力呼气

　　E. 同时加强胸式和腹式呼吸

13. 慢性阻塞性肺气肿病人血气分析结果为 PaO_2 55mmHg，$PaCO_2$ 50mmHg。其发生缺氧的主要机制是（　　）

　　A. 分流增加　　　　　B. V/Q 比例失调　　　　C. 高碳酸血症

　　D. 弥散功能障碍　　　E. 肺泡通气不足

14. 病人男性，有COPD病史15年，为改善肺功能需进行缩唇呼吸锻炼。训练时要求蜡烛火焰距离病人口唇（　　）

　　A. 10～15cm　　　　B. 15～20cm　　　　C. 20～25cm

　　D. 25～30cm　　　　E. 30～35cm

15. 护士对某COPD病人进行康复指导，**不符合**节力原则的是（　　）

　　A. 站立时，背倚墙

　　B. 坐位时，凳高合适，两足正好平放在地

　　C. 使用肘部力量

　　D. 卧位时，抬高床头

　　E. 以笔直姿势站立

16. 某慢性阻塞性肺疾病病人为改善呼吸功能，需加强腹式呼吸锻炼。腹式呼吸锻炼的目的主要是（　　）

　　A. 有利于痰液排出

　　B. 增加肺泡张力

　　C. 使呼吸幅度扩大增加肺泡通气量

　　D. 借助腹肌进行呼吸

　　E. 间接增加肋间肌活动

17. 病人男性，70岁，有COPD病史近30年。1周前因受凉病情加重，提示其出现肺性脑病的主要依据是（　　）

　　A. 瞳孔不等大　　　　B. 心率加快　　　　C. 呼吸深而快

　　D. 抽搐与昏迷　　　　E. 尿量减少

18. 病人 X 线胸片显示透亮度增强，肺纹理增粗，膈肌低平，肋骨走向变平，肋间隙增宽。残气量增加，肺底有散在湿啰音，考虑以下哪种疾病（   ）

A. 双侧肺大疱   B. 慢性支气管炎   C. 支气管哮喘发作

D. 肺气肿并发感染   E. 肺囊肿

19. 病人男性，68 岁。有慢性支气管炎、肺气肿病史 30 年。今日中午在家抬重物时，突感右侧胸部刺痛，逐渐加重，伴气急、发绀。最可能发生的是（   ）

A. 心肌梗死   B. 胸腔积液   C. 自发性气胸

D. 肺栓塞   E. 支气管阻塞

20. 病人女性，66 岁。有慢性咳喘史 10 年，2 日前上呼吸道感染使病情加重，昨夜间咳嗽加重，痰量增多。查体：神志清，口唇轻度发绀，桶状胸，两肺叩诊过清音，呼吸音低。动脉血气分析：PaO_2 70mmHg，$PaCO_2$ 42mmHg，经治疗后病情缓解。护士进行健康教育，嘱病人回家后应坚持进行（   ）

A. 呼吸功能锻炼   B. 定量行走锻炼

C. 长期家庭氧疗   D. 避免吸入有害气体

E. 保持室内适当的温湿度

21. 病人男性，75 岁。咳嗽、咳痰、胸闷气短 12 年，肺功能检查残气量增加，残气量占肺总量比值超过 40%。最可能的诊断是（   ）

A. 支气管哮喘   B. 自发性气胸   C. 肺结核

D. 肺心病   E. 慢性阻塞性肺气肿

22. 病人李女士，77 岁。慢性支气管炎 15 年。常在冬春寒冷季节发作咳嗽、咳痰。护士指导李女士呼吸和排痰措施**错误**的是（   ）

A. 先行 5～6 次深呼吸   B. 于深呼气末屏气

C. 连续咳嗽数次将痰咳到咽部   D. 再迅速用力咳嗽将痰排出

E. 对无力排痰者，辅以胸部叩击

23. 病人女性，69 岁，因慢性阻塞性肺疾病急性发作伴呼吸衰竭入院。治疗后病情好转，出院时血气分析结果为 PaO_2 62mmHg、$PaCO_2$ 40mmHg。护士指导其家庭氧疗正确的是（   ）

A. 为防止氧中毒目前不需要吸氧   B. 以循序渐进的原则进行氧疗

C. 昼夜持续高流量吸氧 15 小时以上   D. 休息时不需吸氧

E. 昼夜持续低流量吸氧 15 小时以上

24. 病人男性，60 岁，咳嗽 20 年，冬春加重，近 5 年出现气喘。双肺广泛哮鸣音及肺底湿啰音，最可能诊断是（   ）

A. 支气管哮喘   B. 支气管扩张

C. 阻塞性肺气肿并发感染   D. 支气管肺癌

E. 喘息型慢性支气管炎

25. 病人男性，74 岁，反复咳嗽，咳痰伴喘息 30 年，5 年前出现逐渐加重的呼吸困难，诊断为 COPD，当患者血气分析结果为 PaO_2 55mmHg，SaO_2 85%，氧疗护理措施正确的是（   ）

  A. 高浓度，高流量持续给氧   B. 高浓度，高流量间歇给氧

  C. 低浓度，低流量持续给氧   D. 低浓度，低流量间歇给氧

  E. 高压氧舱

26. 病人女性，70 岁，诊断为慢性阻塞性肺疾病，最适合的饮食是（　　　）

  A. 低盐低脂饮食 B. 清淡易消化饮食 C. 低盐饮食

  D. 高热量高蛋白饮食 E. 少渣半流饮食

27. 病人女性，68 岁，有 COPD 病史 5 年，平素体弱，三天前受凉后再次出现咳嗽咳痰，痰白、质黏、量多，伴有气急，此时患者应避免使用（　　　）

  A. 溴己新 B. 氨茶碱 C. 可待因

  D. 盐酸氨溴索 E. 沙丁胺醇气雾剂

28. 病人男性，75 岁，咳嗽，咳痰，胸闷气短 12 年，肺功能检查残气量增加，残气量占肺总量比值 40%，最可能的诊断是（　　　）

  A. 支气管哮喘 B. 自发性气胸 C. 肺结核

  D. 肺心病 E. 阻塞性肺气肿

29. 病人男性，80 岁，慢性肺气肿病史 30 年，近一周来咳嗽，咳大量黏液脓痰，伴心悸气喘，查体呼吸急促，发绀明显，颈静脉怒张，下肢水肿，该患者氧疗时给氧浓度和流量应为（　　　）

  A. 29%　2L/min B. 33%　3L/min C. 37%　4L/min

  D. 41%　5L/min E. 45%　6L/min

30. 病人男性，80 岁，有慢性支气管炎病史 20 年，一周前受凉后再次出现咳嗽咳痰，痰白、质黏，伴有呼吸困难，胸闷乏力，以"慢性支气管炎合并慢性阻塞性肺气肿"入院治疗。患者最主要的护理问题是（　　　）

  A. 体液过多   B. 清理呼吸道无效

  C. 发热   D. 营养失调：低于机体需要量

  E. 肺脓肿

【A₃ 型题】

（31～32 题基于下面病例）

  病人男性，66 岁，慢性阻塞性肺疾病病史 20 余年，2 周前感冒后出现发热、咳嗽、咳大量黏液脓痰，近 3 日来咳嗽无力，痰不易咳出，气急，发绀。

31. 目前最主要的护理诊断是（　　　）

  A. 气体交换受损 B. 清理呼吸道无效 C. 有窒息的危险

  D. 呼吸型态紊乱 E. 恐惧

32. **不可**采取的护理措施是（　　　）

  A. 机械吸痰 B. 湿化呼吸道 C. 胸部叩击

  D. 指导病人有效咳嗽 E. 遵医嘱应用祛痰药

（33～34 题基于下面病例）

  病人男性，50 岁，艺术家。有慢性支气管炎病史十余年，吸烟史 30 年。近 2 年活动后自觉胸闷、气短、呼吸困难。

33. 护士应首先（　　　）

    A. 帮助病人戒烟　　　　　　　　　B. 给病人吸氧

    C. 指导病人练习缩唇呼吸　　　　　D. 告诉病人减轻体力消耗的体位

    E. 满足病人艺术创作愿望

34. 吸氧的流量为（　　　）

    A. 1～2L/min　　　　　　B. 2～4L/min　　　　　　C. 8～10L/min

    D. 6～8L/min　　　　　　E. 4～6L/min

（35～37 题基于下面病例）

病人男性，62 岁，咳嗽 30 年，近日咳大量脓痰，憋气，下肢水肿。

35. 首先应考虑何病（　　　）

    A. 支气管扩张　　　　　B. 慢性阻塞性肺疾病　　　C. 支气管哮喘

    D. 慢性肺脓肿　　　　　E. 肺癌感染

36. 下肢水肿应考虑何故（　　　）

    A. 肺心病右心衰　　　　B. 低蛋白血症　　　　　C. 摄盐过多

    D. 下肢静脉血栓　　　　E. 合并肾炎

37. 本病急性发作期最主要的治疗原则是（　　　）

    A. 扩张支气管　　　　　B. 低浓度吸氧　　　　　C. 消除肺部感染

    D. 治疗心衰　　　　　　E. 祛痰剂

（38～40 题基于下面病例）

病人男性，慢性咳嗽，咳痰 12 年，近两年来劳动时出现气短，偶有踝部水肿，门诊以"慢性支气管炎合并慢性阻塞性肺气肿"收入院。

38. 对上述病人进行哪项检查有助于确诊（　　　）

    A. 心电图　　　　　　　B. 肺功能检查　　　　　C. 痰液检查

    D. 血气分析　　　　　　E. 胸部 X 线检查

39. 若该病人病情反复发作且出现肺动脉瓣第二心音亢进，则提示病人有（　　　）

    A. 右心衰竭　　　　　　B. 左心衰竭　　　　　　C. 肺动脉高压

    D. 周围循环衰竭　　　　E. 主动脉压升高

40. 该患者氧疗时给氧浓度和流量应为（　　　）

    A. 29%　2L/min　　　　B. 33%　3L/min　　　　C. 37%　4L/min

    D. 41%　5L/min　　　　E. 45%　6L/min

参 考 答 案

一、名词解释

1. 慢性支气管炎：简称慢支，是指气管、支气管黏膜及其周围组织的慢性非特异性炎症。临床上将每年咳嗽、咳痰或伴有喘息达 3 个月以上，连续 2 年或更长，并可除外其他已知原因的慢性咳嗽者诊断为慢性支气管炎。

2. 慢性阻塞性肺气肿：简称肺气肿，是指终末细支气管远端（呼吸性细支气管、肺泡管、肺泡囊和肺泡）的弹性减退、过度膨胀、充气和肺容积增大，或同时伴有气道壁破坏的病理状态。

3. COPD：是一组以慢性、持续性气流受限为特征的肺部疾病，其支气管和肺组织的损害是不可逆的，且呈进行性发展，导致肺功能进行性减退，严重影响病人的劳动能力和生活质量。

二、填空题

1. 肺功能　完全可逆
2. 慢支
3. 咳嗽
4. 膈式呼吸　鼻　挺腹　口
5. 低流量　低浓度　1～2L/min　25%～29%　10～15 小时　60mmHg　90%

三、选择题

1. B　　2. A　　3. B　　4. A　　5. E　　6. E　　7. D　　8. A　　9. D
10. C　11. E　12. B　13. E　14. B　15. E　16. C　17. D　18. D
19. C　20. A　21. B　22. B　23. E　24. E　25. C　26. D　27. C
28. E　29. A　30. B　31. B　32. A　33. B　34. A　35. B　36. A
37. C　38. B　39. C　40. A

第三节　支气管哮喘病人的护理

一、名词解释

1. 支气管哮喘　　　　　　　　　　　2. 重症哮喘

二、填空题

1. 支气管扩张剂通过_____ 缓解哮喘发作，常用药物有_____、_____药物及_____。

2. 氨茶碱用量过大或静脉注射速度过快可引起_____、_____、_____、_____、心律失常，严重者可引起室性心动过速、_____、甚至引起抽搐直至死亡。

3. 环境因素中可能引起哮喘的激发因素有：_____、_____、_____、_____。

三、选择题

【A₁ 型题】
1. 哮喘发作时最主要的临床表现是（　　　）
　　A. 伴有哮鸣音的吸气性呼吸困难　　B. 伴有哮鸣音的呼气性呼吸困难
　　C. 伴有哮鸣音的混合性呼吸困难　　D. 伴有湿啰音的混合性呼吸困难

　　　　E. 伴有湿啰音的吸气性呼吸困难

2. 内源性哮喘的临床特点是（　　　）

　　　A. 常在接触过敏原后即发病　　　　　B. 多有明显的季节性

　　　C. 大多在儿童或少年期起病　　　　　D. 血及痰液 IgE 测定可增高

　　　E. 全身状况较差

3. 哮喘发作时**不宜**采用的治疗是（　　　）

　　　A. 吸氧　　　　　　　B. 应用糖皮质激素　　　　C. 喘定静脉注射

　　　D. 雾化吸入　　　　　E. 普萘洛尔口服

4. 氨茶碱的严重不良反应是（　　　）

　　　A. 头痛、手指颤抖　　　B. 嗜睡　　　　　　　　C. 恶心、呕吐

　　　D. 血压下降，甚至死亡　E. 心率加快

5. 重症哮喘时防治痰栓阻塞小支气管最重要的措施是（　　　）

　　　A. 静脉输液　　　　　　B. 雾化吸入　　　　　　C. 吸氧

　　　D. 多饮水　　　　　　　E. 气管切开

6. 支气管哮喘发作时两肺满布哮鸣音的主要原因是（　　　）

　　　A. 支气管黏膜分泌物增多　　　　　B. 阻塞性肺气肿

　　　C. 支气管黏膜肿胀致支气管狭窄　　　D. 支气管平滑肌痉挛

　　　E. 肺泡间质水肿

7. 目前防治哮喘最有效的药物是（　　　）

　　　A. 糖皮质激素　　　　　B. 异丙肾上腺素　　　　C. 沙丁胺醇

　　　D. 特布他林　　　　　　E. 氨茶碱

8. 支气管哮喘用色甘酸钠的目的在（　　　）

　　　A. 治疗感染性哮喘　　　B. 治疗过敏性哮喘　　　C. 治疗运动性哮喘

　　　D. 治疗精神性哮喘　　　E. 预防运动性哮喘

9. 吸入激素的主要不良反应是（　　　）

　　　A. 精神兴奋症状　　　　B. 水钠潴留　　　　　　C. 口腔真菌感染

　　　D. 骨质疏松　　　　　　E. 停药反跳

10. 支气管哮喘同时使用几种气雾剂治疗时正确的使用顺序是（　　　）

　　　A. 只能使用支气管扩张剂，不能选用其他

　　　B. 只能使用抗感染气雾剂，不能选用其他

　　　C. 先用支气管扩张剂，后用抗感染气雾剂

　　　D. 先用抗感染气雾剂，后用支气管扩张剂

　　　E. 以上观点均是错误的

11. 下列哪项**不是**哮喘持续状态的诱因（　　　）

　　　A. 过敏原未消除　　　　B. 呼吸道感染未控制　　　C. 酸中毒

　　　D. 吸入糖皮质激素　　　E. 严重脱水

12. 哮喘持续状态处理**错误**的是（　　　）

　　　A. 控制感染　　　　　　B. 纠正脱水　　　　　　C. 解除支气管痉挛

D. 肌注吗啡镇静　　　　　　E. 纠正缺氧

13. 哮喘持续状态是指喘息严重发作经一般处理（　　　）

　　A. 24h 以上未见缓解的　　　　　　B. 18h 以上未见缓解的

　　C. 12h 以上未见缓解的　　　　　　D. 8h 以上未见缓解的

　　E. 6h 以上未见缓解的

14. 关于哮喘病人健康教育**错误**的是（　　　）

　　A. 告知病人哮喘可以根治以树立战胜疾病的信心

　　B. 按照医嘱合理用药

　　C. 正确使用定量吸入器吸入治疗

　　D. 动员家人参与哮喘病人的管理

　　E. 做到自我监测病情

15. 与支气管哮喘发作有关的免疫球蛋白是（　　　）

　　A. IgA　　　　　　　B. IgG　　　　　　　C. IgE

　　D. IgD　　　　　　　E. IgM

【A₂ 型题】

16. 某哮喘病人，突然出现呼气性呼吸困难，并伴满布两肺的哮鸣音。此时其最佳体位是（　　　）

　　A. 平卧位　　　　　　B. 端坐位　　　　　　C. 侧卧位

　　D. 俯卧位　　　　　　E. 头高脚低位

17. 依照支气管哮喘病人居住环境要求，下列哪项是允许的（　　　）

　　A. 悬挂化纤布料床帘　　B. 铺垫全毛地毯　　C. 使用羽毛枕头

　　D. 放置鲜花　　　　　　E. 饲养小狗

18. 病人女性，55 岁，自幼年始患支气管哮喘。哮喘长期反复发作最易发生的慢性并发症是（　　　）

　　A. 上呼吸道感染　　　　B. 肺结核　　　　　C. 阻塞性肺气肿

　　D. 肺不张　　　　　　　E. 自发性气胸

19. 某哮喘病人，因吸入花粉而致哮喘发作。此时其禁忌使用的药物是（　　　）

　　A. 吗啡　　　　　　　B. 氨茶碱　　　　　　C. 异丙肾上腺素

　　D. 肾上腺素　　　　　E. 沙丁胺醇

20. 某哮喘病人，为预防因痰液黏稠不易咳出形成痰栓并发肺不张，主要的护理措施为（　　　）

　　A. 体位引流　　　　　　B. 低盐饮食　　　　　C. 多饮水

　　D. 持续吸氧　　　　　　E. 翻身、拍背

21. 病人女性，38 岁。春暖花开季节哮喘发作，昨天看电影时银幕上出现满园春色，张女士突然哮喘发作。主要的护理措施应是（　　　）

　　A. 休息　　　　　　　　　　　B. 湿化呼吸道

　　C. 氧气吸入　　　　　　　　　D. 使用支气管舒张剂

　　E. 心理护理

22. 病人女性，10 岁，小学生。经常在春天因哮喘发作不能上学。护士告诉家长在没有找到过敏原前最宜使用的药物是（   ）

    A. 氯喘　　　　　　　　B. 泼尼松　　　　　　　　C. 色甘酸钠

    D. 氨茶碱　　　　　　　E. 沙丁胺醇气雾剂

23. 病人男性，70 岁。因突然停用糖皮质激素出现哮喘重度发作，表现为端坐呼吸、明显发绀、大汗淋漓、呼吸频率 32 次/分、脉搏 120 次/分、血压 90/60mmHg。宜选用的药物是（   ）

    A. 酮替芬　　　　　　　B. 喘定　　　　　　　　　C. 色甘酸钠

    D. 氨茶碱　　　　　　　E. 肾上腺素

24. 病人男性，20 岁，多次于郊外春游时出现胸闷，窒息感，呼气性呼吸困难，两肺可闻哮鸣音，回家休息后好转。最可能的诊断为（   ）

    A. 气管异物　　　　　　B. 支气管扩张　　　　　　C. 支气管哮喘

    D. 喘息性支气管炎　　　E. 肺气肿

25. 某哮喘发作病人，咳嗽、咳黏液痰，表明需要（   ）

    A. 呼吸锻炼　　　　　　B. 补充液体　　　　　　　C. 高蛋白饮食

    D. 吸氧　　　　　　　　E. 加强口腔护理

26. 某重症哮喘病人突然出现胸痛、极度呼吸困难、发绀、大汗、四肢厥冷，左侧肺部哮鸣音消失。考虑发生了（   ）

    A. 休克　　　　　　　　B. 呼吸衰竭　　　　　　　C. 心力衰竭

    D. 自发性气胸　　　　　E. 肺不张

27. 某支气管哮喘病人，每当发作就自用沙丁胺醇（舒喘灵）喷雾吸入，护士应告诫病人，如用量过大可能会出现（   ）

    A. 心动过缓、腹泻　　　　　　　　B. 食欲减退、恶心呕吐

    C. 血压升高、心动过速　　　　　　D. 皮疹、发热

    E. 肝、肾功能异常

28. 某哮喘病人，呼吸极度困难，一口气不能说完一句话，伴发绀、大汗淋漓。对该病人首先（   ）

    A. 专人护理，准备抢救用品　　　　B. 加强巡视，防止情绪激动

    C. 帮助口服平喘药物　　　　　　　D. 避免进食可能诱发哮喘的食物

    E. 采血做血气分析

【A_3 型题】

（29～31 题基于下面病例）

患者男，20 岁，自述气候变化而出现咳嗽、咳痰、胸闷、呼气性呼吸困难，烦躁不安伴哮鸣音，发绀明显，视诊桶状胸，诊断为支气管哮喘。

29. 护士对刘某的饮食护理**不恰当**的是（   ）

    A. 摄入高维生素流食　　　　　　　B. 摄入富于营养的流质饮食

    C. 鼓励病人多进食　　　　　　　　D. 多食鱼、虾、蛋等高蛋白食物

    E. 少油腻，多饮水

30. 如果对刘某进行预防性治疗常选用（　　）
    A. 泼尼松　　　　　　　　　　B. 茶碱类
    C. 色甘酸钠　　　　　　　　　D. 克仑特罗
    E. 二丙酸倍氯米松气雾剂
31. 护士判断刘某最主要的护理诊断为（　　）
    A. 低效性呼吸型态　　B. 有体液不足的危险　　C. 恐惧
    D. 有窒息的危险　　　E. 活动无耐力

（32～33题基于下面病例）

病人男性，35岁，有哮喘病史15年，两周前哮喘发作，自行反复使用β₂受体激动剂不见缓解，住院治疗，体检：胸腹矛盾运动，双肺未闻及哮鸣音。

32. 结合病人的发病过程，提示用药过程存在的问题是（　　）
    A. 药物剂型不合适　　B. 药物吸收不良　　C. 用药量不足
    D. 出现药物耐受　　　E. 使用方法不当
33. 对病人进行健康指导时，应特别告知病人（　　）
    A. β₂受体激动剂不宜长期应用
    B. β₂受体激动剂仅限于急性发作时使用
    C. β₂受体激动剂要长期应用
    D. β₂受体激动剂吸入后必须立即漱口
    E. β₂受体激动剂必须单一使用

（34～37题基于下面病例）

病人女性，28岁，因外出春游去植物园，出现咳嗽咳痰伴喘息1天入院。体检：体温36.5℃，脉搏90次/分，呼吸28次/分，血压110/80mmHg，喘息貌，口唇发绀，在肺部可闻及广泛哮鸣音。

34. 该患者最可能的诊断是（　　）
    A. 肺炎　　　　　　　B. 支气管扩张　　　　C. 支气管哮喘
    D. 肺心病　　　　　　E. 心功能不全
35. 该患者发病最可能的诱因是（　　）
    A. 花粉　　　　　　　B. 尘螨　　　　　　　C. 动物毛屑
    D. 病毒感染　　　　　E. 精神因素
36. 患者进一步表现为发绀明显，端坐呼吸，大汗淋漓，经一般解痉平喘治疗24小时后症状无缓解，判断患者为（　　）
    A. 混合性哮喘　　　　B. 内源性哮喘　　　　C. 哮喘持续状态
    D. 左心衰竭　　　　　E. 右心衰竭
37. 对该患者采取的护理措施**错误**的是（　　）
    A. 每日饮水量应在2000ml以上　　B. 在病室内摆放鲜花
    C. 遵医嘱给予祛痰药　　　　　　D. 遵医嘱给予糖皮质激素
    E. 避免食用鱼、虾等食物

参 考 答 案

一、名词解释

1. 支气管哮喘：简称哮喘，是一种由嗜酸性粒细胞、肥大细胞等多种炎症细胞和细胞因子参与的气道慢性炎症性疾病。

2. 重症哮喘：严重哮喘发作，经治疗不缓解，持续 24 小时以上称为"哮喘持续状态"，也称"重症哮喘"。

二、填空题

1. 舒张支气管平滑肌　β_2 受体兴奋剂　茶碱类　抗胆碱药
2. 恶心　呕吐　头痛　失眠　血压下降
3. 吸入性变应原　感染　食物　药物

三、选择题

1. B　　2. E　　3. E　　4. D　　5. A　　6. D　　7. A　　8. E　　9. C
10. C　　11. D　　12. D　　13. A　　14. A　　15. C　　16. B　　17. A　　18. C
19. A　　20. C　　21. E　　22. C　　23. D　　24. C　　25. B　　26. E　　27. C
28. A　　29. D　　30. C　　31. A　　32. E　　33. A　　34. C　　35. A　　36. C
37. B

第四节　肺炎病人的护理

一、名词解释

1. 肺炎球菌肺炎　　　　　　　　　　3. 社区获得性肺炎
2. 中毒性肺炎　　　　　　　　　　　4. 医院获得性肺炎

二、填空题

1. _____是抗休克最基本的措施。
2. 社区获得性肺炎指在_____ 的感染性肺炎，主要致病菌为_____。
3. 肺炎球菌肺炎诱发因素有 _____、_____、_____、_____、_____ 等。

三、选择题

【A₁ 型题】

1. 肺炎球菌肺炎的抗菌治疗应首选（　　）
   A. 红霉素　　　　　　　　B. 头孢菌素类　　　　　　　C. 青霉素

D. 链霉素　　　　　　　　E. 庆大霉素

2. 肺炎球菌肺炎停用抗生素的指标是（　　）

　　A. 体温降至正常后 3 日　　　　　B. 体温降至正常后 1 周

　　C. 体温降至正常后 2 周　　　　　D. 体温降至正常后 3 周

　　E. X 线示炎症阴影完全消失

3. 普通型肺炎与休克型肺炎最主要的鉴别点是（　　　）

　　A. 发热的程度　　　　　　　　　B. 白细胞总数的多少

　　C. 胸痛、呼吸困难的程度　　　　D. 有无末梢循环衰竭

　　E. 起病的缓急

4. 肺炎球菌肺炎对症护理**错误**的是（　　）

　　A. 气急、发绀者给予鼻导管吸氧　　B. 胸痛剧烈者取患侧卧位

　　C. 高热者可使用退热药　　　　　D. 腹胀鼓肠局部热敷或肛管排气

　　E. 烦躁不安者，可注射吗啡镇静

5. 休克型肺炎病人宜采取的体位是（　　）

　　A. 头低足高位

　　B. 半卧位

　　C. 平卧位

　　D. 侧卧位

　　E. 去枕平卧位或头略高、足高的特殊体位

6. 提示休克型肺炎病情严重的表现（　　）

　　A. 烦躁不安　　　　　B. 尿量增加　　　　　C. 体温升高

　　D. 脉搏加快　　　　　E. 脉压变小

7. 休克型肺炎抗休克治疗首要措施是（　　）

　　A. 补充血容量　　　　B. 应用强心剂　　　　C. 应用糖皮质激素

　　D. 应用血管活性药物　E. 纠正酸碱平衡失调

8. 典型肺炎球菌肺炎的痰为（　　）

　　A. 大量脓痰　　　　　B. 红棕色胶胨样痰　　C. 粉红色泡沫样痰

　　D. 铁锈色痰　　　　　E. 黄色脓性痰

9. 肺炎球菌肺炎病人出现哪种表现提示有并发症（　　　）

　　A. 咳铁锈色痰　　　　B. 胸痛　　　　　　　C. 寒战、高热

　　D. 体温退后复升　　　E. 口唇疱疹

10. 肺炎球菌肺炎剧烈胸痛者宜取（　　）

　　A. 平卧位　　　　　　B. 半卧位　　　　　　C. 坐位

　　D. 患侧卧位　　　　　E. 健侧卧位

11. 休克型肺炎最突出的表现是（　　）

　　A. 血压降低　　　　　B. 高热　　　　　　　C. 意识障碍

　　D. 少尿　　　　　　　E. 四肢厥冷

12. 对肺炎伴中毒性休克的病人应最先给予下列哪项措施（　　）

A. 应用血管活性药物   B. 纠正酸中毒

C. 补充血容量   D. 应用糖皮质激素

E. 大剂量敏感抗生素静脉给药

13. 肺炎球菌肺炎病人不可能出现的临床表现是（   ）

A. 寒战   B. 高热   C. 胸痛

D. 气急   E. 咳红棕色胶陈样痰

14. 肺炎球菌肺炎的描述**不正确**的是（   ）

A. 痰标本革兰染色可看见细菌

B. 正常人带菌率高，发病少

C. 在机体抵抗力低下情况下发病

D. 致病力与荚膜有关

E. 可注射疫苗预防其发病

15. 医院获得性肺炎最常见的病原菌是（   ）

A. 肺炎链球菌   B. 流感嗜血杆菌   C. 革兰阴性杆菌

D. 支原体   E. 厌氧菌

【A₂ 型题】

16. 病人男性，58 岁。肺炎入院 4 日。体温 39.5℃，思维和语言不连贯，并躁动不安。此现象为（   ）

A. 意识模糊   B. 精神错乱   C. 谵妄

D. 浅昏迷   E. 深昏迷

17. 病人女性，因发热、胸痛、咳痰 2 日入院。体检：体温 40℃，右下肺闻及湿啰音。血白细胞计数 12.0×10^9/L。入院诊断：发热待查：肺炎？该病人的护理诊断是（   ）

A. 发热待查   B. 肺炎   C. 体温过高

D. 肺部啰音   E. 白细胞计数增高

18. 病人男性，29 岁。受凉后出现畏寒、高热，左侧胸痛伴咳嗽，咳少量铁锈色痰。体检：神志清楚，体温 40℃，血压 100/78mmHg，心率 100 次/分。胸部 X 线检查示左下肺野大片模糊阴影。血白细胞计数 15×10^9/L。最可能的诊断是（   ）

A. 肺炎球菌肺炎   B. 肺结核   C. 支气管哮喘

D. 肺炎伴中毒性休克   E. 急性原发性肺脓肿

19. 病人男性，19 岁。受凉后 2 日突然寒战、发热，体温 39℃，咳嗽，伴有白色黏稠痰，右侧胸痛，吸气时加重。右下肺叩诊浊音，可闻及病理性支气管呼吸音。外周血白细胞 12.0×10^9/L，中性粒细胞 0.84。在医嘱中护士最可能看到的治疗药物是（   ）

A. 利福平   B. 青霉素   C. 红霉素

D. 万古霉素   E. 庆大霉素

20. 患者男，大叶性肺炎做青霉素皮试时呈阳性，值班护士的处理措施哪项**不对**（   ）

A. 通知医生，选用其他药物

    B. 在体温单、床头卡上注明青霉素阳性标记

    C. 告知病人及家属

    D. 严格交班

    E. 以后用青霉素前一定要做皮试

21. 病人男性，40 岁，因寒战、高热，咳嗽，胸痛，来院就诊。胸透右上肺有云絮状阴影。查痰肺炎球菌（＋），该病人血象如何（　　　）

    A. 嗜酸性粒细胞增加　　　　B. 淋巴细胞增加　　　　C. 中性粒细胞增加

    D. 大单核细胞增加　　　　E. 嗜碱性粒细胞增加

22. 一休克患者，在抢救过程中出现呼吸困难、发绀，吸氧无效，PaO_2 持续降低。诊断是休克肺，护理措施首先应采取（　　　）

    A. 呼气终末正压给氧　　　B. 持续吸纯氧　　　C. 快速输液

    D. 给血管活性药物　　　E. 气管切开

23. 某肺炎球菌肺炎病人病程延长，在抗生素治疗下体温退后复升，白细胞持续上升，应考虑（　　　）

    A. 抗生素剂量不足　　　　B. 细菌产生耐药性　　　　C. 并发症存在

    D. 机体抵抗力低下　　　　E. 休克先兆

24. 老年病人因寒战、高热、咳嗽一天而入院。诊断为肺炎球菌肺炎，次日体温骤降伴四肢厥冷、大汗及意识模糊，血压 80/55mmHg，下列哪项护理措施**不妥**（　　　）

    A. 去枕平卧位　　　　　　　　B. 热水袋保暖

    C. 迅速建立静脉通道　　　　　D. 快速滴入低分子右旋糖酐

    E. 高流量吸氧

25. 病人男性，25 岁，因受凉后突然畏寒，高热伴右胸部疼痛 1 天入院，胸部透视见右中肺有大片浅淡阴影，诊断为"右下肺炎"入院治疗，给予抗生素治疗，疗程一般为（　　　）

    A. 3 天　　　　　　　　B. 退热后就停药　　　　　　　　C. 4 天

    D. 14 天　　　　　　　E. 1 天

【A_3 型题】

（26～28 题基于下面病例）

病人男性，患支气管肺炎，近几日咳嗽加重，痰液黏稠。

26. 护士为此患者做超声波雾化吸入首选的化痰药是（　　　）

    A. 庆大霉素　　　　　　　B. 卡那霉素　　　　　　　C. α-糜蛋白酶

    D. 氨茶碱　　　　　　　　E. 地塞米松

27. 护士为其治疗完毕，先关雾化开关，再关电源开关，是防止损坏（　　　）

    A. 雾化罐　　　　　　　　B. 螺纹管　　　　　　　C. 晶体换能器

    D. 电子管　　　　　　　　E. 口含嘴

28. 有关雾化吸入的操作，**错误**的是（　　　）

    A. 长期雾化吸入可引起气道湿化过度

    B. 干稠分泌物湿化后膨胀可阻塞支气管

C. 雾滴刺激支气管引起痉挛

D. 一般每次雾化吸入时间以 30～60 分钟为宜

E. 吸入后应指导患者漱口，清洁和消毒口含器及雾化管

（29～32 题基于下面病例）

病人男性，40 岁。一天来发烧、咳嗽、胸痛、头晕。面色苍白，意识模糊，血压 70/50mmHg，脉搏 140 次/分，血白细胞数 $21×10^9$/L，腹部体检（－），胸片右上肺大片密度均匀阴影。

29. 目前病人的医疗诊断为（   ）

    A. 中毒性肺炎   B. 支气管扩张合并感染

    C. 支原体肺炎   D. 结核性胸膜炎

    E. 肺脓肿

30. 护士在观察病人时应特别注意（   ）

    A. 起病缓急   B. 白细胞总数   C. 体温高低

    D. 呼吸困难程度   E. 末梢循环衰竭情况

31. 其首要的护理诊断是（   ）

    A. 清理呼吸道无效   B. 气体交换受损   C. 组织灌注量改变

    D. 体温过高   E. 急性意识障碍

32. 抢救最主要的措施为（   ）

    A. 扩充血容量   B. 吸氧   C. 物理降温

    D. 指导病人有效咳嗽   E. 应用升压药

（33～37 题基于下面病例）

病人男性，36 岁，平素体健。淋雨后发热，咳嗽咳痰 2 天，右上腹痛伴气急恶心 1 天。

33. 除考虑急腹症外，重点鉴别的疾病是（   ）

    A. 肺炎链球菌肺炎   B. 自发性气胸   C. 膈神经麻痹

    D. 肺梗死   E. 肺结核

34. 为明确诊断，应进行的检查是（   ）

    A. 血常规   B. 血细胞涂片   C. 血气分析

    D. 痰涂片或培养   E. 肺功能测定

35. 首选治疗药物是（   ）

    A. 头孢他啶   B. 青霉素   C. 解热镇痛药

    D. 胃肠道解痉剂   E. 庆大霉素

36. 如果病人病情进一步发展，体检：体温 37℃，脉搏 110 次/分，呼吸 28 次/分，血压 80/50mmHg，患者面色苍白，口唇发绀，右下肺叩诊音稍浊，听到少量湿啰音，应首先考虑的诊断是（   ）

    A. 肺炎球菌肺炎   B. 休克肺炎   C. 右侧胸膜炎

    D. 右侧气胸   E. 肺脓肿

37. 为防止病情恶化，应特别注意观察（   ）

A. 血压变化　　　　　　B. 体温变化　　　　　　C. 肺部体征变化

D. 血白细胞变化　　　　E. 呼吸系统症状变化

参 考 答 案

一、名词解释

1. 肺炎球菌肺炎：是由肺炎球菌所引起的肺实质急性炎症。

2. 中毒性肺炎：重症肺炎病人可并发感染性休克，称为中毒性肺炎或休克性肺炎。

3. 社区获得性肺炎：指在医院外罹患的感染性肺实质炎症。主要致病菌为肺炎球菌。

4. 医院获得性肺炎：指病人在入院时不存在、也不处于感染潜伏期，而于入院48小时后在医院内发生的肺炎。

二、填空题

1. 扩容

2. 医院外罹患　肺炎球菌

3. 受凉　淋雨　疲劳　醉酒　病毒感染史

三、选择题

1. C　　2. A　　3. D　　4. E　　5. E　　6. A　　7. A　　8. D　　9. D

10. D　　11. A　　12. C　　13. E　　14. E　　15. C　　16. C　　17. C　　18. A

19. B　　20. E　　21. C　　22. C　　23. C　　24. B　　25. D　　26. C　　27. D

28. D　　29. A　　30. E　　31. C　　32. A　　33. A　　34. D　　35. B　　36. B

37. A

第五节　支气管扩张病人的护理

一、名词解释

1. 支气管扩张症　　　　　　　　　　2. 体位引流

二、填空题

1. 体位引流原则上使患部处于_____，引流_____处于低处，引流宜在_____进行。

2. 支气管扩张症病人童年有_____、_____或支气管肺炎迁延不愈病史，以后常有反复发作的_____。

3. 纤维支气管镜检查术后禁食_____，麻醉消失后方可进食，以_____饮食为宜。

三、选择题

【A₁ 型题】

1. 支气管扩张好发于（　　　）

    A. 右肺上叶　　　　　　　B. 左肺上叶　　　　　　　C. 左肺下叶

    D. 右肺下叶　　　　　　　E. 右肺中叶

2. 目前确诊支气管扩张主要依据是（　　　）

    A. 反复咯血、慢性咳嗽及大量脓痰　　B. 纤维支气管镜检查

    C. 胸部平片肺纹理粗乱　　　　　　　D. 支气管碘油造影

    E. 高分辨率 CT

3. 支气管扩张病人咳嗽的特点是（　　　）

    A. 晨间咳嗽　　　　　　　B. 带金属音的咳嗽　　　　C. 刺激性咳嗽

    D. 变换体位时咳嗽　　　　E. 阵发性咳嗽

4. 支气管扩张病人咳嗽、咳痰加重的时间是（　　　）

    A. 早晨起床和晚上卧床时　　　　B. 白天

    C. 傍晚　　　　　　　　　　　　D. 深夜

    E. 进餐时

5. 体位引流的方法**不正确**的是（　　　）

    A. 每日 1～3 次　　　　　B. 一般在餐前引流　　　　C. 一般在餐后引流

    D. 每次 15～20 分钟　　　E. 原则上抬高患肺位置

6. 护理支气管扩张病人最重要措施是（　　　）

    A. 促进排痰　　　　　　　B. 预防咯血窒息　　　　　C. 超声雾化吸入

    D. 使用抗菌药物　　　　　E. 使用支气管舒张药

7. 支气管扩张大咯血病人护理应重点观察的内容是（　　　）

    A. 体温变化　　　　　　　B. 脉搏变化　　　　　　　C. 血压变化

    D. 神志变化　　　　　　　E. 窒息先兆

8. 大咯血的病人**不宜**（　　　）

    A. 咳嗽　　　　　　　　　B. 屏气　　　　　　　　　C. 绝对卧床

    D. 少交谈　　　　　　　　E. 禁食水

9. 大咯血病人发生窒息时首要的护理措施是（　　　）

    A. 止血　　　　　　　　　B. 输血　　　　　　　　　C. 吸氧

    D. 输液　　　　　　　　　E. 维持气道通畅

10. 支气管扩张最常见的原因是（　　　）

    A. 肺结核

    B. 肿瘤压迫

    C. 肺囊性纤维化病

    D. 严重的支气管-肺感染和支气管阻塞

    E. 支气管内结石

11. 左上叶尖段支气管扩张引流体位是（　　）

    A. 向左侧卧位，枕稍高

    B. 仰卧，枕垫在臀下

    C. 向右侧卧位，枕垫在臀下，头部充分伸展

    D. 坐椅子上身体前倾

    E. 坐在椅子上，背靠枕垫

12. 最易引起大咯血的病因是（　　）

    A. 慢性支气管炎　　　　B. 慢性肺源性心脏病　　　　C. 支气管扩张

    D. 气胸　　　　　　　　E. 呼吸衰竭

13. 雾化吸入中**不能**加的药物是（　　）

    A. 庆大霉素　　　　　　B. β_2 受体激动剂　　　　C. α-糜蛋白酶

    D. 地塞米松　　　　　　E. β-受体阻滞剂

14. 大量咳痰是指（　　）

    A. 24 小时咳痰量大于 50ml　　　　　　B. 24 小时咳痰量大于 100ml

    C. 24 小时咳痰量大于 150ml　　　　　D. 24 小时咳痰量大于 200ml

    E. 24 小时咳痰量大于 250ml

15. 干性支气管扩张的唯一症状（　　）

    A. 慢性咳嗽　　　　　　　　　　B. 大量脓痰

    C. 咯血　　　　　　　　　　　　D. 咳痰与体位变化有关

    E. 呼吸困难

【A₂ 型题】

16. 某支气管扩张病人咳脓臭痰，提示感染最可能的病原菌是（　　）

    A. 肺炎球菌　　　　　　B. 抗酸杆菌　　　　　　C. 化脓菌

    D. 铜绿假单胞菌　　　　E. 厌氧菌

17. 某支气管扩张病人肩胛间区闻及固定湿啰音，提示最可能的病因是（　　）

    A. 肺结核　　　　　　　B. 系统性红斑狼疮　　　　C. 麻疹

    D. 支气管哮喘　　　　　E. 百日咳

18. 某支气管扩张患者，胸片示病变位于左肺下叶外底段，体位引流选择的合适体位是（　　）

    A. 取坐位或健侧卧位　　　　　　B. 左侧卧位

    C. 右侧卧位　　　　　　　　　　D. 左侧卧位，床脚抬高 30～50cm

    E. 右侧卧位，床脚抬高 30～50cm

19. 病人女性，患支气管扩张。大咯血时突然出现表情恐怖、张口瞪目、两手乱抓等窒息现象，应立即采取的措施是（　　）

    A. 准备抢救用品　　　　　　　　B. 行人工呼吸

    C. 使用呼吸中枢兴奋剂　　　　　D. 使用镇咳药

    E. 置病人头低脚高位

20. 病人男性，患支气管扩张。在体位引流过程中突然面色苍白、心悸、呼吸困难、

发绀、出汗，应立即采取的措施是（　　）

    A. 准备抢救用物　　　　　　　　B. 停止引流并通知医生

    C. 吸氧　　　　　　　　　　　　D. 使用呼吸兴奋剂

    E. 输低分子右旋糖酐

21. 病人女性，29 岁。患支气管扩张 10 年，咳嗽、咳脓性痰，痰量每日约 50ml，下列处理**不当**的是（　　）

    A. 体位引流　　　　　　B. 加强营养　　　　　　C. 长期应用抗生素

    D. 给予祛痰剂　　　　　E. 进行雾化吸入

22. 病人女性，36 岁，诊断为支气管扩张，咳嗽咳痰，痰量每日 60ml，最应采取的护理措施是（　　）

    A. 提供通风良好的病室环境　　　　B. 指导患者大量饮水

    C. 采取体位引流　　　　　　　　　D. 机械吸痰

    E. 鼓励患者进行有效咳嗽

23. 病人女性，22 岁，因咳嗽，痰中带血 3 天以"支扩"收入院，今晨突然大咯血 100ml，该患者最主要的护理诊断是（　　）

    A. 焦虑　　　　　　　　B. 活动无耐力　　　　　C. 潜在并发症：窒息

    D. 知识缺乏　　　　　　E. 有感染的危险

24. 病人女性，43 岁，幼时曾患百日咳，咳嗽咳痰 3 个月，近日咳大量脓痰，今晨突然咯血 3 口，最可能的诊断是（　　）

    A. 肺炎　　　　　　　　B. 肺癌　　　　　　　　C. 肺结核

    D. 支气管扩张　　　　　E. 肺囊肿

25. 病人女性，26 岁，妊娠 5 个月，支气管扩张 5 年，今晨突然鲜血从口鼻涌出，随即烦躁不安，极度呼吸困难，唇指发绀，**不宜**选用的止血药是（　　）

    A. 参三七　　　　　　　B. 卡巴克络　　　　　　C. 垂体后叶素

    D. 6-氨基己酸　　　　　E. 抗血纤溶芳酸

【A₃ 型题】

（26～28 题基于下面病例）

病人女性，26 岁，妊娠 5 个月，患支气管扩张 5 年。今晨突然鲜血从口鼻涌出，随即烦躁不安，极度呼吸困难，唇指发绀，大汗淋漓，双手乱抓，两眼上翻。

26. 应首先考虑的合作性问题是（　　）

    A. 潜在并发症：肺性脑病　　　　　B. 潜在并发症：肺栓塞

    C. 潜在并发症：窒息　　　　　　　D. 潜在并发症：自发性气胸

    E. 潜在并发症：呼吸衰竭

27. 最关键的抢救措施是（　　）

    A. 胸腔穿刺抽气　　　　　　　　　B. 立即鼻导管给氧

    C. 进行人工呼吸　　　　　　　　　D. 立即体位引流，清除血块

    E. 注射呼吸兴奋剂

28. **不宜**选用的止血药为（　　）

A. 参三七　　　　　　B. 卡巴克络　　　　　　C. 垂体后叶素

D. 6-氨基己酸　　　　E. 抗血纤溶芳酸

（29～31题基于下面病例）

病人男性，23岁，患支气管扩张症，间断咯血。近日来因受凉咳大量黄色脓痰，要求入院治疗。

29. 导致本病人支气管扩张的可能因素是幼年时患过（　　　）

A. 百日咳　　　　　　B. 猩红热　　　　　　C. 水痘

D. 腮腺炎　　　　　　E. 风疹

30. 病人目前最主要的护理诊断是（　　　）

A. 气体交换受损　　　　　　　B. 低效性呼吸型态

C. 清理呼吸道无效　　　　　　D. 营养失调：低于机体需要量

E. 潜在并发症：窒息

31. 护士指导病人做体位引流时**应避免**（　　　）

A. 饭后1小时进行　　　　　　B. 引流前做生理盐水超声雾化

C. 引流同时作胸部叩击　　　　D. 引流后可给治疗性雾化吸入

E. 每次引流15～20分钟

参 考 答 案

一、名词解释

1. 支气管扩张症：是指直径大于2mm的支气管由于管壁结构破坏引起的异常扩张。

2. 体位引流：是利用重力作用，使肺、支气管内分泌物排出体外，又称重力引流。

二、填空题

1. 高位　支气管开口　饭前

2. 麻疹　百日咳　下呼吸道感染

3. 3～4小时　温凉流质或半流质

三、选择题

1. C　　2. E　　3. D　　4. A　　5. C　　6. A　　7. E　　8. B　　9. E

10. D　　11. D　　12. C　　13. E　　14. B　　15. C　　16. E　　17. A　　18. E

19. E　　20. D　　21. C　　22. C　　23. C　　24. D　　25. C　　26. C　　27. D

28. C　　29. A　　30. C　　31. A

第六节 肺脓肿病人的护理

一、名词解释

肺脓肿

二、填空题

1. _____为肺脓肿发病的主要原因。

2. 肺脓肿治疗应用敏感抗生素足够疗程_____。

3. 肺脓肿的主要病原体是_____，90％肺脓肿病人合并_____感染。

4. 肺脓肿常为_____，好发于_____，其部位与体位有关。

三、选择题

【A₁ 型题】

1. 急性肺脓肿最主要的临床表现是（　　）

    A. 寒战、高热　　　　　B. 咳嗽、咳痰　　　　　C. 胸痛

    D. 肺部湿啰音　　　　　E. 咳大量脓臭痰

2. 下列关于肺脓肿的描述**错误**的是（　　）

    A. 吸入性肺脓肿的好发部位与支气管解剖、重力作用有关

    B. 典型表现为高热、咳嗽，脓肿破溃后可咳出大量脓痰或脓臭痰

    C. 吸入性肺脓肿最常见的致病菌为金黄色葡萄球菌、血源性肺脓肿则为厌氧菌

    D. 抗生素和痰液引流是治疗关键

    E. 肺脓肿病人反复感染、大咯血者应考虑手术治疗

3. 吸入性肺脓肿最常见的病原体是（　　）

    A. 金黄色葡萄球菌　　　B. 溶血性链球菌　　　　C. 大肠杆菌

    D. 白色念珠菌　　　　　E. 厌氧菌

【A₂ 型题】

4. 病人男性，36 岁。肺脓肿经各种抗生素积极治疗 12 周，仍咳脓痰，脓腔直径 7cm。进一步治疗应采取（　　）

    A. 更换抗生素　　　　　B. 加大抗生素的剂量　　C. 加强体位引流

    D. 手术治疗　　　　　　E. 免疫治疗

5. 病人男性，28 岁，因高热、咳嗽、咳大量脓痰住院。胸部 X 线检查右肺下叶大片浓密模糊浸润阴影，中间可见圆形透亮区及液平面。其最可能的诊断是（　　）

    A. 急性肺脓肿　　　　　B. 支气管扩张　　　　　C. 肺炎球菌肺炎

    D. 肺结核　　　　　　　E. 胸腔积液

6. 病人男性，78 岁，因脑出血致昏迷月余，半月前出现高热，现咳嗽、咳大量脓臭痰，考虑合并了急性肺脓肿。其致病的主要因素是（　　）

A. 误吸　　　　　　　B. 长期卧床　　　　　C. 血行感染

D. 慢性感染　　　　　E. 直接感染

7. 病人男性，30岁，半月前因醉酒昏睡1天后出现高热，体温高达40℃，伴咳嗽、少量黏痰。1天前始咳大量脓痰，每日痰量可达500ml。此病人促进排痰最主要的措施为（　　）

A. 体位引流　　　　　B. 鼓励多饮水　　　　C. 帮助翻身拍背

D. 支气管镜吸痰　　　E. 机械吸痰

【A₃型题】

（8～10题基于下面病例）

病人男性，30岁，因高热、咳嗽、咳大量脓痰诊断为急性肺脓肿收住院。

8. 此病人治疗首选的抗菌药物是（　　）

A. 青霉素　　　　　　B. 链霉素　　　　　　C. 克林霉素

D. 甲硝唑　　　　　　E. 林可霉素

9. 抗生素应用时间一般__不少于__（　　）

A. 1～4周　　　　　　B. 4～8周　　　　　　C. 8～12周

D. 6个月　　　　　　E. 9个月

10. 停用抗生素的指征是（　　）

A. 胸片上空洞和炎症完全消失　　　B. 咳嗽明显好转

C. X线检查病变好转　　　　　　　D. 肺部湿啰音明显减少

E. 体温下降，全身症状好转

参 考 答 案

一、名词解释

肺脓肿：是由多种病原菌引起的肺部化脓性感染，早期为肺组织的感染性炎症，继而坏死、液化，外周有肉芽组织包围形成脓肿。

二、填空题

1. 吸入性肺脓肿
2. 8～12周
3. 细菌　厌氧菌
4. 单发　右肺

三、选择题

1. E　　2. C　　3. E　　4. D　　5. A　　6. A　　7. A　　8. A　　9. C

10. A

第七节　肺结核病人的护理

一、名词解释

1. 盗汗
2. 原发耐药
3. 继发耐药
4. 原发综合征
5. 初治
6. 复治
7. 菌阴肺结核

二、填空题

1. 肺结核病灶基本病理改变为_____、_____、_____及_____形成。

2. _____是确诊肺结核的主要依据。

3. 肺结核化疗的原则为_____、_____、_____、规律和_____。

4. 肺结核属于我国法定_____传染病，临床常有_____、_____、_____、_____等全身症状和_____、_____等呼吸系统表现。

5. 人体对结核菌的免疫力分_____和_____两种。特异性免疫力通过接种_____或_____后获得。

6. _____为临床最常见的继发性肺结核。

7. 大咯血病人取_____，防止病灶向_____扩散，清除_____和_____是预防窒息的主要措施。

三、选择题

【A₁ 型题】

1. 人群结核杆菌感染率高而发病率低的主要原因是（　　）
   - A. 入侵细菌数量少毒力小
   - B. 人有先天免疫力
   - C. 接种了卡介苗
   - D. 抗结核药有效
   - E. 人初次感染后获得免疫力

2. 肺结核的主要传染源是（　　）
   - A. 原发型肺结核病人
   - B. 肺内有空洞的肺结核病人
   - C. 痰中带菌的肺结核病人
   - D. 血行播散型肺结核病人
   - E. 结核性胸膜炎病人

3. 肺结核最主要的传播方式是（　　）
   - A. 飞沫
   - B. 尘埃
   - C. 食物和水
   - D. 皮肤接触
   - E. 毛巾和餐具

4. 肺结核的主要感染途径是（　　）
   - A. 呼吸道
   - B. 消化道
   - C. 泌尿道
   - D. 皮肤
   - E. 淋巴道

5. 肺结核早期常见的呼吸系统症状是（　　）
  A. 咯血　　　　　　　　B. 气促　　　　　　　　C. 干咳
  D. 胸痛　　　　　　　　E. 发绀

6. 结核的发热特点（　　）
  A. 突然高热　　　　　　B. 不规则热　　　　　　C. 午后低热
  D. 弛张热　　　　　　　E. 稽留热

7. **不因**呼吸道阻塞引起的情况是（　　）
  A. 呼吸困难　　　　　　B. 发绀　　　　　　　　C. 窒息
  D. 肺血管阻塞　　　　　E. 肺不张

8. 结核菌素试验弱阳性的皮肤硬结直径至少达到（　　）
  A. 1mm　　　　　　　　B. 3mm　　　　　　　　C. 5mm
  D. 8mm　　　　　　　　E. 10mm

9. 关于结核菌素试验方法**不正确**的是（　　）
  A. 选择左前臂曲侧中上 1/3 处　　　B. 取 0.1ml（5IU）结核菌素
  C. 进行皮内注射　　　　　　　　　D. 试验后 24～36 小时观察结果
  E. 测量和记录硬结直径

10. 判定肺结核临床类型主要依据（　　）
  A. 年龄　　　　　　　　B. 痰菌检查　　　　　　C. 中毒症状
  D. 结核菌素试验　　　　E. 胸部 X 线检查

【A₂ 型题】

11. 病人男性，30 岁，患肺结核，今晨突然大咯血，护士可帮助病人采取的体位是（　　）
  A. 患侧卧位　　　　　　B. 健侧卧位　　　　　　C. 半卧位
  D. 坐位　　　　　　　　E. 俯卧位

12. 病人女性，28 岁，主诉午后低热、乏力、盗汗、体重减轻、痰中带血，临床诊断为"急性血行播散性肺结核"，若病人出现大咯血时最危险的并发症是（　　）
  A. 休克　　　　　　　　B. 贫血　　　　　　　　C. 肺不张
  D. 肺部感染　　　　　　E. 窒息

13. 病人女性，55 岁，近 1 个月来体重下降 5kg，盗汗，咳嗽，痰量较少，怀疑肺结核，请问确诊肺结核最可靠的方法是（　　）
  A. 结核菌素试验　　　　B. 胸部 X 线检查　　　　C. 胸部 CT 检查
  D. 血常规检查　　　　　E. 痰结核菌检查

14. 病人男性，22 岁，患肺结核，痰菌培养（＋），给予抗结核药物治疗，请问处理该病人的痰液最简易的方法是（　　）
  A. 用纸包裹后焚烧　　　B. 乙醇消毒　　　　　　C. 阳光下暴晒
  D. 掩埋　　　　　　　　E. 来苏尔消毒

15. 病人女性，26 岁，患肺结核，规律服用抗结核药物半年，痰结核菌检查由阳性转为阴性，表示（　　）

    A. 可恢复工作   B. 病变静止   C. 病变痊愈

    D. 已无隔离必要   E. 可停用抗菌药

16. 病人男性，18 岁，患肺结核住院治疗 15 天，体温正常，食欲好转，拟出院继续药物治疗，请问护士对病人消毒隔离措施的指导**不正确**的是（   ）

    A. 开放肺结核病人用物单独使用   B. 剩余饭菜煮沸后弃去

    C. 痰加等量的 2‰过氧乙酸浸泡   D. 病室每日用紫外线灯照射

    E. 餐具洗涤后再煮沸 5 分钟

17. 病人男性，68 岁，患肺结核 3 个月，应用抗结核药治疗，以下药物中最易引起肝功能损害的是（   ）

    A. 异烟肼   B. 利福平   C. 链霉素

    D. 吡嗪酰胺   E. 乙胺丁醇

18. 肺结核是我国《传染病防治法》中法定管理的乙类传染病，预防其流行最主要的措施是（   ）

    A. 接种卡介苗   B. 隔离和有效的治疗排菌病人

    C. 加强登记管理   D. 加强营养

    E. 做好痰的处理

19. 病人男性，33 岁，因肺结核住院，现病情好转出院，护士对病人健康指导最重要的是（   ）

    A. 保持乐观情绪和治疗信心

    B. 加强营养，保证心身休息

    C. 定期复查，根据病情调整治疗方案

    D. 尽可能与家人分室或分床就寝

    E. 按医嘱规则服药，坚持疗程

20. 病人男性，54 岁，患肺结核住院三周后出院，继续规律化疗，近日自觉双手麻木伴蚁行感。请问易引起周围神经炎的抗结核药物为（   ）

    A. 异烟肼   B. 利福平   C. 链霉素

    D. 对氨基水杨酸   E. 乙胺丁醇

21. 病人女性，58 岁，近两周来乏力、盗汗、午后低热、干咳，疑为感冒，口服阿莫西林及对乙酰氨基酚一周不见好转，来呼吸科就诊，护士遵医嘱为其做结核菌素试验。请问判断结果最重要的指标是（   ）

    A. 红斑直径   B. 风团大小   C. 硬结直径

    D. 发疹时间   E. 有无水疱

22. 病人男性，48 岁，患肺结核，经化疗两个月患者痰结核菌阳性转阴，提示（   ）

    A. 不需高热量、高蛋白饮食   B. 不需隔离

    C. 可增加体力活动   D. 需接种卡介苗

    E. 抗结核药物可减量

23. 病人男性，65 岁，因肺结核住院治疗，请问以下护理措施**错误**的为（   ）

A. 高蛋白、高热量、高维生素饮食　　B. 注意隔离与消毒

C. 绝对卧床休息　　　　　　　　　　D. 观察药物的不良反应

E. 做好卫生宣传工作

24. 病人男性，25 岁，出差途中出现干咳、食欲不振、盗汗，为早期发现肺结核的最主要的检查方法是（　　）

A. 询问病史　　　　　B. 胸部 X 线检查　　　　C. 痰菌检查

D. 血沉检查　　　　　E. 结核菌素试验

25. 病人男性，17 岁，农村进城打工人员，未接种过卡介苗，近日工作繁忙，自觉乏力、午后低热、咳嗽，偶有痰中带血，诊断为肺结核。请问人类初次感染结核杆菌后出现的肺结核类型是（　　）

A. 原发型肺结核　　　　　　　　　B. 浸润型肺结核

C. 血行播散型肺结核　　　　　　　D. 慢性纤维空洞型肺结核

E. 结核性胸膜炎

26. 病人女性，25 岁。近 2 个月来轻度咳嗽，咳白色黏痰、带血丝，午后低热，面颊潮红，疲乏无力，常有心悸、盗汗，较前消瘦。经 X 线摄片检查发现右上肺第 2 肋部位有云雾状阴影，无透光区。痰结核菌 3 次检验阴性，你认为**不必要**的护理措施是（　　）

A. 住院隔离治疗

B. 给予高热量、高维生素、高蛋白饮食

C. 按医嘱给予抗结核药物治疗，观察药物不良反应

D. 对患者餐具用品、痰等进行消毒

E. 做好保健指导

27. 病人女性，42 岁。咳嗽 2 个月，痰中带血 2 周，胸片示左肺上叶有片状渗出影，自住院后入睡困难，易觉醒。引起病人睡眠不佳的主要原因是（　　）

A. 环境改变　　　　　B. 焦虑　　　　　　C. 内分泌变化

D. 睡眠周期节律破坏　E. 病室不允许吸烟

28. 病人男性，28 岁。近 2 周来乏力、低热、盗汗、咳嗽伴右侧胸痛。应指导病人采取的体位是（　　）

A. 右侧卧位　　　　　B. 左侧卧位　　　　　C. 端坐位

D. 平卧位　　　　　　E. 半坐卧位

29. 病人女性，22 岁。因低热、乏力、盗汗，伴食欲减退，消瘦 1 个月，咳嗽、痰中带血 3 日，以肺结核收入住院。今晨突然大咯血。该病人最主要的护理诊断或合作性问题是（　　）

A. 焦虑　　　　　　　B. 活动无耐力　　　　C. 潜在并发症：窒息

D. 知识缺乏　　　　　E. 有传播感染的危险

30. 病人女性，43 岁，糖尿病病史 8 年。咳嗽、咳痰 3 个月，今日早晨突然咯血 3 口。胸片示右肺上野斑片状阴影，内可见一个直径 1.5cm 的空洞。最可能的诊断是（　　）

A. 肺炎　　　　　　　　B. 肺癌　　　　　　　　C. 肺结核

D. 支气管扩张　　　　E. 肺脓肿

31. 病人男性，28 岁。因肺结核抗结核治疗已 3 个月，近几日来出现视力减退，视野缩小。最可能引起上述副作用的药物是（　　）

A. 异烟肼　　　　　　B. 利福平　　　　　　C. 链霉素

D. 乙胺丁醇　　　　　E. 吡嗪酰胺

32. 病人男性，25 岁。咳嗽、咳痰 2 周，结核菌素试验（1：2000 稀释度）阳性。正确的解释是（　　）

A. 现在患活动性肺结核　　　　　B. 可排除结核病

C. 曾有结核菌感染　　　　　　　D. 需做胸部 CT 检查

E. 需用抗结核化疗

【A₃ 型题】

（33～35 题基于下面病例）

病人女性，24 岁。因低热、咳嗽、咯血 2 周，门诊以"肺结核"收住入院。今晨在病房突然剧烈咳嗽、咯血，随即烦躁不安，极度呼吸困难，唇指发绀，大汗淋漓，双手乱抓，双眼上翻。

33. 最可能发生的情况是（　　）

A. 肺栓塞　　　　　　B. 呼吸衰竭　　　　　C. 休克

D. 窒息　　　　　　　E. 自发性气胸

34. 首选的止血药物是（　　）

A. 卡巴克络　　　　　B. 垂体后叶素　　　　C. 三七片

D. 6-氨基己酸　　　　E. 抗血纤溶芳酸

35. 最关键的抢救措施是（　　）

A. 立即输血、输液　　　　　　　B. 胸腔穿刺抽气

C. 立即人工呼吸　　　　　　　　D. 立即体位引流，清除血块

E. 立即吸氧、注射呼吸兴奋剂

（36～38 题基于下面病例）

病人女性，32 岁。3 个月来午后低热、盗汗、食欲不振、乏力、消瘦。近 1 周高热、咳嗽、咳痰，伴咯血。痰菌检查结核杆菌阳性。

36. 该病例的护理诊断**不应**包括（　　）

A. 体温过高　　　　　　　　　　B. 活动无耐力

C. 组织灌流量改变　　　　　　　D. 有窒息的危险

E. 营养失调：低于机体需要量

37. 最重要的治疗措施是（　　）

A. 加强营养　　　　　B. 卧床休息　　　　　C. 止血

D. 合理化疗　　　　　E. 保肝治疗

38. 治疗中病人若出现口周麻木、头晕，应停用（　　）

A. 异烟肼　　　　　　B. 利福平　　　　　　C. 链霉素

D. 乙胺丁醇 E. 吡嗪酰胺

参 考 答 案

一、名词解释

1. 盗汗：夜间睡眠中出汗。

2. 原发耐药：病人过去从未用过某药，但对该药产生的耐药。

3. 继发耐药：长期不合理用药产生的耐药。

4. 原发综合征：X线可见肺上叶底部、中叶或下叶上部有原发病灶，结核菌可从原发病灶通过淋巴管到达肺门淋巴结，引起淋巴管炎和肺门淋巴结炎。

5. 初治：尚未开始抗结核治疗者；正进行标准化疗方案用药而未满疗程者；不规则化疗未满 1 个月者。

6. 复治：初治失败者；规则治疗满疗程后痰菌又复查阳性者；不规则化疗超过 1 个月者；慢性排菌者。

7. 菌阴肺结核：为三次痰涂片及一次培养阴性的肺结核。

二、填空题

1. 渗出 增殖 干酪样坏死 空洞

2. 痰中找到结核菌

3. 早期 联合 适量 全程

4. 乙类 低热 乏力 盗汗 消瘦 咳嗽 咯血

5. 非特异性免疫力 特异性免疫力 卡介苗 感染结核菌

6. 浸润性肺结核

7. 患侧卧位 健侧 气道内血块 分泌物

三、选择题

1. E　　2. C　　3. A　　4. A　　5. C　　6. C　　7. D　　8. C　　9. D

10. E　　11. A　　12. E　　13. E　　14. A　　15. D　　16. E　　17. B　　18. B

19. E　　20. A　　21. C　　22. B　　23. C　　24. B　　25. A　　26. A　　27. B

28. A　　29. C　　30. C　　31. D　　32. C　　33. D　　34. B　　35. D　　36. C

37. D　　38. C

第八节　胸膜炎及胸腔积液病人的护理

一、名词解释

1. 胸膜炎　　　　　　　　　　　　　2. 胸腔积液

3. 胸膜反应   4. 胸腔穿刺术

二、填空题

1. 早期干性胸膜炎阶段突出表现为 _____ 。

2. 胸腔积液穿刺部位一般在_____第 7～9 肋间隙或腋中线_____。

3. 感染、_____、_____、_____和_____等因素均可引起胸膜炎。

三、选择题

【A₁ 型题】

1. 为减轻胸膜炎所引起的胸痛应采取的卧位是 （   ）

    A. 平卧位　　　　　　B. 患侧卧位　　　　　　C. 俯卧位

    D. 半卧位　　　　　　E. 健侧卧位

2. **不符合**结核性胸膜炎胸水特征的是 （   ）

    A. 呈血性　　　　　　　　　　B. 放置后易凝固

    C. 比重 1.012　　　　　　　　D. 蛋白定性试验阳性

    E. 白细胞计数 $600 \times 10^6/L$

3. 胸腔穿刺抽液时，病人出现头晕、出汗、面色苍白、四肢发凉，应立即采取的措施是 （   ）

    A. 减慢抽液速度　　　　　　　B. 停止抽液，平卧观察血压

    C. 胸穿抽气　　　　　　　　　D. 高浓度吸氧

    E. 皮下注射阿托品

【A₃ 型题】

（4～5 题基于下面病例）

病人男性，25 岁。发热、乏力、盗汗、食欲不振半月余，近 3 日呼吸困难。查体：体温 38.5℃，右肺叩诊实音，呼吸音消失。

4. 最可能的诊断是 （   ）

    A. 右肺大叶性肺炎　　　B. 有胸膜增厚粘连　　　C. 右侧结核性胸膜炎

    D. 冠心病心衰　　　　　E. 右肺阻塞性肺炎

5. 为缓解呼吸困难应采取的措施是 （   ）

    A. 静脉注射激素类药物　　　　B. 静脉注射氨茶碱

    C. 缓慢静脉注射毛花苷 C　　　D. 静脉注射利尿剂

    E. 胸穿减压

（6～9 题基于下面病例）

病人男性，17 岁，近 2 个月来轻度咳嗽，咳白色黏痰、带血丝，午后低热，面颊潮红，疲乏无力，常有心悸、盗汗，较前消瘦，左肺叩诊实音。

6. 胸腔积液最可靠的检查方法是 （   ）

    A. X 线胸片　　　　　B. X 线透视　　　　　C. 胸腔 B 超

    D. 胸腔诊断性穿刺　　E. 以上都不是

7. 每次抽胸腔积液不能过多（每次不超过 1000ml）过快，是为了避免（　　）

    A. 发生胸膜反应　　　　　B. 加剧病人胸痛　　　　　C. 发生胸膜肥厚

    D. 发生复张性肺水肿　　　E. 丢失大量蛋白质

8. 结核性胸腔积液是由于（　　）

    A. 胸膜对结核菌产生强烈变态反应的结果

    B. 肺内结核病灶的影响

    C. 结核菌在胸膜大量繁殖

    D. 结核菌损害胸膜淋巴管

    E. 以上都不是

9. 关于结核性胸腔积液患者使用糖皮质激素，下列哪项**不正确**（　　）

    A. 糖皮质激素可减轻机体的变态反应及炎症反应

    B. 改善毒性症状，加快胸腔积液吸收

    C. 减轻胸膜粘连及胸膜增厚

    D. 通常用泼尼松 25～30mg/d，分 3 次口服

    E. 疗程不少于 6～8 周

参 考 答 案

一、名词解释

1. 胸膜炎：是指脏、壁层胸膜的炎症。按病变性质可分为纤维蛋白性胸膜炎，又称干性胸膜炎和渗出性胸膜炎。

2. 胸腔积液：是指胸膜腔内液体形成过快或吸收过缓的一种病理状态。

3. 胸膜反应：胸腔穿刺抽吸过程中病人出现头晕、面色苍白、出冷汗、心悸、脉细速、四肢发凉、血压下降、胸闷、胸痛、刺激性咳嗽等反应。

4. 胸腔穿刺术：是自胸腔内抽取胸腔积液（或积气）的有创性操作。

二、填空题

1. 胸痛

2. 肩胛下角　第 6～7 肋间隙

3. 肿瘤　超敏反应　化学性　创伤性

三、选择题

1. B　　2. C　　3. B　　4. C　　5. E　　6. C　　7. D　　8. A　　9. E

第九节 呼吸衰竭病人的护理

一、名词解释

1. 呼吸衰竭   2. 肺性脑病

二、填空题

1. _____是呼吸衰竭最早出现、最突出的症状，_____是缺氧的典型表现。

2. _____可以确诊呼吸衰竭。

3. 动脉血液气体分析对指导_____、调节_____ 的各种参数以及纠正_____有重要意义。

三、选择题

【A_1 型题】

1. 对于痰液过多且无力咳痰者，为防止窒息，护士在翻身前首先应（　　）
   A. 给病人吸氧　　　　　B. 给病人吸痰　　　　　C. 指导病人有效咳嗽
   D. 给病人雾化吸入　　　E. 慢慢移动病人

2. 慢性呼吸衰竭最常见的病因是（　　）
   A. 胸廓疾病　　　　　　B. 支气管哮喘　　　　　C. 尘肺
   D. 阻塞性肺疾病　　　　E. 重症肺结核

3. 慢性呼吸衰竭病人出现最早的临床表现是（　　）
   A. 发绀　　　　　　　　B. 发热　　　　　　　　C. 咳嗽
   D. 呼吸困难　　　　　　E. 神经精神症状

4. 呼吸衰竭的主要诱因是（　　）
   A. 呼吸道感染　　　　　B. 吸烟　　　　　　　　C. 营养不良
   D. 精神过度紧张　　　　E. 过度劳累

5. 呼吸衰竭病人发生肺性脑病的重要先兆变化是（　　）
   A. 血压的变化　　　　　B. 呼吸的变化　　　　　C. 瞳孔的变化
   D. 神志与精神变化　　　E. 心率的变化

6. 确定给氧浓度的首要指标为（　　）
   A. 发绀的程度　　　　　B. 病情和血气检查　　　C. 呼吸困难的程度
   D. 神志状况　　　　　　E. 肺功能检查结果

7. 使用人工呼吸机通气过度可出现（　　）
   A. 皮肤潮红、出汗　　　B. 浅表静脉充盈消失　　C. 呼吸浅快
   D. 呼吸性酸中毒　　　　E. 呼吸性碱中毒

8. 确定给氧浓度的首要指标为（　　）
   A. 发绀的轻重　　　　　B. 病情和血气检查　　　C. 呼吸困难的程度

D. 神志状态　　　　　　　　E. 肺功能检查结果

9. 气管内吸痰一次吸引时间不宜超过 15 秒，其主要原因是（　　　）

　　A. 吸痰器工作时间过长易损坏

　　B. 吸痰管通过痰液过多易阻塞

　　C. 引起病人刺激性呛咳造成不适

　　D. 引起病人缺氧和发绀

　　E. 吸痰用托盘暴露时间过久造成细菌感染

10. 纠正Ⅱ型呼衰呼吸性酸中毒主要措施（　　　）

　　A. 通畅呼吸道　　　　　B. 吸氧　　　　　　　　C. 用呼吸兴奋剂

　　D. 给碱性药物　　　　　E. 给激素

【A₂ 型题】

11. 病人男性，77 岁，因肺心病住院，咳大量脓痰，给予抗感染治疗。血气分析氧分压 50mmHg，二氧化碳分压 58mmHg，该病人的饮食原则是（　　　）

　　A. 高蛋白、高脂肪、低碳水化合物、多种维生素和微量元素

　　B. 高热量、高蛋白、丰富维生素、多种维生素和微量元素

　　C. 高碳水化合物、低脂肪、适量蛋白质、丰富维生素

　　D. 高热量、低脂肪、丰富维生素，暂时禁食蛋白质

　　E. 高热量、高蛋白、低盐，水分充足

12. 病人男性，74 岁，COPD 病史 15 年，因呼吸衰竭住院，今晨表现头痛、昼眠夜醒、神志恍惚等，应考虑（　　　）

　　A. 呼吸性酸中毒　　　　　B. 休克早期　　　　　　C. 窒息先兆

　　D. 肺性脑病　　　　　　　E. 脑疝出现

13. 病人男性，78 岁，患慢性支气管炎 20 年，前日受凉后出现咳脓痰、呼吸困难、口唇发绀。请问诊断呼吸衰竭最主要的依据是（　　　）

　　A. 原发病史　　　　　　　　　　B. 呼吸困难

　　C. 缺氧和二氧化碳潴留的体征　　D. 排除引起呼吸困难的有关疾病

　　E. 血气分析

14. 病人男性，76 岁，咳嗽、咳痰、呼吸困难，氧分压 50mmHg，二氧化碳分压 55mmHg，有关氧疗目的的叙述，**错误**的是（　　　）

　　A. 能提高动脉血氧分压　　　　B. 减轻组织损伤

　　C. 降低二氧化碳分压　　　　　D. 恢复脏器功能

　　E. 提高机体运动的耐受力

15. 病人男性，65 岁，患肺气肿 10 余年，昨日受凉后出现明显呼吸困难，动脉血氧分压 55mmHg。请问患者缺氧的典型表现是（　　　）

　　A. 呼吸困难　　　　　　　B. 发绀　　　　　　　　C. 意识障碍

　　D. 肺功能下降　　　　　　E. 球结膜水肿

16. 病人男性，68 岁，因近日咳嗽、咳痰、气促明显，后又出现神志不清、发绀而入院。既往有肺气肿病史。动脉血气分析 pH7.31，PaO_2 52mmHg，$PaCO_2$ 61mmHg。该病

人可能出现了（　　）

  A. 肺心病   B. 肺炎   C. 左心衰竭

  D. 呼吸衰竭   E. 肺癌

  17. 病人男性，53 岁。慢性咳嗽、咳痰病史 20 余年，近 3 日来咳嗽咳痰加重，伴呼吸困难、发绀、发热、表情淡漠、嗜睡。血气分析：PaO_2 45mmHg，$PaCO_2$ 70mmHg。最确切的诊断是（　　）

  A. 心力衰竭   B. 呼吸衰竭   C. 肺性脑病

  D. 代谢性酸中毒   E. DIC

  18. 病人女性，65 岁。慢性支气管炎病史 20 余年，近半年来呼吸困难加重，下肢水肿，诊断为慢性肺心病。血气分析：PaO_2 50mmHg，$PaCO_2$ 64mmHg。氧疗应采取（　　）

  A. 立即吸入高浓度氧   B. 低浓度、低流量间断给氧

  C. 低浓度、低流量持续给氧   D. 短期给氧

  E. 高流量给氧

  19. 病人男性，65 岁，以肺气肿、Ⅱ型呼吸衰竭收入院。因咳嗽、痰多、呼吸困难，并对医院环境不适应而难以入睡。**不正确**的护理措施是（　　）

  A. 给镇咳和镇静药，帮助入睡   B. 减少夜间操作，保证病人睡眠

  C. 给低流量持续吸氧   D. 减少白天睡眠时间和次数

  E. 和病人一同制定白天活动计划

  20. 病人男性，慢性呼吸衰竭。应用辅助呼吸和呼吸兴奋剂过程中，出现恶心、呕吐、烦躁、面颊潮红、肌肉颤动等现象。应考虑（　　）

  A. 肺性脑病先兆   B. 通气量不足   C. 呼吸兴奋剂过量

  D. 呼吸性碱中毒   E. 痰液阻塞

  21. 病人男性，30 岁。因胸腔内大量积液，在胸腔穿刺抽液过程中突然面色苍白、出冷汗、血压下降。应配合医生给予（　　）

  A. 吸氧

  B. 平卧及 0.1‰肾上腺素 0.5ml 皮下注射

  C. 毛花苷 C 0.4mg 静脉注射

  D. 氨茶碱静脉注射

  E. 静脉输注低分子右旋糖酐

【A_3 型题】

（22～23 题基于下面病例）

  病人男性，58 岁，患肺心病。入院时咳嗽，黄痰，呼吸困难，下肢水肿，次日出现嗜睡，谵妄，球结膜水肿。

  22. 该病人"体液过多"的原因是（　　）

  A. 全心衰竭   B. 左心衰竭   C. 右心衰竭

  D. 左房衰竭   E. 血浆胶体渗透压下降

  23. 该病人出现意识障碍可能发生了（　　）

A. 高血压脑病　　　　B. 肺性脑病　　　　C. 脑梗死

D. 感染中毒性脑病　　E. 脑出血

（24～26 题基于下面病例）

病人女性，67 岁，肺心病病史 20 年，此次患肺炎，两周来咳嗽、咳痰，今晨呼吸困难加重，烦躁不安，神志恍惚。查体：体温 37.4℃，脉搏 110 次/分，呼吸 36 次/分、节律不整，口唇发绀，肺底闻及细湿啰音。心（－），腹（－），血压正常。

24. 病人最可能出现了下述哪个并发症（　　　）

A. 呼吸衰竭　　　　　B. 上消化道出血　　C. 急性脑出血

D. 肾衰竭　　　　　　E. 急性心力衰竭

25. 何种卧位可减轻病人的呼吸困难（　　　）

A. 平卧位　　　　　　B. 右侧卧位　　　　C. 左侧卧位

D. 半卧位　　　　　　E. 头低脚高位

26. 此时对病人的治疗哪项**不宜**（　　　）

A. 静脉滴注氯化钾　　B. 给予镇静剂　　　C. 低流量吸氧

D. 给呼吸兴奋剂　　　E. 使用人工呼吸器

（27～29 题基于下面病例）

病人男性，65 岁，因慢性支气管炎、肺部感染、呼吸衰竭入院。护理体检：气促，不能平卧，痰黏呈黄色，不易咳出。血气分析示：血氧分压 5.3kPa，血二氧化碳分压 10.8kPa。

27. 给其氧疗时氧浓度和氧流量应为（　　　）

A. 29％　2L/min　　　B. 33％　3L/min　　C. 37％　4L/min

D. 41％　5L/min　　　E. 45％　6L/min

28. 帮助患者排痰哪种措施较好（　　　）

A. 超声雾化吸入　　　B. 定时翻身拍背　　C. 鼓励用力咳嗽

D. 鼻导管吸痰　　　　E. 体位引流

29. 护士巡视时，发现患者烦躁不安，呼吸频率及心率加快，球结膜充血。应（　　　）

A. 使用镇静剂　　　　B. 加大氧流量　　　C. 使用呼吸兴奋剂

D. 降低氧浓度　　　　E. 做气管切开准备

参 考 答 案

一、名词解释

1. 呼吸衰竭：简称呼衰，指各种原因引起肺通气和（或）换气功能障碍，不能进行有效的气体交换，造成机体缺氧伴（或不伴）二氧化碳潴留，引起一系列生理功能和代谢紊乱的临床综合征。

2. 肺性脑病：由缺 O_2 和 CO_2 潴留导致的神经精神综合征，又称 CO_2 麻醉。

二、填空题

1. 呼吸困难　发绀

2. 动脉血气分析

3. 氧疗　机械通气　酸碱和电解质失衡

三、选择题

1. B	2. D	3. D	4. A	5. D	6. E	7. E	8. B	9. D
10. C	11. A	12. D	13. E	14. C	15. B	16. D	17. C	18. C
19. A	20. C	21. B	22. C	23. B	24. A	25. D	26. A	27. A
28. D	29. C							

第十节　急性呼吸窘迫综合征病人的护理

一、名词解释

急性呼吸窘迫综合征

二、填空题

1. 急性呼吸窘迫综合征主要表现为_____和_____。

2. 迅速纠正_____是抢救 ARDS 最重要的措施，给予_____、_____吸氧。

三、选择题

【A₁ 型题】

1. 急性呼吸窘迫综合征典型病理变化是（　　）

　　A. 肺间质炎症　　　　　　B. 肺组织坏死　　　　　　C. 肺水肿

　　D. 呼吸道阻塞　　　　　　E. 肺淤血

2. ARDS 病人出现肺水肿的机制是（　　）

　　A. 中毒性肺水肿　　　　　B. 神经性肺水肿　　　　　C. 心源性肺水肿

　　D. 渗透性肺水肿　　　　　E. 复张性肺水肿

3. 急性呼吸窘迫综合征病人最早出现的表现是（　　）

　　A. 发绀　　　　　　　　　B. 心率增快　　　　　　　C. 呼吸增快

　　D. 血压下降　　　　　　　E. 烦躁不安

【A₂ 型题】

4. 某休克病人出现严重呼吸困难、发绀，血气分析结果为 PaO_2 50mmHg、$PaCO_2$ 30mmHg，考虑发生了急性呼吸窘迫综合征。其最有效的给氧方法是（　　）

　　A. 间歇给氧　　　　　　　B. 鼻塞给氧　　　　　　　C. 呼气末正压给氧

　　D. 吸气末正压给氧　　　　E. 持续低流量给氧

5. 病人男性，28 岁，因工厂事故而吸入高浓度氯气后出现严重呼吸困难来院急诊，医生考虑为急性呼吸窘迫综合征，医嘱急查血气分析。支持此诊断的结果为（　　）

  A. PaO_2 升高　pH 值降低　　　　　B. PaO_2 升高　pH 值升高

  C. PaO_2 降低　pH 值升高　　　　　D. PaO_2 降低　pH 值降低

  E. PaO_2 降低　pH 值不变

6. 病人男性，15 岁，因房间失火被救出后出现严重呼吸困难来院急诊。血气分析显示 PaO_2 45mmHg，$PaCO_2$ 30mmHg。最可能的诊断是（　　）

  A. 支气管哮喘发作　　　B. 急性肺炎　　　　　C. 胸腔积液

  D. 气胸　　　　　　　　E. 急性呼吸窘迫综合征

【A_3 型题】

（7～10 题基于下面病例）

病人女性，25 岁。发热 3 日，今晨起呼吸困难，鼻导管吸氧未见好转。查体：体温 39℃，脉搏 110 次/分，呼吸 28 次/分，血压 110/70mmHg。双肺闻及细湿啰音及管状呼吸音。动脉血气分析：PaO_2 50mmHg，$PaCO_2$ 45mmHg。胸部 X 线：双肺可见密度增高的大片状阴影。临床诊断为急性呼吸窘迫综合征。

7. 该病人最主要的护理诊断是（　　）

  A. 气体交换受损　　　B. 清理呼吸道无效　　　C. 焦虑

  D. 活动无耐力　　　　E. 知识缺乏

8. 给病人氧疗时应采取（　　）

  A. 吸入高浓度高流量氧　　　　　B. 低浓度、低流量间断给氧

  C. 低浓度、低流量持续给氧　　　D. 短期高压给氧

  E. 不需给氧

9. 最有效的通气方式是（　　）

  A. 间歇正压通气　　　B. 间歇指令通气　　　C. 压力支持通气

  D. 持续气道正压通气　E. 呼气末正压通气

10. 对诊断最有意义的辅助检查方法是（　　）

  A. 胸部 X 线检查　　　B. 血气分析　　　　　C. 血生化检查

  D. 痰液检查　　　　　E. CT 检查

参 考 答 案

一、名词解释

急性呼吸窘迫综合征：是指原心肺功能正常，由于肺内外严重疾病而引起肺毛细血管炎症性损伤，通透性增加，继发急性高通透性肺水肿和进行性缺氧性呼吸衰竭。

二、填空题

1. 严重低氧血症　急性进行性呼吸窘迫

2. 低氧血症   高浓度（＞50％）   高流量（4～6L/min）

三、选择题

1. C   2. D   3. C   4. C   5. C   6. E   7. A   8. A   9. E
10. B

（马秀芬   张世琴   王   烨）

第二章 循环系统疾病病人的护理

第一节 概 述

一、名词解释

1. 心源性呼吸困难　　　　　　　　　　　　3. 心悸
2. 心源性水肿

二、填空题

1. 心肌细胞具有_____、_____和_____三种生理特性。
2. 心源性呼吸困难常由_____引起，可表现为_____、_____和_____，最严重的表现形式是_____。
3. 心源性水肿的特点有_____、_____、_____和_____，常见诱因是_____。

三、选择题

【A₁ 型题】

1. 下列**不属于**心脏传导系统的是（　　）
   A. 窦房结　　　　　　B. 房室结　　　　　　C. 冠状窦
   D. 希氏束　　　　　　E. 结间束
2. 心脏的正常起搏点位于（　　）
   A. 窦房结　　　　　　B. 房室结　　　　　　C. 希氏束
   D. 左心耳　　　　　　E. 冠状窦
3. 心源性呼吸困难最早的表现形式为（　　）
   A. 劳力性呼吸困难　　　　　　　B. 夜间阵发性呼吸困难
   C. 端坐呼吸　　　　　　　　　　D. 急性肺水肿
   E. 咳大量泡沫痰
4. 心前区疼痛最常见的原因是（　　）
   A. 心神经官能症　　　B. 心包炎　　　　　　C. 干性胸膜炎
   D. 心绞痛、心肌梗死　E. 心肌炎
5. 心源性水肿的特点是（　　）

A. 从身体疏松部位开始 　　　　　　B. 从身体低垂部位开始

C. 易伴胸水 　　　　　　　　　　　D. 易伴腹水

E. 水肿部位皮肤敏感

6. 引起心源性水肿的主要原因是（　　）

A. 右心衰竭 　　　　　B. 有效循环血量减少 　　　　C. 继发性醛固酮增加

D. 肾流量减少 　　　　E. 左心衰竭

7. 循环系统疾病引起呼吸困难最常见的病因为（　　）

A. 左心衰竭 　　　　　B. 右心衰竭 　　　　　C. 心包炎

D. 心肌炎 　　　　　　E. 心脏压塞

【A₂ 型题】

8. 病人男性，52 岁，既往高血压病史 5 年，2 个月前出现疲乏、气促，近 1 周来出现劳力性呼吸困难，经休息后缓解。病人最可能出现（　　）

A. 慢性左心衰竭 　　　　B. 急性肺水肿 　　　　C. 高血压危象

D. 慢性右心衰竭 　　　　E. 急性左心衰竭

9. 病人女性，48 岁，患"风心病、二尖瓣狭窄"20 余年，近半年来时有咳嗽、咳少量白色泡沫痰，双下肢轻度水肿。该病人应限制的食物**不包括**（　　）

A. 腌制品 　　　　　B. 干海货 　　　　　C. 发酵面点

D. 醋 　　　　　　　E. 碳酸饮料

10. 病人男性，46 岁，反复心悸、胸闷 3 个月余。该病人应避免采取的卧位是（　　）

A. 半卧位 　　　　　B. 左侧卧位 　　　　　C. 右侧卧位

D. 俯卧位 　　　　　E. 平卧位

11. 病人男性，68 岁，因"风心病，右心衰"收入院，入院检查时发现双下肢水肿。以下护理措施中**错误**的是（　　）

A. 低盐饮食 　　　　　　　　　　B. 每天入水量限制在 1500ml 以内

C. 准确记录 24 小时出入液量 　　D. 尽量使用热水袋保暖

E. 经常按摩骶、踝、足跟等部位

12. 某病人 5 年前诊断为风湿性心脏病，3 年前出现呼吸困难，2 周来呼吸困难加重而入院。入院时病人因呼吸困难不能平卧而坐于床沿上，该病人体位为（　　）

A. 自动体位 　　　　　B. 被动体位 　　　　　C. 强迫停立位

D. 强迫坐位 　　　　　E. 以上均不是

13. 病人男性，60 岁，夜间睡眠中突然憋醒，被迫坐起，咳嗽、咳痰、喘息。以下哪项表现最有助于考虑为心源性呼吸困难而不是肺源性呼吸困难的判断（　　）

A. 体温 37.8℃ 　　　　　　　　B. 咳嗽多痰，痰中带泡沫

C. 心率加快 　　　　　　　　　D. 两肺有哮鸣音

E. 两肺底湿性啰音

【A₃ 型题】

（14～15 题基于下面病例）

病人男性，67 岁，高血压病史 20 余年，近 1 年来活动后觉心慌、气促，无咳嗽、咳痰。

14. 目前最可能是（　　）
    A. 慢性阻塞性肺疾病　　　B. 肺结核　　　　　　C. 左心衰竭
    D. 右心衰竭　　　　　　　E. 急性肺水肿
15. **不适当**的护理措施是（　　）
    A. 鼓励病人加强活动，提高活动耐力
    B. 与病人一起制定活动计划
    C. 加强心理疏导
    D. 控制输液量和速度
    E. 遵医嘱吸氧

参 考 答 案

一、名词解释

1. 心源性呼吸困难：是指由各种心血管疾病引起的呼吸困难，病人自觉空气不足、呼吸费力，并伴有呼吸频率、深度和节律异常，严重时出现张口呼吸、鼻翼扇动、端坐呼吸，甚至发绀。
2. 心源性水肿：是指由于右心衰竭和全心衰竭引起的体循环静脉淤血所致的水肿。
3. 心悸：是一种自觉心脏跳动的不适感或心慌感。

二、填空题

1. 兴奋性　自律性　传导性
2. 左心衰竭　劳力性呼吸困难　夜间阵发性呼吸困难　端坐呼吸　急性肺水肿
3. 首先出现在身体低垂部位　呈对称性　凹陷性　活动后出现或加重　钠、水摄入过多

三、选择题

1. C　　2. A　　3. A　　4. D　　5. B　　6. A　　7. A　　8. A　　9. D
10. B　　11. D　　12. D　　13. E　　14. C　　15. A

第二节　心力衰竭病人的护理

一、名词解释

心力衰竭

二、填空题

1. 心力衰竭的基本病因有_____和_____，最常见的诱发因素是_____。
2. 左心衰竭以_____和_____表现为主，主要症状为_____，右心衰竭以_____表现为主，最常见的症状是_____。

3. 所有心衰病人均应给予_____；_____为最常使用的正性肌力药。

4. 洋地黄中毒的表现有_____、_____和_____，其中最严重、最危险的不良反应是_____，可致病人死亡，常表现为_____。

5. 急性心力衰竭常由_____、_____、_____等诱发。

三、选择题

【A₁型题】

1. 心脏前负荷过重见于（　　）
   A. 高血压　　　　　　　　B. 主动脉瓣狭窄　　　　　C. 二尖瓣狭窄
   D. 肺动脉高压　　　　　　E. 二尖瓣关闭不全

2. 右心衰竭时（　　）
   A. 体循环静脉淤血　　　　B. 上腔静脉　　　　　　　C. 下腔静脉
   D. 门静脉　　　　　　　　E. 肠系膜静脉淤血

3. 左心衰竭的基本表现是（　　）
   A. 胸腔积液　　　　　　　B. 腹水　　　　　　　　　C. 下肢水肿
   D. 呼吸困难　　　　　　　E. 头痛失眠

4. 心力衰竭病人的饮食，下列哪项**不妥**（　　）
   A. 低盐　　　　　　　　　B. 高热量　　　　　　　　C. 富含维生素
   D. 适量纤维素　　　　　　E. 少量多餐

5. 鼓励长期卧床的心力衰竭患者在床上进行下肢活动，其目的主要是（　　）
   A. 减少回心血量　　　　　　　　　B. 预防压疮
   C. 防止肌肉萎缩　　　　　　　　　D. 防止下肢静脉血栓形成
   E. 及早恢复体力

6. 导致左心衰竭症状的原因主要是（　　）
   A. 高血压　　　　　　　　B. 肺循环淤血　　　　　　C. 体循环淤血
   D. 循环血量减少　　　　　E. 心室重构

7. 下列检查能反映心功能状态的是（　　）
   A. X 线检查　　　　　　　　　　　B. 超声心动图
   C. 胸部 CT　　　　　　　　　　　D. 放射性核素检查
   E. 有创性血流动力学检查

8. 下列**不是**治疗心力衰竭的正性肌力药物的是（　　）
   A. 二硝酸异山梨醇酯　　　B. 地高辛　　　　　　　　C. 多巴胺
   D. 毛花苷 C　　　　　　　E. 多巴酚丁胺

9. 以下药物**不属于**增强心肌收缩力类药物的是（　　）
   A. 地高辛　　　　　　　　B. 多巴酚丁胺　　　　　　C. 氨力农
   D. 氨茶碱　　　　　　　　E. 毒毛花苷 K

10. 急性肺水肿的特征性表现为（　　）
    A. 气促、发绀、烦躁不安
    B. 粉红色泡沫痰，两肺满布哮鸣音及湿啰音
    C. 肺动脉瓣区第二心音分裂

  D. 心尖区舒张期奔马律

  E. 下肢水肿

11. 最能提示右心衰竭的表现是（　　）

  A. 交替脉　　　　　　　B. 两肺底湿啰音　　　　　C. 右心室增大

  D. 舒张期奔马律　　　　E. 肝颈静脉回流征阳性

12. 从左心衰竭发展至右心衰竭时可减轻的表现是（　　）

  A. 发绀　　　　　　　　B. 踝部水肿　　　　　　　C. 呼吸困难

  D. 颈静脉怒张　　　　　E. 肝大

13. 洋地黄中毒最早表现为（　　）

  A. 胃肠道反应：食欲不振

  B. 神经系统反应：黄视、绿视

  C. 呼吸系统反应：呼气中有烂苹果味

  D. 心血管系统反应：各种心律失常

  E. 泌尿系统反应：血尿、蛋白尿

【A₂型题】

14. 病人女性，53岁。入院诊断：慢性心力衰竭，遵医嘱服用地高辛每日0.25mg，某日病人将白墙看成绿墙，提示病人出现（　　）

  A. 心衰好转现象　　　　B. 心律恢复正常　　　　　C. 洋地黄中毒

  D. 血钾过低　　　　　　E. 血钠过高

15. 病人男性，46岁，既往高血压病史10年，近1个月来时有疲乏，劳累后出现呼吸困难，诊断为"慢性心力衰竭"，病人心衰的原因主要是（　　）

  A. 心脏前负荷过重　　　B. 心脏后负荷过重　　　　C. 心肌受损

  D. 心源性休克　　　　　E. 劳累过度

16. 病人女性，65岁，有高血压病史12年。最近骑车上班时感胸闷、乏力、气急，休息后缓解。该病人的心功能为（　　）

  A. Ⅰ级　　　　　　　　B. Ⅱ级　　　　　　　　　C. Ⅲ级

  D. Ⅳ级　　　　　　　　E. Ⅴ级

17. 病人秦某，女性，63岁，因"风心病、慢性心力衰竭"收入院，入院检查时发现该病人双下肢水肿。该病人的护理措施中**错误**的是（　　）

  A. 低盐饮食

  B. 每天入水量限制在1500ml以内

  C. 准确记录24小时出入液量

  D. 嘱病人不要床上活动，以免加重心脏负荷

  E. 经常按摩骶、踝、足跟等部位

18. 病人女性，75岁，因"风心病、慢性心力衰竭"收入院，用地高辛、氢氯噻嗪治疗过程中出现气促加重，心电图示：室性期前收缩，二联律。下列治疗**错误**的是（　　）

  A. 停用地高辛　　　　　B. 补钾　　　　　　　　　C. 加用利多卡因

  D. 加用呋塞米　　　　　E. 停用氢氯噻嗪

19. 病人女性，49岁，既往有"风心病二尖瓣狭窄"，因胸闷、咳嗽、咳痰、呼吸困难、尿少就诊，考虑病人出现了心力衰竭。诱发心力衰竭最常见的因素是（　　）

A. 摄入高钠盐   B. 呼吸道感染   C. 严重脱水

D. 劳累过度   E. 各种缓慢型心律失常

20. 病人女性，48 岁，因胸闷、气促、咳嗽、咳痰、尿少就诊，既往有风湿性心脏病二尖瓣狭窄。考虑病人出现了心力衰竭，在饮食护理上患者要低盐饮食。其原因是（   ）

A. 提高心肌收缩力   B. 减轻肾脏负担   C. 减轻肺水肿

D. 减少液体潴留   E. 避免肝脏受损

21. 病人男性，78 岁，高血压病史 30 余年，近半年来时有心悸、胸闷，活动后呼吸困难，遵医嘱予地高辛 0.125mg，每晨口服。地高辛较严重的毒性反应是（   ）

A. 胃肠道反应   B. 神经系统反应   C. 心血管系统反应

D. 泌尿系统反应   E. 神经系统反应

22. 病人男性，53 岁，扩张型心肌病病史 10 余年，遵医嘱予地高辛 0.25mg 口服，每日 1 次。有关洋地黄类药物易发生毒性反应的说法中，下列哪项**不妥**（   ）

A. 洋地黄类药物治疗剂量和中毒剂量接近

B. 易发生于低血钾、严重缺氧

C. 易发生于心肌严重受损如急性心肌梗死者

D. 易发生在中青年人

E. 肝肾功能受损者易中毒

23. 病人女性，56 岁，"风心病、二尖瓣狭窄"病史 10 余年，3 天前受凉后症状明显加重，今晨因"急性左心衰"急诊入院。其咳嗽、咳痰的性质是（   ）

A. 白色浆液样痰

B. 偶尔咳嗽，咳粉红色泡沫样痰

C. 频繁咳嗽，咳大量粉红色泡沫样痰

D. 偶尔咳嗽，咳白色泡沫状痰

E. 痰中带血丝

24. 病人男性，65 岁，既往患冠心病 10 年，近 1 周来间断胸闷，昨天夜间突然被迫坐起，频繁咳嗽，气急，咳大量粉红色泡沫痰。考虑病人可能发生了急性肺水肿，给氧方式应采用（   ）

A. 高流量，20%～30%乙醇湿化

B. 低流量，30%～50%乙醇湿化

C. 高流量，10%～20%乙醇湿化

D. 低流量，10%～20%乙醇湿化

E. 持续低流量给氧

25. 患者女性，78 岁，高血压病史 10 余年，3 小时前与家人生气后突发频繁咳嗽，严重气急，咳大量白色泡沫痰。病人极度不安，烦躁。考虑其发生急性肺水肿，为减轻呼吸困难，首选应采取的护理措施是（   ）

A. 高浓度吸氧   B. 利尿，低盐饮食   C. 端坐，双腿下垂

D. 平卧，抬高双腿   E. 皮下注射吗啡

26. 病人女性，65 岁，既往有"风心病"病史 20 余年。近 1 周来受凉后出现发热、咳嗽，在门诊输液时突发剧烈咳嗽、咳大量粉红色泡沫痰，烦躁不安，面色青紫，医生诊

断为"急性左心衰"。关于其救治**不正确**的是（　　）

　　A. 指导病人取坐位或半卧位两腿下垂

　　B. 给予持续低流量吸氧

　　C. 遵医嘱予以毛花苷 C（西地兰）缓慢静脉注射

　　D. 皮下注射或静推吗啡

　　E. 给予利尿剂、血管扩张剂及氨茶碱缓慢静脉注射

27. 病人男性，72 岁，慢性阻塞性肺疾病病史 20 余年，近 3 周来受凉后出现咳嗽、咳痰加重，双下肢水肿，遵医嘱予毒毛花苷 K 0.125mg 稀释后静脉注射。毒毛花苷 K 毒性反应最常见的心律失常是（　　）

　　A. 窦性心动过速

　　B. 三度房室传导阻滞

　　C. 室性期前收缩二联律

　　D. 长期房颤者心率变得规则

　　E. 室上性心动过速伴房室传导阻滞

28. 病人女性，48 岁，有风湿性心脏病二尖瓣狭窄、心力衰竭，进行强心、利尿、扩血管治疗。用药期间要注意有无洋地黄中毒表现，洋地黄中毒引起的心电图改变是（　　）

　　A. ST 段压低　　　　　　　　B. ST 段抬高

　　C. ST 段出现鱼钩样改变　　　D. T 波倒置

　　E. 出现 Q 波

29. 病人男性，49 岁，高血压病史 20 余年，近半年来出现心力衰竭，拟用洋地黄类药物进行治疗。下列哪种疾病为使用洋地黄药物的禁忌证（　　）

　　A. 充血性心力衰竭　　　B. 肥厚性心肌病　　　C. 心房颤动

　　D. 风心病二尖瓣狭窄　　E. 心房扑动

30. 病人男性，80 岁，因慢性心力衰竭Ⅳ级入院，经治疗、护理心功能已恢复至Ⅱ级，护士嘱病人逐渐增加活动量，并说明长期卧床的危害。此危害**不包括**（　　）

　　A. 致肌肉萎缩　　　　　　　B. 下肢静脉血栓形成

　　C. 皮肤受压易发生压疮　　　D. 消化功能减退

　　E. 易发生截瘫

【A₃ 型题】

（31～34 题基于下面病例）

病人男性，67 岁，高血压病史 20 余年，活动后心慌、气促 1 年余，近 2 个月来上述症状加重，吃饭、平地走路即感心慌，休息半小时到 1 小时方可缓解，偶有咳嗽、咳少量白黏痰。

31. 病人目前的心功能可能为（　　）

　　A. Ⅰ级　　　　　　　B. Ⅱ级　　　　　　　C. Ⅲ级

　　D. Ⅳ级　　　　　　　E. Ⅴ级

32. **不当**的护理措施是（　　）

　　A. 绝对卧床休息　　　　　B. 与病人一起制定活动计划

　　C. 加强心理疏导　　　　　D. 输液速度为 20～30 滴/分

E. 遵医嘱吸氧

33. 病人目前的治疗**不包括**（　　）

　　A. 限制水钠摄入　　　　B. 适当应用升压药　　　C. 使用洋地黄

　　D. 适当应用利尿剂　　　E. 遵医嘱吸氧

34. 易引起洋地黄中毒的因素**不包括**（　　）

　　A. 心肌缺血缺氧　　　　　　　　B. 低血钾

　　C. 肾功能不全　　　　　　　　　D. 胺碘酮

　　E. 持续低流量低浓度吸氧

（35～38 题基于下面病例）

病人女性，45 岁，风心病病史 8 年。因"急性胃肠炎"输液后出现气促、咳嗽、咳白色泡沫痰，护理体检：心率 120 次/分，两肺底湿性啰音，诊断为左心衰竭，心功能Ⅲ级。

35. 根据心功能情况，病人此时应（　　）

　　A. 自由活动

　　B. 不限制活动，增加午休时间

　　C. 可起床轻微活动，增加睡眠时间

　　D. 卧床休息，限制活动量

　　E. 严格卧床休息，给予半卧位

36. 此病人静脉输液时适宜的速度是（　　）

　　A. 10～20 滴/分　　　　B. 20～30 滴/分　　　C. 30～40 滴/分

　　D. 40～50 滴/分　　　　E. >50 滴/分

37. 该病人最适宜的体位是（　　）

　　A. 半卧位　　　　　　　B. 平卧位　　　　　　C. 侧卧位

　　D. 俯卧位　　　　　　　E. 头低脚高位

38. 针对该患者的护理措施**不妥**的是（　　）

　　A. 遵医嘱吸氧　　　　　　　　　B. 注意保暖

　　C. 保持大便畅通　　　　　　　　D. 记录出入水量

　　E. 给予高热量食物，保证营养

（39～40 题基于下面病例）

病人女性，38 岁，风心病病史 6 年，平日坚持服用地高辛及利尿剂。一周来咳嗽、咳黄痰、发热，3 天来心悸气短加重入院，体检：T 38.4℃，P 78 次/分，R 23 次/分，BP 110/70mmHg，神清，口唇、面颊发绀，颈静脉怒张，心率 109 次/分，律不齐，两肺满布干湿啰音，肝肋下 3 指，双下肢凹陷性水肿。

39. 该病人发生心衰的主要诱因是（　　）

　　A. 心律失常　　　　　　B. 过度劳累　　　　　C. 地高辛用量不当

　　D. 呼吸道感染　　　　　E. 长期应用利尿剂

40. 护士发地高辛给患者时，应特别注意（　　）

　　A. 询问病人有无咳嗽　　　　　　B. 体温是否恢复正常

　　C. 心率是否低于 60 次/分　　　　D. 尿量是否正常

　　E. 水肿是否消除

（41～44 题基于下面病例）

病人女性，35 岁，患风湿性心脏病二尖瓣狭窄、心房颤动 5 年，近来体力活动后心慌气短，下肢水肿，在门诊给予地高辛药物治疗。

41. 此病人入院后应（　　）
    A. 照常活动
              B. 稍事活动，增加休息时间
    C. 绝对卧床休息
           D. 限制活动，多卧床休息
    E. 逐渐增加活动量

42. 给地高辛的主要目的是（　　）
    A. 减慢心率
      B. 扩张动脉
      C. 扩张静脉
    D. 增强心肌收缩力
    E. 利尿作用

43. 在服药过程中出现哪种情况考虑地高辛中毒（　　）
    A. 脉率减慢为 78 次/分
    B. 脉律转规则
    C. 水肿消退
    D. 无心慌、气短
    E. 体重减轻

44. 心衰控制后护士向病人及家属进行健康教育**不妥**的是（　　）
    A. 避免心衰诱因特别是肺部感染
    B. 定期门诊复查
    C. 适量运动以不出现心悸、气短为度
    D. 遵医嘱按时服药
    E. 食谱选择不受限制

参 考 答 案

一、名词解释

心力衰竭：是由于心脏器质性或功能性疾病导致心室充盈和（或）射血能力损害而引起的一组临床综合征，由于心排血量不能满足机体代谢的需要，器官、组织血液灌注不足，同时出现肺循环和（或）体循环淤血，临床表现主要是呼吸困难、疲乏和水肿。

二、填空题

1. 心肌损害　心脏负荷过重　感染
2. 肺淤血　心排血量降低　呼吸困难　体循环淤血　消化道症状
3. 利尿剂　洋地黄
4. 心律失常　胃肠道反应　中枢神经系统反应　心律失常　室性期前收缩
5. 急性感染　严重心律失常　输液过多过快

三、选择题

1. E   2. A   3. D   4. B   5. D   6. B   7. B   8. A   9. D
10. B   11. E   12. C   13. A   14. C   15. B   16. B   17. D   18. D
19. B   20. D   21. C   22. D   23. C   24. A   25. C   26. B   27. C
28. C   29. B   30. E   31. C   32. A   33. B   34. E   35. D   36. B

37. A　　38. E　　39. D　　40. C　　41. B　　42. D　　43. B　　44. E

第三节　心律失常病人的护理

一、名词解释

1. 心律失常　　　　　　　　　　　3. 二联律
2. 期前收缩

二、填空题

1. 心律失常按发生机制可分为_____和_____两大类。

2. 心脏的正常起搏点位于_____，其冲动产生的频率为_____次/分（成人），产生的心律称为_____。

3. 成人窦性心律的频率低于_____/分，称为窦性心动过缓。窦性心动过缓常同时伴有_____。

4. 临床上最常见的心律失常_____，其发生大于_____/分称之为频发。

5. 心律失常最常见的症状是_____，最严重的、致命性的心律失常类型为_____和_____。

三、选择题

【A₁ 型题】

1. 有可能导致危及生命的心律失常是（　　　）
   A. 心房颤动　　　　　　　　B. 阵发性室上性心动过速
   C. 窦性心动过缓　　　　　　D. 阵发性室性心动过速
   E. 频发单源性室性期前收缩

2. 房颤病人主要应观察（　　　）
   A. P 波的频率　　　　B. 病人的主诉　　　　C. 血压的变化
   D. 心室率的改变　　　E. 脉搏的改变

3. 心室颤动的脉搏特征是（　　　）
   A. 快而规则　　　　B. 慢而规则　　　　C. 快而不规则
   D. 慢而不规则　　　E. 测不到

4. 以下因素不会诱发期前收缩的是（　　　）
   A. 过度劳累　　　　B. 大量饮酒　　　　C. 低钠饮食
   D. 饮浓茶　　　　　E. 情绪激动

5. 频发性室性期前收缩的定义是（　　　）
   A. 室性期前收缩＞60 次/分钟　　　B. 室性期前收缩＞30 次/分钟
   C. 室性期前收缩＞20 次/分钟　　　D. 室性期前收缩＞10 次/分钟
   E. 室性期前收缩＞5 次/分钟

6. 室性心动过速最常见的病因是（　　　）
   A. 心脏瓣膜病　　　　B. 冠心病　　　　C. 心肌病

D. 心肌炎　　　　　　　　E. 感染性心内膜炎

7. 诊断心律失常最重要的无创性检查为（　　）

　　A. 彩超　　　　　　　　B. 心电图检查　　　　　C. CT 检查

　　D. 冠脉造影　　　　　　E. 血液检查

8. 某心脏病病人出现心悸，心率30～40次/分，律齐，首选的措施是（　　）

　　A. 加强巡视　　　　　　B. 心电监护　　　　　　C. 安慰病人

　　D. 立即报告医生　　　　E. 做好生活护理

9. 窦性心动过速的常见病因是（　　）

　　A. 睡眠状态　　　　　　B. 应用受体阻滞剂　　　C. 健康运动员

　　D. 使用阿托品　　　　　E. 洋地黄过量

10. 心室颤动最常见的病因是（　　）

　　A. 休克　　　　　　　　B. 急性心肌梗死　　　　C. 心肌病

　　D. 心脏瓣膜病　　　　　E. 预激综合征

11. 持久性心房颤动最常见的并发症是（　　）

　　A. 房室传导阻滞　　　　B. 室性期前收缩　　　　C. 肺感染

　　D. 感染性心内膜炎　　　E. 动脉栓塞

12. 多源性室性期前收缩是指（　　）

　　A. 多个室性期前收缩均起源于房室结

　　B. 室性期前收缩起源于多个异位起搏点

　　C. 多个室性期前收缩均起源于心房肌

　　D. 多个室性期前收缩均起源于结间束

　　E. 多个室性期前收缩均起源于窦房结

13. 关于房性期前收缩的心电图特征，下列描述正确的是（　　）

　　A. P 波提早出现，形态与窦性 P 波相同

　　B. P-R 间期大于 0.20 秒

　　C. 期前收缩的代偿间歇多不完全

　　D. QRS 波群形态与正常窦性心律的形态不同

　　E. 房性期前收缩的 P 波后可无 QRS 波群

14. 下列**不是**窦性心律心电图特点的是（　　）

　　A. P 波在 II 导联直立

　　B. P 波在 aVR 导联倒置

　　C. P 波在 V₅ 导联倒置

　　D. P-R 间期在 0.12～0.20 秒之间

　　E. 心率在 60～100 次/分之间

15. 窦性心动过速时窦性 P 波的频率为（　　）

　　A. 60～80 次/分钟　　　B. 80～100 次/分钟　　　C. 100～150 次/分钟

　　D. 180～200 次/分钟　　E. 200～220 次/分钟

16. 窦性心律 P-R 间期的正常范围为（　　）

　　A. 0.06～0.10 秒　　　　B. 0.10～0.12 秒　　　　C. 0.20～0.25 秒

　　D. 0.12～0.20 秒　　　　E. 0.25～0.30 秒

17. 关于期前收缩描述正确的是（　　　）

    A. 每一个窦性搏动后出现 2 个期前收缩，为成对期前收缩

    B. 所有的期前收缩均有完全性代偿间歇

    C. 每一个窦性搏动后出现两个期前收缩为三联律

    D. 每两个窦性搏动后出现三个期前收缩为三联律

    E. 期前收缩＞10 次/分为频发期前收缩

18. 窦性心动过缓的常见病因是（　　　）

    A. 发热　　　　　　　　　　　B. 应用肾上腺素药物时

    C. 剧烈运动时　　　　　　　　D. 睡眠状态时

    E. 使用阿托品时

19. 关于室性期前收缩的心电图表现，叙述正确的是（　　　）

    A. 有提前出现的宽大畸形的 QRS 波

    B. T 波与 QRS 主波方向相同

    C. QRS 波群前出现倒置 P 波

    D. 代偿间歇不完全

    E. 室性融合波

20. 临床上最常见的心律失常为（　　　）

    A. 窦性心动过速　　　B. 窦性心动过缓　　　C. 窦性心律不齐

    D. 期前收缩　　　　　E. 心室颤动

21. 心跳、呼吸骤停时心电图表现可为（　　　）

    A. 心房扑动　　　　　B. 二度房室传导阻滞　　　C. 房性心动过速

    D. 病理性 Q 波　　　 E. 心室颤动

22. 在我国，目前引起心房颤动最常见的病因是（　　　）

    A. 风湿性心脏病二尖瓣狭窄　　　　B. 情绪激动

    C. 急性酒精中毒　　　　　　　　　D. 剧烈运动后

    E. 缩窄性心包炎

【A₂ 型题】

23. 病人女性，70 岁，冠心病病史 8 年，心电监护发现室性心动过速，心率 168 次/分，血压 110/70mmHg，神清，双肺无湿啰音。首选的治疗药物是（　　　）

    A. 阿托品　　　　　　B. 硝酸甘油　　　　　C. 利多卡因

    D. 地高辛　　　　　　E. 呋塞米

24. 病人男性，63 岁，突然意识丧失，血压测不清，颈动脉搏动消失。心电监护示：心室颤动。此时最有效的救护措施是（　　　）

    A. 心脏按压　　　　　B. 人工呼吸　　　　　C. 非同步直流电复律

    D. 静脉注射利多卡因　E. 心脏内注射肾上腺素

25. 病人女性，41 岁，开会时突发心前区剧烈疼痛，诊断为心肌梗死，即刻心电监护。预示可能发生室颤的心律失常是（　　　）

    A. 心房颤动　　　　　B. 室性心动过速　　　C. 室上性心动过速

    D. 窦性心动过缓　　　E. 二度房室传导阻滞

26. 病人女性，35 岁，因反复发作"心悸、胸闷"来院检查。可明确诊断心律失常的

检查是（　　）

    A. 血常规　　　　　　　　B. 心电图　　　　　　　　C. 超声心动图

    D. 放射性核素检查　　　　E. 心脏 X 线

27. 病人女性，65 岁，因"急性广泛前壁心梗"急诊入院，5 小时后病人突然心脏骤停。心脏骤停前最常见的心电图表现是（　　）

    A. 心室扑动或颤动　　　　B. 心室停顿　　　　　　　C. 室性心动过速

    D. 无脉性电活动　　　　　E. 心房扑动或颤动

28. 病人女性，65 岁，因"急性广泛前壁心梗"急诊入院。潜在引起猝死危险的心律失常是（　　）

    A. 心房颤动　　　　　　　　　　B. 一度房室传导阻滞

    C. 窦性心动过缓　　　　　　　　D. 室性阵发性心动过速

    E. 频发单源性室性期前收缩

29. 病人女性，65 岁，因"急性广泛前壁心梗"急诊入院。随时有猝死危险的心律失常**不包括**（　　）

    A. 心室颤动　　　　　　　　　　B. 心室扑动

    C. 室性阵发性心动过速　　　　　D. 室上性阵发性心动过速

    E. 三度房室传导阻滞

30. 病人男性，37 岁，因头痛、胸闷 1 日就诊，以扩张型心肌病收入院。曾有晕厥史。体检：心界扩大，心率 38 次/分。心电图提示三度房室传导阻滞。最恰当的处理是（　　）

    A. 静脉滴注异丙肾上腺素　　　　B. 注射阿托品

    C. 静脉滴注氢化可的松　　　　　D. 安装临时性人工心脏起搏器

    E. 安装永久性人工心脏起搏器

31. 病人男性，59 岁，突发心肌梗死 5 小时，护士巡视时发现其突然意识丧失伴抽搐，呼吸断续，瞳孔散大，大小便失禁。该患者可能属于（　　）

    A. 生物学死亡　　　　　　　B. 脑死亡　　　　　　　　C. 心脏骤停

    D. 终末事件　　　　　　　　E. 临床死亡

32. 病人男性，49 岁，以充血性心力衰竭入院，医嘱给予洋地黄 0.25mg 口服。护士在观察患者脉搏时，发现在一系列正常均匀的脉搏中，出现一次提前而较弱的搏动，其后有一较正常延长的间歇。此脉搏称为（　　）

    A. 丝脉　　　　　　　　　　B. 洪脉　　　　　　　　　C. 缓脉

    D. 间歇脉　　　　　　　　　E. 短绌脉

33. 病人男性，63 岁，因心房颤动收入院，心率 114 次/分，心音强弱不等，心律不规则，心率快慢不一，测脉搏时脉细弱，且极不规则，此时护士观察脉搏的方法是（　　）

    A. 先测心率，后测脉率　　　　　B. 先测脉率，后测心率

    C. 两人同时分别测心率和脉率　　D. 两人一人测心率后一人测脉率

    E. 使用心电监护仪进行心率观测

34. 病人男性，60 岁，心肌梗死后 6 小时，心电监护发现室性期前收缩每分钟 10 次，呈二联律。此时应立即采取的护理措施是（　　）

    A. 准备除颤器　　　　　　B. 备齐急救药品　　　　　C. 通知医生
    D. 安慰病人　　　　　　　E. 减慢输液速度

35. 病人女性，35 岁，近 1 个月来心慌、双下肢水肿，不能平卧，既往有风心病史 6 年，近 7 天来每日静脉注射毛花苷 C 0.4mg，自服地高辛 1 片，静脉注射呋塞米 20mg。今晨心电图示：心房颤动，频发室性期前收缩。正确的处理措施是（　　　）

    A. 停用洋地黄

    B. 静脉注射钾盐

    C. 停用洋地黄、静脉注射钾盐、静脉注射苯妥英钠

    D. 停用洋地黄、静脉注射钾盐

    E. 静脉滴注利多卡因

36. 病人女性，62 岁，突发心悸半小时来院急诊，同时查心率 129 次/分，脉率 109 次/分，心脏听诊心音强弱不等，心率快慢不一。考虑为（　　　）

    A. 窦性心动过速　　　　　　　　　　B. 阵发性室上性心动过速
    C. 阵发性室性心动过速　　　　　　　D. 心房颤动
    E. 心房扑动

37. 病人男性，51 岁，急性前壁心肌梗死，起病第 2 天发生心房颤动。心室率 184 次/分，血压 84/60mmHg，气急发绀，病人首选治疗措施（　　　）

    A. 安置起搏器　　　　　　B. 同步电除颤　　　　　　C. PTCA
    D. 心导管检查术　　　　　E. 非同步电除颤

38. 心电监护心脏病人时，见患者突然意识丧失，荧光屏上突然出现完全不规则的波浪曲线，而看不到 QRS 波与 T 波，对此作以下判断哪项是**错误**的（　　　）

    A. 病人发生室颤，为最严重的心律失常

    B. 立即静脉注射利多卡因

    C. 可实施电除颤

    D. 应立即做胸外按压和人工呼吸

    E. 病人发生猝死，无需再做抢救

39. 病人女性，58 岁，有"风湿性心脏病"病史，自诉心慌，心电图：P 波消失，代之以间距、振幅不等的畸形波，频率 365 次/分，QRS 波形态正常，心律绝对不规则，该病人的心电图诊断为（　　　）

    A. 室上性心动过速　　　　B. 室性心动过速　　　　　C. 心房颤动
    D. 心房扑动　　　　　　　E. 心室颤动

【A₃ 型题】

（40～41 题基于下面病例）

病人女性，48 岁，因"风心病、心房颤动"收住院。

40. 该病人，常见的脉搏为（　　　）

    A. 洪脉　　　　　　　　　B. 速脉　　　　　　　　　C. 短绌脉
    D. 缓脉　　　　　　　　　E. 丝脉

41. 护士为其测量心率、脉率的正确方法是（　　　）

    A. 先测心率，再测脉率

    B. 先测脉率，再测心率

C. 一人同时测心率和脉率，共测 1 分钟

D. 一人听心率，一人测脉率，同时测 1 分钟

E. 一人听心率，一人测脉率，同时测半分钟

（42～43 题基于下面病例）

病人男性，75 岁，因突发心前区疼痛，并伴有胸闷、憋气，来医院就诊。既往有糖尿病史 15 年、吸烟 40 余年。心电图提示：广泛前壁心肌梗死。

42. 急性心肌梗死病人，预示室颤发生的心律失常是（　　）

    A. 心房颤动　　　　　　B. 室性心动过速　　　　　C. 室上性心动过速

    D. 室性期前收缩　　　　E. 三度房室传导阻滞

43. 心室颤动的临床表现**不包括**（　　）

    A. 意识突然丧失　　　　B. 面色潮红　　　　　　　C. 血压测不清

    D. 脉搏触不到　　　　　E. 心音消失

【A₄ 型题】

（44～46 题基于下面病例）

病人男性，48 岁，突发心慌、胸闷，听诊心率 160 次/分，律齐，血压正常。

44. 考虑该病人为（　　）

    A. 窦性心动过速　　　　B. 室上性心动过速　　　　C. 室性心动过速

    D. 房颤　　　　　　　　E. 室颤

45. 若病情发作持续时间较久，病史尚不清楚，应用何种较简单有效的措施（　　）

    A. 静脉注射利多卡因　　　　　　　B. 静脉注射毛花苷 C

    C. 静脉注射肾上腺素　　　　　　　D. 刺激呕吐反射或嘱咐屏气

    E. 口服阿托品

46. 若病人突然出现意识丧失，呼吸停止，血压测不到，心电图出现不规则的大波浪状曲线，且 QRS 波与 T 波消失。下列哪项处理**不妥**（　　）

    A. 准备抢救药品　　　　　　　　　B. 可静脉注射利多卡因

    C. 可施行同步电除颤复律　　　　　D. 立即胸外按压和口对口人工呼吸

    E. 立即通知医生进行抢救

参 考 答 案

一、名词解释

1. 心律失常：是指心脏冲动的频率、节律、起源部位、传导速度或激动次序的异常。

2. 期前收缩：又称早搏，是临床上最常见的心律失常，是由于窦房结以外的异位起搏点兴奋性增高，过早发生冲动控制心脏收缩。

3. 二联律：每个窦性搏动后出现一个期前收缩，称为二联律。

二、填空题

1. 冲动形成异常　冲动传导异常

2. 窦房结　60～100　窦性心律

3. 60　窦性心律不齐

4. 期前收缩　5次

5. 心悸　心室扑动　心室颤动

三、选择题

1. D	2. D	3. E	4. C	5. E	6. B	7. B	8. D	9. D
10. B	11. E	12. B	13. C	14. C	15. C	16. D	17. C	18. D
19. A	20. D	21. E	22. A	23. C	24. C	25. B	26. B	27. A
28. D	29. D	30. E	31. C	32. D	33. C	34. C	35. A	36. D
37. B	38. E	39. C	40. C	41. D	42. B	43. B	44. B	45. D
46. C								

第四节　心脏瓣膜病病人的护理

一、名词解释

1. 风湿性心脏瓣膜病　　　　　　　　　　2. 二尖瓣面容

二、填空题

1. 风心病最容易累及的瓣膜是_____，其次是_____。

2. 风湿性心瓣膜病主要累及_____人群，多见于_____。

3. _____是二尖瓣狭窄最常见的早期症状，二尖瓣狭窄的特征性体征是_____。

4. 风心病晚期最常见并发症和主要的死亡原因是_____。

5. 主动脉瓣狭窄三联征是_____、_____、_____。

三、选择题

【A₁型题】

1. 引起心脏后负荷加重的瓣膜病为（　　）

　　A. 主动脉瓣狭窄　　　　B. 主动脉瓣关闭不全　　　C. 二尖瓣狭窄

　　D. 二尖瓣关闭不全　　　E. 三尖瓣关闭不全

2. 最常见的联合瓣膜病是（　　）

　　A. 三尖瓣关闭不全合并主动脉瓣关闭不全

　　B. 二尖瓣狭窄合并主动脉瓣关闭不全

　　C. 二尖瓣狭窄合并主动脉瓣狭窄

　　D. 二尖瓣狭窄合并肺动脉瓣关闭不全

　　E. 二尖瓣狭窄合并三尖瓣狭窄

3. 风心病晚期最常见的并发症为（　　）

　　A. 心力衰竭　　　　　　B. 呼吸衰竭　　　　　　C. 心律失常

　　D. 急性肺水肿　　　　　E. 脑栓塞

4. 风心病最常见的心律失常是 （　　　）
    A. 期前收缩   B. 心动过速   C. 心房扑动
    D. 心房颤动   E. 心室颤动

5. 持久性心房颤动最常见的并发症是 （　　　）
    A. 房室传导阻滞   B. 室性期前收缩   C. 肺感染
    D. 感染性心内膜炎   E. 动脉栓塞

6. 二尖瓣狭窄最早出现的症状是 （　　　）
    A. 水肿   B. 咯血   C. 劳力性呼吸困难
    D. 咳嗽   E. 端坐呼吸

7. 风湿性心脏瓣膜病最常受累的瓣膜是 （　　　）
    A. 二尖瓣   B. 三尖瓣   C. 肺动脉瓣
    D. 主动脉瓣   E. 静脉瓣

8. 二尖瓣狭窄病人，痰中带血丝的可能原因是 （　　　）
    A. 支气管静脉曲张破裂   B. 急性肺水肿
    C. 肺梗死   D. 支气管内膜毛细血管破裂
    E. 支气管小动脉破裂

9. 二尖瓣关闭不全最有意义的体征是 （　　　）
    A. 心尖部舒张期隆隆样杂音   B. 心尖部全部收缩期吹风样杂音
    C. 第一心音减弱   D. 第一心音增强
    E. 心尖部舒张期叹气样杂音

10. 与乙型溶血性链球菌反复感染有关的心脏病是 （　　　）
    A. 慢性肺源性心脏病   B. 慢性风湿性心脏病
    C. 冠心病   D. 高血压性心脏病
    E. 感染性心内膜炎

11. 二尖瓣狭窄最重要的体征是 （　　　）
    A. 二尖瓣开放拍击音   B. 心尖区第一心音亢进
    C. 二尖瓣面容   D. 心尖部舒张期隆隆样杂音
    E. 心尖部收缩期粗糙吹风样杂音

12. 周围血管征多见于 （　　　）
    A. 二尖瓣狭窄   B. 二尖瓣关闭不全
    C. 主动脉瓣关闭不全   D. 主动脉瓣狭窄
    E. 三尖瓣关闭不全

13. 二尖瓣狭窄病人死亡的主要原因是 （　　　）
    A. 脑动脉栓塞   B. 急性肺水肿
    C. 心律失常   D. 亚急性感染性心内膜炎
    E. 心力衰竭

14. 风心病并发哪种心律失常时易引起栓塞 （　　　）
    A. 窦性心动过缓   B. 窦性心动过速   C. 期前收缩
    D. 心房颤动   E. 房室传导阻滞

15. 风心病发生动脉栓塞时，最容易发生的部位是 （　　　）

A. 肢体动脉   B. 肠系膜动脉   C. 肺动脉

D. 肾动脉   E. 脑动脉

【A₂型题】

16. 病人女性，53岁，因胸闷、咳嗽、咳痰、尿少就诊，既往有"风心病"病史。考虑病人出现了心力衰竭，诱发心力衰竭最常见的因素是（   ）

A. 摄入高钠盐   B. 呼吸道感染   C. 严重脱水

D. 劳累过度   E. 缓慢心律失常

17. 病人女性，49岁，体检发现心尖部舒张期隆隆样杂音；胸片提示左房、右室增大，诊断为风心病二尖瓣狭窄。该病人属于（   ）

A. 左房代偿期   B. 左房失代偿期   C. 左室代偿期

D. 肺动脉高压期   E. 右心受累期

18. 病人女性，39岁，风心病二尖瓣狭窄10余年，心房颤动5年。今晨大便时突发右侧偏瘫，最可能的原因是（   ）

A. 心室颤动   B. 脑血栓形成   C. 脑栓塞

D. 脑出血   E. 心力衰竭

19. 病人女性，35岁，反复发生扁桃体炎、关节疼痛，近来出现心慌、胸闷，诊断为慢性风湿性心脏瓣膜病、二尖瓣狭窄。该病最早出现的症状是（   ）

A. 心悸   B. 咯血   C. 劳力性呼吸困难

D. 肝区疼痛   E. 下肢水肿

20. 病人男性，46岁，因"风湿性心脏病、二尖瓣狭窄"入院，医生要求护士观察心律变化，及时发现心律失常。该病最常见的心律失常是（   ）

A. 期前收缩   B. 窦性心动过速   C. 窦性心动过缓

D. 心房颤动   E. 房室传导阻滞

21. 病人女性，18岁，诊断为风湿热1年，医生考虑此病人，病变已侵犯到心脏。风湿性心瓣膜病最常见的并发症是（   ）

A. 充血性心力衰竭   B. 贫血   C. 心源性休克

D. 室性心律失常   E. 下肢静脉血栓

22. 病人女性，30岁，因"风湿性心脏病、二尖瓣狭窄"入院。该病治疗最根本方法是（   ）

A. 抗风湿治疗   B. 抗凝治疗   C. 并发症治疗

D. 手术治疗   E. 介入治疗

23. 病人女性，47岁，因"风湿性心脏病、二尖瓣狭窄"入院，病人咳嗽、咳白色泡沫痰，诉胸闷、气促，不能平卧。考虑病人出现了心力衰竭，予低盐饮食的目的是（   ）

A. 提高心肌收缩力   B. 减轻肾脏负担   C. 减轻肺水肿

D. 减少心脏负担   E. 避免肝脏受损

24. 病人女性，50岁，因"风湿性心脏病、二尖瓣狭窄"入院，病人咳嗽、咳白色泡沫痰，诉胸闷、气促，不能平卧，考虑病人出现了心力衰竭。下列不能反映心功能状态的检查是（   ）

A. 放射性核素检查   B. 超声心动图   C. 胸部CT

D. X 线检查　　　　　　　　E. 有创性血流动力学

25. 病人女性，50 岁，因"风湿性心脏病、二尖瓣狭窄"入院，病人咳嗽、咳大量白色泡沫痰，诉胸闷、气促，不能平卧，考虑病人出现了急性左心衰竭，进行强心、利尿、扩血管治疗。利尿剂的最佳使用时间是（　　　）

　　　A. 早晨　　　　　　　　B. 中午　　　　　　　　C. 下午
　　　D. 傍晚　　　　　　　　E. 夜间

26. 病人女性，50 岁，患风湿性心脏病、二尖瓣狭窄、心力衰竭，进行强心、利尿、扩血管治疗。**不能**增强心肌收缩力的药物是（　　　）

　　　A. 阿托品　　　　　　　B. 多巴酚丁胺　　　　　C. 氨力农
　　　D. 地高辛　　　　　　　E. 毒毛花苷 K

27. 病人女性，50 岁，有风湿性心脏病、二尖瓣狭窄、心力衰竭，遵医嘱进行强心、利尿、扩血管治疗。使用前需测心率的药物是（　　　）

　　　A. 硝酸甘油　　　　　　B. 地高辛　　　　　　　C. 普萘洛尔
　　　D. 利多卡因　　　　　　E. 肠溶阿司匹林

28. 病人男性，70 岁，因"风湿性心脏病、二尖瓣狭窄"死亡。此病最主要的致死原因是（　　　）

　　　A. 充血性心力衰竭　　　　　　B. 心律失常
　　　C. 亚急性感染性心内膜炎　　　D. 栓塞
　　　E. 急性肺水肿

29. 病人女性，39 岁，有风湿性心脏病、二尖瓣狭窄。与此病发病有密切关系的细菌是（　　　）

　　　A. 金黄色葡萄球菌　　　　　　B. 乙型溶血性链球菌
　　　C. 粪链球菌　　　　　　　　　D. 革兰阴性杆菌
　　　E. 大肠杆菌

30. 病人女性，45 岁，既往有风湿性心脏病史 10 年余，夜间睡眠中突起口角歪斜，口齿不清，左上肢无力 2 天入院。考虑医疗诊断为（　　　）

　　　A. 脑出血　　　　　　　B. 脑血栓形成　　　　　C. 脑栓塞
　　　D. 蛛网膜下腔出血　　　E. TIA

31. 病人女性，66 岁，风心病病史 30 年，数分钟前突然晕倒，意识丧失，皮肤苍白，口唇发绀，大动脉搏动摸不到，呼吸停止。病人可能出现了哪种情况（　　　）

　　　A. 脑栓塞　　　　　　　B. 急性左心衰竭　　　　C. 癫痫大发作
　　　D. 心脏骤停　　　　　　E. 心律失常

32. 病人女性，65 岁，风湿性心脏病房颤 2 年，清晨起床如厕时摔倒，家人发现其口角歪斜，自述左侧上肢麻木。入院时神志清楚，左侧偏瘫，CT 见低密度影。该病人当前的主要护理措施是（　　　）

　　　A. 心理护理，减轻焦虑　　　　B. 观察生命体征变化
　　　C. 记 24 小时出入量　　　　　　D. 头部冷敷
　　　E. 遵医嘱使用利尿剂

33. 病人男性，42 岁，慢性风湿性心瓣膜病 15 年，近 1 年来活动后心慌气短。主要的护理问题是（　　　）

A. 有感染的危险　　　　　　　　B. 气体交换受损

C. 活动无耐力　　　　　　　　　D. 清理呼吸道无效

E. 潜在并发症：急性肺水肿

34. 病人女性，50 岁，心慌、气短 10 余年，2 日前突然咯血，呈鲜红色混有泡沫，既往有关节肿痛病史。体检：面部轻度发绀，心率 86 次/分，二尖瓣区闻及舒张期隆隆样杂音。心电图提示"P"波呈双峰状。应首先考虑的疾病是（　　　）

A. 风湿性心脏病　　　　B. COPD　　　　　　C. 肺结核

D. 肺心病　　　　　　　E. 支气管扩张

35. 病人女性，48 岁，患风湿性心脏瓣膜病 10 余年，2 日前出现右下肢剧痛，局部皮肤苍白、发凉，足背动脉搏动消失。应首先考虑（　　　）

A. 风湿活动致关节肌肉疼痛　　　B. 下肢动脉栓塞

C. 下肢静脉血栓形成　　　　　　D. 脑栓塞

E. 脑血栓形成

36. 病人女性，27 岁，诊断为"风心病、二尖瓣狭窄"。**不正确**的治疗措施是（　　　）

A. 预防呼吸道感染　　　　　　　B. 定期口服利尿剂

C. 定期注射苄星青霉素　　　　　D. 口服阿司匹林抗凝

E. 如需拔牙需预防性使用抗生素

37. 病人女性，38 岁，"风湿性心脏病、二尖瓣狭窄" 5 年余，1 周前受凉后出现乏力、稍微活动后心慌、憋气，诊断为"心功能三级"。护士应如何指导病人休息（　　　）

A. 活动不受限制

B. 从事轻体力劳动

C. 增加睡眠时间，可起床做轻微活动

D. 卧床休息，严格限制体力活动

E. 严格卧床休息，采取半卧位

38. 病人女性，38 岁，"风湿性心脏病、二尖瓣狭窄" 5 年余。1 周前受凉后出现乏力、稍微活动后心慌、憋气，诊断为"心功能三级"，指导病人严格卧床休息，长期卧床休息，易并发下肢静脉血栓形成。如血栓脱落易导致的栓塞部位是（　　　）

A. 肾栓塞　　　　　　　B. 脑栓塞　　　　　　C. 肺栓塞

D. 脾动脉栓塞　　　　　E. 上肢动脉栓塞

39. 病人男性，41 岁，诊断为"风湿性心脏病、主动脉瓣关闭不全"。该病人**不可能**出现的体征是（　　　）

A. 水冲脉　　　　　　　B. 短绌脉　　　　　　C. 毛细血管搏动征

D. 股动脉枪击音　　　　E. 点头征

40. 某风湿性心脏病病人，卧床 4 个月余，每天需做下肢被动活动和按摩。其目的是（　　　）

A. 促进末梢循环减少回心血量　　B. 防止肌肉萎缩

C. 防止下肢静脉血栓形成　　　　D. 防止足部发生压疮

E. 使病人舒适促进睡眠

41. 病人女性，55 岁，体检发现其胸骨右缘第 2 肋间可触及收缩期震颤，最可能的原因是（　　　）

    A. 主动脉瓣狭窄　　　　　　　　B. 主动脉瓣关闭不全

    C. 肺动脉瓣关闭不全　　　　　　D. 肺动脉瓣狭窄

    E. 二尖瓣狭窄

42. 病人女性，有风湿性心脏病病史，因心源性水肿给予噻嗪类利尿剂治疗，特别注意预防（　　）

    A. 低钾血症　　　　　B. 高钠血症　　　　　C. 低钠血症

    D. 高钾血症　　　　　E. 低镁血症

43. 某风湿性心脏病、二尖瓣狭窄病人，因肺水肿急诊入院，给予酒精湿化吸氧等抢救措施，乙醇湿化吸氧的目的是（　　）

    A. 稀释痰液　　　　　　　　　　B. 解除支气管痉挛

    C. 促使肺泡内的泡沫破裂　　　　D. 兴奋呼吸中枢

    E. 减少静脉回流

【A₃ 型题】

（44～45 题基于下面病例）

病人男性，49 岁，患风湿性心脏瓣膜病，因发生感染，心功能Ⅲ级而入院。给予抗感染和抗心力衰竭治疗。近日出现乏力、腹胀、心悸、心电图出现 U 波增高。

44. 目前病人出现的并发症是（　　）

    A. 高钾血症　　　　　B. 低钾血症　　　　　C. 高钠血症

    D. 低钠血症　　　　　E. 低钾性酸中毒

45. 病人出院后，预防链球菌感染的措施应该是（　　）

    A. 坚持锻炼，防止呼吸道感染

    B. 减少运动，多休息

    C. 坚持限制钠盐饮食

    D. 减轻心理压力，增强康复信心

    E. 定期复查，必要时进行血细菌培养

（46～48 题基于下面病例）

病人女性，34 岁，因劳累后心悸、气急 5 年，加重伴双下肢水肿 4 天入院，曾多次住院诊为风湿性心脏病二尖瓣狭窄兼关闭不全，此次水肿明显，体力活动明显受限，稍事活动即感乏力、心悸、气急。

46. 该病人心功能状态为（　　）

    A. 心功能Ⅰ级　　　　B. 心功能Ⅱ级　　　　C. 心功能Ⅲ级

    D. 心功能无法判断　　E. 心功能Ⅳ级

47. 哪项**不应**作为该病人的护理诊断（　　）

    A. 风湿性心脏病　　　B. 活动无耐力　　　　C. 有感染的危险

    D. 体液过多　　　　　E. 焦虑

48. 根据病情病人的饮食下列哪项**不妥**（　　）

    A. 适当限制钠盐　　　B. 高热量　　　　　　C. 少量多餐

    D. 清淡　　　　　　　E. 易消化

（49～51 题基于下面病例）

病人女性，50 岁，活动后呼吸困难，进行性加重半年，并伴有咳嗽，声音嘶哑，既往病人有风湿热10年，常有扁桃体炎发生。考虑为慢性风湿性心脏病二尖瓣狭窄。

49. 能明确诊断风湿性心脏病二尖瓣狭窄的检查是 （　　）
　　A. 心电图　　　　　　　　B. 血管造影　　　　　　C. 超声心动图
　　D. 胸部X线片　　　　　　E. 磁共振

50. 二尖瓣狭窄心电图表现正确的是 （　　）
　　A. P波消失，代之以锯齿状F波
　　B. P波消失，代之以大小、形态不一的f波
　　C. P波变窄，P波宽度＜0.12秒
　　D. 二尖瓣型P波，P波宽度＞0.12秒
　　E. P波提早出现，形态与窦性不同

51. 该病最常见的并发症是 （　　）
　　A. 亚急性感染性心内膜炎　　　　B. 心律失常
　　C. 栓塞　　　　　　　　　　　　D. 充血性心力衰竭
　　E. 肺部感染

（52～54题基于下面病例）

病人女性，57岁，风湿性心脏病、二尖瓣狭窄、全心衰竭5年，近1周服用地高辛、β-受体阻滞剂、血管紧张素转换酶抑制剂（ACEI）治疗。2天前爬山后出现咳嗽咳痰、发热伴心悸、气短入院。体检：T 38℃，BP 100/70mmHg，R 28次/分，神志清，半卧位，口唇、面颊、甲床发绀，可见颈静脉怒张，心界扩大，心率120次/分，律齐，两肺满布干、湿啰音，肝肋下2指，无腹水，双下肢可凹性水肿。实验室检查：WBC增高伴核左移。

52. 病人心力衰竭发生的主要诱因是 （　　）
　　A. 心身过劳　　　　　　　B. 肺部感染　　　　　　C. 地高辛用量不当
　　D. 心律失常　　　　　　　E. β-受体阻滞剂用量不当

53. 责任护士遵医嘱发给病人地高辛时，下列哪项护理评估**不必要** （　　）
　　A. 听诊心率　　　　　　　　　　B. 询问有无食欲不振、恶心
　　C. 听心率是否发生改变　　　　　D. 询问有无四肢麻木
　　E. 询问有无头疼、黄视、绿视

54. 症状控制后，责任护士向病人及家属进行健康教育，**不妥**的是 （　　）
　　A. 积极防治风湿热，避免心衰诱因
　　B. 定期门诊复查
　　C. 食谱选择不受限制，以促进食欲为主
　　D. 遵医嘱按时服药
　　E. 适量运动，以不出现心悸、气短为度

参 考 答 案

一、名词解释

1. 风湿性心脏瓣膜病：简称风心病，是风湿性炎症所致的瓣膜损害。
2. 二尖瓣面容：口唇轻度发绀，双颊暗红，见于重度二尖瓣狭窄者。

二、填空题

1. 二尖瓣　主动脉瓣
2. 40岁以下　女性
3. 呼吸困难　心尖区局限的舒张期隆隆样杂音
4. 心力衰竭
5. 呼吸困难　心绞痛　晕厥

三、选择题

1. A	2. B	3. A	4. D	5. E	6. C	7. A	8. D	9. B
10. B	11. D	12. C	13. E	14. D	15. E	16. B	17. B	18. C
19. C	20. D	21. A	22. A	23. D	24. C	25. A	26. A	27. B
28. A	29. B	30. C	31. D	32. B	33. C	34. A	35. B	36. B
37. D	38. C	39. B	40. C	41. A	42. A	43. C	44. B	45. A
46. C	47. A	48. B	49. C	50. D	51. D	52. B	53. D	54. C

第五节　慢性肺源性心脏病病人的护理

一、名词解释

1. 慢性肺源性心脏病　　　　　　　　2. 肺性脑病

二、填空题

1. 慢性肺源性心脏病最常见的病因是_____，发病的关键环节是_____。
2. 肺心病使用利尿剂的原则是_____；使用洋地黄类药物的原则是_____。

三、选择题

【A$_1$型题】

1. 慢性肺源性心脏病的症状加重主要由于（　　）
   A. 呼吸道感染　　　　　B. 过度劳累　　　　　C. 摄入钠盐过多
   D. 心律失常　　　　　E. 停用洋地黄类药物
2. 肺心病病人心力衰竭时的治疗中最主要的是（　　）
   A. 控制感染，改善通气功能　　　　B. 应用利尿剂
   C. 应用强心剂　　　　　D. 应用脱水剂
   E. 糖皮质激素的应用
3. 对慢性肺心病病人采取低流量持续给氧方法的基本原理（　　）
   A. 避免高压氧气对病人呼吸道的损害
   B. 保持CO_2对呼吸中枢的长久刺激作用
   C. 维持缺氧对呼吸中枢的兴奋作用
   D. 有利于CO_2及酸性代谢产物的持久释放

E. 保证氧分压持续恒定的上升

4. 慢性肺心病病人的护理措施中**不正确**的是（　　）

　　A. 病人可使用镇静剂改善睡眠

　　B. 可长期家庭氧疗

　　C. 持续低流量吸氧

　　D. 可短期、小剂量使用利尿剂

　　E. 指导病人摄入高纤维素、清淡易消化饮食

5. 慢性肺心病的并发症**不包括**（　　）

　　A. 肺性脑病　　　　　　　　　　B. 心律失常

　　C. COPD　　　　　　　　　　　 D. 消化道出血

　　E. 弥散性血管内凝血（DIC）

【A₂型题】

6. 某慢性肺心病、肺功能代偿期老年病人，经吸氧、利尿、给予洋地黄类药物治疗后，呼吸困难减轻，但出现昼睡夜醒及多语。首先考虑为（　　）

　　A. 肺性脑病　　　　　 B. 短暂性脑缺血发作　　　 C. 脑梗死

　　D. 洋地黄中毒　　　　 E. 肺部感染

7. 病人男性，38 岁，反复咳嗽、喘息 20 年，5 年前诊断为 COPD，2 天前合并肺部感染入院，目前病人的医疗诊断是慢性肺源性心脏病。病人首先应选用的药物是（　　）

　　A. 洋地黄　　　　　　 B. 抗生素　　　　　　　　 C. 利尿剂

　　D. 糖皮质激素　　　　 E. 抗心律失常药

8. 病人男性，74 岁，咳嗽、咳痰伴喘息 30 年，诊断为 COPD，查体发现其桶状胸，心尖搏动在剑突下。提示该病人出现（　　）

　　A. 左心室肥大　　　　 B. 右心室肥大　　　　　　 C. 心包积液

　　D. 左心房肥大　　　　 E. 右心房肥大

9. 病人男性，65 岁，咳嗽、咳痰伴喘息 30 年，加重 1 年余。3 天前受凉后出现咳嗽加重，咳大量黄脓痰，双下肢轻度水肿，尿量减少，诊断为"慢性肺源性心脏病"。该病人使用利尿剂的原则是（　　）

　　A. 缓慢、小量、间歇　　　　　　B. 缓慢、大量、间歇

　　C. 缓慢、大量、持续　　　　　　D. 快速、大量、持续

　　E. 快速、小量、间歇

10. 病人男性，65 岁，咳嗽、咳痰伴喘息 30 年，加重 1 年余。3 天前受凉后出现咳嗽加重，咳大量黄脓痰，双下肢轻度水肿，尿量减少，诊断为"慢性肺源性心脏病"。该病人的体征**不包括**（　　）

　　A. 颈静脉怒张　　　　 B. 肝大　　　　　　　　　 C. 下肢水肿

　　D. 尿少　　　　　　　 E. 咳粉红色泡沫痰

11. 病人男性，58 岁，咳嗽、咳痰伴喘息 20 年，诊断为 COPD，查体发现其桶状胸，肺动脉瓣区第二心音亢进。提示该病人出现（　　）

　　A. 左心室肥大　　　　 B. 右心室肥大　　　　　　 C. 肺动脉高压

　　D. 主动脉高压　　　　 E. 主动脉瓣关闭不全

12. 病人男性，58 岁，咳嗽、咳痰伴喘息 20 年，诊断为 COPD，查体发现其桶状胸，

肺动脉高压。引起肺动脉高压的主要原因是（　　）

  A. 呼吸性酸中毒   B. 代谢性酸中毒

  C. 低氧血症   D. 肺毛细血管网毁损

  E. 血液黏稠度过高

13. 病人女性，62岁，患慢性肺心病近7年，近日咳嗽、咳痰加重，明显发绀。给予病人半卧位的主要目的是（　　）

  A. 使回心血量增加   B. 使肺部感染局限化

  C. 使膈肌下降，呼吸通畅 D. 减轻咽部刺激及咳嗽

  E. 促进排痰，减轻发绀

14. 某肺心病病人，58岁，入院时，咳嗽、黄痰、呼吸困难、下肢水肿，次日出现嗜睡、谵妄、球结膜水肿。该病人体液过多与下列哪些因素有关（　　）

  A. 全心衰竭   B. 左心衰竭

  C. 右心衰竭   D. 左房衰竭

  E. 血浆胶体渗透压下降

【A₃型题】

（15～17题基于下面病例）

病人男性，82岁，肺心病，近半个月来咳嗽、咳痰，今晨呼吸困难加重，神志恍惚，烦躁不安。查体：T 36.4℃，P 120次/分，BP 130/80mmHg，R 38次/分，口唇发绀，两肺闻及湿啰音。

15. 病人最可能出现的并发症是（　　）

  A. 心力衰竭 B. 上消化道出血 C. 急性肾衰竭

  D. 呼吸衰竭 E. DIC

16. 该病人适宜的体位是（　　）

  A. 仰卧位 B. 侧卧位 C. 头高足低位

  D. 半坐卧位 E. 俯卧位

17. 病人吸氧正确的措施是（　　）

  A. 间断吸氧 B. 持续低流量吸氧 C. 高流量吸氧

  D. 高浓度吸氧 E. 无需湿化吸氧

（18～20题基于下面病例）

病人男性，68岁。反复咳嗽、咳痰20余年，2周前受凉后出现上述症状加重，并出现双下肢水肿，尿量减少。入院检查：病人神志清楚，烦躁不安，口唇发绀，皮肤潮红、多汗。T 38.1℃，P 102次/分，R 24次/分，BP 136/86mmHg，半坐位，颈静脉充盈明显，肝肋下3cm。X线检查：右下肺动脉干横径＞15cm。

18. 病人目前最主要的护理问题是（　　）

  A. 气体交换受损 B. 活动无耐力 C. 体液过多

  D. 知识的缺乏 E. 体温过高

19. 病人最可能出现的并发症是（　　）

  A. 心力衰竭 B. 呼吸衰竭 C. 心律失常

  D. 感染性心内膜炎 E. 肺性脑病

20. 治疗措施中**不正确**的是（　　）

A. 大剂量使用利尿剂　　B. 合理使用抗生素　　C. 小剂量使用洋地黄
D. 长期家庭氧疗　　E. 慎用麻醉药

参 考 答 案

一、名词解释

1. 慢性肺源性心脏病：简称慢性肺心病，是由于肺组织、肺血管或胸廓的慢性病变引起肺组织结构和（或）功能异常，导致肺血管阻力增加，肺动脉压力增高，使右心室扩张和（或）肥厚，伴或不伴右心功能衰竭的心脏病，并排除先天性心脏病和左心病变引起者。

2. 肺性脑病：指呼吸衰竭时，由于机体严重缺氧和 CO_2 潴留而形成低氧血症和高碳酸血症，导致中枢神经系统功能严重障碍，临床上所出现的一系列精神神经症状为肺性脑病。

二、填空题

1. 慢性阻塞性肺疾病　肺动脉高压形成
2. 短疗程、小剂量　选择作用快、排泄快的洋地黄类药物，剂量宜小

三、选择题

1. A　　2. A　　3. C　　4. A　　5. C　　6. A　　7. B　　8. B　　9. A
10. E　　11. C　　12. D　　13. C　　14. C　　15. A　　16. D　　17. B　　18. A
19. E　　20. A

第六节　原发性高血压病人的护理

一、名词解释

1. 原发性高血压　　　　　　　　　3. 高血压脑病
2. 继发性高血压　　　　　　　　　4. 高血压危象

二、填空题

1. 高血压的判断标准为收缩压_____ mmHg 和（或）舒张压_____ mmHg。
2. 高血压危险性分层是将心血管绝对危险性分为：_____、_____、_____、_____ 4 类。
3. 心血管危险的重要标记是_____、_____、_____和_____。

三、选择题

【A₁ 型题】

1. 下列哪项符合早期高血压的临床表现（　　）

A. 左心室肥大

B. 意识模糊、抽搐

C. 持续蛋白尿、血尿

D. 眼底出血、渗出、视神经盘水肿

E. 常无症状，偶于体检时发现血压升高

2. 成人高血压的诊断标准是（　　）

A. 收缩压≥110mmHg 和（或）舒张压≥65mmHg

B. 收缩压≥120mmHg 和（或）舒张压≥75mmHg

C. 收缩压≥130mmHg 和（或）舒张压≥85mmHg

D. 收缩压≥140mmHg 和（或）舒张压≥90mmHg

E. 收缩压≥150mmHg 和（或）舒张压≥100mmHg

3. 高血压病可引起（　　）

A. 心、脑、肾等器官损害　　　　B. 心、肝、肺等器官损害

C. 脾、肺、肾等器官损害　　　　D. 肝、肺、肾等器官损害

E. 心、肝、脾等器官损害

4. 诊断高血压性心脏病的必备条件是（　　）

A. 左心室扩大　　　　　　　　　B. 心尖区出现舒张期奔马律

C. 主动脉瓣区第二心音亢进　　　D. 心尖区有收缩期吹风样杂音

E. 血压持续在 160/90mmHg 以上

5. 恶性高血压是指血压显著升高、舒张压持续达到或超过（　　）

A. 100mmHg　　　　　B. 110mmHg　　　　　C. 120mmHg

D. 130mmHg　　　　　E. 140mmHg

6. 早期高血压病的治疗原则是（　　）

A. 及早应用降血压药

B. 降压药为主，配合休息

C. 降压，改善心、肾功能

D. 降压药应足量，长疗程维持

E. 以调节高级神经中枢功能为主，降压药为辅

7. 应用降压药物有效的治疗必须使血压降到（　　）

A. 120/80mmHg 以下　　　　　B. 130/85mmHg 以下

C. 140/90mmHg 以下　　　　　D. 150/95mmHg 以下

E. 160/100mmHg 以下

8. 高血压危象紧急处理的关键是（　　）

A. 吸氧　　　　　　　　　　　　B. 绝对卧床休息

C. 限制钠盐摄入　　　　　　　　D. 迅速降低血压

E. 降低颅内压、制止抽搐

9. 抢救高血压脑病病人正确的是（　　）

A. 立即平卧位　　　　　　　　　B. 卡托普利口服

C. 持续低流量吸氧　　　　　　　D. 首选硝普钠静脉滴注

E. 每 2 小时测一次血压

10. 下列哪项属于原发性高血压危险度分层的高危险组（   ）
    A. 高血压 1 级不伴有危险因素者
    B. 高血压 1 级伴 1～2 个危险因素者
    C. 高血压 2 级不伴或伴有不超过 2 个危险因素者
    D. 高血压 1～2 级伴至少 3 个危险因素者
    E. 高血压 1～2 级伴靶器官损害及相关的临床疾病者

11. 下列哪项降压药物在治疗过程中常易引起干咳症状（   ）
    A. 美托洛尔   B. 维拉帕米   C. 尼群地平
    D. 伊贝沙坦   E. 卡托普利

【A₂ 型题】

12. 高血压病病人睡眠时突感极度胸闷，气急，大汗淋漓，咳大量粉红色泡沫痰，端坐呼吸，血压 200/110mmHg，心率 110 次/分。下列哪项护理是**错误**的（   ）
    A. 安慰病人，稳定情绪   B. 置病人于两腿下垂坐位
    C. 酒精湿化吸氧 4～6L/min   D. 建立静脉通路
    E. 静脉滴注给药宜快速

13. 病人男性，68 岁，高血压 20 余年。现病人剧烈头痛、恶心、呕吐，血压 220/130mmHg。此时降压宜首选（   ）
    A. 美托洛尔口服   B. 维拉帕米静脉注射
    C. 尼群地平口服   D. 卡托普利口服
    E. 硝普钠静脉滴注

14. 病人男性，38 岁，高血压病史 10 余年，3 天前上呼吸道感染，今日突然出现呼吸困难，伴有哮鸣音，坐起时呼吸困难明显减轻，双肺底可闻及湿啰音。最可能的诊断是（   ）
    A. 左心衰竭   B. 右心衰竭   C. 高血压脑病
    D. 急性心肌梗死   E. 喘息型支气管炎

15. 病人男性，54 岁，患高血压性心脏病 6 年，近一年来从事日常活动时出现心悸、气短，休息后好转，最可能是（   ）
    A. 栓塞   B. 心房颤动   C. 心力衰竭
    D. 心内膜炎   E. 肺部感染

16. 病人女性，56 岁，高血压病史 15 年，昨日夜间睡眠中突然被憋醒，坐起后呼吸困难明显缓解，该病人的呼吸困难属于（   ）
    A. 肺源性呼吸困难   B. 心源性呼吸困难
    C. 血源性呼吸困难   D. 中毒性呼吸困难
    E. 神经精神性呼吸困难

17. 病人男性，40 岁，高血压病史 15 年，因呼吸困难明显加重而入院，现夜间不能平卧。该患者属于（   ）
    A. 心功能正常   B. 心功能Ⅰ级   C. 心功能Ⅱ级
    D. 心功能Ⅲ级   E. 心功能Ⅳ级

18. 病人男性，48 岁，高血压病史 15 年，夜间突发呼吸困难，咳粉红色泡沫痰，面色青紫。吸氧时氧流量应为（   ）

A. 1~2L/min　　　　B. 2~4L/min　　　　C. 4~6L/min

D. 6~8L/min　　　　E. 8~10L/min

19. 病人女性，65岁，患高血压性心脏病10年，护士在护理时发现病人有夜间阵发性呼吸困难、咳嗽、咳白色泡沫痰，有时痰中带血。应考虑病人发生（　　）

A. 肺梗死　　　　　B. 心肌梗死　　　　　C. 左心衰竭

D. 右心衰竭　　　　E. 胸腔积液

20. 病人男性，55岁，患原发性高血压5年，入院后给予降压药物治疗。护士在进行用药护理时正确的是（　　）

A. 血压正常即可停药

B. 可以随意增减药量

C. 改变体位时动作应缓慢

D. 改变体位时动作应迅速

E. 治疗有效时血压应在150/100mmHg以下

21. 病人男性，67岁，高血压12年，心力衰竭、心功能Ⅳ级入院。护理措施正确的是（　　）

A. 不限制活动，增加午休时间

B. 绝对卧床休息，生活由他人照顾

C. 以卧床休息为主，间断起床活动

D. 适当限制体力活动，增加午休时间

E. 不限制一般体力活动，避免剧烈运动

22. 病人男性，56岁，突发呼吸困难，满肺哮鸣音，心率快，听不清有无杂音，既往高血压7年。应立即（　　）

A. 平卧　　　　　　B. 坐位，双下肢下垂　　　　C. 洛贝林

D. 肾上腺素　　　　E. 异丙肾上腺素

23. 接受降压药物治疗的高血压病病人，起床时晕倒，片刻后清醒，首先考虑（　　）

A. 体位性低血压　　B. 心源性休克　　　　C. 高血压危象

D. 高血压脑病　　　E. 急性左心衰竭

24. 某原发性高血压病人，吸烟史20年，肥胖，目前血压160/95mmHg，下列健康教育内容哪项错误（　　）

A. 保持情绪稳定　　B. 适量运动　　　　　C. 高热量、高糖饮食

D. 戒烟　　　　　　E. 控制高血压

25. 一长期高血压病人，今日突然出现头痛、呕吐、多汗、面色苍白、视力模糊，测血压254/117mmHg，经及时抢救，血压有所下降，考虑该病人为（　　）

A. 急进型高血压　　B. 脑血管意外　　　　C. 高血压危象

D. 高血压脑病　　　E. 急性心肌梗死

26. 病人男性，68岁，有吸烟史40年，发现血压高1年，查体：BP 170/96mmHg。诊断时应首先考虑（　　）

A. 肾性高血压　　　B. 肾血管性高血压　　C. 嗜铬细胞瘤

D. 原发性高血压　　E. 原发性醛固酮增多症

27. 病人男性，70 岁，有高血压病史 20 年。其降压目标为（　　）

    A. 160/95mmHg 以下　　　B. 140/90mmHg 以下　　　C. 130/85mmHg 以下

    D. 120/80mmHg 以下　　　E. 110/70mmHg 以下

28. 病人女性，51 岁，高血压病史 10 年，长期服用降压药物治疗，近日出现双下肢踝关节周围水肿，无明显活动后气喘。可能的原因是（　　）

    A. 急性左心衰竭　　　　B. 右心衰竭　　　　C. 服用钙离子拮抗剂

    D. 肾功能不全　　　　　E. 更年期综合征

29. 病人男性，58 岁，高血压病史 10 年，长期服用美托洛尔、贝那普利、氢氯噻嗪治疗，血压控制理想，2 周前感冒后开始咳嗽，干咳，用抗生素和止咳药治疗效果不明显。应该如何治疗（　　）

    A. 继续止咳治疗　　　　B. 加用可待因　　　　C. 加大抗生素用量

    D. 停用贝那普利　　　　E. 加用化痰药

30. 病人男性，56 岁，突发剧烈头痛、头晕，伴有心悸、视物模糊、恶心、呕吐。查体：BP 230/130mmHg，神志清楚，尿液检查：蛋白 3.0g/L。诊断最可能为（　　）

    A. 高血压危象　　　　B. 高血压脑病　　　　C. 恶性高血压

    D. 急进性高血压　　　E. 高血压 2 级

31. 病人女性，50 岁，有高血压病史 8 年，糖尿病史 2 年。其降压目标为（　　）

    A. 160/95mmHg 以下　　　B. 140/90mmHg 以下　　　C. 130/80mmHg 以下

    D. 120/80mmHg 以下　　　E. 110/70mmHg 以下

32. 病人女性，52 岁，高血压病史 12 年，昨日夜间突发呼吸困难，咳粉红色泡沫痰，面色发绀。该病人应立即采取的体位是（　　）

    A. 仰卧位　　　　　　　B. 侧卧位　　　　　　C. 俯卧位

    D. 半卧位　　　　　　　E. 坐位双腿下垂

33. 病人女性，63 岁。高血压病史 18 年，夜间睡眠中突发呼吸困难，咳粉红色泡沫痰，面色发绀，急诊入院，立即吸氧。给病人吸氧应（　　）

    A. 蒸馏水湿化　　　　　　　　　B. 生理盐水湿化

    C. 10%～30%的乙醇湿化　　　　D. 30%～50%的乙醇湿化

    E. 50%～70%的乙醇湿化

34. 病人，56 岁，患高血压病 10 年，未予重视，偶尔服药，近 2 日由于劳累，出现剧烈头痛、头晕，急诊入院，测血压 190/120mmHg，确诊为原发性高血压。下列护理诊断最适合于该病人的是（　　）

    A. 恐惧　　　　　　　　B. 焦虑　　　　　　　C. 知识缺乏

    D. 活动无耐力　　　　　E. 有受伤的危险

35. 病人，61 岁，高血压 15 年，冠心病心绞痛 2 年，半小时前因情绪激动出现胸骨后压榨性疼痛，伴有大汗、焦虑，急诊入院。该病人最主要的护理诊断是（　　）

    A. 疼痛　　　　　　　　B. 焦虑　　　　　　　C. 体液不足

    D. 体液过多　　　　　　E. 活动无耐力

36. 病人，男，52 岁，高血压病 5 年，近日出现尿蛋白（+）。应诊断为（　　）

    A. 高血压病Ⅰ期　　　B. 高血压病Ⅱ期　　　C. 高血压病Ⅲ期

    D. 肾小球肾炎　　　　E. 高血压危象

【A₃型题】

（37～40题基于下面病例）

病人男性，60岁。患原发性高血压10年，冠心病心绞痛2年，近1个月来胸骨后或心前区疼痛发作频繁，持续时间延长，硝酸甘油疗效差，2小时前因情绪激动引发胸骨后压榨性疼痛，30分钟不缓解，伴有大汗、焦虑，急诊入院。

37. 此时病人最主要的护理诊断是（　　）

    A. 疼痛   B. 焦虑   C. 体液不足

    D. 体液过多   E. 活动无耐力

38. 此时病人可能发生（　　）

    A. 气管炎   B. 食管炎   C. 胸膜炎

    D. 高血压心脏病   E. 急性心肌梗死

39. 此时护士的护理措施**不妥**的是（　　）

    A. 吸氧   B. 绝对卧床

    C. 心电监护   D. 嘱病人大量饮水

    E. 观察胸骨后疼痛变化情况

40. 护士如果发现病人疼痛已缓解而面色苍白、脉细速、血压下降、尿量减少，应考虑可能发生（　　）

    A. 感染   B. 心律失常   C. 左心衰竭

    D. 心源性休克   E. 肾衰竭

（41～43题基于下面病例）

病人男性，55岁，患高血压病10年，未予重视，头痛、头晕明显时服药，症状消失时停药，近2日由于劳累，出现剧烈头痛、头晕，急诊入院，测血压190/120mmHg，确诊为原发性高血压。

41. 该病人主要的护理诊断是（　　）

    A. 疼痛   B. 焦虑   C. 知识缺乏

    D. 活动无耐力   E. 有受伤的危险

42. 护士向病人讲述应用降压药的注意事项**不正确**的是（　　）

    A. 改变体位时不宜过快

    B. 联合用药可增强疗效

    C. 不可以随意增减药量或停药

    D. 服药期间出现头晕立即取坐位

    E. 治疗有效时血压应在140/90mmHg以下

43. 护士对其进行健康教育正确的是（　　）

    A. 不限烟酒

    B. 可以自行增减药量

    C. 不参加体育锻炼，以免加重病情

    D. 服药期间可以不采用非药物治疗

    E. 合理饮食、情绪平稳、遵医嘱用药

（44～46 题基于下面病例）

病人男性，50 岁，患高血压病 5 年，间断服降压药，血压波动在 160/100mmHg～140/90mmHg。头晕、头痛明显就服药，症状消失就停药。20 年吸烟史，身体肥胖多年。

44. 此病人主要护理诊断是（　　）

    A. 有受伤的危险　　　　　　　　B. 活动无耐力

    C. 知识缺乏　　　　　　　　　　D. 疼痛

    E. 潜在并发症：脑血管意外

45. 指导病人服用降压药注意事项**不妥**的是（　　）

    A. 遵医嘱用药不可自行增减

    B. 使用两种或以上药物可增强疗效

    C. 降压药需长期服用

    D. 服药期间出现头晕应立即平卧

    E. 服药期间可以不采用非药物治疗

46. 出院前健康教育**不正确**的是（　　）

    A. 低盐、低脂、低热量饮食　　　B. 进行适当运动

    C. 坚持遵医嘱服药　　　　　　　D. 定期测量血压

    E. 洗热水澡有助扩张血管降压

（47～49 题基于下面病例）

病人男性，82 岁，高血压病史 40 年，血压 180/118mmHg，心脏听诊正常，心电图示：左心室肥厚、劳损，尿蛋白（＋），血肌酐 177μmol/L，右眼底少量出血。

47. 该病人的高血压分级应属于（　　）

    A. 1 级高血压　　　　B. 2 级高血压　　　　C. 3 级高血压

    D. 恶性高血压　　　　E. 高血压危象

48. 该病人的高血压危险度分层应属于（　　）

    A. 低危　　　　　　　B. 中危　　　　　　　C. 高危

    D. 极高危　　　　　　E. 过高危

49. 护士对其进行健康教育正确的是（　　）

    A. 可以根据感觉增减药量

    B. 少量烟酒

    C. 不宜户外锻炼，以免加重病情

    D. 可单纯服药治疗

    E. 合理饮食、情绪平稳、遵医嘱用药

（50～52 题基于下面病例）

病人女性，76 岁，有高血压病史 20 年，长期服用降压药，血压控制较理想，曾多次查心电图都正常，1 天前感心悸。心电图：完全型左束支传导阻滞。

50. 该患者应考虑（　　）

    A. 高血压　　　　　　　　　　　B. 完全性左束支传导阻滞

    C. 急性心肌梗死　　　　　　　　D. 高血压，高血压性心脏病

E. 高血压伴肥厚型心肌病

51. 应立即给该患者进行哪种处理（　　）

A. 立即进行心肌运动核素检查　　　B. 行 24 小时动态心电图

C. 暂时观察　　　　　　　　　　　D. 查心肌酶学，肌钙蛋白

E. 如患者愿意，可行冠状动脉造影

52. 对该病人下列护理诊断哪项适合（　　）

A. 疼痛　　　　　　　B. 焦虑　　　　　　　C. 知识缺乏

D. 活动无耐力　　　　E. 有受伤的危险

参 考 答 案

一、名词解释

1. 原发性高血压：是原因不明的以体循环动脉血压升高为主要表现的临床综合征。

2. 继发性高血压：是指有明确而独立的病因，其血压升高是某些疾病的临床表现之一。

3. 高血压脑病：指高血压病程中由于血压过高，发生脑血液循环障碍，导致脑水肿、颅内高压，出现严重头痛、呕吐、烦躁、意识模糊、抽搐、昏迷等征象。

4. 高血压危象：指高血压病程中因周围小动脉阻力突然升高，引起头痛、烦躁、眩晕、恶心、呕吐、多汗、心悸、气急、视力模糊等症状。

二、填空题

1. ≥140　≥90

2. 低危　中危　高危　极高危

3. 左心室肥厚　颈动脉内膜中层厚度（IMT）增加或粥样斑块　动脉弹性功能减退　微量白蛋白尿

三、选择题

1. E　　2. D　　3. A　　4. A　　5. D　　6. E　　7. C　　8. D　　9. D

10. D　　11. E　　12. E　　13. E　　14. A　　15. C　　16. B　　17. E　　18. D

19. C　　20. C　　21. B　　22. B　　23. A　　24. C　　25. C　　26. D　　27. B

28. C　　29. D　　30. A　　31. C　　32. E　　33. D　　34. E　　35. A　　36. B

37. A　　38. E　　39. D　　40. D　　41. A　　42. C　　43. E　　44. C　　45. E

46. E　　47. C　　48. D　　49. E　　50. D　　51. B　　52. E

第七节　冠状动脉粥样硬化性心脏病病人的护理

一、名词解释

1. 冠状动脉粥样硬化性心脏病　　　　　　2. 心绞痛

3. 心肌梗死

二、填空题

1. 稳定型心绞痛常见的诱因是 ＿＿＿＿＿、＿＿＿＿＿、＿＿＿＿＿、＿＿＿＿＿、＿＿＿＿＿等。

2. 血心肌坏死标志物有＿＿＿＿＿、＿＿＿＿＿等。

三、选择题

【A₁ 型题】

1. 早期诊断无症状型冠心病主要依据（　　）
    A. 有无心绞痛史　　　　　B. 有无高脂血症　　　　　C. 有无糖尿病病史
    D. 有无高血压病史　　　　E. 有无心电图改变

2. 下列哪项是典型心绞痛的特征（　　）
    A. 疼痛同时伴有发热
    B. 多于夜间休息时发病
    C. 休息或含化硝酸甘油不能缓解
    D. 胸骨后压迫紧缩性闷痛，持续 3～5 分钟
    E. 为胸骨后压迫紧缩性闷痛，持续 30 分钟以上

3. 下列哪项**不是**典型心绞痛的特点（　　）
    A. 压迫性、紧缩性闷痛
    B. 常在夜间休息时发作
    C. 疼痛时间持续 3～5 分钟
    D. 疼痛部位在胸骨后或心前区
    E. 休息或含服硝酸甘油后几分钟内缓解

4. 典型心绞痛发作时心电图表现为（　　）
    A. 高尖 P 波　　　　　　　　　　B. 高尖 T 波
    C. ST 段抬高　　　　　　　　　　D. 病理性 Q 波
    E. ST 段压低、T 波低平或倒置

5. 对心绞痛病人进行健康教育哪项**不妥**（　　）
    A. 警惕发生心肌梗死　　　　　　B. 发作时立即就医
    C. 情绪稳定、避免过劳　　　　　D. 戒烟、酒，不饮浓茶
    E. 低盐低脂饮食，少食多餐

6. 心绞痛发作时可用气化吸入方式给药而迅速奏效的是（　　）
    A. 硝酸异山梨酯　　　　　B. 硝苯地平　　　　　C. 麝香保心丸
    D. 硝酸甘油片　　　　　　E. 亚硝酸异戊酯

7. 给心绞痛病人舌下含化硝酸甘油起效的时间是（　　）
    A. 1～2min　　　　　　　B. 2～3min　　　　　　C. 3～4min
    D. 4～5min　　　　　　　E. 5～6min

8. 硝酸异山梨酯舌下含化常用的剂量是（　　）
    A. 5～10mg　　　　　　　B. 10～15mg　　　　　　C. 15～20mg

D. 20～25mg   E. 25～30mg

9. 硝酸甘油的副作用是（   ）

    A. 水肿   B. 呼吸困难

    C. 血压升高   D. 恶心、呕吐

    E. 头昏、头胀痛、面红、心悸

10. 急性心肌梗死多发生于（   ）

    A. 左心房   B. 右心室   C. 左心室前壁

    D. 左心室膈面   E. 左心室高侧壁

11. 下列哪项是急性心肌梗死的先兆表现（   ）

    A. 恶心、呕吐

    B. 心源性休克

    C. 急性左心衰竭

    D. 心绞痛发作频繁、硝酸甘油疗效差

    E. 心绞痛持续数小时，硝酸甘油不能缓解

12. 急性心肌梗死最早最突出的症状是（   ）

    A. 头晕   B. 心悸

    C. 呼吸困难   D. 恶心、呕吐

    E. 剧烈而持久的胸骨后疼痛

【A₂型题】

13. 一急性心肌梗死病人急诊入院，立即心电监护，及时发现心律失常。一般发生心律失常最多见于发病后（   ）

    A. 1天内   B. 2天内   C. 3天内

    D. 4天内   E. 5天内

14. 病人男性，56岁，广泛前壁急性心肌梗死，病人出现心力衰竭，早期应用洋地黄（   ）

    A. 抗心衰效果好   B. 易诱发心律失常   C. 易发生心脏破裂

    D. 诱发心室壁瘤   E. 导致乳头肌功能失调

15. 急性心肌梗死病人入院3天发生休克，主要原因是（   ）

    A. 心律失常   B. 剧烈疼痛   C. 左心室输出量下降

    D. 心脏前负荷增加   E. 心脏后负荷增加

16. 病人男性，55岁，广泛前壁急性心肌梗死，病人发生左心衰竭。主要原因是（   ）

    A. 肺部感染   B. 房室传导阻滞   C. 心肌收缩力下降

    D. 心脏负荷加重   E. 阵发性室性心动过速

17. 病人男性，68岁，突发心前区闷痛3小时入院。查体：BP 120/60mmHg，心率58次/分，心尖部可闻及4/6级收缩期吹风样杂音。心电图提示：Ⅱ、Ⅲ、aVF ST段抬高，诊断急性下壁心肌梗死。现在出现的并发症是（   ）

    A. 心脏破裂   B. 室壁瘤形成   C. 乳头肌断裂

    D. 左心室附壁血栓   E. 心肌梗死后综合征

18. 急性心肌梗死病人入院后收入CCU病房，护士在监护时发现以下哪种情况最危急（   ）

A. 高热   B. 出冷汗

C. 反复呕吐   D. 血压 80/50mmHg

E. 室性期前收缩 10 次/分

19. 在 CCU 病房监护的急性心肌梗死病人中，最易引起病人突发意外情况的是（   ）

     A. 吸氧不当   B. 便秘   C. 饮食不当

     D. 亲友探望   E. 呼吸道感染

20. 病人女性，47 岁，肥胖，性情急躁，2 小时前因与人争吵突然心前区疼痛，压榨感，休息、服用速效救心丸未见好转，急诊入院，为明确病情急查血清酶，急性心肌梗死时升高最早恢复最快的血清酶是（   ）

     A. 肌酸激酶（CK）   B. 乳酸脱氢酶（LDH）

     C. 碱性磷酸酶（AKP）   D. 丙氨酸氨基转移酶（ALT）

     E. 门冬氨酸氨基转移酶（AST）

21. 病人女性，60 岁，急性心肌梗死急诊入院。护士为病人制定的护理措施正确的是（   ）

     A. 不必绝对卧床   B. 第一周给予流质饮食

     C. 每 2 小时翻身一次   D. 不必限制探视

     E. 24 小时后可在床上活动肢体

22. 急性心肌梗死病人住院期间血压下降，休克，若控制休克使用血管活性药物前应事先（   ）

     A. 吸氧   B. 解除疼痛   C. 观察尿量

     D. 补充血容量   E. 注意保暖

23. 病人女性，65 岁，冠心病急性心肌梗死入院，入院 2 天未解大便，病人感觉腹胀，此时护理措施正确的是（   ）

     A. 给缓泻剂   B. 给硫酸镁   C. 帮助床上排便

     D. 肥皂水灌肠   E. 给新斯的明

24. 病人男性，78 岁，冠心病 10 年，今晨突然心悸、气促、咳嗽、咳粉红色泡沫痰，最可能的是（   ）

     A. 高血压   B. 心肌病

     C. 心肌炎   D. 急性心包炎

     E. 冠心病，急性左心衰竭

25. 病人女性，68 岁，冠心病全心衰竭入院，心功能Ⅳ级，入院后 2 天未解大便，病人自觉明显腹胀。此时护理措施正确的是（   ）

     A. 下床排便   B. 大剂量液体灌肠

     C. 利用润肠剂使病人排便   D. 嘱病人用力排便

     E. 减少粗纤维食物

26. 病人男性，59 岁，因情绪激动引发胸骨后压榨性疼痛，向左肩、臂放射，疑为典型心绞痛发作。此时可给予（   ）

     A. 硝酸甘油口服   B. 硝酸甘油肌注

     C. 硝酸甘油静滴   D. 硝酸甘油舌下含化

E. 硝酸甘油皮下注射

27. 病人女性，49岁，典型心绞痛发作，护士遵医嘱给予硝酸甘油舌下含化。应指导病人注意（　　）

    A. 出现不良反应立即停药

    B. 首次含药时不必平卧

    C. 硝酸甘油疗效差时不必注意

    D. 硝酸甘油的主要不良反是恶心、呕吐

    E. 首次含药时应平卧片刻，以防低血压

28. 病人男性，61岁，患冠心病心绞痛5年，近1个月来胸骨后疼痛发作频繁，疼痛持续时间延长，硝酸甘油疗效差。护士应考虑可能为（　　）

    A. 顽固性心绞痛　　　　　B. 并发气管炎　　　　　C. 并发胸膜炎

    D. 心肌梗死　　　　　　　E. 硝酸甘油耐药

29. 病人男性，57岁，冠心病心绞痛病史7年，2小时来持续胸骨后疼痛，急诊入院，经心电图检查确诊为心肌梗死。此时护理措施**不正确**的是（　　）

    A. 勤翻身，预防压疮　　　　　　　B. 严格控制输液量和速度

    C. 病室保持安静，限制探视　　　　D. 低盐、低脂饮食、少食多餐

    E. 绝对卧床休息减轻心脏负荷

30. 病人男性，58岁，4小时前急起剧烈胸痛，大汗，尿量减少，脉细弱。肺小动脉楔压与左室舒张末压均明显增高。病人早期冠状动脉再灌注，应选用（　　）

    A. 溶栓疗法　　　　　　　　　B. 急诊冠状动脉旁路移植术

    C. PTCA　　　　　　　　　　　D. 主动脉内气囊反搏

    E. 扩充血容量

31. 患者男性，70岁，因持续心前区疼痛5小时，诊断为急性心肌梗死收住CCU，监测中病人出现心室颤动，此时护士应采取的首要措施是（　　）

    A. 心内注射利多卡因　　　B. 气管插管　　　　　C. 高压吸氧

    D. 同步电复律　　　　　　E. 非同步电复律

32. 某急性心肌梗死患者，起病第三天体温升高（38.4℃），持续4天后自行退热，您考虑发热的原因主要为（　　）

    A. 心肌梗死后综合征　　　B. 坏死组织吸收　　　C. 肺部继发感染

    D. 感染性心内膜炎　　　　E. 病室内交叉感染

33. 病人男性，68岁，因胸骨后闷痛1小时入院，心电图示急性广泛前壁心肌梗死，住院当夜，护士发现其反应迟钝、面色苍白、皮肤湿冷、脉搏细弱。应考虑（　　）

    A. 心源性休克　　　　　　B. 急性肺水肿　　　　　C. 并发脑栓塞

    D. 心室颤动征象　　　　　E. 心梗后综合征

34. 病人男性，52岁，在家生活如常，每天外出骑车及上楼梯时即感气促、胸闷、心悸，停下休息片刻后可减轻。体格检查：心率94次/分钟，心界扩大，肝脏肋下1cm，下肢未见水肿。您认为其心功能分级为（　　）

    A. 心功能Ⅰ级　　　　　　B. 心功能Ⅱ级　　　　　C. 心功能Ⅲ级

    D. 心功能Ⅳ级　　　　　　E. Ⅲ度心力衰竭

35. 病人男性，49岁，冠心病，心绞痛。下列哪项可作为鉴别心肌梗死与一般心绞痛

的可靠依据（　　）

　　A. 胸骨后疼痛持续 20 分钟以上　　　　B. 面色苍白出冷汗

　　C. 有期前收缩出现　　　　　　　　　　D. 心电图见 T 波倒置

　　E. 心电图见病理性 Q 波

36. 病人女性，60 岁，患冠心病 5 年，近 1 个月来稍事活动即出现心悸、气短，体力活动明显受限，心功能属于（　　）

　　A. 心功能正常　　　　　　B. 心功能 Ⅰ 级　　　　　　C. 心功能 Ⅱ 级

　　D. 心功能 Ⅲ 级　　　　　　E. 心功能 Ⅳ 级

37. 病人女性，63 岁，急性下壁和后壁心肌梗死入院，当天晚上突然意识丧失，抽搐，心电图发现有窦性停搏和Ⅲ度房室传导阻滞。此时宜首先考虑选择以下哪项措施（　　）

　　A. 扩血管药物　　　　　　B. 异丙肾上腺素　　　　　　C. 阿托品

　　D. 安装临时起搏器　　　　E. 洋地黄制剂

38. 病人男性，64 岁，入院诊断为心肌梗死，现心电图监测提示阵发性成串的室性期前收缩，频率 180 次/分。目前病人的首要护理措施是（　　）

　　A. 准备电除颤　　　　　　　　　　　B. 准备静脉注射利多卡因

　　C. 加快给药速度　　　　　　　　　　D. 做好溶栓准备

　　E. 给大量硝酸甘油

39. 病人，冠心病，心绞痛 3 年。典型心肌梗死与典型心绞痛病人在症状上的最大区别是（　　）

　　A. 疼痛的性质　　　　　　B. 疼痛的部位　　　　　　C. 疼痛的持续时间

　　D. 疼痛的放射部位　　　　E. 伴随症状

40. 急性前壁心肌梗死病人急诊入院，护士在指导急性心梗病人休息，下列哪项**不适合**（　　）

　　A. 发病后 1～3 天内绝对卧床休息

　　B. 限制探视

　　C. 绝对卧床期间，进食、排便、洗漱均应在床上进行

　　D. 疼痛不剧烈的病人可不必强调绝对卧床

　　E. 绝对卧床期可根据病人病情逐渐增加活动量

41. 冠心病与动脉粥样硬化有关，血脂检查时哪项增高是**错误**的（　　）

　　A. 总胆固醇增高　　　　　　　　　　B. 甘油三酯增高

　　C. 高密度脂蛋白增高　　　　　　　　D. 低密度脂蛋白增高

　　E. 极低密度脂蛋白增高

42. 心肌梗死经常伴有休克，需要补充血容量，当中心静脉压达到多少时应停止补液（　　）

　　A. 中心静脉压＞$12cmH_2O$　　　　　　B. 中心静脉压＞$15cmH_2O$

　　C. 中心静脉压＞$16cmH_2O$　　　　　　D. 中心静脉压＞$17cmH_2O$

　　E. 中心静脉压＞$18cmH_2O$

【A₃ 型题】

（43～47 题基于下面病例）

病人男性，48 岁，冠心病病史 8 年，午饭后突然感到左前胸压榨样闷痛，向左前臂

放射，伴上腹饱胀，出冷汗，烦躁不安。查体：体温 37℃，血压 80/50mmHg，心音低钝，节律整齐。心电图示：V_1、V_2、V_3 导联 S-T 段明显上移，有深宽 Q 波。

43. 该病人的诊断是（　　）
    A. 心绞痛　　　　　　　B. 心肌梗死　　　　　　C. 心力衰竭
    D. 心肌病　　　　　　　E. 心肌炎

44. 病变的部位是（　　）
    A. 前壁　　　　　　　　B. 前间壁　　　　　　　C. 下壁
    D. 广泛前壁　　　　　　E. 后壁

45. 如给病人测血清酶，则特异性最高的是（　　）
    A. 肌酸激酶（CK）　　　　　　　　B. 乳酸脱氢酶（LDH）
    C. 丙氨酸氨基转移酶（ALT）　　　D. 肌酸激酶的同工酶（CK-MB）
    E. 门冬氨酸氨基转移酶（AST）

46. 此时该病人已发生（　　）
    A. 休克　　　　　　　　B. 栓塞　　　　　　　　C. 心力衰竭
    D. 心律失常　　　　　　E. 肾衰竭

47. 若该病人已发生休克，应属于（　　）
    A. 低血容量性休克　　　B. 心源性休克　　　　　C. 过敏性休克
    D. 神经源性休克　　　　E. 感染性休克

（48～50 题基于下面病例）

病人男性，69 岁，诊断为急性心梗，心电监护中出现心房纤颤，心率 80 次/分。

48. 病人此时的脉搏异常应是（　　）
    A. 奇脉　　　　　　　　B. 交替脉　　　　　　　C. 二联律
    D. 脉搏短绌　　　　　　E. 缓脉

49. 测量该病人脉搏心率正确的方法是（　　）
    A. 先测脉搏后测心率　　　　　　B. 两人同时测脉搏心率
    C. 先测心率后测脉搏　　　　　　D. 告知医生由医生测量
    E. 一人计时一人测量

50. 治疗其房颤最好的方法是（　　）
    A. 休息、心理安慰　　　B. 电除颤　　　　　　　C. 奎尼丁
    D. 胺碘酮　　　　　　　E. 硝酸甘油酯制剂

（51～52 题基于下面病例）

病人男性，56 岁，突发心前区剧烈压榨样疼痛、呕吐伴窒息感 2 小时入院。查体：心率 110 次/分，血压 85/60mmHg，心电图提示 V_1～V_4 导联 ST 段呈弓背向上抬高，律不齐。

51. 病人出现哪种心律失常应高度注意（　　）
    A. 房颤　　　　　　　　B. 短阵室性心动过速　　C. 室上性心动过速
    D. 窦性心动过速　　　　E. 窦性心动过缓

52. 一旦发生室颤，护士应立即采取的护理措施是（　　）
    A. 同步直流电除颤　　　　　　　B. 非同步直流电除颤
    C. 心内注射利多卡因　　　　　　D. 肌内注射阿托品

E. 对病人行心脏按压

（53～55 题基于下面病例）

病人男性，66 岁，高血压病史 15 年，突发胸部压榨样疼痛，伴有面色苍白，大汗淋漓，查体：血压 76/48mmHg，心率 100 次/分，节律规则，急诊入院。

53. 为明确病情，目前最快捷有意义的检查是（   ）

    A. 血细胞及血红蛋白   B. 胸部 X 线检查

    C. 心电图   D. 心脏超声

    E. 冠状动脉造影

54. 若病人心电图显示 II、III、aVF 导联 ST 段抬高，有宽大 Q 波，提示（   ）

    A. 不稳定型心绞痛   B. 前壁心肌梗死

    C. 前间壁心肌梗死   D. 下壁心肌梗死

    E. 广泛前壁心肌梗死

55. 经治疗疼痛缓解，但血压仍然是 78/50mmHg，最可能是（   ）

    A. 心力衰竭   B. 休克   C. 心律失常

    D. 室壁瘤   E. 乳头肌断裂

（56～59 题基于下面病例）

病人男性，65 岁，心前区压榨样疼痛 6 小时，伴气喘、咳嗽，咳白色泡沫样痰。体检：BP 160/100mmHg，双肺满布湿性啰音，心率 110 次/分、律齐。心电图：I、aVL、V_1～V_6 ST 段弓背向上抬高，病理性 Q 波。

56. 该患者诊断为（   ）

    A. 急性冠状动脉综合征   B. 急性前壁心肌梗死

    C. 急性前间壁心肌梗死   D. 急性广泛前壁心肌梗死

    E. 急性高侧壁心肌梗死

57. 下列哪项治疗是**错误**的（   ）

    A. 吗啡 5mg 静脉注射   B. 硝酸甘油静脉滴注

    C. 呋塞米静脉注射   D. 半卧位吸氧

    E. 毛花苷 C 静脉注射

58. 在治疗过程中患者突然出现室性心动过速，用利多卡因、胺碘酮治疗仍有室速发生，下一步应（   ）

    A. 加用美托洛尔静脉注射   B. 同步直流电复律

    C. 非同步直流电复律   D. 继续利多卡因

    E. 口服地高辛

59. 护士指导病人出院后的保健，下列哪项**不适合**（   ）

    A. 缓解期要遵医嘱用药

    B. 戒烟限酒

    C. 控制体重，加强运动

    D. 饮食清淡，少量多餐、低脂饮食

    E. 根据病人身体情况逐渐增加活动量

参 考 答 案

一、名词解释

1. 冠状动脉粥样硬化性心脏病：是指冠状动脉粥样硬化使血管腔狭窄或阻塞，导致心肌缺血、缺氧而引起的心脏病。

2. 心绞痛：是冠状动脉供血不足，心肌急剧的暂时性缺血、缺氧所引起的以阵发性前胸压榨性疼痛为主要表现的临床综合征。

3. 心肌梗死：指冠状动脉病变的基础上，发生冠状动脉血供急剧减少或中断，使相应的心肌严重、持久的缺血而坏死。

二、填空题

1. 劳累　情绪激动　饱餐　受寒　急性循环衰竭
2. 肌钙蛋白　肌红蛋白

三、选择题

1. E	2. D	3. B	4. E	5. B	6. E	7. A	8. A	9. E
10. C	11. D	12. E	13. A	14. B	15. C	16. C	17. C	18. E
19. B	20. A	21. B	22. D	23. C	24. E	25. C	26. D	27. E
28. D	29. A	30. C	31. E	32. B	33. A	34. A	35. E	36. D
37. D	38. A	39. C	40. E	41. C	42. B	43. B	44. A	45. D
46. A	47. B	48. D	49. E	50. B	51. B	52. B	53. C	54. D
55. B	56. D	57. E	58. B	59. C				

第八节　感染性心内膜炎病人的护理

一、名词解释

感染性心内膜炎

二、填空题

1. 亚急性感染性心内膜炎的细菌可由_____、_____、_____或_____、_____、_____或_____时侵入血流。

2. 急性感染性心内膜炎常见致病菌有_____、_____。

3. 亚急性感染性心内膜炎抗微生物治疗原则是_____、_____、_____、_____、_____选药。

三、选择题

【A₁ 型题】

1. 感染性心内膜炎引起的心脏瓣膜病主要累及（　　）

　　A. 瓣环　　　　　　　　B. 瓣叶　　　　　　　　C. 瓣下结构

　　D. 腱索　　　　　　　　E. 乳头肌

2. 感染性心内膜炎引起的血管损伤表现**除外**（　　）

　　A. 肾缺血　　　　　　　B. 脾栓塞　　　　　　　C. 细菌性动脉瘤

　　D. 皮肤瘀点、瘀斑　　　E. Olser 结节

3. 亚急性感染性心内膜炎**不具有**以下哪项临床表现（　　）

　　A. 皮肤黏膜瘀点　　　　B. 杵状指　　　　　　　C. 脾大

　　D. 心包摩擦音　　　　　E. 栓塞

4. 感染性心内膜炎最有意义的诊断检查是（　　）

　　A. X 线检查　　　　　　B. 心电图　　　　　　　C. 血培养

　　D. 超声心动图　　　　　E. 免疫学检查

5. 亚急性感染性心内膜炎最常见病菌是（　　）

　　A. 草绿色链球菌　　　　B. 金黄色葡萄球菌　　　C. 病毒

　　D. 肠球菌　　　　　　　E. 衣原体

【A₂ 型题】

6. 病人女性，40 岁，发现心脏有杂音十余年，重体力活动受限，近日持续发热 10 天，血白细胞 17.0×10^9/L。以下哪项处理最适合（　　）

　　A. 做血培养后，根据培养结果用药

　　B. 先用抗菌药物 3 天，观察体温后再采血培养

　　C. 采血培养后即开始肌注青霉素

　　D. 采血培养后静脉滴注大剂量青霉素、肌注庆大霉素

　　E. 血培养后静脉滴注链霉素

7. 病人男性，25 岁，发热半月余，体温 37.5～38.5℃，关节痛，心尖区舒张期隆隆样杂音，及 3/6 级收缩期吹风样杂音，脾肋下 2cm，尿红细胞 10～20 个/高倍视野，该风心病病人合并（　　）

　　A. 风湿活动　　　　　　B. 肺结核　　　　　　　C. 呼吸道感染

　　D. 泌尿系感染　　　　　E. 亚急性心内膜炎

8. 一发热病人，下列哪项体征提示亚急性感染性心内膜炎最有特征性（　　）

　　A. 进行性贫血　　　　　　　　　　B. 脾大

　　C. 主动脉瓣区突然出现舒张期杂音　D. 杵状指

　　E. 皮肤黏膜瘀点

9. 病人男性，诊断为感染性心内膜炎，住院期间突然出现失语、吞咽困难、瞳孔大小不等，神志模糊，最可能出现哪种并发症（　　）

　　A. 脑栓塞　　　　　　　B. 肾栓塞　　　　　　　C. 肺栓塞

　　D. 脾栓塞　　　　　　　E. 肝栓塞

10. 风湿性心脏病患者，发热 1 个月，血培养金黄色葡萄球菌产青霉素酶，诊断为亚急性心内膜炎，首选（　　）

　　A. 青霉素　　　　　　　B. 两性霉素　　　　　　C. 氯霉素

　　D. 萘夫西林或苯唑西林　E. 多黏菌素

11. 病人女性，36 岁，风湿性心脏病二尖瓣狭窄，近 1 个月来持续发热，体温波动在

38～39℃，乏力，多汗，四肢关节、肌肉疼痛，查体：面色苍白，球结膜可见点状出血，心脏听诊有心尖区隆隆样杂音，主动脉瓣区舒张期叹气样杂音及海鸥音，肝脾大。该病人除风湿性心脏病外还应有（　　）

    A. 呼吸道感染　　　　B. 亚急性心内膜炎　　　C. 风湿活动期

    D. 急性败血症　　　　E. 亚急性败血症

12. 病人男性，诊断为感染性心内膜炎，住院期间突然出现腰痛、血尿最可能出现哪种并发症（　　）

    A. 脑栓塞　　　　　　B. 肾栓塞　　　　　　C. 肺栓塞

    D. 脾栓塞　　　　　　E. 肝栓塞

【A₃/A₄ 型题】

（13～16 题基于下面病例）

病人女性，32 岁。风湿性心脏病二尖瓣狭窄合并关闭不全 8 年，近日持续发热半月，全身肌肉关节痛。轻度贫血，口腔黏膜见针尖大小瘀点，轻度杵状指，心界向左扩大，心尖部可闻及舒张期、收缩期杂音，两肺底少许湿啰音，肝肋下 2cm。

13. 应考虑该病人已合并（　　）

    A. 亚急性细菌性心内膜炎　　　　B. 支气管肺炎

    C. 风湿活动期　　　　　　　　　D. 败血症

    E. 肺结核

14. 为进一步明确病情，以下哪种检查最有意义（　　）

    A. 心电图　　　　　　B. 心脏超声　　　　　C. 血细菌培养

    D. 肝功能检查　　　　E. X 线检查

15. 护理该病人应密切注意观察（　　）

    A. 体温变化　　　　　B. 皮肤瘀点增加　　　C. 肝脾大情况

    D. 杵状指　　　　　　E. 是否有栓塞

16. 为病人采集血标本时下列哪项**不正确**（　　）

    A. 采血应在抗生素应用之前

    B. 已用抗生素者则在停药后即采血

    C. 向病人说明反复多次采血培养的必要性

    D. 未经治疗者，第一日间隔 1 小时采血 1 次，共 3 次

    E. 如次日未见细菌生长，重复采血 3 次

参 考 答 案

一、名词解释

感染性心内膜炎：是微生物感染所致的心内膜和邻近的大动脉内膜炎症，其特征是心瓣膜上形成赘生物，赘生物为大小不等、形状不一的血小板和纤维素团块，内含大量微生物和少量炎性细胞。

二、填空题

1. 咽炎　扁桃体炎　上呼吸道感染　拔牙　扁桃体摘除术　泌尿系器械检查　心脏

手术

2. 金黄色葡萄球菌 溶血性链球菌

3. 早期 充分用药 静脉给药 广谱抗生素 药敏试验

三、选择题

1. B　　2. A　　3. D　　4. C　　5. A　　6. D　　7. E　　8. C　　9. A

10. D　　11. B　　12. B　　13. A　　14. C　　15. E　　16. B

第九节　心肌疾病病人的护理

一、名词解释

1. 心肌病　　　　　　　　　　　　　　2. 心肌炎

二、填空题

1. 心肌病分为：_____、_____、_____、_____。

2. 扩张型心肌病患者的临床表现以_____为特征，以及出现各类型的_____。

3. 扩张型心肌病有_____ 或_____ 扩张，有_____ 功能障碍。

4. 肥厚型心肌病有_____或_____肥厚，通常伴有_____ 。

三、选择题

【A₁ 型题】

1. 扩张型心肌病的主要病理生理特征是（　　）

　　A. 左室扩大

　　B. 左室舒张末期容量增加

　　C. 心肌收缩力下降

　　D. 舒张期顺应性下降，舒张末压升高

　　E. 以上都不对

2. 病毒性心肌炎患者最根本的治疗措施是（　　）

　　A. 大量饮水　　　　　　　B. 应用抗生素　　　　　　C. 充分休息，加强营养

　　D. 早期使用糖皮质激素　　E. 大剂量维生素 C

3. 引起病毒性心肌炎较多见的病毒是（　　）

　　A. 柯萨奇病毒　　　　　　B. 流感病毒　　　　　　　C. 疱疹病毒

　　D. 冠状病毒　　　　　　　E. 腺病毒

4. 原发性心肌病临床最常见类型是（　　）

　　A. 肥厚型　　　　　　　　B. 扩张型　　　　　　　　C. 限制型

　　D. 肥厚与限制型　　　　　E. 心律失常型

5. 病毒性心肌炎发病多在病毒感染后（　　）

　　A. 1～2 周　　　　　　　 B. 2～3 周　　　　　　　 C. 3～4 周

　　D. 1～2 个月　　　　　　 E. 2～3 个月

6. 病毒性心肌炎**不宜**使用激素治疗的是（　　）

    A. 出现心源性休克　　　　B. 合并严重心力衰竭　　　　C. 出现房室传导阻滞

    D. 病毒性心肌炎早期　　　　E. 严重全身毒血症状

【A₂ 型题】

7. 某病毒性心肌炎病人，每2个窦性搏动后出现1个室性期前收缩，需及早（　　）

    A. 病因治疗　　　　　　　　　　　B. 耐心解释病情

    C. 心电监护，抗心律失常治疗　　　D. 卧床休息、吸氧

    E. 减少体力活动

8. 病人男性，22岁，3周前咽痛、流涕、咳嗽、发热，近日出现心悸、气促，伴心前区痛，疑是病毒性心肌炎。下列哪项检查有帮助（　　）

    A. 血红蛋白下降　　　　B. 白细胞总数偏高　　　　C. 血清心肌酶增高

    D. 血沉增快　　　　　　E. 红细胞数下降

9. 病人男性，40岁，5年来逐渐出现心悸、气短，近1年来尿少，下肢水肿，呼吸困难，查体：心界扩大，心尖部第一音低钝，心律不齐，频发期前收缩，心尖部闻及奔马律，双肺下部闻及水泡音，肝大，肋下6.0cm，心电图示频发室性期前收缩，各导联 T 波低平倒置，考虑是（　　）

    A. 扩张型心肌病　　　　B. 肥厚型心肌病　　　　C. 限制型心肌病

    D. 克山病　　　　　　　E. 病毒性心肌炎

10. 病人男性，36岁，2年来反复发作晕厥，近来有时胸骨后痛，持续数分钟，能平卧，无水肿，查体：心界不大，心率98次/分。超声心动图：室间隔厚度16mm（正常10mm），左室后壁厚度10mm（正常10mm），收缩期见二尖瓣前叶向前移动。最可能是（　　）

    A. 扩张型心肌病　　　　B. 肥厚型心肌病　　　　C. 限制型心肌病

    D. 克山病　　　　　　　E. 病毒性心肌炎

11. 病人男性，33岁，心悸2周，2周前有淋雨史，无活动后气喘，查体：心率120次/分，心电图提示，频发室性期前收缩，超声心动图：心脏大小正常，射血分数（EF）68%。该患者诊断最合适的是（　　）

    A. 急性病毒性心肌炎　　　　B. 心律失常　　　　C. 心功能不全

    D. 上呼吸道感染　　　　　　E. 风湿性心肌炎

12. 患者男性，50岁，心悸、胸闷，上一层楼即感气喘，超声心动图提示，室间隔厚度2.3cm，后壁厚度1.0cm，SAM征（＋），该患者最佳的治疗是（　　）

    A. 美托洛尔　　　　　　B. 硫氮唑酮　　　　C. 维拉帕米

    D. 静脉应用多巴胺　　　E. 室间隔心肌化学消融

13. 病人男性，30岁，体检时发现，心电图上提示，Ⅱ、Ⅲ、aVF、aVL 导联有病理性 Q 波，既往健康，短跑运动员。下列哪项描述是正确的（　　）

    A. 体检结论正常　　　　　　　　B. 体检异常，但不能确定，随访

    C. 应考虑肥厚性心肌病的可能　　D. 应考虑高血压性心脏病

    E. 陈旧性下壁心肌梗死

14. 病人男性，57岁，有高血压病史13年，超声心动图提示，室间隔厚度1.3cm，后壁厚度1.0cm，左室舒张期内径5.8cm。该患者诊断哪项是正确的（　　）

A. 肥厚型心肌病　　　　　　　　B. 高血压病

C. 高血压心脏病　　　　　　　　D. 高血压病并肥厚型心肌病

E. 高血压病并扩张型心肌病

【A₃/A₄ 型题】

（15～19 题基于下面病例）

病人女性，19 岁，半个月前上呼吸道感染，咳嗽、鼻塞、流涕，近几日出现心悸、气促，伴心前区痛，发热。查体：体温 37.8℃，心率 116 次/分，律齐，心尖部闻及舒张期奔马律及 2/6 收缩期杂音，血沉 40mm/h，抗链 "O" 1：200。

15. 该病人最可能是 （　　　）

A. 风湿性心脏病、二尖瓣关闭不全　　B. 扩张型心肌病

C. 风湿性心肌炎　　　　　　　　　　D. 病毒性心肌炎

E. 急性心包炎

16. 上述病人发病的原因，下列叙述正确的是 （　　　）

A. 风湿热　　　　　　B. 病毒感染　　　　　　C. 结核菌感染

D. 免疫反应　　　　　E. 真菌感染

17. 病人若诊断为心肌炎，其发病机制下述正确的是 （　　　）

A. 病毒直接侵犯心肌

B. 毒素损害心肌

C. 对心肌小血管的损害

D. 免疫机制产生心肌损害

E. 免疫机制对心肌小血管的损害

18. 下列哪项检查对心肌炎最有价值 （　　　）

A. 末梢血白细胞升高

B. 血沉加快

C. CPK 及其同工酶活性增强

D. C 反应蛋白阳性

E. 血清病毒中和抗体滴度增高 4 倍以上

19. 关于上述病人的护理措施下列**不正确**的是 （　　　）

A. 卧床休息，直至病人症状消失

B. 少量多餐，禁用浓茶、咖啡

C. 应用营养心肌、促进心肌代谢的药物

D. 心力衰竭时用足量洋地黄制剂

E. 每日注意测量体温、脉搏、呼吸等生命体征

（20～23 题基于下面病例）

病人男性，68 岁，心悸、胸闷、胸痛 2 周，既往无高血压病史，查体：BP 130/50mmHg，心率 55 次/分，律齐，胸骨左缘可闻及 4/6 级收缩期喷射样杂音，超声心动图显示，室间隔厚度为 2.0cm，后壁厚度为 1.0cm，SAM 征（＋）。

20. 该患者诊断为 （　　　）

A. 扩张型心肌病　　　B. 肥厚型心肌病　　　C. 肥厚梗阻型心肌病

D. 心绞痛　　　　　　E. 冠心病

21. 该患者治疗上哪项是**错误**的（　　）
    A. 美托洛尔　　　　　B. 硫氮唑酮　　　　　C. 维拉帕米
    D. 辅酶 Q10　　　　　E. 硝酸甘油
22. 如果该患者出现二度Ⅱ型房室传导阻滞应该如何处理（　　）
    A. 保守治疗　　　　　B. 临时心脏起搏　　　C. 安装永久心脏起搏器
    D. 小剂量皮质激素　　E. 大剂量皮质激素
23. 为了进一步明确诊断，还应做哪项检查（　　）
    A. 心肌核素显像　　　B. 冠状动脉造影　　　C. 左室造影
    D. 心肌活检　　　　　E. 胸部 X 线

（24～27 题基于下面病例）

某中学生约半个月前感冒发热 3 天，后一直有疲劳感，昨日起感心慌、胸闷，乏力加剧。查体：脉搏 55 次/分，律不齐，心电图示 P-R 间期固定，部分 P 波后有 QRS 波脱漏现象，临床考虑"急性病毒性心肌炎"收入监护病房，该同学担心功课再三要求出院。

24. 该学生的心律失常诊断为（　　）
    A. 一度房室传导阻滞　　　　　　B. 二度Ⅱ型房室传导阻滞
    C. 二度房室传导阻滞　　　　　　D. 三度房室传导阻滞
    E. 窦性心动过缓
25. 对该病人首要采取的护理措施是（　　）
    A. 绝对卧床休息　　　　　　　　B. 消除紧张情绪
    C. 准备临时心脏起搏器　　　　　D. 给予易消化食物
    E. 进行健康教育
26. 病人突然发生晕厥，四肢抽搐，心音消失，几秒钟后发作停止，逐步恢复神志，应考虑发生了（　　）
    A. 癫痫发作　　　　　B. 低血糖反应　　　　C. 阿-斯综合征
    D. 直立性低血压　　　E. 梅尼埃综合征
27. 易诱发上述情况应指导病人注意的是（　　）
    A. 高钠饮食　　　　　B. 适当床上活动　　　C. 用力大便
    D. 心悸　　　　　　　E. 情绪平稳

参 考 答 案

一、名词解释

1. 心肌病：伴有心功能障碍的心肌疾病。
2. 心肌炎：是指心肌本身的炎症病变，有局灶性或弥漫性，可分为急性、亚急性或慢性，由多种病因所致。

二、填空题

1. 扩张型心肌病　肥厚型心肌病　限制型心肌病　致心律失常型右室心肌病
2. 心力衰竭　心律失常

3. 左心室　双心室　收缩

4. 左心室　双心室　非对称性室间隔肥厚

三、选择题

1. A　　2. C　　3. A　　4. B　　5. A　　6. D　　7. C　　8. C　　9. A

10. B　　11. B　　12. E　　13. C　　14. C　　15. D　　16. B　　17. A　　18. E

19. D　　20. C　　21. E　　22. C　　23. B　　24. B　　25. A　　26. C　　27. C

第十节　心包炎病人的护理

一、名词解释

1. 急性心包炎　　　　　　　　　　　　　　　2. 心脏压塞

二、填空题

1. 急性心脏压塞时出现明显 _____、_____、_____ 和静脉压明显上升，如心排血量显著下降，可产生急性_____、_____ 等。

2. 急性心包炎_____ 和_____ 在心前区可听到 _____，可持续数小时到数天。

三、选择题

【A₁ 型题】

1. 心包积液的严重程度主要与何因素相关 （　　）

    A. 引起心包积液的病因　　　　　　B. 心包积液的量

    C. 心包积液渗出的速度　　　　　　D. 心包积液的性质

    E. 发病的时间

2. 急性心包炎发生心包积液时，**不会**出现的体征是 （　　）

    A. 心尖搏动减弱或消失　　B. 心浊音界向两侧扩大　　C. 奇脉

    D. 可闻及心包摩擦音　　　E. 脉压变小

3. 以下哪项最支持心包积液 （　　）

    A. 脉压大　　　　　　　　B. 奇脉　　　　　　　　C. ECG 肢导联低电压

    D. 心音弱　　　　　　　　E. 心界向两侧扩大

4. Ewart 征是指 （　　）

    A. 心浊音界向两侧扩大，呈绝对浊音

    B. 心尖搏动微弱，位于心浊音界左缘的内侧或不能扪及

    C. 背部左肩胛下角呈浊音和支气管呼吸音

    D. 胸骨右缘第 3~6 肋间出现实音

    E. 心音低而遥远

5. 心包炎的特异性征象是 （　　）

    A. 心浊音界向两侧增大、呈绝对浊音

B. 心尖搏动微弱，位于心浊音界左缘的内侧

C. 心前区疼痛

D. 呼吸困难

E. 心包摩擦音

6. 急性心包压塞的主要体征（　　　）

A. 颈静脉怒张

B. 奇脉、静脉压增高、体循环静脉淤血

C. 听诊心音遥远

D. 触诊脉搏减弱

E. 收缩压减低、舒张压不变

【A₂ 型题】

7. 病人女性，24 岁，低热半月，呼吸困难 1 天，查体：端坐位，颈静脉怒张，心率 130 次/分钟，心音低，X 线检查：心影弧度消失，肺野清晰。该病人最大可能是（　　　）

A. 扩张型心肌病　　　　　　　　B. 感染性心内膜炎

C. 渗出性心包炎　　　　　　　　D. 病毒性心肌炎

E. 先天性心脏病，法洛四联症

8. 病人男性，30 岁，持续心前区钝痛 1 天，向左肩部放射，深呼吸加重，伴发热、气急，心电图示：除 aVR 外，各导联 ST 段抬高呈弓背向下型，T 波高尖，该病人最可能是（　　　）

A. 变异型心绞痛　　　B. 急性心肌梗死　　　C. 胸膜炎

D. 肺动脉栓塞　　　　E. 急性心包炎

9. 病人男性，29 岁，发热、胸痛、气短 6 天，1 小时前气短加重。查体：BP 60/45mmHg，颈静脉怒张，心浊音界明显扩大，心率 144 次/分钟，律齐，心音遥远，吸气时脉搏减弱。该病人 X 线检查最可能是（　　　）

A. 左侧胸腔积液　　　　　　　　B. 左侧炎症性片状阴影

C. 左肺楔形病变　　　　　　　　D. 肺淤血、心影正常

E. 心影明显增大，呈烧瓶样

10. 病人男性，34 岁，发热、胸痛、气短 1 周，1 小时前气短突然加重。查体：BP 64/42mmHg，颈静脉怒张，心率 146 次/分钟，律齐，心浊音界明显扩大，心音遥远，吸气时脉搏减弱。胸透：心影向两侧扩大，此时最有效的抢救措施是（　　　）

A. 立即行心包穿刺术　　B. 肌注哌替啶　　　　C. 静脉滴注多巴胺

D. 静脉注射毛花苷丙　　E. 持续高流量吸氧

11. 病人男性，25 岁，胸痛，呼吸困难，发绀，诊断为急性心包炎。为了缓解呼吸困难，保证病人充分休息，护士应指导病人采用哪种体位（　　　）

A. 仰卧位　　　　　　B. 侧卧位　　　　　　C. 俯卧位

D. 去枕平卧位　　　　E. 半卧位

12. 病人男性，急性心包炎收入院，住院第二日，医生对其查体时发现病人出现了心包积液，你认为此时护理观察中应重点观察的症状是（　　　）

A. 胸痛　　　　　　　B. 呼吸困难　　　　　C. 发绀

D. 心率增快　　　　　E. 面色苍白

13. 病人男性，32 岁，发热伴心悸、气急 3 周入院，经检查诊断为心包炎，下列哪项支持病人为急性心包炎（   ）

    A. 呼吸困难　　　　　　B. 奇脉　　　　　　　　C. 心包摩擦音

    D. 腹水　　　　　　　　E. 腹胀

【A₃/A₄ 型题】

（14～18 题基于下面病例）

病人女性，23 岁，因发热 3 周，胸闷、腹胀伴双下肢水肿 1 周入院。查体：BP 100/80mmHg，颈静脉充盈，心尖搏动在左侧第 5 肋间心浊音界内 2.5cm，叩诊心浊音界向双侧扩大，心音弱，未闻及杂音。腹软，肝肋下 2cm，边缘钝质软，腹水征（＋），下肢水肿（＋）。

14. X 线检查，该病人最可能是（   ）

    A. 左侧胸腔积液　　　　　　　　B. 左侧炎症性片状阴影

    C. 左肺楔形病变　　　　　　　　D. 肺淤血、心影正常

    E. 心影明显增大，呈烧瓶样

15. 该病人最可能是（   ）

    A. 右心衰竭　　　　　　B. 肝硬化　　　　　　　C. 心包积液

    D. 扩张型心肌病　　　　E. 全心衰竭

16. 检查心包积液最简单易行的方法是（   ）

    A. 心脏叩诊　　　　　　B. 心脏三位像　　　　　C. 心电图

    D. 超声心动图　　　　　E. 心包穿刺

17. 急性与慢性心包压塞的主要区别是（   ）

    A. 体循环静脉淤血　　　B. 第一心音亢进　　　　C. 脉压增大

    D. 三尖瓣区收缩期杂音　E. 动脉收缩压急剧下降

18. 假设病人需做心包穿刺术，护理**错误**的是（   ）

    A. 向病人做好解释，争取病人合作

    B. 术中协助医师完成各项操作

    C. 术中进行持续心电监护

    D. 术后平卧位或半卧位休息 40～60 分钟

    E. 术后密切观察病人面色、表情、呼吸

（19～21 题基于下面病例）

病人女性，26 岁，因呼吸困难、胸痛、发热就诊，心电图检查提示 ST 段呈弓背向下的抬高，诊断为急性心包炎。

19. 对病人的护理体检哪项**不出现**（   ）

    A. 发绀　　　　　　　　B. 胸膜摩擦感　　　　　C. 心包叩击音

    D. 心音减弱　　　　　　E. 心浊音界增大

20. 若想排除病人不是胸膜炎最主要的依据是（   ）

    A. 呼吸困难　　　　　　　　　　B. 咳嗽

    C. 呼吸音减弱　　　　　　　　　D. 肺部啰音

    E. 嘱病人屏息后摩擦音消失

21. 病人若出现了心包积液首选检查（   ）

A. 胸部 X 线　　　　　　　B. 超声　　　　　　　　C. 心电图
D. CT　　　　　　　　　　E. 放射性核素

参 考 答 案

一、名词解释

1. 急性心包炎：为心包脏层和壁层的急性炎症，可由细菌、病毒、肿瘤、自身免疫、物理、化学等因素引起。

2. 心脏压塞：是快速心包积液时，出现明显心动过速、血压下降、脉压变小和静脉压明显上升，如心排血量显著下降，可产生急性循环衰竭、休克等。

二、填空题

1. 心动过速　血压下降　脉压变小　循环衰竭　休克
2. 早期　心包积液吸收后期　心包摩擦音

三、选择题

1. C　　2. D　　3. E　　4. C　　5. A　　6. B　　7. C　　8. E　　9. E
10. A　　11. E　　12. E　　13. C　　14. E　　15. C　　16. D　　17. E　　18. D
19. B　　20. E　　21. B

（余红梅　肖洪俊　张世琴　王　烨）

第三章　消化系统疾病病人的护理

第一节　概　　述

一、名词解释

1. 腹泻　　　　　　　　　　　　　3. 反酸
2. 便秘　　　　　　　　　　　　　4. 黄疸

二、填空题

1. 胃黏膜中有_____、_____、_____三种外分泌腺。
2. 壁细胞分泌_____，主细胞分泌_____，黏液细胞分泌_____。
3. 盐酸激活_____，此外盐酸还有_____作用及_____的作用。
4. 胃的环行肌在幽门处较厚称为_____，可控制胃内容物进入十二指肠的速度，并能阻止_____。

三、选择题

【A₁型题】

1. 与维生素 B_{12} 吸收有关的内因子是胃黏膜中哪种细胞产生的（　　）
   - A. 黏液细胞　　　　　　　B. 主细胞　　　　　　　　C. 壁细胞
   - D. G 细胞　　　　　　　　E. 大细胞

2. 幽门梗阻所致呕吐的特点是（　　）
   - A. 食后 8～12 小时仍可见食物残渣　　B. 含有多量胆汁
   - C. 带粪臭味　　　　　　　　　　　　D. 伴剧烈头痛
   - E. 每口吐出量不多

3. 消化系统症状护理措施中**错误**的是（　　）
   - A. 呕吐停止后给予漱口　　　　　　　B. 上消化出血者应给予去枕平卧位
   - C. 严重呕血者应暂禁食　　　　　　　D. 急性腹泻者给予少纤维素饮食
   - E. 阻塞性黄疸者给予高脂肪饮食

4. 喷射性呕吐常见于（　　）
   - A. 前庭功能紊乱　　　　　　B. 颅内压增高　　　　　　C. 幽门梗阻
   - D. 霍乱　　　　　　　　　　E. 急性胃炎

5. **不属于**老年人功能性便秘的原因是（   ）

    A. 生活习惯改变   B. 情绪抑郁或紧张   C. 活动减少

    D. 食物过少、过精   E. 肌力减退

6. 对黄疸病人护理**不妥**的是（   ）

    A. 给予心理支持消除焦虑情绪

    B. 梗阻性黄疸者给予高脂饮食

    C. 皮肤瘙痒用温水清洗

    D. 注意尿色、粪色的动态变化

    E. 保持大便通畅

7. 吞服腐蚀剂后最早、最明显的症状是（   ）

    A. 口、咽、胸骨后及上腹部剧痛   B. 咽下困难

    C. 食管和胃穿孔   D. 休克

    E. 呕血

8. 前庭功能紊乱所致呕吐特点是（   ）

    A. 呈喷射性   B. 闭目平卧后可缓解   C. 无恶心先兆

    D. 伴剧烈头痛   E. 有多量胆汁

9. 病人大便隐血试验阳性表明上消化道出血量约为（   ）

    A. 10ml 以上   B. 60ml 以上   C. 100ml 以上

    D. 5ml 以上   E. 200ml 以上

【A₂ 型题】

10. 患者女性，30 岁，晚餐后，恶心、呕吐 2 次，为胃内容物，患者觉头晕。此患者应采取的护理措施是（   ）

    A. 输血   B. 口服液体   C. 喝牛奶

    D. 卧床休息   E. 建立静脉通道

11. 病人女性，23 岁，黑便和少量呕血近 3 个月，近日来出现剧烈腹痛，护理措施**不妥**的是（   ）

    A. 监测生命体征   B. 予以禁食   C. 不给予强效镇痛剂

    D. 给予腹部热敷   E. 给予胃肠减压

12. 病人男性，36 岁，突然呕血 2000ml，伴柏油样大便，血压 60/25mmHg，心率 170 次/分，此时首先应采取的措施是（   ）

    A. 准备肌注给予止血药物   B. 立即开放静脉补充血容量

    C. 准备抗酸药物   D. 准备急查 B 超

    E. 嘱病人严格卧床休息

【A₃ 型题】

（13～14 题基于下面病例）

病人男性，53 岁，食后腹胀十余年，近半年食欲不振，呕吐、消瘦。体检：腹部无包块，便隐血（＋＋），基础胃酸分泌为 0，最大胃酸分泌 8mmol/h，PCM 8 亿。

13. 可能的诊断是（   ）

    A. 慢性萎缩性胃炎   B. 十二指肠溃疡   C. 胃溃疡

    D. 胃食管反流性胃炎   E. 浅表性胃炎

14. 为进一步确诊需要做哪一项检查（　　）
   A. 胃液分析　　　　　　　　　　B. 胃镜检查结合组织活检
   C. 血、尿淀粉酶检查　　　　　　D. X 线钡餐检查
   E. 血常规

参 考 答 案

一、名词解释

1. 腹泻：是指排便次数超过平日习惯的频率，粪质稀薄，水分增加，或含未消化食物、脓血、黏液。

2. 便秘：指排便次数减少，每周排便少于 3 次，排便困难，粪便干结。

3. 反酸：是指酸性胃内容物在无恶心和不用力的情况下经食管反流至口腔的现象，多因食管括约肌功能不全所致。

4. 黄疸：各种原因造成血液中胆红素增高时可出现巩膜、皮肤黄染称黄疸。

二、填空题

1. 泌酸腺　贲门腺　幽门腺

2. 盐酸和内因子　胃蛋白酶原　黏液

3. 胃蛋白酶原　杀菌　促进钙、铁吸收

4. 幽门括约肌　十二指肠内容物反流入胃

三、选择题

1. C　　2. A　　3. E　　4. B　　5. B　　6. B　　7. A　　8. B　　9. D
10. D　　11. D　　12. B　　13. A　　14. B

第二节　胃食管反流病病人的护理

一、名词解释

1. 胃食管反流病　　　　　　　　　　　　2. Barrett 食管

二、填空题

1. 胃食管反流病是由多种因素造成的消化道动力障碍性疾病，发病与 _____ 和_____ 有关。

2. _____ 是反流物中损害食管黏膜的主要成分。

3. _____ 是反流性食管炎最准确的诊断方法。

三、选择题

【A₁ 型题】

1. 胃食管反流病特征性表现是（　　　）

  A. 上腹痛   B. 腹胀   C. 烧心、反酸

  D. 恶心、呕吐   E. 胸痛

2. 胃食管反流患者睡眠时床头应抬高（　　）

  A. 5～10cm   B. 10～15cm   C. 5～15cm

  D. 15～20cm   E. 20～25cm

3. 最能迅速缓解胃食管反流病的药物是（　　）

  A. 奥美拉唑   B. 西沙必利   C. 西咪替丁

  D. 莫沙必利   E. 雷尼替丁

4. 哪项是预防 Barrett 食管的最好方法（　　）

  A. 使用西咪替丁 B. 使用促胃肠动力药 C. PPI

  D. 手术   E. 卧床休息

【A₂ 型题】

5. 病人男性，42 岁，反酸伴烧心 5 天，餐后烧心明显，今日出现呕吐咖啡色液体 3 口，为进一步确诊，首选的检查为（　　）

  A. 急性胃肠钡餐检查

  B. 急诊剖腹检查

  C. 吞线检查

  D. 出血停止一周后再做有关检查

  E. 急诊内镜检查

【A₃ 型题】

（6～7 题基于下面病例）

  病人女性，50 岁，反酸伴烧心 5 年，近 1 周反酸烧心加重，特别是餐后更为严重，内镜下可见食管黏膜水肿、潮红、糜烂。

6. 对此患者进行哪种生活指导（　　）

  A. 病人床头降低 15～20cm   B. 进餐后不宜立即卧床

  C. 可以饮咖啡饮料   D. 睡前饮食对此病人影响不大

  E. 高脂肪和巧克力对本病无影响

7. 最有可能的医疗诊断是（　　）

  A. 十二指肠球部溃疡 B. 胃癌   C. 急性胃炎

  D. 胃食管反流病   E. 慢性胃炎

参 考 答 案

一、名词解释

  1. 胃食管反流病：是指胃十二指肠内容物反流入食管引起烧心等症状，可引起反流性食管炎，以及咽喉、气道等食管邻近的组织损害。

  2. Barrett 食管：Barrett 食管内镜下表现为正常呈现均匀粉红带灰白的食管黏膜出现胃黏膜的橘红色，是食管腺癌的主要癌前病变。

二、填空题

1. 胃酸　胃蛋白酶
2. 抗反流防御机制减弱、反流物对食管黏膜攻击作用
3. 内镜检查

三、选择题

1. C　　2. B　　3. A　　4. C　　5. E　　6. B　　7. D

第三节　胃炎病人的护理

一、名词解释

急性糜烂出血性胃炎

二、填空题

胃镜检查宜在出血发生后_____ 小时内进行。

三、选择题

【A₁ 型题】

1. 慢性胃炎的主要病因（　　）
 A. 幽门螺杆菌感染　　　B. 应激状态　　　　C. 酗酒
 D. 不良饮食习惯　　　　E. 服用 NSAID
2. 慢性胃炎的主要临床表现是（　　）
 A. 上腹痛或不适　　　　B. 腹胀　　　　　　C. 呕血
 D. 黑便　　　　　　　　E. 消瘦
3. 慢性胃炎最主要的确诊方法是（　　）
 A. 消化道症状　　　　　B. 胃液分析　　　　C. 血清学检查
 D. 胃镜和活组织检查　　E. 血液检查
4. 细菌及其毒素污染食物致胃炎者，常于进食后多长时间内发病（　　）
 A. 24 小时　　　　　　　B. 36 小时　　　　　C. 48 小时
 D. 72 小时　　　　　　　E. 30 小时
5. 哪项**不是**急性胃炎的病因（　　）
 A. 药物　　　　　　　　B. 暴饮暴食　　　　C. 细菌毒素
 D. 急性应激　　　　　　E. 自身免疫反应
6. **不符合**慢性胃体炎的表现是（　　）
 A. 贫血　　　　　　　　B. 血清壁细胞抗体阳性　C. 舌炎
 D. 胃酸缺乏　　　　　　E. 血清胃泌素水平降低

【A₂ 型题】

7. 病人男性，75 岁，长期服用阿司匹林，因今晨解黑便前来就诊，胃镜检查见胃窦

部黏膜有糜烂、出血和浅表溃疡。最可能的诊断是（　　）

    A. 消化性溃疡　　　　　B. 急性胃炎　　　　　C. 慢性胃炎

    D. 慢性非萎缩性胃炎　　E. 慢性萎缩性胃炎

8. 病人男性，52 岁，近半年有腹痛、嗳气、食欲减退。最有诊断意义的检查是（　　）

    A. 胃镜检查　　　　　　B. 胃液分析　　　　　C. 胃肠钡餐

    D. 腹部 B 超　　　　　　E. 大便隐血试验

9. 病人男性，45 岁。近 10 年有反复上腹痛，检查提示胃酸缺乏。进一步检查首选（　　）

    A. 胃镜检查　　　　　　B. 胃液分析　　　　　C. 胃肠钡餐

    D. 腹部 B 超　　　　　　E. 大便隐血试验

10. 一老年病人，10 年来出现无规律上腹部隐痛、嗳气、反酸、与进食有关，近一年来出现明显厌食，体重减轻，且有四肢感觉异常，请问该病人可能的医疗诊断是（　　）

    A. 急性胃炎　　　　　　B. 慢性胃炎　　　　　C. 胃溃疡

    D. 上消化道出血　　　　E. 胃癌

11. 病人女性，45 岁，因关节疼痛长期服用吲哚美辛，黑便 2 次，呕血 1 次来院急诊，疑诊急性胃炎，除嘱停用该药物外，应首先采取什么措施（　　）

    A. 阿托品缓解腹痛　　　B. 制酸剂降低胃 pH 值　　　C. 硫糖铝保护胃黏膜

    D. 止血补充血容量　　　E. 急诊胃镜检查

【A₃型题】

（12～13 题基于下面病例）

病人男性，66 岁，近二年反复有上腹部胀痛，反酸嗳气，食欲不振等，消瘦乏力。

12. 目前最主要的护理诊断是（　　）

    A. 知识缺乏：缺乏有关本病的病因及防治知识

    B. 活动无耐力：与自身免疫性胃炎致恶心贫血有关

    C. 焦虑：与症状反复、病程迁延不愈有关

    D. 营养失调：低于机体需要量

    E. 潜在并发症：上消化道大量出血

13. 不适当的护理措施是（　　）

    A. 适当休息与活动　　　　　B. 给予无渣温热饮食

    C. 多食高脂肪食物，增加营养　　D. 避免辛辣等刺激性食物

    E. 定时进餐、少量多餐

（14～15 题基于下面病例）

病人男性，40 岁，上腹不适 5 年伴嗳气，胃镜检查见胃窦黏膜苍白，皱襞变细而平坦，活检发现中度不典型增生。

14. 可能的诊断为（　　）

    A. 胃癌　　　　　　B. 慢性萎缩性胃炎　　　　C. 胃溃疡

    D. 十二指肠球部溃疡　　E. 慢性胃炎

15. 最重要的措施是（　　）

A. 外科手术切除　　　　　　　　B. 定期作胃酸分泌功能测定

C. 防止幽门梗阻　　　　　　　　D. 定期复查胃肠钡餐检查

E. 定期胃镜检查追踪观察

参 考 答 案

一、名词解释

急性糜烂出血性胃炎：是由各种原因引起的以胃黏膜多发性糜烂为特征的急性胃黏膜病变，常伴有胃黏膜出血，或一过性浅溃疡形成。

二、填空题

24~48

三、选择题

1. A　　2. A　　3. D　　4. A　　5. E　　6. E　　7. B　　8. A　　9. A

10. B　　11. D　　12. D　　13. C　　14. B　　15. E

第四节　消化性溃疡病人的护理

一、名词解释

消化性溃疡

二、填空题

_____是消化性溃疡的重要发病原因。_____因素和_____因素之间失去平衡是发生溃疡的基本原理。

三、选择题

【A₁型题】

1. 消化性溃疡发病的主要原因是（　　）

A. 胃酸/胃蛋白酶　　　B. 不良饮食　　　　　C. 精神因素

D. 吸烟　　　　　　　　E. 幽门螺杆菌感染

2. 消化性溃疡主要症状是（　　）

A. 恶心　　　　　　　　B. 呕吐　　　　　　　C. 反酸

D. 嗳气　　　　　　　　E. 上腹痛

3. 消化性溃疡最常见的并发症是（　　）

A. 穿孔　　　　　　　　B. 出血　　　　　　　C. 幽门梗阻

D. 癌变　　　　　　　　E. 感染

4. 消化性溃疡合并穿孔常见于（　　）

A. 胃溃疡　　　　　　　B. 十二指肠溃疡　　　　C. 急性糜烂性胃炎

D. 急性腐蚀性胃炎　　　E. 慢性萎缩性胃炎

5. 关于消化性溃疡的描述**不正确**的是（　　）

A. 好发于男性

B. 十二指肠溃疡（DU）多见于中老年

C. 临床上 DU 比胃溃疡（GU）多见

D. GU 比 DU 发病高峰约晚 10 年

E. GU 穿孔多见于胃小弯

6. DU 穿孔多见于（　　）

A. 前壁　　　　　　　　B. 后壁　　　　　　　　C. 胃小弯

D. 胃大弯　　　　　　　E. 侧壁

7. 幽门梗阻时可出现（　　）

A. 出血后腹痛缓解　　　　　　　B. 进行性消瘦

C. X 线发现膈下游离气体　　　　D. 呕吐物含发酵酸性宿食

E. 上腹饱胀

8. 关于消化性溃疡病人的饮食指导**不正确**的是（　　）

A. 戒酒　　　　　　　　B. 需规定特殊食谱　　　C. 避免快速进食

D. 少量多餐　　　　　　E. 有规律地定时进食

9. 消化性溃疡患者服用制酸剂宜在（　　）

A. 饭前 1～2 小时　　　B. 饭后 1～2 小时　　　C. 两餐之间

D. 每日清晨一次　　　　E. 进餐时与食物同服

10. 十二指肠溃疡病人上腹部疼痛的典型节律是（　　）

A. 疼痛-进食-缓解　　　B. 进食-缓解-疼痛　　　C. 缓解-疼痛-进食

D. 进食-疼痛-缓解　　　E. 疼痛-进食-疼痛

【A₂型题】

11. 病人男性，70 岁，反复中上腹疼痛 3 年余，疼痛呈烧灼感，常有午夜痛，进食后疼痛能缓解，其腹痛规律是（　　）

A. 进食-疼痛-缓解　　　B. 疼痛-进食-缓解　　　C. 疼痛-进食-疼痛

D. 进食-缓解-疼痛　　　E. 腹痛无规律

12. 病人男性，37 岁，有消化性溃疡病史，饱餐后，出现上腹剧烈疼痛，伴恶心、呕吐，腹膜刺激征，面色苍白，四肢湿冷，该病人可能发生（　　）

A. 出血　　　　　　　　B. 穿孔　　　　　　　　C. 癌变

D. 炎症　　　　　　　　E. 幽门梗阻

13. 病人女性，32 岁，常在进食后左上腹疼痛，空腹时腹痛缓解，曾有呕血、黑便，体检仅有上腹轻度压痛，该病人可能有（　　）

A. 胃溃疡　　　　　　　B. 十二指肠溃疡　　　　C. 慢性胃炎

D. 胃癌　　　　　　　　E. 肠梗阻

14. 病人女性，32 岁常有上腹部空腹痛、夜间痛 3 年，进食后可缓解，曾有呕血、黑便，其原因最可能是（　　）

A. 胃溃疡　　　　　　　B. 十二指肠溃疡　　　　C. 胃溃疡伴出血

D. 十二指肠溃疡伴出血　　E. 胃癌

15. 病人男性，40 岁。常于餐后半小时发生上腹部痛 2 年，持续 1 小时左右缓解，劳累时易发作，该病人可能发生（　　）

  A. 胃溃疡　　　　　　　　B. 十二指肠溃疡　　　　　C. 慢性胃炎

  D. 胃癌　　　　　　　　　E. 肠梗阻

16. 患者女性，41 岁，黑便近 2 个月，近日突然出现剧烈腹痛，护士对其采取的措施**不应**包括（　　）

  A. 检测生命体征　　　　　B. 予以禁食　　　　　　　C. 给予强效镇痛剂

  D. 给予心理安抚　　　　　E. 给予胃肠减压

17. 患者女性，35 岁，既往有胃病史，近 2 周来常感上腹部不适，4 小时前突发上腹部剧烈疼痛，伴有恶性、呕吐。查体：腹部压痛，肌紧张，肝浊音界缩小。X 线检查可见膈下游离气体，最可能的诊断是（　　）

  A. 急性肠梗阻　　　　　　B. 胆道结石　　　　　　　C. 急性胰腺炎

  D. 溃疡穿孔　　　　　　　E. 缺血性肠炎

18. 患者男性，76 岁，有胃溃疡病史 8 年，突然呕血 2000ml，血压 50/20mmHg，心率 200 次/分，此时首先应采取的措施是（　　）

  A. 准备给予止血药物

  B. 立即开放静脉补充血容量

  C. 嘱病人禁食

  D. 准备急查 B 超

  E. 嘱病人严格卧床休息，采取平卧位，头偏向一侧

【A₃ 型题】

（19～20 题基于下面病例）

病人男性，42 岁，间歇性上腹痛 3 年，有反酸、嗳气、食欲缺乏，常在冬春季节发作，近 3 天腹痛加重，今日上午突然呕血 150ml。

19. 目前最主要的诊断是（　　）

  A. 急性胃炎　　　　　　　　　　　B. 慢性胃炎

  C. 胃癌　　　　　　　　　　　　　D. 消化性溃疡

  E. 食管胃底静脉曲张破裂

20. 首选检查为（　　）

  A. 胃镜检查　　　　　　　B. 胃液分析　　　　　　　C. 大便隐血试验

  D. X 线钡餐检查　　　　　E. 腹部 B 超检查

（21～22 题基于下面病例）

病人男性，44 岁，有消化性溃疡病史，近日腹胀，餐后腹痛加重，大量呕吐宿食。

21. 该病人可能发生了什么情况（　　）

  A. 出血　　　　　　　　　B. 穿孔　　　　　　　　　C. 幽门梗阻

  D. 癌变　　　　　　　　　E. 炎症

22. 以下护理措施**不妥**的是（　　）

  A. 鼓励少食多餐，增加营养　　　　B. 纠正水电解质、酸碱平衡紊乱

  C. 禁食　　　　　　　　　　　　　D. 胃肠减压

E. 记录出入量

（23～24题基于下面病例）

病人男性，30岁，有十二指肠溃疡病史，突然上腹剧痛，大汗淋漓，服制酸剂不能缓解。

23. 该病人可能发生了什么情况（　　）

    A. 出血　　　　　　　B. 穿孔　　　　　　　C. 幽门梗阻

    D. 癌变　　　　　　　E. 炎症

24. 哪项体征最有助于诊断（　　）

    A. 腹膜刺激征阳性　　B. 肠鸣音消失　　　　C. 腹水征阳性

    D. 腹部叩诊鼓音　　　E. 腹部膨隆

（25～27题基于下面病例）

病人男性，51岁，2年前无诱因出现柏油样便，伴头晕、乏力，但无腹痛、呕吐、呕血等。诊断为"胃窦炎"，曾用奥美拉唑、胃得乐冲剂治疗。每次发作有上腹部胀痛，多数在进餐后半小时疼痛更甚。近两个月来厌食，体重下降，上腹疼痛渐重，不易缓解。体检及有关检查：贫血貌，剑突下有轻压痛，肝脾未及，大便隐血（＋＋），胃肠钡餐检查幽门前区钡剂充盈缺损。

25. 患者最可能的诊断是（　　）

    A. 急性胃体炎　　　　B. 急性胃窦炎　　　　C. 急性胰腺炎

    D. 胃溃疡癌变　　　　E. 十二指肠球部溃疡

26. 为明确诊断还需要做何检查（　　）

    A. X线钡餐检查　　　　　　　B. 血常规

    C. 血尿淀粉酶检查　　　　　　D. 胃液分析

    E. 胃镜检查结合组织活检

27. 责任护士提出患者可能存在的几个护理问题中**不妥**的是（　　）

    A. 疼痛　　　　　　　　　　　B. 营养失调：低于机体需要量

    C. 体液过多　　　　　　　　　D. 潜在并发症：上消化道大出血

    E. 潜在并发症：胃穿孔

（28～30题基于下面病例）

病人男性，45岁，3年前起中上腹部隐痛，呈间歇性，通常于饭前或饭后4～5小时发生，偶尔睡眠时发生疼痛，进食后疼痛可好转。当地医务室诊为"胃炎"，服药后缓解。4天前上腹疼痛加剧，服阿托品无效，进食后不缓解，昨日解柏油样便2次，每次约200g，故来院诊治。体检：口唇无苍白及发绀，两肺无异常；心律齐，无病理性杂音。腹软，中上腹有轻度压痛，肝脾未及，移动性浊音（－）。实验室检查：WBC $5.0×10^9$/L，Hb 100g/L，尿常规（－），大便隐血（＋＋＋）。

28. 患者可能的医疗诊断是（　　）

    A. 上消化道出血　　　B. 急性胃炎　　　　　C. 急性胰腺炎

    D. 胃癌　　　　　　　E. 溃疡性结肠炎

29. 为明确诊断，可做何检查（　　）

    A. X线钡餐检查　　　B. 纤维胃镜检查　　　C. 血尿淀粉酶检查

    D. 腹部平片　　　　　E. 肝功能检查

30. 该病人的责任护士采取的护理措施中**不妥**的是（   ）
    A. 告知病人应禁食 24 小时
    B. 指导患者进食温凉、清淡流质
    C. 观察生命体征，注意皮肤颜色和肢端温度的变化
    D. 大便隐血阴性后可进食营养丰富、易消化、无刺激的半流食或软食
    E. 告知患者应养成细嚼慢咽，定时进食习惯

参 考 答 案

一、名词解释

消化性溃疡：主要指发生在胃和十二指肠的慢性溃疡，即胃溃疡和十二指肠溃疡。

二、填空题

幽门螺杆菌感染   防御因素   侵袭因素

三、选择题

1. E	2. E	3. B	4. B	5. B	6. B	7. D	8. B	9. E
10. A	11. B	12. B	13. A	14. B	15. A	16. C	17. D	18. B
19. D	20. A	21. C	22. A	23. B	24. A	25. D	26. E	27. C
28. A	29. B	30. A						

第五节   溃疡性结肠炎病人的护理

一、名词解释

溃疡性结肠炎

二、填空题

溃疡性结肠炎临床表现为 _____ 、_____ 、_____、里急后重。其中
_____ 是本病活动期的重要表现。

三、选择题

【A₁ 型题】

1. 溃疡性结肠炎活动期给予（   ）
    A. 低蛋白饮食   B. 低盐饮食   C. 无渣流质或半流质
    D. 富含纤维素饮食   E. 富含脂肪饮食
2. 溃疡性结肠炎所致腹泻特点为（   ）
    A. 大便多呈糊状混有黏液脓血   B. 大便多呈糊状质稀薄色鲜红
    C. 大便不成形，柏油样便   D. 米泔水样便，伴里急后重

E. 白陶土样便，不伴里急后重

3. 治疗溃疡性结肠炎的首选药物是（　　）

　　A. 肾上腺糖皮质激素　　　B. 柳氮磺胺吡啶　　　　C. 前列腺素

　　D. 甲硝唑　　　　　　　　E. 阿莫西林

【A₂型题】

4. 病人男性，18岁，腹泻1个月，每天3～4次，有黏液脓血便、里急后重，便后腹痛减轻，对进一步确诊有重要价值的检查是（　　）

　　A. 大便隐血试验　　　　　B. 血常规　　　　　　　C. 钡剂灌肠

　　D. 纤维结肠镜检查　　　　E. 腹部B超检查

5. 病人女性，45岁，腹泻3年，每天3～4次，有里急后重感，便后腹痛减轻，与本病关系**不大**的检查是（　　）

　　A. 血常规　　　　　　　　B. 大便常规　　　　　　C. 钡剂灌肠

　　D. 纤维结肠镜检查　　　　E. 腹部B超检查

6. 患者男性，20岁，左下腹隐痛伴脓血便2年，加重3个月，诊断为溃疡性结肠炎。下列护理措施中哪项**不正确**（　　）

　　A. 指导病人合理休息与活动，注意劳逸结合

　　B. 给予病人富含营养、高纤维素的食物

　　C. 密切观察病情，了解病情进展情况

　　D. 嘱病人便后用肥皂与温水清洗肛门及周围皮肤

　　E. 遵医嘱给予柳氮磺胺吡啶和（或）糖皮质激素

【A₃型题】

（7～9题基于下面病例）

病人女性，41岁，间断发作下腹部疼痛伴腹泻2年，每天排便5～6次，有少量脓血便，有里急后重，排便后疼痛缓解。

7. 该病人最可能的诊断是（　　）

　　A. 慢性腹泻　　　　　　　B. 阿米巴痢疾　　　　　C. 肠结核

　　D. 结核性腹膜炎　　　　　E. 溃疡性结肠炎

8. 目前最主要的护理诊断是（　　）

　　A. 腹泻　　　　　　　　　　　　B. 疼痛：腹痛

　　C. 营养失调：低于机体需要量　　D. 有体液不足的危险

　　E. 焦虑

9. **不适当**的护理措施是（　　）

　　A. 找出并避免诱因

　　B. 休息与活动

　　C. 富含维生素、少纤维饮食

　　D. 指导病人餐后服SASP

　　E. 要病人时刻高度关注本病，警惕癌变

（10～11题基于下面病例）

病人男性，30岁，腹泻3～5次/日，稀便时带黏液及血，已2年余，时重时轻，近三个月来发热、腹泻，8～9次/日，时有便血，左下腹有压痛。曾用呋喃唑酮、氯霉素，

甲硝唑治疗无效。

　　10. 可能诊断为（　　）

　　　　A. 结肠癌　　　　　　　　B. 阿米巴痢疾　　　　　　C. 细菌性痢疾

　　　　D. 小肠吸收不良综合征　　E. 溃疡性结肠炎

　　11. 应进一步作哪组检查，有利于诊断（　　）

　　　　A. 钡灌肠线检查＋乙状结肠镜检查

　　　　B. 纤维结肠镜检查

　　　　C. 便常规＋便培养致病菌

　　　　D. 便查病原体＋钡灌肠 X 线检查＋纤维结肠镜检查

　　　　E. 钡灌肠 X 线检查＋纤维结肠镜检查

参 考 答 案

一、名词解释

溃疡性结肠炎：是一种病因尚不十分清楚的直肠和结肠慢性非特异性炎症性疾病。

二、填空题

腹泻　腹痛　黏液脓血便　黏液脓血便

三、选择题

1. C　　2. A　　3. B　　4. D　　5. E　　6. B　　7. E　　8. A　　9. E
10. E　　11. D

第六节　肠结核和结核性腹膜炎病人的护理

一、名词解释

1. 肠结核　　　　　　　　　　　　　2. 结核性腹膜炎

二、填空题

肠结核以 _____ 、_____ 、排便 _____ 、腹部 _____ 和全身 _____ 症状
为主要特点。_____ 是最主要的感染途径。

三、选择题

【A₁ 型题】

1. 结核性腹膜炎的临床特征是（　　）

　　A. 腹壁柔韧　　　　　　B. 腹胀　　　　　　　C. 腹痛

　　D. 腹水　　　　　　　　E. 腹部肿块

【A₂ 型题】

2. 病人男性，65 岁，全腹腹痛、腹胀、腹泻 3 年，腹部触诊：腹壁有柔韧感。腹水

为草黄色渗出液，且查到抗酸杆菌。最可能的诊断是（　　）

    A. 肠结核　　　　　　B. 结核性腹膜炎　　　　C. 溃疡性结肠炎

    D. 慢性菌痢　　　　　E. 肝硬化腹水

  3. 病人女性，36岁，近半年反复右下腹疼痛、腹泻，每日3~4次，钡剂检查显示回盲部有跳跃征。该患者可能是（　　）

    A. 肠结核　　　　　　B. 结核性腹膜炎　　　　C. 溃疡性结肠炎

    D. 慢性菌痢　　　　　E. 肝硬化腹水

【A₃型题】

（4~5题基于下面病例）

病人女性，36岁，有肺结核病史10余年，近2年有右下腹疼痛，间歇性发作，伴有腹泻与便秘，体检：右下腹有肿块，质地中等、伴压痛。

  4. 为进一步明确诊断首选检查（　　）

    A. 结核菌素试验　　　B. 血常规　　　　　　　C. 钡剂灌肠

    D. 纤维结肠镜检查　　E. 腹部B超检查

  5. 对病人指导**不适当**的是（　　）

    A. 积极治疗肺结核　　　　　　B. 不吞咽痰液

    C. 生饮乳制品，以保证营养　　D. 加强餐具消毒

    E. 加强粪便消毒

参 考 答 案

一、名词解释

1. 肠结核：是由于结核分枝杆菌侵犯肠道引起的慢性特异性感染。

2. 结核性腹膜炎：是由于结核分枝杆菌侵犯腹膜引起的慢性弥漫性腹膜感染。

二、填空题

腹痛　腹胀　异常　肿块　毒血　消化道

三、选择题

1. A　　2. B　　3. A　　4. D　　5. C

第七节　肝硬化病人的护理

一、名词解释

肝硬化

二、填空题

肝硬化晚期以＿＿＿＿和＿＿＿＿为主要表现，常出现＿＿＿＿、＿＿＿＿、

_____等严重并发症。

三、选择题

【A₁ 型题】

1. 在我国引起肝硬化的主要病因是（　　）
    A. 化学制剂　　　　　　B. 遗传　　　　　　C. 胆汁淤积
    D. 酗酒　　　　　　　　E. 病毒性肝炎

2. 腹部有移动性浊音，标志腹水量至少（　　）
    A. 200ml　　　　　　　B. 400ml　　　　　　C. 600ml
    D. 800ml　　　　　　　E. 1000ml

3. 肝硬化肝功能失代偿期最突出表现（　　）
    A. 腹水　　　　　　　　B. 低热　　　　　　C. 畏食
    D. 出血倾向　　　　　　E. 内分泌失调

4. 双气囊三腔管适用于（　　）
    A. 胃溃疡　　　　　　　　　　　B. 十二指肠溃疡
    C. 慢性胃炎　　　　　　　　　　D. 胃癌
    E. 食管胃底静脉曲张破裂

【A₂ 型题】

5. 病人男性，35 岁，为肝硬化大量腹水患者，突然出现原因不明的发热、腹痛、腹膜刺激征轻度阳性。该病人最有可能并发（　　）
    A. 消化道出血　　　　　B. 消化道穿孔　　　　C. 自发性腹膜炎
    D. 急性阑尾炎　　　　　E. 急性肠梗阻

6. 病人男性，45 岁，为肝硬化大量腹水患者。**不宜**采取的措施是（　　）
    A. 保证休息　　　　　　B. 适宜饮食　　　　　C. 抗纤维化治疗
    D. 大量放腹水　　　　　E. 并发症治疗

7. 病人女性，48 岁，因肝硬化大量腹水入院治疗。以下护理措施正确的是（　　）
    A. 取平卧位
    B. 每日氯化钠限制在 3.0g 以内
    C. 每日水限制在 1200ml 以内
    D. 利尿治疗以每天体重减轻不超过 1.5kg 为宜
    E. 肝硬化病人一次放液量一般不超过 3000ml

8. 病人男性，65 岁，因肝硬化多次入院治疗，此次因腹水和黄疸再次入院。**不宜**给该病人静脉使用的液体是（　　）
    A. 5％GS　　　　　　　B. 10％GS　　　　　　C. 5％GNS
    D. 0.9％NS　　　　　　E. 新鲜血浆

9. 病人男性，65 岁，因肝硬化多次入院治疗，此次因腹水和黄疸再次入院，体检：生命体征正常。估计实验室检查结果可能会出现（　　）
    A. 凝血时间延长　　　　　　　　B. 红细胞、白细胞、血小板增多
    C. 白蛋白增高　　　　　　　　　D. ALT 水平降低
    E. AST 水平降低

10. 病人女性，58 岁，有慢性肝炎病史 15 年，肝硬化 7 年，此次因腹水和黄疸再次入院，体检：生命体征正常。她最主要的护理问题是（　　）

  A. 营养失调：低于机体需要量   B. 体液过多

  C. 焦虑   D. 有感染的危险

  E. 活动无耐力

11. 病人男性，67 岁，有酗酒史、肝脾大、蜘蛛痣、腹水。其外周血三系减少的主要原因为（　　）

  A. 病毒感染   B. 免疫反应   C. 失血

  D. 营养缺乏   E. 脾功能亢进

12. 病人男性，67 岁，有酗酒史、肝脾大、蜘蛛痣、腹水。其有蜘蛛痣的主要原因为（　　）

  A. 雌激素减少   B. 雌激素增多   C. 雄激素减少

  D. 雄激素增多   E. 继发性醛固酮增多

13. 病人男性，56 岁，肝硬化病史 7 年，近几个月感到腹胀，肝脏迅速增大，伴肝区疼痛，血性腹水。该病人可能出现（　　）

  A. 上消化道出血   B. 感染   C. 活动性肝炎

  D. 原发性肝癌   E. 肝脓肿

14. 患者男性，37 岁，曾有乙型肝炎史，最近数月来常有牙龈、鼻出血，腹胀明显。为明确诊断，下列哪一项检查方法既快又准（　　）

  A. 肝功能   B. 甲胎蛋白   C. X 线平片

  D. B 型超声波   E. 放射性核素

【A₃ 型题】

（15～17 题基于下面病例）

病人男性，66 岁，有肝硬化病史 8 年，因食油炸食物后出现呕血、黑便 1 天入院。呕出暗红色液体 700ml，解黑便 500g，体温 37.8℃，脉搏 120 次/分，呼吸 22 次/分，血压 80/60mmHg，精神萎靡，面色苍白。

15. 该病人消化道出血的最可能原因为（　　）

  A. 急性胃炎   B. 胃溃疡

  C. 十二指肠溃疡   D. 食管胃底静脉曲张破裂

  E. 胃癌

16. 该病人最主要的护理问题是（　　）

  A. 营养失调：低于机体需要量   B. 体液过多

  C. 体液不足   D. 有感染的危险

  E. 活动无耐力

17. 该病人最有可能出现的并发症是（　　）

  A. 肝肾综合征   B. 肝肺综合征

  C. 肝性脑病   D. 肝癌

  E. 水、电解质、酸碱平衡紊乱

（18～20 题基于下面病例）

病人男性，56 岁，有肝硬化病史 8 年，近日食欲明显减退，黄疸加重。今晚用力排便后呕血约 1000ml，黑便 500g，伴头晕、眼花、心悸，体检：体温 37.8℃，脉搏 120 次/分，呼吸 22 次/分，血压 80/60mmHg。

18. 对该病人首要处理措施是（　　）
    A. 内镜检查明确病因　　　B. 积极补充血容量　　　C. 立即采取止血措施
    D. 手术治疗　　　　　　　E. 应用升压药

19. 该病人首选止血药物是（　　）
    A. H_2 受体拮抗剂　　　B. 质子泵抑制剂　　　　C. 生长抑素
    D. 去甲肾上腺素　　　　　E. 酚磺乙胺

20. 若经过治疗，下列哪项提示出血已停止（　　）
    A. 肠鸣音 10～20 次/分　　　　　　B. 黑便次数增多，稀薄
    C. 血红蛋白下降　　　　　　　　　D. 血压基本正常
    E. 尿量正常，血尿素氮持续增高

（21～23 题基于下面病例）

病人男性，患肝硬化 5 年，中午因饮食不当突然呕血，伴神志恍惚、心悸、四肢厥冷、脉搏 128 次/分，血压 80/50mmHg，血红蛋白 80g/L。

21. 根据上述情况判断其出血量（　　）
    A. 300～500ml　　　　　B. 500～800ml　　　　C. 800～1000ml
    D. 1000～1500ml　　　　E. ＞1500ml

22. 病人出血后易诱发（　　）
    A. 窒息　　　　　　　　B. 猝死　　　　　　　C. 肝性脑病
    D. 肾衰竭　　　　　　　E. 电解质紊乱

23. 对该患者首选的止血措施是（　　）
    A. 去甲肾上腺素加生理盐水分次口服
    B. 凝血酶溶液口服
    C. 冰盐水洗胃
    D. 双气囊三腔管压迫止血
    E. 纤维胃镜直视下止血

参 考 答 案

一、名词解释

肝硬化：是各种慢性肝病发展的晚期阶段。病理上以肝脏弥漫性纤维化、再生结节和假小叶形成为特征。

二、填空题

肝功能损害　门静脉高压　消化道出血　肝性脑病　感染

三、选择题

1. E　　2. E　　3. A　　4. E　　5. C　　6. D　　7. E　　8. D　　9. A

10. B　　11. E　　12. B　　13. D　　14. D　　15. D　　16. C　　17. C　　18. B
19. C　　20. D　　21. E　　22. C　　23. D

第八节　肝性脑病病人的护理

一、名词解释

肝性脑病

二、填空题

肝性脑病主要临床表现是 ＿＿＿＿＿＿＿、＿＿＿＿＿＿＿ 和昏迷。

三、选择题

【A₁ 型题】

1. 肝性脑病病人**不宜**使用的药物是（　　）
　　A. 谷氨酸钾　　　　　　B. 谷氨酸钠　　　　　　C. 精氨酸
　　D. 地西泮　　　　　　　E. 硫酸镁
2. 肝性脑病病人禁止使用的灌肠液是（　　）
　　A. 弱酸性溶液　　　　　B. 肥皂水　　　　　　　C. 高渗性盐水
　　D. 低渗性盐水　　　　　E. 水合氯醛
3. 引起肝性脑病最主要的诱因是（　　）
　　A. 上消化道出血　　　　B. 大量腹腔放液　　　　C. 大量排钾利尿
　　D. 蛋白质摄入过多　　　E. 感染或便秘
4. 肝性脑病病人最突出的护理诊断是（　　）
　　A. 持家能力障碍　　　　B. 生活自理缺陷　　　　C. 语言沟通障碍
　　D. 躯体移动障碍　　　　E. 急性意识障碍
5. 肝性脑病病人应禁忌摄入（　　）
　　A. 碳水化合物　　　　　B. 维生素　　　　　　　C. 蛋白质
　　D. 脂肪　　　　　　　　E. 钠盐

【A₂ 型题】

6. 病人男性，75 岁。"肝硬化伴上消化道出血"入院，住院期间病人表现为昼夜颠倒，行为异常，有扑翼样震颤，该病人可能出现了（　　）
　　A. 中枢系统感染　　　　B. 癫痫　　　　　　　　C. 脑血栓形成
　　D. 肝肾综合征　　　　　E. 肝性脑病

7. 病人男性，56 岁。因"肝硬化伴腹水"入院，住院后给予大量放腹水，诱发肝性脑病，其诱因最主要的是（　　）
　　A. 低钾碱中毒　　　　　B. 低钾酸中毒　　　　　C. 高钾碱中毒
　　D. 高钾酸中毒　　　　　E. 高钠碱中毒

8. 病人女性，50 岁。"肝硬化伴腹水"10 余年，近日出现意识障碍、血氨增高、尿量减少，下列治疗**不妥**的是（　　）

A. 口服乳果糖　　　　　　　　　B. 口服抗生素

C. 口服硫酸镁导泻　　　　　　　D. 应用利尿剂，快速利尿

E. 应用支链氨基酸

9. 病人男性，56 岁，肝硬化病史 5 年，饮酒后突然大量呕血，神志恍惚、脉搏细弱、血压下降，此时病人最容易发生（　　　）

A. 肝性脑病　　　　　　B. 脑血栓形成　　　　　　C. 水电解质紊乱

D. 心功能衰竭　　　　　E. 肾衰竭

10. 病人男性，56 岁。因"肝硬化、腹水"入院，住院期间病人神志恍惚、言语不清、答非所问、衣冠不整。该病人可能出现了（　　　）

A. 肝性脑病　　　　　　B. 脑血栓形成　　　　　　C. 水电解质紊乱

D. 心功能衰竭　　　　　E. 肾衰竭

11. 病人男性，56 岁。"肝硬化、上消化道大出血"急诊入院治疗，住院期间病人出现便秘，应首选（　　　）

A. 25% 硫酸镁导泻　　　　　　　B. 乳果糖口服

C. 25% 硫酸镁导泻＋乳果糖口服　D. 肥皂水灌肠

E. 清水灌肠

12. 患者男性，46 岁，有嗜酒史。近 2 年来常感腹胀，食欲减退，齿龈出血，但仍坚持工作。最近 1 周来下肢水肿明显，昨晚呕血后进入昏迷状态。应考虑（　　　）

A. 肝性脑病　　　　　　　　　　B. 乙醇（酒精）中毒性昏迷

C. 糖尿病酮症昏迷　　　　　　　D. 尿毒症性昏迷

E. 脑卒中

【A₃ 型题】

（13～14 题基于下面病例）

病人男性，50 岁。因"肝硬化伴腹水"入院治疗，今日病人出现呼之不应的情况，但压眶反射存在。

13. 该病人可能发生了（　　　）

A. 中枢系统感染　　　　B. 癫痫　　　　　　　　　C. 脑血栓形成

D. 肝肾综合征　　　　　E. 肝性脑病

14. 其意识障碍应判断为（　　　）

A. 意识模糊　　　　　　B. 嗜睡　　　　　　　　　C. 昏睡

D. 浅昏迷　　　　　　　E. 深昏迷

（15～16 题基于下面病例）

病人女性，56 岁。因"肝硬化、腹水"入院，近日出现昏睡，有扑翼样震颤、巴宾斯基征阳性、脑电图异常。

15. 该病人发生了（　　　）

A. 肝性脑病　　　　　　B. 脑血栓形成　　　　　　C. 水电解质紊乱

D. 心功能衰竭　　　　　E. 肾衰竭

16. 处于哪一期（　　　）

A. 前驱期　　　　　　　B. 昏迷前期　　　　　　　C. 昏睡期

D. 浅昏迷期　　　　　　E. 深昏迷期

（17～22 题基于下面病例）

病人男性，52 岁。因"肝硬化、腹水"入院，入院后给予利尿剂治疗，腹水明显减少，但血钾降低，并出现欣快、睡眠颠倒、健忘、吐字不清等情况。

17. 该病人发生了（　　　）
    A. 肝性脑病　　　　　　　B. 脑血栓形成　　　　　　C. 水电解质紊乱
    D. 心功能衰竭　　　　　　E. 肾衰竭

18. 为预防此类并发症，应采取（　　　）
    A. 限水摄入　　　　　　　　　　　B. 限盐摄入
    C. 大量、快速利尿　　　　　　　　D. 保钾利尿，速度不宜过快
    E. 补充白蛋白

19. 该病人出现了（　　　）
    A. 呼吸性酸中毒　　　　　B. 呼吸性碱中毒　　　　　C. 代谢性酸中毒
    D. 代谢性碱中毒　　　　　E. 混合性酸中毒

20. 该病人饮食护理（　　　）
    A. 限制蛋白质每天 20g 以内　　　B. 限制蛋白质每天 2g 以内
    C. 禁止食用蛋白质　　　　　　　　D. 首选动物蛋白质
    E. 高蛋白、高热量饮食

21. 此时该病人脑电图最可能的改变是（　　　）
    A. 无异常改变　　　　　　B. 波形正常，节律变慢　　　C. 波形异常，节律正常
    D. 高波幅 δ 波　　　　　　E. δ 波每秒 4～7 次

22. 该病人若出现呕血、黑便，可能是（　　　）
    A. 急性胃炎　　　　　　　　　　　B. 消化道穿孔
    C. 胃癌　　　　　　　　　　　　　D. 应激性溃疡
    E. 食管胃底静脉曲张破裂

（23～24 题基于下面病例）

病人男性，因患肝硬化食管静脉曲张、腹水入院治疗。经腹腔穿刺放液后出现精神错乱、幻觉、伴扑翼样震颤，脑电图异常等肝性脑病的表现。

23. 此时病人处于肝性脑病的（　　　）
    A. 前驱期　　　　　　　　B. 昏迷前期　　　　　　　C. 昏睡期
    D. 浅昏迷期　　　　　　　E. 深昏迷期

24. 目前给病人安排饮食宜（　　　）
    A. 给予低蛋白饮食　　　　　　　　B. 保证总热量和糖类摄入
    C. 补充大量维生素 A　　　　　　　D. 给予富含粗纤维饮食
    E. 限制含钾食物摄入

参 考 答 案

一、名词解释

肝性脑病：又称肝昏迷，是由于严重肝病引起的以代谢紊乱为基础的中枢神经系统功

能失调的综合征。

二、填空题

意识障碍　行为失常

三、选择题

1. D 　　2. B 　　3. A 　　4. E 　　5. C 　　6. E 　　7. A 　　8. D 　　9. A
10. A 　　11. C 　　12. A 　　13. E 　　14. D 　　15. A 　　16. C 　　17. A 　　18. D
19. D 　　20. A 　　21. A 　　22. E 　　23. C 　　24. B

第九节　急性胰腺炎病人的护理

一、名词解释

1. 急性胰腺炎 　　　　　　　　　　　　　3. 重症急性胰腺炎
2. 轻症急性胰腺炎

二、填空题

急性胰腺炎以急性 _____、恶心、呕吐、发热、_____酶增高为特点。

三、选择题

【A₁ 型题】
1. 为减轻急性胰腺炎病人腹痛，常协助病人取 （　　）
　　A. 平卧位 　　　　　　　　B. 俯卧位 　　　　　　　　C. 侧卧位
　　D. 屈膝侧卧位 　　　　　　E. 半卧位
2. 急性胰腺炎病人禁用 （　　）
　　A. 生长抑素 　　　　　　　B. 哌替啶 　　　　　　　　C. 吗啡
　　D. 西咪替丁 　　　　　　　E. 奥美拉唑
3. 急性胰腺炎首先升高的是 （　　）
　　A. 血淀粉酶 　　　　　　　B. 尿淀粉酶 　　　　　　　C. 血脂肪酶
　　D. 血糖 　　　　　　　　　E. 血钙
4. 急性胰腺炎首先出现的症状是 （　　）
　　A. 发热 　　　　　　　　　B. 恶心 　　　　　　　　　C. 呕吐
　　D. 腹痛 　　　　　　　　　E. 腹泻
5. 急性胰腺炎是 （　　）
　　A. 变态反应性炎症 　　　　B. 无菌性炎症 　　　　　　C. 免疫性炎症
　　D. 化脓性炎症 　　　　　　E. 化学性炎症
6. 急性出血坏死型胰腺炎休克属于 （　　）
　　A. 神经源性休克 　　　　　B. 低血容量性休克 　　　　C. 感染性休克
　　D. 心源性休克 　　　　　　E. 过敏性休克

7. 急性胰腺炎病人禁食的目的是（ ）

    A. 控制饮食   B. 防止胃扩张   C. 解除胰管痉挛

    D. 减轻胰管水肿   E. 减少胰液分泌

【A₂ 型题】

8. 病人女性，43 岁，聚餐后出现上腹部绞痛 6 小时，阵发性加剧，向腰背部呈带状放射。此时最有意义的检查是（ ）

    A. 血淀粉酶   B. 尿淀粉酶   C. 血脂肪酶

    D. 血糖   E. 血钙

9. 病人女性，56 岁，有胆石症病史 10 年，突然上腹部疼痛 4 小时，恶心、呕吐，吐出胆汁或咖啡样液体，且呕吐后腹痛不减轻，体检：仅上腹部压痛，无腹膜刺激征，疑为急性胰腺炎。护士密切观察项目一般**不包括**（ ）

    A. 生命体征   B. 神志及尿量   C. 血、尿淀粉酶

    D. 大便隐血试验   E. 腹痛情况

10. 某一急性胰腺炎患者，目前病情已趋稳定，待出院。此时您认为最重要的保健指导内容是（ ）

    A. 注意饮食卫生   B. 避免暴饮暴食

    C. 戒除烟酒   D. 适当休息

    E. 教会患者采用减轻疼痛的方法

【A₃ 型题】

（11～13 题基于下面病例）

病人女性，75 岁，有胆石症病史 10 年，午餐后突然上腹部剧痛，恶心、呕吐，呕吐物含有胆汁，呕吐后腹痛不减轻，实验室检查：血淀粉酶 2500U/L。

11. 初步诊断该病人是（ ）

    A. 急性胃炎   B. 急性胰腺炎   C. 急性胆囊炎

    D. 结核性腹膜炎   E. 消化性溃疡

12. 应如何护理该病人（ ）

    A. 鼓励病人下床活动，以分散病人注意力

    B. 指导病人少食多餐

    C. 给予低脂、低蛋白、低糖饮食

    D. 告知病人禁食、禁水

    E. 每天补充 5000ml 以上液体

13. 该病人的治疗原则是（ ）

    A. 胃肠减压   B. 应用吗啡止痛

    C. 间断应用生长抑素类药物   D. 晚期用抑肽酶静脉滴注

    E. 禁止使用抗生素

（14～16 题基于下面病例）

病人男性，56 岁，饱餐后突然上腹部剧痛 6 小时，向腰背部呈带状放射，恶心、呕吐，呕出胆汁，伴高热，体检：急性痛苦面容，腰弯曲，腹肌紧张，全腹压痛。

14. 初步诊断该病人是（ ）

    A. 急性胃炎   B. 急性胰腺炎   C. 急性胆囊炎

    D. 结核性腹膜炎　　　　　E. 消化性溃疡

15. 为进一步确诊，首选检查是（　　　）

    A. 血淀粉酶　　　　　　B. 尿淀粉酶　　　　　　C. 血脂肪酶

    D. 血糖　　　　　　　　E. 血钙

16. 该病人发病主要诱因为（　　　）

    A. 不洁饮食　　　　　　B. 大量酗酒　　　　　　C. 暴饮暴食

    D. 胆石症　　　　　　　E. 感染

（17～19 题基于下面病例）

病人男性，昨日因暴饮暴食后突感上腹部剧烈而持续疼痛，并向腰背部放射。入院后查血淀粉酶为 750U/L。

17. 该患者最重要的护理诊断为（　　　）

    A. 焦虑　　　　　　　　B. 知识缺乏　　　　　　C. 急性疼痛

    D. 恐惧　　　　　　　　E. 体温异常

18. 哪项护理措施对于该患者是**错误**的（　　　）

    A. 绝对卧床休息　　　　B. 禁食　　　　　　　　C. 胃肠减压

    D. 维持水电解质平衡　　E. 按平日正常饮食

19. 经过 2 周治疗，患者病情好转出院，护士给予出院指导**错误**的是（　　　）

    A. 强调禁食在治疗中的重要性　　　　B. 避免暴饮暴食

    C. 可少量饮酒　　　　　　　　　　　D. 忌刺激性食物

    E. 出院初期避免劳累

参 考 答 案

一、名词解释

1. 急性胰腺炎：是多种病因导致胰酶在胰腺内被激活后引起胰腺组织自身消化、水肿、出血甚至坏死的化学性炎症反应。

2. 轻症急性胰腺炎：又称水肿型，以胰腺水肿为主，病情常呈自限性，预后良好。

3. 重症急性胰腺炎：又称出血坏死型，比较少见，以胰腺出血坏死为主，常继发感染、腹膜炎和休克等多种并发症，病死率高。

二、填空题

腹痛　　血、尿胰

三、选择题

1. D　　2. C　　3. A　　4. D　　5. E　　6. B　　7. E　　8. A　　9. D

10. B　　11. B　　12. D　　13. A　　14. B　　15. A　　16. C　　17. C　　18. E

19. A

第十节　上消化道大出血病人的护理

一、名词解释

1. 上消化道出血　　　　　　　　　　　　　2. 上消化道大量出血

二、填空题

1. 上消化道出血临床上常见病因是_____、_____、_____、_____。其中_____最为常见。

2. _____是上消化道出血的特征性表现。_____是上消化道出血病因诊断的首选检查方法。

三、选择题

【A₁ 型题】

1. 消化道出血伴休克时，首要的治疗措施是（　　　）
   A. 禁食　　　　　　　　B. 胃肠减压　　　　　　C. 气囊压迫止血
   D. 应用止血药　　　　　E. 积极补充血容量

2. 最易发生上消化道出血的疾病是（　　　）
   A. 慢性胃炎　　　　　　　　　　　B. 消化性溃疡
   C. 急性糜烂性出血性胃炎　　　　　D. 食管胃底静脉曲张破裂
   E. 胃癌

3. 上消化道出血病人出血量至少在多少毫升以上才会有隐血便（　　　）
   A. 5ml　　　　　　　　B. 60ml　　　　　　　C. 100ml
   D. 250ml　　　　　　　E. 400ml

4. 胃内积血量达到多少毫升可致呕血（　　　）
   A. 5～50ml　　　　　　B. 100～150ml　　　　C. 150～200ml
   D. 200～250ml　　　　 E. 250～300ml

5. 有关上消化道大出血病人的护理措施，其错误的是（　　　）
   A. 平卧位、头偏向一侧　　　　　　B. 严密观察出血量和颜色
   C. 大量呕血者须暂时禁食　　　　　D. 做好口腔和鼻腔护理
   E. 尽量鼓励病人起床排便

【A₂ 型题】

6. 病人女性，58 岁。有消化性溃疡病史 10 余年，早餐后突然呕血约 700ml，黑便 500g，面色苍白，皮肤湿冷，血压 100/60mmHg，心率 120 次/分，应给予（　　　）
   A. 平卧位，头部略抬高　　　　　　B. 呕吐时头偏一侧，防止误吸
   C. 给予温凉流质饮食　　　　　　　D. 快速静脉滴入血管加压素
   E. 双气囊三腔管压迫止血

7. 病人女性，45 岁。因"上消化道出血"入院治疗，为明确病因，首选（　　　）
   A. 血常规检查　　　　　B. 大便隐血试验　　　　C. X 线钡餐造影

D. 纤维胃镜检查　　　　　　E. 腹部 B 超检查

8. 病人男性，65 岁。有肝硬化病史 8 余年，进餐后突然呕血、黑便，神志恍惚，无尿，血压 80/50mmHg，提示出血量（　　）

A. ＞600ml　　　　　　B. ＞800ml　　　　　　C. ＞1000ml

D. ＞2000ml　　　　　　E. ＞2500ml

9. 病人男性，52 岁。有肝硬化病史 10 余年，进餐后突然呕血、黑便，使用双气囊三腔管压迫止血，出血停止后，拔管前放出囊内气体，再观察（　　）

A. 6 小时　　　　　　B. 12 小时　　　　　　C. 24 小时

D. 48 小时　　　　　　E. 72 小时

10. 患者男性，50 岁，肝硬化并上消化道大出血，在使用双气囊三腔管压迫止血时突然出现躁动、呼吸困难，此时应立即（　　）

A. 报告医生　　　　　　B. 吸氧　　　　　　C. 应用呼吸兴奋剂

D. 应用镇静剂　　　　　　E. 放掉气囊内气体

【A₃ 型题】

（11~13 题基于下面病例）

病人男性，26 岁。有十二指肠溃疡病史 5 余年，大量饮酒后上腹部疼痛，用抑制胃酸药、进食都不能缓解，2 小时前腹痛突然消失，随即呕血 1400ml，伴头晕、眼花、全身大汗，脉搏细数，血压 80/60mmHg，腹部平软，肠鸣音亢进

11. 考虑病人很可能发生了（　　）

A. 休克　　　　　　　　　　B. 食管胃底静脉曲张破裂

C. 肠穿孔　　　　　　　　　D. 肠梗阻

E. 低血糖

12. 该病人最主要的护理问题是（　　）

A. 营养失调：低于机体需要量　　　B. 体液过多

C. 体液不足　　　　　　　　　　　D. 有感染的危险

E. 活动无耐力

13. 最重要的抢救措施是（　　）

A. 禁食　　　　　　B. 胃肠减压　　　　　　C. 气囊压迫止血

D. 应用止血药　　　　　　E. 积极补充血容量

（14~15 题基于下面病例）

病人女性，肝硬化合并上消化道大出血，经对症治疗后出血停止，病情好转。

14. 此患者出血期间大便可呈（　　）

A. 黄褐色　　　　　　B. 果酱色　　　　　　C. 柏油样

D. 暗红色　　　　　　E. 鲜红色

15. 此患者需做大便隐血试验，前 3 天应禁食（　　）

A. 白菜　　　　　　B. 牛奶　　　　　　C. 土豆

D. 冬瓜　　　　　　E. 猪血

参考答案

一、名词解释

1. 上消化道出血：是指屈氏韧带以上的消化道，包括食管、胃、十二指肠、胰、胆等部位的出血，胃空肠吻合术后的空肠病变所致的出血亦属此范围。

2. 上消化道大量出血：指数小时内失血量超过1000ml或循环血量的20%，其临床表现除呕血和（或）黑便外，常伴有急性周围循环衰竭。

二、填空题

1. 消化性溃疡 食管胃底静脉曲张破裂 急性糜烂出血性胃炎 胃癌 消化性溃疡
2. 呕血与黑便 胃镜检查

三、选择题

1. E　　2. B　　3. A　　4. E　　5. E　　6. B　　7. D　　8. C　　9. C
10. E　　11. A　　12. C　　13. E　　14. C　　15. E

（张小来　张世琴）

第四章 泌尿系统疾病病人的护理

第一节 概 述

一、名词解释

1. 膀胱刺激征
2. 蛋白尿
3. 管型尿
4. 镜下血尿
5. 肾性水肿
6. 夜尿增多

二、填空题

1. 泌尿系统是由 _____、_____、_____、_____ 及有关的血管和神经组成。

2. 肾小球滤过膜对血液物质的滤过具有双重屏障作用，即_____屏障和_____屏障。

3. 肾单位由_____和_____组成。

4. 肾性高血压从发生原因可分为_____ 和_____ 两种类型。

5. 大量蛋白尿时，则每日尿蛋白量超过_____ 。

6. 正常人 24 小时尿量为_____，24 小时超过_____为多尿，少于_____为少尿，不足_____为无尿。

三、选择题

【A₁ 型题】

1. 肾单位的组成（　　）
   - A. 肾小球、集合管
   - B. 肾小球、肾小囊
   - C. 集合管、肾小体
   - D. 肾小囊、集合管
   - E. 肾小体、肾小管

2. 肾小球的滤过膜（　　）
   - A. 基膜、内皮细胞层
   - B. 基膜、上皮细胞层
   - C. 基膜、上皮细胞层足突
   - D. 内皮细胞层、上皮细胞层
   - E. 基膜、内皮细胞层、上皮细胞层

3. 原尿中大部分水被重吸收的部位（　　）

  A. 近曲小管　　　　　　B. 远曲小管　　　　　　C. 集合管

  D. 髓袢升支　　　　　　E. 髓袢降支

4. 导致容量依赖型高血压的主要原因（　　）

  A. 醛固酮分泌增加　　　B. 水、钠潴留　　　　　C. 肾血管狭窄

  D. 肾血流量下降　　　　E. 低蛋白血症

5. 肾性水肿一般先发生部位（　　）

  A. 双下肢　　　　　　　B. 胸腔积液　　　　　　C. 腹水

  D. 心包积液　　　　　　E. 眼睑及面部

6. 下列哪种情况可诊断为镜下血尿（　　）

  A. 新鲜尿离心沉渣每高倍视野红细胞＞2 个

  B. 1 小时尿红细胞计数＞2 万

  C. 1 小时尿红细胞计数＞5 万

  D. 12 小时尿红细胞计数＞50 万

  E. 12 小时尿红细胞计数＞10 万

7. 能最早反映肾小球滤过功能损害的结果是（　　）

  A. 血肌酐高　　　　　　B. 血尿素氮升高　　　　C. 酚红排泄率高

  D. 尿比重降低而固定　　E. 内生肌酐清除率下降

8. 正常成人安静时的双肾血流量约为（　　）

  A. 600ml/min　　　　　B. 700ml/min　　　　　C. 800ml/min

  D. 900ml/min　　　　　E. 1000ml/min

【A_2 型题】

9. 病人男性，67 岁，因腰骶痛 3 个月伴消瘦就诊，血压正常，腰椎压痛，双下肢水肿，血红蛋白 62g/L，尿蛋白（＋＋＋），血钙 4.6mmol/L，γ 球蛋白 45％。其蛋白尿类型可能为（　　）

  A. 肾小球性蛋白尿　　　B. 肾小管性蛋白尿　　　C. 溢出性蛋白尿

  D. 分泌性蛋白尿　　　　E. 组织性蛋白尿

10. 病人女性，28 岁，因车祸致大腿严重挤压伤就诊，尿蛋白（＋＋＋＋）。其蛋白尿的类型可能为（　　）

  A. 肾小球性蛋白尿　　　B. 肾小管性蛋白尿　　　C. 溢出性蛋白尿

  D. 分泌性蛋白尿　　　　E. 组织性蛋白尿

11. 病人男性，13 岁，因发热、咽痛 1 天就诊，体温 39.8℃，颜面无水肿，扁桃体Ⅲ度，尿蛋白（＋＋）。临床首先考虑（　　）

  A. 急性肾小球肾炎　　　B. 慢性肾小球肾炎　　　C. 功能性蛋白尿

  D. 急性间质性肾炎　　　E. 急进性肾小球肾炎

12. 患者女性，30 岁，7 天前受凉后，出现乏力、恶心，颜面水肿，测血压 180/105mmHg，可见肉眼血尿。应采取的治疗原则主要是（　　）

  A. 休息和对症治疗　　　B. 激素治疗　　　　　　C. 免疫抑制剂治疗

D. 鼓励患者多饮水　　　　E. 饮食治疗

13. 病人女性，50 岁，患慢性肾小球肾炎 20 年，近来精神萎靡，食欲差，24 小时尿量 80ml，下腹部空虚，无胀痛。请评估该病人的排尿形态为（　　）

　　A. 尿潴留　　　　　　　B. 尿失禁　　　　　　　C. 少尿

　　D. 无尿　　　　　　　　E. 排尿正常

【A₃型题】

（14～15 题基于下面病例）

某肾炎病人需做内生肌酐清除率试验。

14. 该试验反映（　　）

　　A. 肾小球滤过功能　　　　　　B. 近端肾小管功能

　　C. 远端肾小管功能　　　　　　D. 体内蛋白质合成功能

　　E. 体内蛋白质分解功能

15. 试验前 3 天内病人应（　　）

　　A. 低蛋白饮食　　　　B. 低脂饮食　　　　C. 低糖饮食

　　D. 低钠饮食　　　　　E. 低碘饮食

参 考 答 案

一、名词解释

1. 膀胱刺激征：是指膀胱颈和膀胱三角区受炎症或机械刺激而引起的尿频、尿急、尿痛，可伴有排尿不尽感及（或）下腹部坠痛等。

2. 蛋白尿：每日尿蛋白含量持续超过 150mg，蛋白质定性试验呈阳性反应，称为蛋白尿。

3. 管型尿：若 12 小时尿沉渣计数管型超过 5000 个，或镜检出现细胞管型和（或）蜡样管型时，称为管型尿。

4. 镜下血尿：新鲜尿沉渣红细胞＞3 个/高倍视野或 1 小时尿红细胞计数超过 10 万，或 12 小时计数超过 50 万，可诊断为镜下血尿。

5. 肾性水肿：是指由于肾脏疾病而引起的人体组织间隙有过多的液体积聚从而使组织肿胀。

6. 夜尿增多：指夜间尿量超过白天尿量或夜间 12 小时尿量持续超过 750ml。

二、填空题

1. 肾脏　输尿管　膀胱　尿道

2. 机械　电荷

3. 肾小体　肾小管

4. 容量依赖型　肾素依赖型

5. 3.5g

6. 1000～2000ml　2500ml　400ml　100ml

三、选择题

1. E　　2. E　　3. A　　4. B　　5. E　　6. D　　7. E　　8. E　　9. C
10. C　　11. C　　12. A　　13. D　　14. A　　15. A

第二节　肾小球疾病病人的护理

一、名词解释

1. 肾小球疾病　　　　　　　　　3. 肾病综合征
2. 慢性肾炎　　　　　　　　　　4. 肾脏穿刺术

二、填空题

1. 肾小球疾病的发生常有 _____、_____、_____机制参与。
2. _____ 是慢性肾小球疾病病人必有的表现。
3. 肾病综合征病人出现的水肿主要与_____ 有关。
4. 肾病综合征病人容易发生的并发症有 _____、_____、_____。

三、选择题

【A₁ 型题】

1. 肾炎病人水肿的特点是（　　）
   A. 晨起眼睑水肿　　　　B. 下午眼睑水肿　　　　C. 晨起双下巴水肿
   D. 胫前黏液性水肿　　　E. 下午浆膜腔积液

2. 不属于肾炎水肿的特点是（　　）
   A. 肾小球滤过膜受损使滤过率下降　　B. 水、钠潴留
   C. 呈凹陷性　　　　　　　　　　　　D. 始发于远心端
   E. 重者遍及全身

3. 肾病综合征水肿的主要原因是（　　）
   A. 淋巴液受阻　　　　B. 毛细血管通透性增强　　C. 继发性醛固酮增加
   D. 水、钠潴留　　　　E. 血浆白蛋白降低

4. 肾性高血压常见的原因是（　　）
   A. 肾小球肾炎　　　　B. 肾动脉狭窄　　　　C. 先天性多囊肾
   D. 肾结核　　　　　　E. 肾盂肾炎

5. 慢性肾炎患者 24 小时尿蛋白常为（　　）
   A. ＜1g/d　　　　　　B. ＞150mg/d　　　　C. ＜2g/d
   D. 1～2g/d　　　　　E. 1～3g/d

6. 慢性肾炎患者给予低蛋白低磷饮食治疗目的是（　　）

A. 减轻肾性水肿

B. 控制高血压

C. 预防低钾血症

D. 预防高钠血症

E. 减轻肾小球内高压、高灌注及高滤过状态

7. 肾病综合征临床表现形成的原因**不妥**的是（　　）

A. 肾小球滤过膜通透性增加致大量蛋白尿

B. 血浆白蛋白从尿中丢失形成低白蛋白血症

C. 肝脏代偿合成蛋白质时，脂蛋白合成增加

D. 低蛋白血症及部分病人水钠潴留引起水肿

E. 进食脂肪过多致血脂增高

8. 下列哪项**不是**原发性肾病综合征主要并发症（　　）

A. 血栓及栓塞　　　　　　B. 动脉粥样硬化　　　　　　C. 高钾血症

D. 感染　　　　　　E. 急性肾衰竭

9. 原发性肾病综合征常可自发形成血栓原因是（　　）

A. 血小板增多　　　　　　B. 血管内皮易受损　　　　　　C. 组织因子易释放

D. 血液呈高凝状态　　　　　　E. 红细胞增多

10. 慢性肾小球肾炎病人一般**不出现**的临床表现是（　　）

A. 蛋白尿　　　　　　B. 管型尿　　　　　　C. 水肿

D. 毒血症状　　　　　　E. 高血压

11. 慢性肾小球肾炎引起贫血的主要原因是（　　）

A. 缺少铁　　　　　　B. 缺少蛋白质　　　　　　C. 血尿

D. 促红细胞生成素减少　　　　　　E. 缺少维生素

12. 各型慢性肾小球肾炎均可出现（　　）

A. 严重高血压　　　　　　B. 大量蛋白尿　　　　　　C. 显著水肿

D. 肉眼血尿　　　　　　E. 肾功能损害

13. 慢性肾小球肾炎治疗的主要目的是（　　）

A. 防止肾功能进行性恶化　　　　　　B. 消除尿蛋白

C. 消除血尿　　　　　　D. 消除水肿

E. 以上都不是

14. 慢性肾小球肾炎护理措施，**错误**的一项是（　　）

A. 少量蛋白尿时可从事轻微劳动

B. 急性发作期应卧床休息

C. 有氮质血症者应给大量高生物效价的蛋白质饮食

D. 高热量饮食

E. 使用糖皮质激素时应注意观察血压

15. 符合急性肾炎临床表现的是（　　）

A. 高度凹陷性水肿　　　　　　B. 血清补体正常　　　　　　C. 血胆固醇增高

D. 血浆蛋白下降　　　　　　　E. 肉眼血尿

【A₂ 型题】

16. 病人男性，33 岁，患慢性肾炎 4 年，血压正常，全身明显水肿，尿蛋白（＋＋＋＋），血肌酐正常，血浆白蛋白 20g/L。饮食宜（　　）

  A. 低盐、高蛋白　　　　　　　B. 低盐、正常量优质蛋白

  C. 低蛋白、不限制盐　　　　　D. 低盐、低量优质蛋白

  E. 高蛋白、不限制盐

17. 病人女性，44 岁，有肾小球肾炎史，因病情稳定上班工作。近日，体检时发现血压升高，证实为慢性肾小球肾炎急性发作。为迅速而有效地缓解症状，应采取（　　）

  A. 卧床休息　　　　　B. 低盐饮食　　　　　C. 利尿降压

  D. 激素疗法　　　　　E. 中医疗法

18. 病人男性，17 岁，全身重度水肿，尿蛋白 6.4g/d，血浆白蛋白 23g/L，血压 80/60mmHg，肾功能血尿素氮 9.1mmol/L，血肌酐 100μmol/L。应选择的主要治疗措施是（　　）

  A. 输新鲜血浆　　　　　B. 输白蛋白　　　　　C. 应用呋塞米

  D. 使用环磷酰胺　　　　E. 糖皮质激素

19. 病人男性，36 岁，全身水肿，尿蛋白 8.6g/d，尿中红细胞 5～10 个/高倍视野，可见脂肪管型，血浆白蛋白 18g/L，予泼尼松 60mg/d 治疗，双嘧达莫 300mg（分 3 次服），已治疗 8 周病情未见好转。应采取下列哪项措施为妥（　　）

  A. 停用泼尼松

  B. 改用地塞米松

  C. 增加泼尼松用量，延长治疗时间

  D. 继续用泼尼松原剂量，加用环磷酰胺

  E. 加用肝素

20. 病人男性，53 岁，全身轻度水肿 5 年，血压 140/90mmHg，尿常规：尿蛋白（＋＋），红细胞 18 个/高倍视野，颗粒管型（＋＋），血尿素氮 10mmol/L。最可能的诊断是（　　）

  A. 隐匿型肾炎　　　　　B. 慢性肾盂肾炎　　　　　C. 慢性肾炎

  D. 急性肾小球肾炎　　　E. 肾病综合征

21. 病人男性，30 岁，尿蛋白（＋＋＋＋），全身水肿 1 个月，测血压 155/95mmHg。引起其水肿最主要的原因为（　　）

  A. 肾小球滤过率下降　　　B. 血浆胶体渗透压下降　　　C. 继发性醛固酮增多

  D. 抗利尿激素增多　　　　E. 全身毛细血管扩张

22. 病人男性，26 岁，全身高度水肿，尿少，尿蛋白（＋＋＋＋），血浆白蛋白 14g/L，用泼尼松 60mg/d 治疗 1 个月后，尿蛋白仍为（＋＋＋＋）。下一步的治疗方案是（　　）

  A. 激素＋吲哚美辛　　　B. 加大激素用量　　　　C. 激素＋双嘧达莫

  D. 激素＋环磷酰胺　　　E. 继续延长疗程

23. 病人女性，32 岁，因反复出现蛋白尿（+～++）、镜下血尿，轻度水肿入院，查血压 180/100mmHg、肾功能检查血肌酐持续升高。可能的诊断是（　　）

    A. 急性肾小球肾炎   B. 急进性肾小球肾炎   C. 慢性肾小球肾炎

    D. 肾病综合征   E. 急性肾盂肾炎

24. 病人男性，20 岁，因双下肢水肿、蛋白尿收入院，查尿蛋白（+++），胆固醇轻度升高，血浆白蛋白 20g/L，诊断肾病综合征。最常见的并发症是（　　）

    A. 感染   B. 动脉粥样硬化   C. 肾功能不全

    D. 心功能不全   E. 心力衰竭

25. 病人女性，28 岁，反复血尿、蛋白尿 3 年，5 天前感冒后出现乏力、食欲减退，查体：眼睑、颜面水肿，蛋白尿（++），尿沉渣红细胞 5/HP，血压 149/90mmHg，Hb 90g/L，夜尿增多。该患者可能患了（　　）

    A. 慢性肾小球肾炎   B. 糖尿病肾病   C. 狼疮肾炎

    D. 高血压肾病   E. 梗阻性肾病

26. 病人女性，28 岁，反复血尿、蛋白尿 3 年，5 天前感冒后出现乏力、食欲减退，查体：眼睑、颜面水肿，蛋白尿（++），尿红细胞 5 个/高倍视野，血压 169/90mmHg，Hb 90g/L，夜尿增多。该患者应采取的治疗措施为（　　）

    A. 使用庆大霉素抗感染   B. 使用 ACEI 类药物降压

    C. 给予高钙饮食   D. 血液透析

    E. 腹膜透析

27. 病人女性，28 岁，反复血尿、蛋白尿 3 年，5 天前感冒后出现乏力、食欲减退，查体：眼睑、颜面水肿，蛋白尿（++），尿红细胞 5 个/高倍视野，血压 149/90mmHg，Hb 90g/L，夜尿增多。该患者应采取的护理措施是（　　）

    A. 给予高蛋白饮食   B. 每日运动 1 小时

    C. 遵医嘱记录 24 小时尿量   D. 使用庆大霉素抗感染

    E. 住单人房间

28. 患者女性，30 岁，7 天前受凉后，出现乏力、恶心，颜面水肿，测血压 180/105mmHg，可见肉眼血尿，3 天后，尿量减少至 600ml/d，查血钾 55mmol/L，血肌酐 308μmol/L，呼吸 22 次/分，双下肢中度水肿。针对尿量变化，护理措施中最重要的是（　　）

    A. 卧床休息   B. 控制水的摄入   C. 保证饮食总热量

    D. 限制蛋白质摄入   E. 预防感染

29. 病人女性，20 岁，一周前因感冒吃偏方鱼胆后，出现颜面及双下肢水肿，尿量减少，血压 180/106mmHg，查血肌酐 380μmol/L，尿素氮 120mmol/L，尿蛋白（++），尿沉渣可见颗粒管型。护士应着重强调的教育内容是（　　）

    A. 防止受凉，预防感冒

    B. 遵医嘱服药，避免对肾脏有害的因素

    C. 给予高蛋白饮食

    D. 鼓励多喝水

E. 可以吃鱼肉罐头

30. 某慢性肾炎肾病型女病人，经常住院治疗病情缓解。当其咨询保健知识时，护士应指出其中**不妥**的是（　　）

    A. 注意个人卫生　　　　　　　　B. 长期禁盐

    C. 维持激素治疗　　　　　　　　D. 避孕

    E. 感染时选用青霉素类抗生素

【A₃/A₄ 型题】

（31～33 题基于下面病例）

病人男性，36 岁，水肿尿少 1 周，血压 120/80mmHg，尿常规：蛋白（＋＋＋＋），血浆白蛋白 25g/L，24 小时尿蛋白定量 9g。

31. 最可能的诊断是（　　）

    A. 右心衰竭　　　　　B. 肝硬化　　　　　C. 重度营养不良

    D. 肾病综合征　　　　E. 急性肾炎综合征

32. 此例诊断价值最大的化验是（　　）

    A. 血脂

    B. 肾功能检查

    C. 肾 B 超

    D. 24 小时尿蛋白定量，血浆蛋白测定

    E. 蛋白电泳

33. 主要的治疗是（　　）

    A. 大剂量青霉素静滴　　B. 环孢素　　　　C. 血浆置换术

    D. 肾上腺糖皮质激素　　E. 环磷酰胺

（34～37 题基于下面病例）

病人男性，35 岁，下肢水肿 2 周，血压 210/105mmHg，尿蛋白（＋＋＋），红细胞 10～15/HP，尿糖（＋），血肌酐 160μmol/L，血白蛋白 32g/L。

34. 下列哪项对诊断本病价值最小（　　）

    A. 血常规　　　　　B. 肾脏 B 超　　　　C. 肾脏 CT

    D. 尿蛋白定量　　　E. 血脂

35. 进一步检查首选（　　）

    A. 肾活检　　　　　B. 肾脏 CT　　　　C. 肾脏磁共振成像

    D. IVP　　　　　　E. 核素肾图

36. 若病理为肾小球轻度增生，部分肾小球有节段性硬化，肾小管萎缩，最可能的诊断为（　　）

    A. 系膜增生性肾小球肾炎　　　　B. 系膜毛细血管性肾小球肾炎

    C. 微小病变肾病　　　　　　　　D. 局灶节段性肾小球硬化

    E. 系膜肾病

37. 经足量糖皮质激素治疗 8 周，病情无好转，进一步治疗为（　　）

    A. 延长激素疗程　　　　　　　　B. 加用中药（雷公藤）

C. 加用抗凝药（肝素）　　　　　　　D. 加用解聚药（双嘧达莫）

E. 加用环磷酰胺

（38～39 题基于下面病例）

患者男性，40 岁，因下肢水肿 3 周就诊，体检：血压 160/100mmHg，尿蛋白（＋＋＋），红细胞 10～15/HP，肌酐 150μmol/L。

38. 对本例诊断和鉴别诊断帮助最大的检查是（　　　）

A. 血常规检查　　　　　　B. CT 检查　　　　　　C. 肾脏活检

D. 中段尿培养　　　　　　E. 血脂检查

39. 此时药物治疗暂**不考虑**的是（　　　）

A. 糖皮质激素　　　　　　B. 氢氯噻嗪　　　　　　C. 硝苯地平

D. 青霉素　　　　　　　　E. 氨苯蝶啶

（40～43 题基于下面病例）

病人男性，51 岁，一周来晨起眼睑水肿，排尿不适，尿色发红，血压偏高，疑为急性肾小球肾炎，需留 12 小时尿作艾迪计数。

40. 为了防止尿液久放变质，应在尿液中加入（　　　）

A. 甲醛　　　　　　　　　B. 稀释盐　　　　　　　C. 浓盐酸

D. 己烯雌酚　　　　　　　E. 乙醛

41. 留取尿液的正确方法是（　　　）

A. 晨 7 时开始留尿，至晚 7 时弃去最后一次尿

B. 晨 7 时排空膀胱，弃去尿液，开始留尿，至晚 7 时留取最后一次尿

C. 晚 7 时开始留尿，至晨 7 时弃去最后一次尿

D. 晚 7 时排空膀胱，弃去尿液，开始留尿，至晨 7 时留取最后一次尿

E. 任意取连续的 12 小时均可

42. 留尿过程中患者出现头晕、视物模糊，应采取的措施是（　　　）

A. 协助患者饮水　　　　　　　　　B. 协助患者进食

C. 让患者自由活动　　　　　　　　D. 协助患者休息，防止摔伤

E. 报告医生

43. 进一步明确肾功能情况，需采血查尿素氮。正确的做法是（　　　）

A. 采集量一般为 10ml　　　　　　　B. 用抗凝试管

C. 从输液针头处取血　　　　　　　D. 采集后直接注入采血管

E. 采血前需禁食

（44～47 题基于下面病例）

病人男性，30 岁，因体检时发现血压 150/90mmHg（20/12.5kPa），尿蛋白（＋＋＋），红细胞 5～10/HP，白细胞 2～3/HP，血红蛋白 90g/L，血肌酐 125μmol/L，拟诊"慢性肾炎"入院。

44. 入院后收集 24 小时尿查尿蛋白，对该病诊断有帮助的结果是（　　　）

A. ＜1.5g　　　　　　　B. ＜2.5g　　　　　　　C. ＜3.5g

D. ＜4.5g　　　　　　　E. ＜5.5g

45. 治疗该病最有益的降压药是 （   ）
  A. 血管紧张素转换酶抑制剂　　　　 B. 钙通道阻止剂
  C. β-受体阻止剂　　　　 D. 利尿剂
  E. 血管扩张剂

46. 该病人的饮食应给予 （   ）
  A. 优质低蛋白和低磷饮食　　　　 B. 优质低蛋白和高磷饮食
  C. 高油脂蛋白和高磷饮食　　　　 D. 高油脂蛋白和低磷饮食
  E. 以上都不是

47. 让该病人了解的预防知识**不包括** （   ）
  A. 诱发该病的常见因素　　　　 B. 药物治疗的目的及重点
  C. 避免肾毒性药物的使用　　　　 D. 预防病情变化的要点
  E. 活动耐力监测

（48～50 题基于下面病例）

病人男性，35 岁。慢性肾炎史 8 年，反复发作蛋白尿、血尿、眼睑水肿。近 3 日病情加重，伴发热、咽痛、咳嗽、明显乏力。体检：血压 164/112mmHg，全身皮肤明显水肿。尿常规：尿蛋白（＋＋＋）、镜下红细胞（＋＋）、颗粒管型（＋＋）。肾功能检查：内生肌酐清除率降低，血尿素氮增高。

48. 该病人降压时首选的药物是 （   ）
  A. 血管紧张素转换酶抑制剂　　　　 B. 钙通道阻滞剂
  C. 利尿剂　　　　 D. 血管扩张剂
  E. β-受体阻滞剂

49. 护理措施**不正确**的是 （   ）
  A. 指导病人卧床休息　　　　 B. 防治呼吸道感染
  C. 记录 24 小时尿量　　　　 D. 高热量高蛋白高维生素饮食
  E. 遵医嘱使用利尿剂

50. 该病人的饮食宜采取 （   ）
  A. 高热量、高蛋白、高维生素　　　　 B. 高热量、高维生素、高钾
  C. 高热量、优质高蛋白、高糖　　　　 D. 优质高蛋白、高磷、低钙饮食
  E. 高热量、优质低蛋白、高维生素

（51～53 题基于下面病例）

病人女性，50 岁。4 个月前发现尿中有泡沫，近 1 周眼睑及双下肢水肿并进行性加重，伴明显乏力。体检：血压 120/75mmHg，全身皮肤明显水肿。尿常规：尿蛋白（＋＋＋＋），24 小时尿蛋白定量 7.8g，血液检查：血清白蛋白 18g/L，血胆固醇 11.0mmol/L，血甘油三酯 8.4mmol/L。肾功能检查：血肌酐 56μmol/L，血尿素氮 7.2mmol/L。X线胸片：右侧胸腔积液。

51. 该病人最可能的诊断是 （   ）
  A. 慢性肾小球肾炎　　　 B. 肾病综合征　　　 C. 肾盂肾炎
  D. 慢性肾衰竭　　　 E. 心力衰竭

52. 应用糖皮质激素治疗**错误**的是（　　）

  A. 起始用量要足   B. 减撤药物要慢

  C. 维持用药要久   D. 口服激素应饭前服用

  E. 易引起水钠潴留、上消化道出血

53. 该病人最易并发（　　）

  A. 感染   B. 血栓和栓塞   C. 急性肾衰竭

  D. 动脉粥样硬化   E. 慢性心力衰竭

（54～55 题基于下面病例）

病人男性，30 岁，患慢性肾炎 3 年，目前蛋白尿（＋＋），血压和肾功能正常。

54. 此病人目前护理措施正确的是（　　）

  A. 绝对卧床休息   B. 卧床休息少活动   C. 从事轻工作避免劳累

  D. 可从事任何活动   E. 不宜参加户外活动

55. 导致其病情加重肾功能损害最常见的诱因是（　　）

  A. 劳累   B. 感染   C. 高血压

  D. 使用肾毒性药物   E. 贫血

参 考 答 案

一、名词解释

1. 肾小球疾病：是指一组临床表现相似（如水肿、血尿、蛋白尿、高血压），但病因、发病机制、病理改变、病程和预后不尽相同，病变主要累及双肾肾小球的疾病。

2. 慢性肾炎：是指以蛋白尿、血尿、水肿、高血压为基本临床表现，起病方式各有不同，病情迁延，病变缓慢进展，可有不同程度的肾功能减退，最终将发展为慢性肾衰竭的一组肾小球病。

3. 肾病综合征：是指由各种肾脏疾病引起的具有以下共同临床表现的一组综合征：①大量蛋白尿（尿蛋白＞3.5g/d）；②低蛋白血症（血浆白蛋白＜30g/L）；③高度水肿；④高脂血症。其中①②两项为诊断所必需。

4. 肾脏穿刺术：又称经皮肾活检术，是指利用超声波扫描做引导，在病人皮肤上描绘出肾脏位置，用穿刺针直接经皮肤到达肾下极进行取材及活检的诊断技术。

二、填空题

1. 免疫反应　炎症反应　非免疫非炎症

2. 蛋白尿

3. 低蛋白血症

4. 感染　血栓栓塞　急性肾衰竭

三、选择题

1. A   2. D   3. E   4. A   5. E   6. E   7. E   8. C   9. D

10. D　11. D　12. E　13. A　14. C　15. E　16. D　17. C　18. E
19. D　20. C　21. B　22. D　23. C　24. A　25. A　26. B　27. C
28. B　29. B　30. B　31. D　32. D　33. D　34. C　35. A　36. D
37. E　38. C　39. D　40. A　41. D　42. D　43. E　44. C　45. A
46. A　47. E　48. A　49. D　50. E　51. B　52. D　53. A　54. C
55. B

第三节　尿路感染病人的护理

一、名词解释

1. 尿路感染　　　　　　　　3. 无症状细菌尿
2. 真性菌尿　　　　　　　　4. 重新感染

二、填空题

1. 尿路感染的人群多见 _____，常经_____途径而引起感染。

2. 采集尿标本以清晨第一次尿液为佳，原因是_____且不受_____干扰。

3. 尿路感染的病人在感染期要求多饮水，一般每日饮水量在_____以上，保证每天尿量不少于_____。

4. 治疗尿路感染期间，除遵医嘱口服抗菌药物外，同时也应服用 _____，以增强疗效，减轻尿感症状。

三、选择题

【A₁ 型题】

1. 肾盂肾炎最常见的致病菌（　　）
　A. 变形杆菌　　　　B. 大肠杆菌　　　　C. 葡萄球菌
　D. 肠球菌　　　　　E. 粪链球菌

2. 尿路感染最常见的感染途径（　　）
　A. 上行感染　　　　B. 血行感染　　　　C. 淋巴道感染
　D. 肾周围组织直接蔓延　E. 损害性侵入

3. 肾盂肾炎的易感因素**不包括**（　　）
　A. 尿路结石　　　　B. 膀胱输尿管反流　C. 尿器械检查
　D. 卧床休息　　　　E. 细菌性前列腺炎

4. 肾盂肾炎好发于（　　）
　A. 少年人　　　　　B. 老年人　　　　　C. 妇女
　D. 婴儿　　　　　　E. 久病卧床者

5. 肾盂肾炎尿培养（＋）是指菌落计数（　　）
　A. 只要有菌落　　　B. ＝10^2/ml　　　C. ＝10^3/ml

D.　=10^4/ml　　　　　　E.　>10^5/ml

6.　对急性肾盂肾炎病人评估身心状况时**不包括**（　　）

A.　发病前一周有无上呼吸道感染　　B.　全身感染症状

C.　尿路刺激征　　　　　　　　　　D.　肾区不适

E.　烦躁、紧张

7.　尿培养标本收集**不正确**的方法是（　　）

A.　在使用抗菌药物前收集尿标本

B.　收集清晨第一次尿

C.　留取中段尿在无菌试管中

D.　试管内应加入消毒剂

E.　标本应在一小时内做培养和菌落计数

8.　急性肾盂肾炎临床治愈的主要标准是（　　）

A.　膀胱刺激征消失　　B.　肾区无压痛与叩击痛　　C.　无发热

D.　尿常规正常　　　　E.　尿培养三次阴性

9.　肾盂肾炎主要的治疗措施是（　　）

A.　卧床休息　　　　　B.　应用抗菌药物　　　　C.　解痉止痛

D.　多次饮水或输液　　E.　使用糖皮质激素

10.　急性肾盂肾炎病人的护理诊断及合作性问题**不包括**（　　）

A.　体温过高　　　　　　　　　　B.　焦虑

C.　舒适的改变　　　　　　　　　D.　潜在并发症：肾周围脓肿

E.　潜在并发症：肾衰竭

11.　鼓励肾盂肾炎病人多饮水是为了（　　）

A.　维持体液平衡　　　B.　加速退热　　　　　C.　保持口腔清洁

D.　减少药物副作用　　E.　促进细菌毒素的排出

12.　尿中白细胞为多少时对肾盂肾炎有诊断价值（　　）

A.　白细胞>3/HP　　　B.　白细胞>4/HP　　　C.　白细胞>5/HP

D.　白细胞>2/HP　　　E.　白细胞3～5/HP

【A_2型题】

13.　病人女性，31岁，突然出现畏寒、高热，体温达40℃，伴下腹坠痛，排尿疼痛，尿常规示白细胞管型，诊为急性肾盂肾炎。治愈出院时护士给予保健指导，其中**不妥**的是（　　）

A.　多饮水，勤排尿　　　　　　　B.　注意个人卫生，每天淋浴

C.　不穿紧身裤　　　　　　　　　D.　避免过度劳累

E.　坚持体育运动，增强机体抵抗力

14.　病人女性，20岁，游泳后出现腰疼、发热，体温39℃，尿频、尿急、尿痛，查尿沉渣白细胞>5/HP。此患者可能的诊断是（　　）

A.　慢性肾小球肾炎　　B.　急性肾小球肾炎　　C.　慢性肾盂肾炎

D.　急性肾盂肾炎　　　E.　隐匿性肾炎

15. 病人女性，27 岁，银行职员，每天工作 10 小时，1 天前突然出现尿频、尿急、尿痛，体温 38.5℃，诊断肾盂肾炎。最可能感染的途径是（　　）

    A. 上行感染　　　　　　B. 血行感染　　　　　　C. 淋巴系统播散

    D. 直接感染　　　　　　E. 呼吸系统感染

16. 病人女性，18 岁，2 天前感冒后，出现尿频、尿急和排尿痛，体温 39℃，给予抗生素等治疗，2 周后患者康复。请问急性肾盂肾炎临床治愈的标准为（　　）

    A. 症状消失

    B. 症状消失＋尿常规转阴

    C. 症状消失＋尿培养 1 次转阴

    D. 症状消失＋每周复查 1 次尿常规及培养，共 2～3 次连续转阴

    E. 6 周后尿培养转阴

17. 病人女性，26 岁，发热、腰痛、尿痛、尿急、尿频 1 天来院检查。以往无类似发作史，查体：体温 39℃，肾区有叩击痛，尿 WBC 均布，RBC 满视野。下列护理措施**不正确**的是（　　）

    A. 清淡富有营养的饮食

    B. 补充多种维生素

    C. 冰袋降温

    D. 卧床休息，采取屈曲位，腹部放松

    E. 不宜多饮水

18. 病人男性，35 岁，恶心、呕吐、畏寒、发热，体温 40℃，伴腰痛且左侧肾区有压痛、叩击痛，尿常规蛋白（＋），尿沉渣白细胞 10～15/HP，血 WBC13×10⁹/L。此病人最可能的诊断是（　　）

    A. 急性膀胱炎　　　　　　　　B. 急性肾盂肾炎

    C. 肾结石伴继发感染　　　　　D. 急性肾炎

    E. 急性肾盂肾炎并发肾乳头坏死

19. 病人女性，31 岁，因发热，尿频、尿急、腰痛 2 天就诊，检查：体温 39.5℃，肾区叩击痛明显，尿蛋白（＋＋），红细胞 5～10/HP，白细胞 15～20/HP。此时应给予的处理是（　　）

    A. 留尿标本做细菌检查及培养后立即抗菌治疗

    B. 立即给抗革兰阴性杆菌的药物

    C. 留尿作培养等报告后处理

    D. 先给抗革兰阳性球菌药物

    E. 行 B 超和肾活检

20. 病人女性，27 岁，反复发作尿频、尿急、尿痛 1 个月，无发热，肾区无叩击痛。尿液检查白细胞（＋），尿培养发现大肠埃希菌计数＜1×10⁵ 个/ml。诊断应考虑为（　　）

    A. 急性肾小球肾炎　　　　　　B. 慢性肾小球肾炎急性发作

    C. 单纯下尿路感染　　　　　　D. 急性肾盂肾炎

E. 慢性肾盂肾炎

21. 病人女性，32 岁，反复发作尿频，右侧腰痛 2 年，近 1 个月来发作 2 次，并伴血尿。尿沉渣涂片发现革兰阴性杆菌。针对病因治疗，首先应做的检查是（   ）

    A. 尿比重检查　　　　　B. 内生肌酐清除率测定　　　C. 排泄试验

    D. 静脉肾盂造影　　　　E. 尿结核杆菌培养

22. 病人女性，38 岁，反复发作尿频、尿急、尿痛 10 年。尿蛋白（＋），尿培养大肠埃希菌生长，内生肌酐清除率 30ml/分。应选择的药物是（   ）

    A. 呋喃妥因　　　　　　B. 增效磺胺甲噁唑　　　　　C. 诺氟沙星

    D. 氨苄西林　　　　　　E. 庆大霉素

23. 病人女性，25 岁，因发热伴尿频、尿急、尿痛 3 日就医，做中段尿细菌培养，但检查报告尚未发出。此时首选的药物是（   ）

    A. 抗革兰阴性杆菌的药物　　　　　B. 抗革兰阳性球菌药物

    C. 暂不用药，看报告后再用　　　　D. 大剂量广谱抗生素

    E. 清热解毒的中成药

24. 病人女性，25 岁，有反复发作尿频、尿急、尿痛史 3 年，右肾区叩击痛。**不合适**的保健指导是（   ）

    A. 多饮水　　　　　　　　　　B. 保持大便通畅

    C. 保持外阴清洁　　　　　　　D. 禁用盆浴

    E. 经常预防性服用抗菌药物

25. 病人女性，29 岁，患慢性肾盂肾炎，经中西医结合治疗，尿常规已正常。为判断是否治愈，应选做的检查是（   ）

    A. 复查尿常规　　　　　B. 尿沉渣涂片检查　　　　C. 12 小时尿细胞计数

    D. 清洁中段尿培养　　　E. 内生肌酐清除率测定

【A₃/A₄ 型题】

（26～29 题基于下面病例）

病人女性，35 岁，因发热寒战，腰痛 5 天入院。右肾区有叩击痛，尿常规：红细胞 5～6/HP，白细胞 20～30/HP，中段尿培养大肠埃希菌＞10^5/ml，经抗生素治疗 3 天后体温正常。

26. 此时应（   ）

    A. 停用抗生素　　　　　　　　B. 青霉素巩固治疗 1 周

    C. 继续用抗生素 14 天　　　　D. 碱化尿液

    E. 如尿培养阴性，停用抗生素

27. 患者女性，住院 2 周，出院时尿常规正常，尿培养阴性，不发热，仍感腹痛，肾区无叩击痛。出院后应注意（   ）

    A. 定时复查尿培养　　　　　　B. 继续用抗生素治疗

    C. 长期服用碳酸氢钠　　　　　D. 每晚服抗生素 1 次

    E. 卧床休息至腰痛消失

28. 病人女性，28 岁，近日来发热，腰痛伴尿急、尿频、尿痛，查尿白细胞 25 个/高

倍视野。你考虑可能是（　　）

  A. 急性肾炎　　　　B. 慢性肾炎　　　　C. 急性肾盂肾炎

  D. 急进性肾炎　　　E. 肾病综合征

29. 本病病因是（　　）

  A. 免疫缺陷　　　　B. 细菌感染　　　　C. 遗传因素

  D. 过敏　　　　　　E. 营养过剩

（30～33题基于下面病例）

病人女性，25岁，孕7个月余，今日晨起突发畏寒、发热，测体温39.2℃，伴乏力、恶心、呕吐，下腹坠痛，排尿时有烧灼感，门诊查血常规示白细胞计数和中性粒细胞计数均升高，尿常规见白细胞管型，查体肾区叩击痛（＋）。

30. 该患者可能的诊断为（　　）

  A. 急性肾炎　　　　B. 下尿路梗阻　　　C. 急性肾盂肾炎

  D. 慢性肾炎　　　　E. 肾病综合征

31. 该患者发病的易感因素是（　　）

  A. 感染使机体抵抗力降低

  B. 可能有泌尿系统局部损伤

  C. 尿路梗阻

  D. 女性处于妊娠期因内分泌改变易发病

  E. 年龄因素

32. 护士为患者采集清洁中段尿标本，其中**不当**的措施是（　　）

  A. 在病人使用抗菌药物前收集尿标本

  B. 嘱病人大量饮水

  C. 尿液在膀胱内保留6～8小时后留取标本

  D. 指导病人采取中间一段尿置于无菌容器内

  E. 取好尿标本后于1小时内送检

33. 下列是针对该患者的治疗要点，其中**不当**的是（　　）

  A. 休息1～2周

  B. 鼓励患者多饮水，保证每天尿量2500ml以上

  C. 抗菌药物治疗10～14天，待症状完全消失后即可停药

  D. 口服碳酸氢钠以碱化尿液

  E. 补充营养以增加抵抗力

（34～37题基于下面病例）

病人女性，35岁，尿频、尿急、尿痛5天，体温39.5℃，左肾区有叩击痛，尿常规蛋白（＋＋），白细胞满视野，红细胞5～10个/HP。

34. 首先应予何种处理（　　）

  A. 做中段尿细菌培养后立即给抗革兰阴性杆菌药物

  B. 立即给抗革兰阴性杆菌药物

  C. 立即做中段尿细菌培养，待报告后处理

  D. 先做肾 B 超和肾功能检查

  E. 先给抗革兰阳性球菌药物

35. 最可能的诊断是（　　）

  A. 尿道综合征　　　　B. 急性膀胱炎　　　　C. 急性间质性肾炎

  D. 慢性间质性肾炎　　E. 急性肾盂肾炎

36. 此时抗生素治疗方案应是（　　）

  A. 单剂疗法　　　　　B. 3 日疗法　　　　　C. 低剂量抑菌疗法

  D. 2 周治疗　　　　　E. 系统联合用药

37. 假设追问病史，本例患者在 20 天前有类似发作，中段尿细菌培养为变形杆菌，细菌计数＞10^5/ml。本次培养结果尚未报告，那么应考虑的诊断是（　　）

  A. 重新感染　　　　　B. 复发　　　　　　　C. 慢性肾盂肾炎

  D. 慢性间质性肾炎　　E. 急性膀胱炎

（38～41 题基于下面病例）

病人女性，35 岁，患"肾盂肾炎"服药治疗症状消失后，又继续巩固治疗 3 天，4 周后病人因劳累受凉症状复现。

38. 该病人确诊为"肾盂肾炎"，一般**不具有**下述哪种症状（　　）

  A. 全身不适、畏寒、发热、头痛乏力

  B. 尿频、尿急、尿痛

  C. 尿液混浊

  D. 血尿

  E. 大量蛋白尿

39. 关于肾盂肾炎，叙述**不正确**的是（　　）

  A. 致病菌多为大肠杆菌

  B. 是一种自身免疫性疾病

  C. 避免发生在肾盂、肾盏、肾小管、输尿管

  D. 病人女性多于男性

  E. 分为急性、慢性

40. 预防复发指导中，下列哪项是**错误**的（　　）

  A. 多饮水，勤排尿　　　　　　B. 避免繁重体力劳动

  C. 经常预防性服用抗生素　　　D. 注意个人卫生

  E. 预防感冒

41. 对该病人的治疗哪项是正确的（　　）

  A. 尿液细胞检查前，青霉素为首选　　B. 尿液细胞检查前，磺胺药为首选

  C. 尿液细胞检查后，选用抗生素　　　D. 使用庆大霉素加维生素 C

  E. 以上都不是

（42～44 题基于下面病例）

病人女性，32 岁。腰酸、乏力 3 日，排尿次数增加、排尿不尽感伴尿急、发热、恶心 1 日。体检：体温 39℃，神志清，心肺无异常，腹软，两肾区叩击痛，双下肢无水肿。

血常规：WBC $13.6 \times 10^9/L$；尿常规：蛋白（±），WBC 7 个/高倍视野，RBC，0～1/HP。

42. 最可能的诊断是（　　）

　　A. 尿路结石　　　　　　　B. 尿路感染　　　　　　　C. 糖尿病

　　D. 急性肾炎　　　　　　　E. 慢性肾炎

43. 确诊还应做的检查是（　　）

　　A. 内生肌酐清除率　　　　　　　　B. 酚红排泄试验

　　C. 血肌酐及尿素氮测定　　　　　　D. 中段尿细菌培养和菌落计数

　　E. 静脉肾盂造影

44. 若病人尿细菌检查为阳性，则护理措施**错误**的是（　　）

　　A. 卧床休息　　　　　　　　　　　B. 清淡易消化饮食

　　C. 观察药物不良反应　　　　　　　D. 限制液体摄入量

　　E. 收集清晨第一次尿做尿培养

（45～47 题基于下面病例）

病人女性，已婚，婚后不久出现发热、腰痛、尿频、尿急一周就医。化验结果显示：血白细胞增多，中性粒细胞为 0.9，尿沉渣检查白细胞满视野/HP。

45. 最可能的医疗诊断是（　　）

　　A. 急性膀胱炎　　　　　　B. 慢性肾炎　　　　　　　C. 肾衰竭

　　D. 急性尿道炎　　　　　　E. 急性肾盂肾炎

46. 此病人最可能的致病菌是（　　）

　　A. 肺炎球菌　　　　　　　B. 铜绿假单胞菌　　　　　C. 支原体

　　D. 大肠杆菌　　　　　　　E. 粪链球菌

47. 预防此病主要措施为（　　）

　　A. 保持会阴部清洁　　　　B. 经常锻炼身体　　　　　C. 经常服用抗生素

　　D. 经常冲洗膀胱　　　　　E. 每天多饮水

（48～50 题基于下面病例）

病人女性，28 岁，因高热、腰痛、尿频、尿急来院诊治，诊断为急性肾盂肾炎。

48. 其尿常规检查结果对诊断最有意义的是（　　）

　　A. 蛋白尿　　　　　　　　B. 血尿　　　　　　　　　C. 混浊尿

　　D. 白细胞管型尿　　　　　E. 脓尿

49. 指导其采集尿培养标本正确的是（　　）

　　A. 留取标本前用消毒剂清洗外阴

　　B. 留取中段尿于清洁容器内

　　C. 取清晨第一次尿可提高检验阳性率

　　D. 留取标本前要多饮水

　　E. 如使用抗生素要停药 2 天后取尿

50. 尿细菌培养阳性的标准是菌落数大于（　　）

　　A. $10^3/ml$　　　　　　　B. $10^4/ml$　　　　　　　C. $10^5/ml$

D. $10^6/ml$ E. $10^7/ml$

参 考 答 案

一、名词解释

1. 尿路感染：简称尿感，是指各种病原微生物在泌尿系统生长繁殖所引起的尿路急、慢性炎症反应。

2. 真性菌尿：清洁中段尿细菌定量培养≥$10^5/ml$，称为真性菌尿。

3. 无症状细菌尿：又称隐匿型尿感，是指患者有真性细菌尿但无尿路感染症状。

4. 重新感染：尿感经治疗后症状消失，尿菌阴性，但在停药6周后再次出现真性细菌尿，菌株与上次不同，称为重新感染。

二、填空题

1. 已婚的育龄期妇女　上行感染

2. 尿中有形成分多　饮食因素

3. 2000ml　1500ml

4. 碳酸氢钠

三、选择题

1. B	2. A	3. D	4. C	5. E	6. A	7. D	8. E	9. B
10. E	11. E	12. C	13. C	14. D	15. A	16. D	17. E	18. B
19. A	20. C	21. D	22. D	23. A	24. E	25. D	26. C	27. A
28. C	29. B	30. C	31. C	32. B	33. B	34. A	35. E	36. D
37. B	38. E	39. B	40. C	41. C	42. B	43. D	44. D	45. E
46. D	47. A	48. D	49. C	50. C				

第四节　慢性肾衰竭病人的护理

一、名词解释

1. 慢性肾脏病
2. 慢性肾衰竭
3. 必需氨基酸疗法
4. 血液净化
5. 血液透析
6. 腹膜透析

二、填空题

1. 肾衰竭期，此时GFR降至_____，若GFR_____称为尿毒症晚期或终末期。

2. 尿毒症病人血液系统必有的症状是_____。

3. 尿毒症患者出现皮肤瘙痒，产生原因可能与_____所致。

4. 腹膜透析主要并发症有_____、_____等。

三、选择题

【A₁ 型题】

1. 肾衰竭临床表现有（　　）
   A. 水、电解质、酸碱失衡　　　　B. 食欲亢进
   C. 红细胞增多　　　　　　　　　D. 呼吸有苹果味
   E. 肝脾大

2. 慢性肾衰竭病人纠正酸中毒后出现痉挛的原因是（　　）
   A. 血乙酰胆碱减少　　B. 血胆固醇减少　　C. 血钠减少
   D. 血中游离钙减少　　E. 血锌减少

3. 尿毒症后期在心前区闻及心包摩擦音是（　　）
   A. 心包积液　　　　B. 胸腔积气　　　　C. 肋骨炎
   D. 胸膜炎　　　　　E. 心包炎

4. 尿毒症病人易感染部位多见于（　　）
   A. 皮肤　　　　　　B. 口腔　　　　　　C. 肛门
   D. 呼吸道及泌尿道　E. 心内膜

5. 透析疗法有何用处（　　）
   A. 代替肾脏　　　　B. 治疗脱钙　　　　C. 增加必需氨基酸
   D. 减少胆固醇　　　E. 纠正严重酸中毒

6. 尿毒症病人为降低血尿素氮如何处理（　　）
   A. 少吃蛋白质　　　　　　　B. 少吃脂肪
   C. 低蛋白＋必需氨基酸疗法　D. 多吃糖
   E. 多吃纤维素

7. 尿毒症病人出现贫血，主要是（　　）
   A. 促红细胞生成素减少　　　B. 毒素抑制骨髓
   C. 红细胞破坏多　　　　　　D. 缺乏蛋白
   E. 缺铁

8. 慢性肾衰竭病人最重要的护理诊断是（　　）
   A. 体液过多　　　　B. 有体液过多的危险　　C. 活动无耐力
   D. 有感染的危险　　E. 营养失调

9. 发达国家慢性肾衰竭最常见的病因为（　　）
   A. 慢性肾小球肾炎　　B. 糖尿病肾病　　　C. 狼疮肾炎
   D. 高血压肾病　　　　E. 梗阻性肾病

10. 在我国慢性肾衰竭最常见的病因为（　　）
    A. 慢性肾小球肾炎　　B. 慢性肾盂肾炎　　C. 慢性尿路梗阻
    D. 肾结核　　　　　　E. 高血压并肾动脉硬化

11. 慢性肾衰竭病人身心状况中最早出现的症状是（　　）

　　A. 厌食、恶心、呕吐　　　B. 嗜睡、定向力障碍　　　C. 咳嗽、胸痛

　　D. 皮肤黏膜出血　　　　　E. 血压升高

12. 慢性肾衰竭最常见的死亡原因是（　　）

　　A. 严重感染　　　　　　　B. 消化道大出血　　　　　C. 心血管并发症

　　D. 代谢性碱中毒　　　　　E. 代谢性酸中毒

13. 肾性贫血的原因哪项是重要的（　　）

　　A. 毒素使红细胞寿命缩短　　　　　B. 铁、叶酸缺乏

　　C. 严重呕血、便血　　　　　　　　D. 肾产生促红细胞生成素减少

　　E. 代谢产物抑制骨髓造血

14. 最适宜采用血液滤过治疗（　　）

　　A. 糖尿病肾衰竭患者　　　　　　　B. 儿童尿毒症

　　C. 尿毒症合并严重心力衰竭　　　　D. 严重高钾血症

　　E. 严重酸中毒

【A₂型题】

15. 病人男性，56 岁，因糖尿病肾病致慢性肾衰。责任护士对患者的饮食指导中，**不妥**的是（　　）

　　A. 低蛋白饮食，20～40g/d

　　B. 摄入高生物效价蛋白如豆制品等

　　C. 保证充足的热量供给

　　D. 每日液体摄入量应按前 1 天出液量加 500～600ml 来计算

　　E. 尿量在 1000ml/d 以上而又无水肿者，可不限制饮水

16. 病人女性，70 岁，近 1 个月厌食，皮肤瘙痒。查尿蛋白（＋＋＋），血尿素氮：20.4mmol/L，肌酐：820μmol/L，诊断为慢性肾功能不全尿毒症期。护士对其皮肤瘙痒的护理措施**错误**的是（　　）

　　A. 用温水擦洗皮肤　　　　　　　　B. 洗澡后涂抹润肤霜

　　C. 用碱性强的肥皂彻底清洗皮肤　　D. 勤换内衣

　　E. 按摩身体受压部位

17. 病人男性，55 岁，规律行腹膜透析一年，于今晨出现腹痛，寒战，发热，体温 38.5℃。该患者出现此情况最可能的原因是（　　）

　　A. 引流不畅　　　　　B. 腹膜透析管堵塞　　　C. 透析管位置不当

　　D. 水、电解质紊乱　　E. 腹膜炎

18. 病人男性，75 岁，确诊糖尿病肾病 3 年，夜间阵发性呼吸困难 1 周，血压 90/50mmHg，双肺底较多湿啰音，心率 160 次/分，律不齐，双下肢水肿，血尿素氮 35mmol/L，肌酐 1210μmol/L，二氧化碳结合力 9mmol/L。此时最宜采用的治疗措施（　　）

　　A. 积极补充血容量　　　　　　　　B. 5%碳酸氢钠 250ml 静脉滴注

　　C. 血液滤过　　　　　　　　　　　D. 腹膜透析/血液透析

E. 强心、利尿、扩血管

19. 病人男性，26 岁，反复颜面及双下肢水肿 5 年，血压升高 3 年，近半年反复牙龈出血，2 天前出现解柏油样稀大便，并感口渴，呼吸困难，2 小时前出现昏迷，儿童时患过急性肝炎已治愈。为尽快确诊，应首选下列哪项检查（　　）

  A. 血尿素氮测定   B. 血肌酐测定   C. 肝功能检查

  D. 血糖及尿酮检查   E. 血常规检查

20. 病人男性，60 岁，慢性肾衰竭尿毒症期患者，查各项化验指标异常，下列情况需首先处理的是（　　）

  A. Hb 55g/L   B. BUN 40mmol/L   C. 血钾 7.2mmol/L

  D. Scr 445μmol/L   E. CO_2CP 18mmol/L

21. 病人男性，76 岁，确诊糖尿病肾病 3 年，夜间阵发性呼吸困难 1 周，血压 170/100mmHg，两肺底湿啰音，心率 100 次/分，双下肢水肿，血尿素氮 35mmol/L，肌酐 1210μmol/L。此时最宜采取的治疗措施是（　　）

  A. 积极补充血容量   B. 5％碳酸氢钠 250ml 静脉注射

  C. 腹膜透析   D. 血液透析

  E. 利尿、扩血管治疗

22. 病人男性，48 岁，诊断慢性肾衰竭，遵医嘱每日输液治疗，输液原则是每日应考虑非显性失液量。非显性失液量是指（　　）

  A. 尿量   B. 呕吐物液量

  C. 粪便液量   D. 呼吸、皮肤蒸发的水分

  E. 人体代谢所需水分

23. 病人男性，60 岁，因消化道出血入院，入院后患者突然尿量减少，600ml/d，血压 90/60mmHg，双肺湿啰音，查血肌酐 402μmol/L，尿素氮每日约上升 36～71mmol/L，血钾轻度升高，诊断急性肾衰竭。可能的病因是（　　）

  A. 休克   B. 肾前性急性肾衰竭 C. 双侧肾盂输尿管梗阻

  D. 肾性急性肾衰竭   E. 肾后性急性肾衰竭

24. 病人女性，55 岁，因尿毒症收入院，查 Hb 60g/L。可能与肾脏内分泌功能障碍有关的临床表现是（　　）

  A. 胃肠道症状   B. 代谢性酸中毒   C. 氮质血症

  D. 神经症状   E. 贫血

25. 病人女性，65 岁，近年来反复血尿，蛋白尿，测血压 180/110mmHg，血肌酐 404μmol/L，诊断慢性肾衰竭。护理措施最重要的是每天（　　）

  A. 测量血压 1 次   B. 留尿常规 1 次   C. 准确记录出入液量

  D. 测量体温 1 次   E. 做心电图 1 次

26. 病人男性，58 岁，反复蛋白尿、水肿 5 年，近日查血红蛋白 60g/L，血肌酐 807μmol/L，尿素氮升高。该患者发生贫血的主要原因是（　　）

  A. 肾脏产生 EPO 减少 B. 造血原料缺乏   C. 血液透析过程失血

  D. 红细胞寿命缩短   E. 骨髓抑制

27. 病人女性，59 岁，慢性肾功能不全 3 年，查尿蛋白（＋＋），血肌酐 408mmol/L，尿比重 1.012。其中最能反映肾小管功能不全的指标是（　　）

  A. 大量蛋白尿   B. 尿中红细胞增多   C. 尿中颗粒管型增多

  D. 尿比重   E. 白细胞管型增多

28. 病人女性，39 岁，患慢性肾炎 5 年，现查 GFR 50ml/min，血尿素氮 12mmol/L，血肌酐 283μmol/L。判断其肾状况为（　　）

  A. 肾正常   B. 肾储备能力下降期   C. 氮质血症期

  D. 肾衰竭期   E. 尿毒症期

29. 病人男性，45 岁，慢性肾炎 5 年，因尿毒症入院。夜间病人突然惊醒端坐，烦躁不安，咳嗽、咯血。首先考虑并发（　　）

  A. 肺炎   B. 左心衰竭   C. 右心衰竭

  D. 心包炎   E. 胸膜炎

30. 病人男性，患尿毒症，近日厌食，恶心、呕吐加重，尿少，查血钾 10mmol/L。若不紧急处理会突然发生（　　）

  A. 休克   B. 昏迷   C. 心脏骤停

  D. 充血性心力衰竭   E. 呼吸衰竭

31. 病人男性，有慢性肾炎史 8 年，近日出现厌食、恶心、呕吐、尿少、失眠、呼吸深而稍快，血压 21.3/13.3kPa（160/100mmHg）。应首先考虑（　　）

  A. 心力衰竭   B. 呼吸衰竭   C. 尿毒症

  D. 急性肝炎   E. 高血压脑病

【A_3/A_4 型题】

（32～36 题基于下面病例）

病人男性，50 岁，2 型糖尿病 10 年，近半个月来发现双下肢水肿，并逐渐加重，常感乏力，头晕，遂来医院就诊，查血清白蛋白 25g/L，血清胆固醇及甘油三酯升高，血肌酐、尿素氮正常，查体血压 170/110mmHg，双下肢重度指凹性水肿。

32. 该患者可能的诊断为（　　）

  A. 急性肾小球肾炎 B. 慢性肾小球肾炎 C. 肾病综合征

  D. 肾盂肾炎   E. 慢性肾衰

33. 为明确诊断应查（　　）

  A. 尿常规   B. 内生肌酐清除率   C. 24 小时尿蛋白定量

  D. 血常规   E. 肾脏 B 超

34. 责任护士提出的以下护理诊断中**不妥**的是（　　）

  A. 体液过多   B. 营养失调：低于机体需要量

  C. 有感染的危险   D. 有皮肤完整性受损的危险

  E. 家庭应对无效

35. 责任护士给予患者的饮食指导中，**不妥**的是（　　）

  A. 蛋白质摄入量 0.8～1.0g/（kg·d）

  B. 应尽量摄入动物蛋白

  C. 每日摄入热量不少于 $126\sim127kJ/kg$

  D. 饱和脂肪酸和不饱和脂肪酸的比例为 $2:1$

  E. 低盐饮食，钠盐摄入 $\leqslant2g/d$

36. 责任护士对患者出院前的健康教育中，对预防复发极为重要的一项指导是（　　）

  A. 遵医嘱服药　　　　B. 避免劳累和感染　　　C. 定期门诊复查

  D. 增强抵抗力　　　　E. 保持情绪乐观

（37～40 题基于下面病例）

  病人男性，55 岁，慢性肾小球肾炎 10 余年，近 1 个月来食欲下降，精神萎靡，疲乏，伴皮肤瘙痒，1 天前发现大便颜色黑亮似柏油样，门诊检查，肾功能示血肌酐 $810\mu mol/L$，血尿素氮 $9.2mmol/L$。

37. 该患者最可能的诊断是（　　）

  A. 肾功能不全代偿期　　B. 肾功能不全失代偿期　　C. 肾衰竭期

  D. 肾功能不全尿毒症期　E. 氮质血症期

38. 下列引起该患者大便颜色改变的原因中，正确的是（　　）

  A. 进食了某些食物如血肠所致

  B. 血小板功能异常导致消化道出血

  C. 红细胞寿命缩短

  D. 铁、叶酸缺乏

  E. 某些代谢产物抑制骨髓造血功能

39. 下列针对患者皮肤瘙痒的护理措施中，**不当**的是（　　）

  A. 遵医嘱使用止痒剂

  B. 嘱患者避免用力搔抓皮肤

  C. 注意个人卫生，保持皮肤清洁

  D. 洗澡时要使用碱性强的肥皂剂彻底清洁皮肤

  E. 一旦发生皮肤破溃要及时处理

40. 下列治疗中可替代失去功能的肾排泄各种毒物的疗法是（　　）

  A. 治疗基础疾病　　　　B. 饮食治疗　　　　C. 必需氨基酸的应用

  D. 对症治疗　　　　　　E. 透析治疗

（41～42 题基于下面病例）

  病人男性，54 岁，患慢性肾小球肾炎 2 年，近因感冒发热，出现恶心、腹部不适、高血压 173/105mmHg。GFR 50ml/min，Scr $360\mu mol/L$，尿蛋白（＋），尿沉渣有红细胞、白细胞管型。诊断为慢性肾衰竭收住院。

41. 护士应为患者提供的饮食是（　　）

  A. 优质高蛋白饮食　　　B. 优质低蛋白饮食　　　C. 富含铁质

  D. 丰富的含钾食物　　　E. 补充水分

42. 向患者做的健康宣传教育内容是（　　）

  A. 介绍准备透析的基础知识

B. 介绍饮食治疗的意义

C. 绝对卧床休息

D. 为恢复体力、每日运动 1 小时

E. 为预防感染，病房每日紫外线消毒

（43～44 题基于下面病例）

病人女性，39 岁，间歇性水肿 10 余年，伴恶心、呕吐 1 周。查体：血红蛋白 80g/L，血压 156/105mmHg，尿蛋白（＋＋），颗粒管型 2～3/HP，尿比重 1.010～1.012。

43. 该患者最有可能的诊断是（　　　）

　　A. 原发性高血压　　　　　B. 慢性肾盂肾炎　　　　　C. 慢性肝炎肝硬化

　　D. 肾病综合征　　　　　　E. 慢性肾衰竭

44. 该患者应立即做的检查是（　　　）

　　A. 血肌酐、尿素氮　　　　B. 24 小时尿蛋白定量　　　C. 乙肝

　　D. 肝功能　　　　　　　　E. 血胆固醇

（45～47 题基于下面病例）

病人女性，46 岁，慢性肾小球肾炎 9 年，伴高血压 4 年，近 1 个月来食欲下降，精神萎靡，疲乏，且常出现鼻出血，1 天前发现大便颜色黑亮似柏油样，门诊检查，肾功能检查示血肌酐 790μmol/L，血尿素氮 28.8mmol/L。

45. 该病人最可能的诊断是（　　　）

　　A. 肾功能不全代偿期　　　　　　　B. 肾功能不全失代偿期

　　C. 慢性肾小球肾炎急性发作　　　　D. 肾功能不全尿毒症期

　　E. 氮质血症期

46. 针对该病人大便颜色改变的原因，正确的解释是（　　　）

　　A. 进食了某些食物，如动物血所致

　　B. 胃肠黏膜糜烂导致的上消化道出血

　　C. 红细胞寿命缩短

　　D. 铁、叶酸缺乏

　　E. 某些代谢产物抑制骨髓造血功能

47. 可替代肾脏排泄各种代谢毒物的是（　　　）

　　A. 原发病治疗　　　　　　B. 饮食治疗　　　　　　　C. 透析治疗

　　D. 对症治疗　　　　　　　E. 必需氨基酸的应用

参 考 答 案

一、名词解释

1. 慢性肾脏病：是指各种原因引起的慢性肾脏结构和功能障碍（肾脏损伤病史＞3 个月），包括 GFR 正常和不正常的病理损伤、血液或尿液成分异常及影像学检查异常，或不明原因的 GFR 下降（GFR＜60ml/min）超过 3 个月，称为慢性肾脏病。

2. 慢性肾衰竭：简称肾衰，见于肾脏疾病的晚期，为各种肾脏疾病持续发展的共同转归。由于肾功能缓慢进行性减退，最终出现以代谢产物潴留，水、电解质紊乱、酸碱平衡失调和全身各系统症状为主要表现的临床综合征。

3. 必需氨基酸疗法：以8种必需氨基酸配合低蛋白高热量的饮食治疗尿毒症，可使患者达到正氮平衡，并改善症状。

4. 血液净化：是指应用物理、化学或免疫等方法清除体内过多水分及血中代谢废物、毒物、自身抗体、免疫复合物等致病物质，同时补充人体所需的电解质和碱基，以维持机体水、电解质和酸碱平衡。

5. 血液透析：简称血透，主要利用弥散对流作用来清除血液中的毒性物质。溶质从半透膜浓度高的一侧向浓度低的一侧移动，最后达到膜两侧浓度的平衡。

6. 腹膜透析：简称腹透，是利用人体天然的半透膜（腹膜）作为透析膜，将适量透析液引入腹腔并停留一段时间，使腹膜毛细血管内血液和腹膜透析液之间进行水和溶质交换的过程，达到清除体内代谢产物和多余水分的目的。

二、填空题

1. 10～20ml/min　少于10ml/min
2. 贫血
3. 尿毒素沉积于皮肤
4. 腹膜炎　腹痛

三、选择题

1. A　　2. D　　3. E　　4. D　　5. A　　6. C　　7. A　　8. E　　9. B
10. A　　11. A　　12. C　　13. D　　14. C　　15. B　　16. C　　17. E　　18. C
19. B　　20. C　　21. D　　22. D　　23. B　　24. E　　25. A　　26. A　　27. D
28. C　　29. B　　30. C　　31. C　　32. C　　33. C　　34. E　　35. D　　36. B
37. D　　38. B　　39. D　　40. E　　41. B　　42. B　　43. E　　44. A　　45. D
46. B　　47. C

（赵东家）

第五章 血液系统疾病病人的护理

第一节 概 述

一、名词解释

1. 贫血
2. 出血倾向
3. 成分输血

4. 浓缩红细胞
5. 新鲜冷冻血浆

二、填空题

1. 红细胞的生理功能是_____，白细胞的主要功能是_____，血小板的功能主要是参与_____ 和 _____，保持_____ 。

2. 血液及造血系统疾病常见症状有_____、_____ 和_____。

3. 末梢血中血红蛋白含量_____ 为轻度贫血，末梢血中血红蛋白含量_____ 为中度贫血，末梢血中血红蛋白含量_____为重度贫血。

4. 血液病继发感染主要是由于_____和（或）_____ 所致，其次与_____、_____ 等因素有关。

5. 贫血最常见的早期症状是 _____、_____、_____，最主要的体征是_____。其体征一般以观察_____ 、_____ 、_____及_____ 较为可靠。

6. 任何不明原因的贫血均应做_____ 检查。

7. 血液由_____ 和_____ 组成。

8. 血液和造血系统疾病一般分为 _____、_____和_____ 3 类。

9. 人出生后主要造血器官是_____ 。

10. 皮肤黏膜苍白一般以 _____、_____、_____等部位较明显。

11. 血液病病人出血是由于 _____、_____、_____ 3 类病因引起。出血部位以_____ 最常见，以_____ 最严重。

12. 评估血液病病人出血量：轻度出血_____ ml，中度出血_____ ml，重度出血_____ ml。

13. 血小板计数在_____ 以下者，应高度警惕发生颅内出血。若血液病病人突然发生_____、_____、_____、_____ 甚至_____，应考虑颅内出血的可能。

14. 出血病人提示继续出血的临床表现有：_____、_____、_____、

_____、_____。

15. 血液病病人常见感染部位为 _____、_____、_____及_____，感染主要症状是_____。

16. 对血液病病因诊断最有价值的实验室检查是_____。

17. 血液病病人外周血液中性粒细胞少于_____时，应实行保护性隔离。

三、选择题

【A₁ 型题】

1. 生理性贫血出现在小儿出生后（　　）
   A. 2 个月以内　　　　　　B. 2~3 个月　　　　　C. 4~6 个月
   D. 6~8 个月　　　　　　　E. 8 个月以后

2. 血液病患者最应警惕的情况是（　　）
   A. 皮肤黏膜血肿　　　　　B. 呼吸道出血　　　　C. 消化道出血
   D. 泌尿生殖道出血　　　　E. 颅内出血

3. 人出生后，主要造血器官是（　　）
   A. 骨髓　　　　　　　　　B. 肝　　　　　　　　C. 脾
   D. 淋巴结　　　　　　　　E. 网状内皮组织

4. 下列哪个血细胞来源于骨髓（　　）
   A. 网状细胞　　　　　　　B. 巨噬细胞　　　　　C. T 细胞
   D. B 细胞　　　　　　　　E. 多能干细胞

5. 成熟白细胞的主要生理功能是（　　）
   A. 输送氧和二氧化碳　　　B. 防御作用　　　　　C. 止血、凝血
   D. 分化增殖　　　　　　　E. 参与物质代谢

6. 下列有关血细胞功能的叙述中**不妥**的是（　　）
   A. 成熟红细胞可结合和输送氧气
   B. 功能正常的血小板是止血的重要基础
   C. 淋巴细胞经过胸腺作用后称为 T 淋巴细胞
   D. B 淋巴细胞主要参与细胞免疫
   E. 功能正常的中性粒细胞是人体的主要防御机制之一

7. 关于成熟白细胞的主要功能描述正确的是（　　）
   A. 参与人体对入侵异物的反应过程
   B. 输送氧和二氧化碳
   C. 止血、凝血
   D. 分化增殖
   E. 参与物质代谢

8. 以下哪个是贫血最常见和最早出现的症状（　　）
   A. 头晕　　　　　　　　　B. 心悸　　　　　　　C. 食欲减退
   D. 气短　　　　　　　　　E. 乏力

9. 末梢血提示骨髓幼红细胞增生程度的准确指标是（　　）
   A. 出现有核红细胞　　　　　　　　B. 血红蛋白与红细胞计数

    C. 白细胞计数　　　　　　　　　　D. 网织红细胞

    E. 红细胞出现豪-周小体

10. 贫血时机体代偿现象**不包括**（　　）

    A. 血液循环时间缩短

    B. 心输出量增加

    C. 红细胞内 2,3-二磷酸甘油酸浓度降低

    D. 心率增快

    E. 氧解离曲线右移，血红蛋白与氧亲和力降低

11. 贫血是指单位容积血液内（　　）

    A. 血细胞比容低于正常

    B. 红细胞数低于正常

    C. 红细胞计数血红蛋白浓度及（或）血细胞比容低于正常

    D. 红细胞数及血红蛋白浓度低于正常

    E. 循环血容量较正常者少

12. 评估贫血首选的实验室检查方法是（　　）

    A. 红细胞计数及血红蛋白测定　　　　B. 血涂片染色

    C. 网织红细胞计数　　　　　　　　　D. 血白细胞计数

    E. 骨髓检查

13. 血液病病人最常见的出血部位在（　　）

    A. 皮肤黏膜　　　　　B. 呼吸道　　　　　C. 消化道

    D. 泌尿生殖道　　　　E. 颅脑

14. 最常见的贫血是（　　）

    A. 溶血性贫血　　　　B. 缺铁性贫血　　　　C. 再生障碍性贫血

    D. 巨幼细胞贫血　　　E. 急性失血性贫血

15. 最严重的输血反应是（　　）

    A. 发热反应　　　　　B. 过敏反应　　　　　C. 溶血反应

    D. 循环负荷过重　　　E. 细菌污染反应

16. 最多见的输血反应是（　　）

    A. 过敏反应　　　　　B. 细菌污染反应　　　C. 发热反应

    D. 溶血反应　　　　　E. 循环负荷过重

17. 据血小板计数结果，需要安排病人绝对卧床休息的一项是（　　）

    A. $50 \times 10^9/L$ 以下　　B. $40 \times 10^9/L$ 以下　　C. $30 \times 10^9/L$ 以下

    D. $20 \times 10^9/L$ 以下　　E. $10 \times 10^9/L$ 以下

【A_2 型题】

18. 病人男性，45 岁，遵医嘱予以输注红细胞，下列措施中**错误**的是（　　）

    A. 分离的红细胞在 4～6℃ 的冰箱内保存

    B. 输注前在室温下自然回温至与室温接近

    C. 检查有无溶血现象

    D. 用 5% 葡萄糖液稀释红细胞

    E. 输注前将血袋反复颠倒数次

19. 在某医院血液科病房，一病人需输血治疗，请你做相关准备，下列哪项措施是**错误**的（　　）

    A. 抽取血标本做血型鉴定

    B. 采血时禁止同时采集两位病人的血标本

    C. 从血库取血时应认真核对

    D. 若血的温度太低，可稍加温

    E. 输血前 30 分钟给异丙嗪 25mg 肌内注射

20. 病人女性，39 岁，因再生障碍性贫血入院治疗，病人病程中经常出现牙龈出血、鼻子出血等现象，护士对该病人进行相应护理指导。下列措施中**错误**的一项是（　　）

    A. 护理操作宜轻柔　　　B. 减少或避免肌内注射　　　C. 少吃坚硬食物

    D. 及时剥去鼻腔内血痂　　　E. 保持鼻黏膜湿润

21. 病人女性，39 岁，因再生障碍性贫血入院治疗，病情需要输注血小板，下列关于输注血小板的护理措施，**不妥**的一项是（　　）

    A. 采集的血小板在 20℃的室温下于 6 小时内输完

    B. 一般输注速率越快越好，以达到止血高峰

    C. 避免长期使用

    D. 选用塑料输血器

    E. 输血过程中应经常观察采集袋中有无发生凝集现象

22. 病人男性，50 岁，输血治疗过程中突然出现寒战、发热、腰背疼痛、心悸、胸闷现象。此时最应立即采取的护理措施是（　　）

    A. 改用库血　　　B. 减量输入　　　C. 减慢滴速

    D. 停止输血　　　E. 皮下注射肾上腺素

23. 病人男性，47 岁，因重度贫血而进行输血治疗。为预防在输血过程中出现溶血反应，下列措施中**不可取**的是（　　）

    A. 严格配型，采用同型血输入

    B. 认真核对原血单、床号、姓名、血型、血量及血液成分等

    C. 血液从血库提出后不要放置过久及加温输入

    D. 严格无菌操作、控制滴速

    E. 输注前皮下注射 1：1000 肾上腺素 0.5～1ml

24. 病人女性，20 岁，因缺铁性贫血入院就诊。下列哪项可作为观察贫血病人皮肤黏膜苍白较可靠的检查部位（　　）

    A. 面颊皮肤及上颌黏膜　　　　B. 手足皮肤及口腔黏膜

    C. 耳廓皮肤　　　　D. 颈部皮肤及舌面

    E. 睑结膜，指甲及口唇

25. 病人男性，42 岁，患重型再生障碍性贫血入院，病程中患者曾出现皮肤血肿、鼻出血、咯血、呕血与便血、剧烈头痛、呕吐等现象。请问上述症状中最能提示有颅内出血的临床表现是（　　）

    A. 皮肤血肿　　　B. 鼻出血　　　C. 大咯血

    D. 突然呕血与便血　　　E. 剧烈头痛、呕吐

26. 病人男性，38 岁，因重度贫血而进行输血治疗，在输血过程中出现发热反应。

下列哪项**不符合**输血发热反应的表现 （   ）

    A. 多在输血后 15～20 分钟发生

    B. 先有寒战继之发热，体温可达 38～41℃

    C. 常伴有头痛、心悸、皮肤潮红等

    D. 血压多降低，甚至发生休克

    E. 一般于 1～2 小时后发热反应逐渐消退

27. 病人女性，40 岁，因再生障碍性贫血而进行输血治疗。下列哪项**不符合**输血过敏反应的叙述（   ）

    A. 多发生在输血后期

    B. 突起寒战、高热、腰背疼痛

    C. 轻者皮肤瘙痒或荨麻疹

    D. 重者可出现支气管痉挛、喉头水肿

    E. 严重者发生过敏性休克

28. 病人女性，16 岁，近半年来常感疲乏、无力，查体皮肤黏膜苍白，医生拟诊断贫血。做下列哪项检查较为可靠（   ）

    A. 红细胞计数及血红蛋白测定　　　　B. 血涂片染色

    C. 网织红细胞计数　　　　　　　　　D. 血白细胞计数

    E. 骨髓检查

29. 病人男性，30 岁，长期疲乏、无力，食欲减退近一年，曾发生心前区疼痛，查体见面色苍白，医生判断为严重贫血。请你推测该病人的血红蛋白低于（   ）

    A. 140g/L　　　　　　　B. 100g/L　　　　　　　C. 70g/L

    D. 50g/L　　　　　　　E. 30g/L

30. 病人男性，46 岁，因重型再生障碍性贫血入院治疗。请问该病人在治疗期间最应警惕发生的情况是（   ）

    A. 皮肤黏膜血肿　　　　B. 呼吸道出血　　　　　C. 消化道出血

    D. 泌尿生殖道出血　　　E. 颅内出血

31. 病人女性，30 岁，近三年来，月经量多，经期正常，面色苍白，乏力，但仍能正常参加工作，就诊后医生诊断为慢性贫血。请问慢性贫血病人对缺氧的耐受性增加主要是因为（   ）

    A. 心输出量增加，血液循环加速

    B. 呼吸频率加速，增加换气功能

    C. 红细胞中 2,3-二磷酸甘油酸（2,3-DPG）浓度增高

    D. 缺氧敏感器官的血流量增加

    E. 骨髓幼红细胞增生

32. 一急性白血病病人，突然出现头痛、呕吐、视力模糊，常提示（   ）

    A. 脑膜炎　　　　　　　B. 脑炎　　　　　　　　C. 颅内出血

    D. 失血性休克　　　　　E. 中枢神经系统白血病

33. 病人男性，45 岁，诊断再生障碍性贫血，准备进行骨髓移植，移植前预处理时，患者接受大剂量环磷酰胺化疗。为预防出血性膀胱炎应保证每日入水量为（   ）

    A. 1000ml 以上　　　　　B. 2000ml 以上　　　　　C. 3000ml 以上

D. 4000ml 以上　　　　E. 5000ml 以上

34. 病人女性，39 岁，长期月经过多，临床表现为软弱无力、头晕、心慌、记忆力减退。最重要的诊断贫血的表现是（　　）

A. 皮肤黏膜苍白　　　B. 低热　　　　　　C. 脉搏加快

D. 呼吸急促　　　　　E. 心尖部收缩期杂音

35. 病人男性，40 岁，突然呕血与便血，出血量约 1500ml，伴烦躁不安。与出血仍在继续的临床表现**不符合**的一项是（　　）

A. 意识障碍加重　　　B. 血压下降　　　　C. 呼吸加快

D. 脉率增加　　　　　E. 肠鸣音减弱

36. 病人男性，43 岁，在输血过程中，主诉头胀痛、心慌、胸闷、四肢麻木、腰背剧痛。应首先考虑（　　）

A. 发热反应　　　　　B. 溶血反应　　　　C. 过敏反应

D. 血受污染　　　　　E. 肺栓塞

37. 某患者在输血过程中出现畏寒、寒战，体温 40℃，伴头痛、恶心、呕吐。首先应考虑患者出现（　　）

A. 发热反应　　　　　B. 溶血反应　　　　C. 急性肺水肿

D. 细菌污染反应　　　E. 枸橼酸钠中毒反应

【A₃ 型题】

（38～40 题基于下面病例）

病人女性，48 岁。因大面积烧伤 2 周，并发感染性休克，护士在观察病情时发现其皮肤上有瘀点、瘀斑。该病人神志不清、脉搏细速、呼吸浅促、血压 70/50mmHg、无尿。立即抽血进行实验室检查，结果血小板 $40×10^9/L$，纤维蛋白原 1.0g/L，凝血酶原时间延长，3P 试验阳性。

38. 该病人出血的主要原因是（　　）

A. 血小板减少　　　　　　　　B. 血管损伤

C. 纤维蛋白合成障碍　　　　　D. 血小板减少性紫癜

E. 发生了弥散性血管内凝血（DIC）

39. 该病人最主要的护理诊断是（　　）

A. 组织完整性受损　　　　　　B. 排尿异常

C. 组织灌注量改变　　　　　　D. 有窒息的危险

E. 营养失调：低于机体需要量

40. 为了控制病情，应立即使用（　　）

A. 肝素　　　　　　　B. 维生素 K　　　　C. 糖皮质激素

D. 氨甲苯酸（止血芳酸）　E. 肝素＋氨基己酸

（41～43 题基于下面病例）

41. 病人女性，24 岁，妊娠 24 周，近来头晕、乏力显著，面色苍白，来院就诊。检查显示：Hb 50g/L，WBC $4.2×10^9/L$，PLT $120×10^9/L$，其主要护理诊断是（　　）

A. 有感染的危险　　　B. 潜在并发症：脑出血　　C. 有受伤的危险

D. 气体交换受损　　　E. 体液不足

42. 骨髓穿刺常选的部位**除了**（　　）

A. 髂前上棘　　　　B. 髂后上棘　　　　C. 肋骨

D. 腰椎棘突　　　　E. 胸骨

43. 骨髓穿刺的禁忌证有（　　）

A. 血友病　　　　　　　　　B. 腰椎骨折

C. 多发性骨髓瘤累及骨盆　　D. 前一次穿刺后局部皮肤感染

E. 幼儿

参 考 答 案

一、名词解释

1. 贫血：是指外周血液中单位容积内血红蛋白浓度、红细胞计数和（或）血细胞比容低于同年龄、同性别、同地区的正常标准。

2. 出血倾向：是指机体自发性多部位出血和（或）血管损伤后出血不止。

3. 成分输血：是指将全血中的各种有效成分（血细胞和血浆）用物理和（或）化学方法分离，并制备成各种高浓度、高纯度的制剂，根据病人病情，需要什么成分就输什么成分的输血方法。

4. 浓缩红细胞：从全血中移去大部分血浆后，所剩余的部分即为浓缩红细胞。

5. 新鲜冷冻血浆：是临床应用最多的一种血浆。在采血后 6 小时内分离制成，并在 1～2 小时内于－30℃冷冻成块，于－30～－20℃下保存。

二、填空题

1. 运输氧和二氧化碳　参与人体对入侵异物的反应过程　止血　凝血　毛细血管内皮的完整性

2. 贫血　出血　感染

3. ＞90g/L　90～60g/L　＜60g/L

4. 成熟的白细胞数量减少　质量异常　贫血　化疗

5. 疲乏　困倦　软弱无力　皮肤黏膜苍白　甲床　口唇　睑结膜　手掌

6. 骨髓穿刺

7. 血浆　血细胞

8. 红细胞疾病　白细胞疾病　出血性疾病

9. 骨髓

10. 甲床　口腔黏膜　睑结膜

11. 血管壁异常　血小板数量和（或）质量异常　凝血功能障碍　皮肤黏膜　颅内出血

12. 小于 500　500～1000　大于 1000

13. $20×10^9$/L　头痛　恶心呕吐　视力模糊　瞳孔大小不等　昏迷

14. 皮肤黏膜瘀斑　鼻腔黏膜出血　牙龈出血　伤口渗血　关节肿胀压痛

15. 口腔　牙龈　咽峡　肺部　发热

16. 骨髓穿刺检查

17. $<0.5×10^9/L$

三、选择题

1. B　　2. E　　3. A　　4. E　　5. B　　6. D　　7. A　　8. E　　9. D
10. C　　11. D　　12. A　　13. A　　14. B　　15. C　　16. C　　17. D　　18. D
19. D　　20. D　　21. E　　22. D　　23. E　　24. E　　25. E　　26. D　　27. B
28. A　　29. E　　30. E　　31. C　　32. C　　33. D　　34. A　　35. E　　36. B
37. A　　38. E　　39. C　　40. A　　41. C　　42. C　　43. A

第二节　缺铁性贫血病人的护理

一、名词解释

1. 缺铁性贫血　　　　　　　　　　　　　3. 转铁蛋白
2. 总铁结合力

二、填空题

1. 缺铁性贫血的病因包括_____、_____、_____，其中_____是成人缺铁性贫血最常见、最重要的原因。

2. 贫血最常见的护理诊断是_____。

3. 纠正缺铁性贫血、防止复发的关键环节是_____，_____是治疗缺铁性贫血的首选方法，常用_____和_____等。

4. 口服铁剂的不良反应主要为_____，应在_____或_____服药，避免_____服药，从_____剂量开始可减少不良反应。

5. 缺铁性贫血时铁代谢检查结果：血清铁（ST）_____，总铁结合力（TIBC）_____，转铁蛋白饱和度（TS）_____，血清铁蛋白（SF）_____。

6. 贫血病人护理诊断"活动无耐力"的相关因素是：_____及_____。

7. 贫血病人护理诊断"营养失调：低于机体需要量"，与_____以及_____有关。

8. 缺铁性贫血是由于_____缺乏，使_____减少，_____障碍所引起的一种_____性贫血。以_____和_____发病率较高。

9. 人体铁有2种来源，其中外源性铁主要来自_____。铁吸收主要部位在_____和_____。

10. 正常成人体内含铁总量男性为_____女性为_____，其中血红蛋白铁占_____，贮存铁_____，余下的_____为组织铁。

11. 注射铁剂在特殊情况下使用，常用_____肌内注射，并经常更换注射部位。首次用药_____为试验剂量，同时备用_____，作好急救准备。若_____后无过敏反应，可按医嘱常规量治疗。

12. 反映贮存铁情况，诊断缺铁主要依据_____。

13. 口服铁剂时_____、_____、_____有利于铁吸收，而_____、

_____、_____、_____、_____不利于铁吸收。

14. 口服铁剂疗效观察，_____左右血红蛋白可恢复正常，但为补充贮存铁，在血红蛋白完全正常后，仍需继续治疗_____，或待血清铁蛋白_____后方能停药。

15. 观察铁剂治疗效果主要依据 _____，督促铁剂治疗要用足疗程的目的是_____。

三、选择题

【A₁ 型题】

1. 缺铁性贫血最常见的原因是 （　　）
   A. 铁吸收不良　　　　　　B. 铁补充不足　　　　　　C. 需铁量增加
   D. 慢性失血　　　　　　　E. 慢性溶血

2. 小细胞低色素性贫血常见于 （　　）
   A. 再生障碍性贫血　　　　B. 溶血性贫血　　　　　　C. 缺铁性贫血
   D. 急性白血病　　　　　　E. 慢性白血病

3. 关于缺铁性贫血的预防**不正确**的一项是 （　　）
   A. 足月儿应于生后 4 个月左右增加蛋黄等辅助食品
   B. 服铁剂应于饭前进行，有利于吸收
   C. 铁剂与维生素 C 同服可促进其吸收
   D. 早产儿于生后 2 个月开始可加服铁剂
   E. 少年儿童应纠正偏食，查治寄生虫

4. 反映体内贮存铁敏感的指标是 （　　）
   A. 铁蛋白　　　　　　　　B. 血清铁　　　　　　　　C. 血清总铁结合力
   D. 转铁蛋白饱和度　　　　E. 转铁蛋白受体

5. 治疗缺铁性贫血，使用铁剂的疗程是 （　　）
   A. 血红蛋白正常后停药
   B. 血红蛋白正常，症状消失后停药
   C. 骨髓象正常后停药
   D. 血红蛋白正常后继续服药 3～6 个月
   E. 网织红细胞正常后停药

6. 缺铁性贫血早期诊断可靠的实验室检查是 （　　）
   A. 血清铁降低　　　　　　B. 血清铁蛋白降低　　　　C. 血清总铁结合力增高
   D. 转铁蛋白饱和度降低　　E. 含铁血黄素增高

7. 缺铁性贫血根治的措施是 （　　）
   A. 铁剂治疗　　　　　　　B. 增加营养　　　　　　　C. 少量输血
   D. 纠正偏食　　　　　　　E. 病因治疗

8. 下列哪种寄生虫最易引起严重的缺铁性贫血 （　　）
   A. 肺吸虫　　　　　　　　B. 血吸虫　　　　　　　　C. 钩虫
   D. 蛲虫　　　　　　　　　E. 鞭虫

9. 对缺铁性贫血病人进行健康指导，**错误**的观点是（　　）
   A. 鼓励病人多进食含铁丰富的食物

B. 嘱患儿父母对婴幼儿合理喂养，及时添加辅食

C. 告知病人彻底治疗各种有出血的疾病

D. 强调服用铁剂至血红蛋白恢复正常

E. 向病人及家属解释缺铁性贫血产生的原因及预防措施

10. 口服硫酸亚铁必有的副作用是（　　）

A. 黑便　　　　　　　B. 便秘　　　　　　　C. 腹泻

D. 恶心　　　　　　　E. 腹痛

【A_2 型题】

11. 病人女性，28 岁，因乏力、消瘦、心悸半年就诊。查体：T 37.0℃，P 75 次/分，R 18 次/分，BP 110/80mmHg，疑似缺铁性贫血，予查铁相关指标。下列指标中符合缺铁性贫血诊断的是哪一项（　　）

A. 血清铁减少，总铁结合力增加，未饱和铁结合力减少

B. 血清铁减少，总铁结合力增加，未饱和铁结合力增加

C. 血清铁减少，总铁结合力减少，未饱和铁结合力增加

D. 血清铁减少，总铁结合力减少，未饱和铁结合力减少

E. 血清铁减少，骨髓铁粒幼细胞减少，未饱和铁结合力减少

12. 病人女性，18 岁，因长期头晕、心悸、乏力来院就诊。查体：神志清，自主体位，T 37.2℃，P 80 次/分，R 18 次/分，BP 100/80mmHg，面色苍白，皮肤干燥，指甲扁平，拟诊断缺铁性贫血。下列检查中可确诊的是（　　）

A. 骨髓细胞外铁消失　　B. 骨髓细胞内铁消失　　C. 血清铁减少

D. 铁蛋白减少　　　　　E. 总铁结合力减少

13. 病人女性，36 岁，主诉头晕乏力，3 年来月经量多，浅表淋巴结及肝脾未触及，血红蛋白 58g/L，白细胞 $8×10^9$/L，血小板 $185×10^9$/L，血涂片可见红细胞中心淡染区扩大，网织红细胞计数 0.005。对上述治疗效果反映最早的指标是（　　）

A. 白细胞数量　　　　　B. 血红蛋白含量　　　　C. 网织红细胞计数

D. 叶酸，维生素 B_{12} 含量　　E. 铁蛋白浓度

14. 病人女性，26 岁，主诉头晕乏力，3 年来月经量多，浅表淋巴结及肝脾未触及，血红蛋白 60g/L，白细胞 $9×10^9$/L，血小板 $190×10^9$/L。除治疗病因外，还应采取哪项措施（　　）

A. 血浆输注　　　　　　　　　B. 补充铁剂

C. 大剂量丙种球蛋白滴注　　　D. 维生素 B_{12} 和叶酸

E. 红细胞集落刺激因子

15. 病人男性，25 岁，半年来苍白无力，血红蛋白 70g/L，白细胞、血小板正常，血清铁 300μg/L，骨髓铁阴性，诊断缺铁性贫血，经口服铁剂治疗 3 周后无效。其原因除哪一项外，均有可能（　　）

A. 诊断不正确　　　　　　　　B. 未按医嘱服药

C. 胃肠吸收障碍　　　　　　　D. 出血不止

E. 存在干扰铁利用的因素

16. 病人女性，26 岁，头晕一年，吞咽困难半年，舌乳头萎缩，血红蛋白 50g/L，血小板 $130×10^9$/L，白细胞 $5.0×10^9$/L，中性粒细胞 0.70，淋巴细胞 0.30，应考虑什

么病（　　）

　　　　A. 食管癌并发贫血　　　　B. 巨幼细胞性贫血　　　　C. 缺铁性贫血
　　　　D. 铁粒幼细胞性贫血　　　E. 以上都不是

　　17. 病人女性，23 岁，农民，头昏心悸颜面苍白 5 年，并感吞咽困难，血红蛋白 45g/L，红细胞 2.0×10^{12}/L，白细胞及血小板正常，血涂片见红细胞大小不均，以小细胞为主，中心染色过浅，首选抗贫血制剂为（　　）

　　　　A. 维生素 B_{12}　　　　　　B. 叶酸　　　　　　　　　C. 口服铁剂
　　　　D. 雄激素　　　　　　　　　E. 泼尼松

　　18. 病人女性，18 岁，一年来逐渐面色苍白，无力。检查：血红蛋白 50g/L，白细胞 5.0×10^9/L，血清铁 $400\mu g$/L，最可能的诊断是（　　）

　　　　A. 感染性贫血　　　　　　　B. 巨幼红细胞性贫血　　　C. 缺铁性贫血
　　　　D. 再生障碍性贫血　　　　　E. 溶血性贫血

　　19. 病人女性，16 岁，血红蛋白 50g/L，红细胞比积 20%，白细胞 4.8×10^9/L，网织红细胞 2%，红细胞平均体积 76fl，红细胞平均血红蛋白浓度（MCHC）0.24，血小板 120×10^9/L。最可能诊断是（　　）

　　　　A. 甲状腺功能减退所致贫血　　　　　B. 再生障碍性贫血
　　　　C. 溶血性贫血　　　　　　　　　　　D. 缺铁性贫血
　　　　E. 巨幼红细胞性贫血

　　20. 病人男性，45 岁，农民，头昏乏力，粪中钩虫卵（＋＋＋），血红蛋白 60g/L，治疗应是（　　）

　　　　A. 驱钩虫　　　　　　　　　　　　　B. 驱钩虫＋口服铁剂
　　　　C. 驱钩虫＋注射右旋糖酐铁　　　　　D. 输血＋注射右旋糖酐铁
　　　　E. 口服叶酸或注射维生素 B_{12}

　　21. 病人男性，4 岁，一向偏食，不吃鱼肉蛋，仅食蔬菜，近日面色渐苍白，不愿活动，时而腹泻，心肺正常，肝脏于肋下触及 3cm，脾未及，末梢血血红蛋白 60g/L，红细胞 2.9×10^{12}/L，血涂片示红细胞大小不等，以小为主，中心淡染区扩大。最可能诊断是（　　）

　　　　A. 溶血性贫血　　　　　　　B. 缺铁性贫血　　　　　　C. 再生障碍性贫血
　　　　D. 巨幼红细胞性贫血　　　　E. 营养性混合性贫血

　　22. 病人女性，5 岁，因好动、注意力不集中、发育迟缓，体重不增，好吃生米入院就诊。诊断为缺铁性贫血，予铁剂治疗，早期观察治疗有效的指标是（　　）

　　　　A. 红细胞数量增多　　　　　　B. 血红蛋白量增多
　　　　C. 网织红细胞计数升高　　　　D. 血细胞比容恢复
　　　　E. 红细胞大小不等现象消失

　　23. 病人女性，20 岁。近半年来自觉疲乏无力、易倦，常感头晕、心悸、耳鸣等。该病人最主要的护理诊断是（　　）

　　　　A. 营养失调：低于机体需要量　　　B. 有感染的危险
　　　　C. 心输出量减少　　　　　　　　　D. 呼吸形态改变
　　　　E. 活动无耐力

　　24. 病人女性，25 岁，因缺铁性贫血入院治疗，医嘱予以口服铁剂，护士指导其服

药时，下列哪种维生素可促进铁剂的吸收（　　）

    A. 维生素 B_1
    B. 维生素 B_{12}
    C. 维生素 C

    D. 维生素 A
    E. 维生素 K

25. 病人男性，20 岁，患缺铁性贫血予口服铁剂治疗。下列食物中，护士可以建议其多摄入的是（　　）

    A. 肉类
    B. 牛奶
    C. 咖啡

    D. 浓茶
    E. 植物纤维

26. 病人女性，32 岁，因缺铁性贫血行口服铁剂治疗，口服铁剂一周后病人出现恶心、呕吐、上腹部不适现象。请问该病人发生了（　　）

    A. 胃肠道反应
    B. 铁中毒
    C. 过敏反应

    D. 肝损害
    E. 继发感染

27. 病人女性，29 岁，既往有溃疡病史，近半年来常感疲乏、无力、食欲下降，注意力不集中而就诊，医生拟诊断缺铁性贫血。下列哪项血液检查结果符合诊断（　　）

    A. 小细胞低色素
    B. 正细胞低色素
    C. 大细胞低色素

    D. 大细胞高色素
    E. 小细胞正色素

28. 病人女性，23 岁，缺铁性贫血口服铁剂治疗中，护士应指导其正确口服铁剂及注意观察病情。下列叙述**错误**的是（　　）

    A. 铁剂易引起恶心、呕吐，应饭后服用

    B. 服铁剂同时服用维生素 C

    C. 大便黑色应向主管医师报告

    D. 服铁剂同时忌饮茶

    E. 服液体铁剂时需使用吸管

29. 病人女性，37 岁，因缺铁性贫血入院治疗，医嘱予以琥珀酸亚铁口服。护士向其介绍该药口服方法，正确的是（　　）

    A. 每 6 小时 1 次
    B. 睡前 1 次
    C. 晨间 1 次

    D. 三餐饭后各 1 次
    E. 三餐饭前各 1 次

30. 病人女性，26 岁，诊断缺铁性贫血，经口服铁剂后血红蛋白已恢复正常。为补足体内贮存铁，有关继续铁剂治疗的正确疗程是（　　）

    A. 1 个月

    B. 3 个月

    C. 6 个月

    D. 3～6 个月

    E. 先服 1 个月，6 个月时再服 1 个月

31. 病人女性，26 岁，发现贫血 1 年半，维生素 B_{12} 及叶酸治疗 3 个月无效，平时月经量多。查血红蛋白 85g/L，白细胞计数 5.3×10^9/L，血小板计数 201×10^9/L，尿胆红素试验（－），大便隐血（－）。本例最可能出现的体征是（　　）

    A. 颈淋巴结肿大
    B. 肝脾大

    C. 胸骨压痛
    D. 指（趾）甲变薄变脆

    E. 舌面光滑，舌乳头萎缩

32. 病人男性，45 岁，面色苍白 3 个月，既往身体健康。查血红蛋白 60g/L，红细胞

大小不等，中央苍白区扩大，白细胞及血小板正常，网织红细胞 2.5%。临床表现还可能有（   ）

    A. 巩膜黄染　　　　　　B. 鼻梁凹陷　　　　　　C. 皮肤瘀斑

    D. 指甲扁平　　　　　　E. 肝脾大

33. 病人女性，35 岁，长期月经过多，时感软弱无力、头晕、心慌、记忆力减退。最重要的提示贫血的体征是（   ）

    A. 皮肤黏膜苍白　　　　B. 低热　　　　　　　　C. 脉搏加快

    D. 呼吸急促　　　　　　E. 心尖部收缩期杂音

34. 病人男性，1 岁半，诊断为"营养性缺铁性贫血"，需口服铁剂治疗。护士对家长进行应用铁剂的指导，**不正确**的一项是（   ）

    A. 注意观察药物反应，可能有恶心、排便异常等

    B. 应在两餐之间服药，减少对胃肠道的刺激

    C. 可与牛奶同时服用，利于铁剂吸收

    D. 可用吸管服药，以减轻牙齿染黑

    E. 患儿大便呈黑色是正常现象，停药后恢复正常

35. 病人女性，13 岁，诊断缺铁性贫血，需口服硫酸亚铁，正确的服用方法是（   ）

    A. 饭前服用　　　　　　B. 饭后服用　　　　　　C. 间隔 8 小时一次

    D. 任何时间都可以　　　E. 睡前服一次

36. 营养师为血液病病人制定菜谱，有动物内脏（心、肝、肾）、鸡蛋黄、豆类、麦芽、海带、番茄、菠菜。你认为此菜谱最适合哪种血液病（   ）

    A. 急性白血病　　　　　　　　　B. 再生障碍性贫血

    C. 肾性贫血　　　　　　　　　　D. 缺铁性贫血

    E. 特发性血小板减少性紫癜

37. 病人女性，24 岁，妊娠 24 周，近来头晕、乏力显著，面色苍白来院就诊。查体：Hb 70g/L，WBC 4.2×10^9/L，PLT 120×10^9/L。其主要护理问题是（   ）

    A. 有感染的危险　　　　　　　　B. 潜在的并发症：脑出血

    C. 有受伤的危险　　　　　　　　D. 气体交换受损

    E. 知识缺乏

38. 病人女性，18 岁，诊断为缺铁性贫血，需口服硫酸亚铁。护士指导病人服用方法正确的是（   ）

    A. 任何时间服用　　　　B. 饭前服用　　　　　　C. 饭后服用

    D. 间隔 8 小时服一次　　E. 晨起、中午、睡前服

39. 病人女性，30 岁，头昏、乏力、面色苍白 1 年余，体检除贫血貌外，无特殊发现，血常规 Hb 75g/L，RBC 2.5×10^{12}/L，WBC 4.0×10^9/L，PLT 120×10^9/L，网织红细胞 0.06，肝肾功能正常，血清铁降低，追问病史，患者有月经过多，初步诊断为缺铁性贫血。下列哪项**不支持**该诊断（   ）

    A. 血清铁蛋白降低

    B. 血象呈小细胞低色素性贫血

    C. 骨髓缺乏可染铁

    D. 血清总铁结合力下降

E. 骨髓红系增生为主，以中晚幼红细胞增生为主，粒系、巨核细胞系正常

40. 病人女性，25 岁，诊断缺铁性贫血行铁剂治疗。请问在铁剂治疗后，能最早反映其治疗效果的血液指标是（　　）

    A. 血清铁　　　　　　　B. 红细胞　　　　　　　C. 红细胞比积

    D. 网织红细胞　　　　　E. 血红蛋白量

41. 病人女性，18 岁。活动时气促、心悸，Hb 40g/L。该病人的贫血程度是（　　）

    A. 轻度　　　　　　　　B. 中度　　　　　　　　C. 重度

    D. 极重度　　　　　　　E. 特重度

【A₃型题】

（42～44 题基于下面病例）

病人男性，30 岁，2 年前因胃溃疡做过胃切除术，近半年来经常头晕、心悸，体力逐渐下降，诊断为缺铁性贫血。

42. 其贫血的原因最可能的是（　　）

    A. 铁摄入不足　　　　　B. 铁需要量增加　　　　C. 铁吸收不良

    D. 铁消耗过多　　　　　E. 铁不能利用

43. 其外周血红细胞形态主要为（　　）

    A. 巨红细胞　　　　　　B. 正常红细胞正常色素　C. 小红细胞低色素

    D. 点彩红细胞　　　　　E. 球形红细胞

44. 指导其服用铁剂**错误**的是（　　）

    A. 进餐时或进餐后服用　　　　　　B. 液体铁需用吸管服用

    C. 禁饮茶　　　　　　　　　　　　D. 可同服维生素 C

    E. 血红蛋白恢复正常后即停药

（45～47 题基于下面病例）

病人男性，7 个月，近 2 个月来肤色苍白，食欲减退，生后一直人工喂养，未加辅食。体检：营养差，皮肤黏膜苍白，心前区有Ⅱ级收缩期杂音，肝肋下 3cm，脾肋下 1cm。实验室检查：血红蛋白及红细胞均低于正常，白细胞、血小板及网织红细胞均正常。

45. 此患儿发病的主要原因是（　　）

    A. 喂养不当　　　　　　B. 丢失过多　　　　　　C. 营养物质吸收障碍

    D. 生长发育过快　　　　E. 慢性感染

46. 最适宜的治疗方案是（　　）

    A. 调节饮食　　　　　　B. 口服铁剂　　　　　　C. 给铁剂及维生素

    D. 肌内注射铁剂　　　　E. 少量输注浓缩红细胞

47. 指导治疗的护理措施，**不正确**的是（　　）

    A. 避免空腹服药，从小剂量开始逐渐加至全量，以减少胃肠道反应

    B. 口服液体铁剂时，应用吸管将药液吸至舌根部咽下，再用温开水漱口

    C. 要增强营养，可以同时进食鸡蛋，有助于尽快恢复

    D. 告知病人服用铁剂期间可使粪便呈黑色，属正常现象

    E. 口服铁剂后，症状可很快好转，血红蛋白完全正常后即可停药

（48～49 题基于下面病例）

病人男性，30 岁，2 年前因胃溃疡做过"胃切除术"，近半年来常头晕、心悸、体力

逐渐下降，诊断为缺铁性贫血。

48. 对诊断最有意义的检查结果是（　　　）
    A. 血涂片见红细胞大小不等　　　　　B. 骨髓铁染色检查见细胞外铁减少
    C. 血清铁蛋白减低　　　　　　　　　D. 血清铁减低
    E. 血红蛋白减低

49. 病人采取口服铁剂（硫酸亚铁）治疗，**错误**的护理措施是（　　　）
    A. 宜于进餐时或进餐后服用
    B. 禁饮茶
    C. 如有消化道反应，可与牛奶或咖啡同服
    D. 血红蛋白恢复正常后，仍应继续治疗数月
    E. 宜从小剂量开始，逐渐加至全量

（50～52 题基于下面病例）

病人女性，33 岁，消化性溃疡病史 4 年，未正规治疗，6 个月来乏力、头昏、心悸，2 个月来出现咽下时有梗阻感。体检：睑结膜苍白、心尖部 2/6 级收缩期吹风样杂音。

50. 目前该病人最主要的护理诊断是（　　　）
    A. 知识缺乏　　　　　　　　　　　　B. 活动无耐力
    C. 营养失调：低于机体需要量　　　　D. 有受伤的危险
    E. 有感染的危险

51. 彻底治愈本病的关键是（　　　）
    A. 去除病因　　　　　　　　　　　　B. 饮食疗法
    C. 口服铁剂　　　　　　　　　　　　D. 给予叶酸及维生素 B_{12}
    E. 输血

52. 最重要的护理措施是（　　　）
    A. 合理安排病人休息与活动　　　　　B. 补充营养，纠正缺铁
    C. 给予心理支持　　　　　　　　　　D. 观察病情变化
    E. 健康指导

（53～56 题基于下面病例）

病人女性，36 岁，从 6 个月前不全流产后月经一直不规律，近半年来经常头晕、心悸、体力活动明显受限，诊断为缺铁性贫血。

53. 你认为病人贫血的主要原因是（　　　）
    A. 铁的摄入不足　　　B. 铁的需要量增加　　　C. 铁的吸收不良
    D. 铁的丢失过多　　　E. 铁的利用障碍

54. 病人的治疗关键是（　　　）
    A. 迅速补充铁剂　　　　　　　　　　B. 纠正月经紊乱
    C. 增加营养　　　　　　　　　　　　D. 休息
    E. 使用雄性激素刺激骨髓增生

55. 患者外周血象中红细胞形态是（　　　）
    A. 巨红细胞　　　　　B. 小红细胞低色素　　　C. 正细胞正色素
    D. 球形红细胞　　　　E. 点彩红细胞

56. 病人补充铁剂治疗有效最早指标是（　　　）

A. 临床症状减轻　　　B. 皮肤转红润　　　C. 红细胞计数增高

D. 血红蛋白增高　　　E. 网织红细胞增高

参考答案

一、名词解释

1. 缺铁性贫血：由于存在于骨髓、肝、脾等组织中的贮存铁缺乏，使血红蛋白合成减少，红细胞生成障碍所引起的一种小细胞、低色素性贫血。

2. 总铁结合力：血浆中能与铁结合的转铁蛋白的量。

3. 转铁蛋白：是血浆中主要的含铁蛋白质，负责运载由消化道吸收的铁和由红细胞降解释放的铁。

二、填空题

1. 铁的需要量增加而摄入不足　铁吸收不良　失血　失血

2. 活动无耐力

3. 病因治疗　口服铁剂　琥珀酸亚铁　硫酸亚铁

4. 胃肠道反应　饭后　两餐之间　空腹　小

5. 降低　增高　降低　降低

6. 组织缺氧　能量不足

7. 胃肠道缺氧　消化吸收障碍

8. 贮存铁　血红蛋白和各种含铁酶的合成　红细胞生成　小细胞低色素　育龄妇女　婴幼儿

9. 食物　十二指肠　空肠

10. 50mg/kg　35mg/kg　67%　29%　4%

11. 深部　0.5ml　肾上腺素　1小时

12. 血清铁蛋白

13. 维生素C　蛋白质　琥珀酸　茶　咖啡　牛奶　蛋类　植物纤维

14. 2个月　3～6个月　超过 $50\mu g/L$

15. 血红蛋白　补充贮存铁

三、选择题

1. D	2. C	3. B	4. A	5. D	6. B	7. E	8. C	9. D
10. A	11. B	12. A	13. C	14. B	15. A	16. C	17. C	18. C
19. D	20. B	21. B	22. C	23. E	24. C	25. A	26. A	27. A
28. C	29. D	30. D	31. D	32. D	33. A	34. C	35. B	36. D
37. C	38. C	39. D	40. D	41. C	42. C	43. C	44. E	45. A
46. B	47. E	48. B	49. C	50. B	51. A	52. B	53. D	54. B
55. B	56. E							

第三节 再生障碍性贫血病人的护理

一、名词解释

再生障碍性贫血

二、填空题

1. 再生障碍性贫血是由多种原因导致 _____，以 _____ 及 _____、_____ 为特征的一种综合病征。

2. 引起再生障碍性贫血最多见的药物是 _____。

3. 重型再生障碍性贫血起病 _____，进展 _____，病情 _____，和 _____ 常为首发症状。非重型再生障碍性贫血起病 _____，进展 _____，以 _____ 为主要表现。

4. 注射丙酸睾酮时必须 _____、_____、_____。

5. 再生障碍性贫血的发病机制有：_____、_____、_____。

6. 重型再生障碍性贫血应尽早进行 _____ 或 _____ 治疗，必要时可应用 _____；非重型再生障碍性贫血则以 _____ 治疗为主。

7. 再生障碍性贫血病人使用免疫抑制剂治疗的主要副作用是：_____ 和 _____、_____、_____。

8. 再生障碍性贫血在药物治疗 _____ 网织红细胞开始上升，随之 _____ 升高，经 _____ 后红细胞开始上升，而 _____ 上升需要较长时间。

9. 造血干细胞移植包括 _____、_____、外周血干细胞输注等，主要用于 _____。最佳移植对象是 _____、_____、_____。

三、选择题

【A₁ 型题】

1. 再生障碍性贫血一般**不出现**（   ）
   A. 网织红细胞减少　　　　B. 红细胞形态改变　　　　C. 红细胞减少
   D. 白细胞减少　　　　　　E. 血小板减少

2. 关于雄激素的描述，**不正确**的是（   ）
   A. 可刺激肾脏产生促红细胞生成素
   B. 对骨髓有直接刺激红细胞生成作用
   C. 治疗慢性再生障碍性贫血的首选药
   D. 需治疗 3～6 个月才能判断疗效
   E. 该药吸收快，需要深部肌内注射

3. 下列**不属于**再生障碍性贫血病因的是（   ）
   A. 慢性肾衰竭　　　　　　　　B. 长期营养不良
   C. 长期接受电离辐射　　　　　D. 长期应用抗癌药
   E. 长期接触油漆、苯等化学物质

4. 引起再生障碍性贫血最常见的药物是（　　）
　　A. 磺胺药　　　　　　B. 氯霉素　　　　　　C. 保泰松
　　D. 苯巴比妥　　　　　E. 抗癌药

5. 以下检查结果与再生障碍性贫血**不相符**的是（　　）
　　A. 红细胞减少　　　　B. 粒细胞减少　　　　C. 淋巴细胞减少
　　D. 血小板减少　　　　E. 网织红细胞减少

6. 再生障碍性贫血病人一般**不会**出现（　　）
　　A. 贫血　　　　　　　B. 出血　　　　　　　C. 发热
　　D. 肝脾淋巴结大　　　E. 全血细胞减少

7. 以下常为非重型再生障碍性贫血最早出现临床表现是（　　）
　　A. 贫血　　　　　　　B. 出血　　　　　　　C. 感染
　　D. 黄疸　　　　　　　E. 消瘦

8. 治疗非重型再生障碍性贫血首选的药物是（　　）
　　A. 雄激素　　　　　　B. 雌激素　　　　　　C. 糖皮质激素
　　D. 白消安　　　　　　E. 环磷酰胺

9. 丙酸睾酮肌内注射时，**不正确**的方法是（　　）
　　A. 深部注射　　　　　B. 缓慢注射　　　　　C. 分层注射
　　D. 轮替注射　　　　　E. 局部冷敷注射

10. 因再生障碍性贫血病人出现高热伴抽搐，适宜的降温措施是（　　）
　　A. 温水擦浴　　　　　　　　　B. 冰水灌肠
　　C. 乙醇拭浴　　　　　　　　　D. 口服退热药
　　E. 头部及大血管处放冰袋

11. 再生障碍性贫血实验室检查**不可能**出现的是（　　）
　　A. 血象呈全血细胞减少　B. 贫血属于正常细胞型　C. 网织红细胞减少
　　D. 骨髓巨核细胞增多　　E. 骨髓增生低下

12. 重型再生障碍性贫血早期最突出的表现是（　　）
　　A. 出血　　　　　　　B. 贫血　　　　　　　C. 出血和感染
　　D. 肝、脾大　　　　　E. 感染

13. **不属于**丙酸睾酮所引起的表现是（　　）
　　A. 肝功能损害　　　　B. 毛发增多　　　　　C. 体重增加
　　D. 骨髓造血功能抑制　E. 注射局部硬结

14. 再生障碍性贫血的主要诊断依据有（　　）
　　A. 出血、贫血、感染　　　　　B. 肝脾淋巴结肿大
　　C. 全血细胞减少　　　　　　　D. 网织红细胞增多
　　E. 骨髓巨核细胞增加

15. 再生障碍性贫血患者一般**不出现**（　　）
　　A. 面色苍白　　　　　B. 皮肤紫癜　　　　　C. 肛周感染
　　D. 肝、脾、淋巴结大　E. 全血细胞减少

【A₂型题】

16. 病人男性，20岁，贫血，牙龈时有出血，易感冒4个月。护理查体：贫血貌，皮

肤有散在出血点，全血细胞减少，骨髓增生减低，粒、红、巨核三系细胞减少。你认为符合下列何种疾病的实验室检查（　　　）

  A. 急性白血病　　　　　　　　　　B. 慢性白血病

  C. 再生障碍性贫血　　　　　　　　D. 缺铁性贫血

  E. 特发性血小板减少性紫癜

  17. 病人女性，39 岁，因乏力、面色苍白就诊。实验室检查示：血红蛋白量 40g/L，白细胞计数 2.5×10^9/L，血小板计数 20×10^9/L，最可能是下列哪个疾病（　　　）

  A. 缺铁性贫血　　　　B. 溶血性贫血　　　　C. 再生障碍性贫血

  D. 慢性失血　　　　　E. 急性白血病

  18. 病人女性，35 岁，因反复皮肤黏膜瘀点入院，诊断为再生障碍性贫血，该病发生出血的原因是（　　　）

  A. 粒细胞缺乏　　　　　　　　　　B. 发热

  C. 凝血因子减少或缺乏　　　　　　D. 血管壁异常

  E. 血小板数量减少或功能异常

  19. 病人男性，40 岁，进行性贫血、乏力，劳累后心悸，皮肤黏膜常有瘀点。予丙酸睾酮治疗后，网织红细胞升高所需时间是（　　　）

  A. 1～2 个月　　　　　B. 3～6 个月　　　　C. 7～9 个月

  D. 10～12 个月　　　　E. 12 个月以上

  20. 病人女性，29 岁，贫血病史 1 年，浅表淋巴结不肿大，肝脾未触及，血象呈现全血细胞减少。若诊断再生障碍性贫血，哪项意义最大（　　　）

  A. 网织红细胞减少　　　　　　　　B. 骨髓增生低下，造血细胞减少

  C. 骨髓非造血细胞增多，NAP 增加　D. 铁粒幼血细胞消失

  E. 巨核细胞增多

  21. 病人男性，28 岁，头晕乏力一年半，皮肤散在出血点，血象 Hb 65g/L，RBC 2×10^{12}/L，WBC 1.8×10^9/L，白细胞分类：淋巴细胞 0.80，中性粒细胞 0.20，骨髓增生低下。诊断（　　　）

  A. 骨髓纤维化　　　　　　　　　　B. 非重型再生障碍性贫血

  C. 重型再生障碍性贫血　　　　　　D. 脾功能亢进

  E. 白血病

  22. 病人男性，38 岁，患"慢性再生障碍性贫血"3 年，2 周来乏力、牙龈出血加重，伴发热、咳嗽、食欲下降。其护理诊断及合作性问题应**除外**（　　　）

  A. 活动无耐力　　　　　　　　　　B. 组织完整性受损

  C. 营养失调：低于机体需要量　　　　D. 体液过多

  E. 潜在并发症：感染

  23. 病人男性，发热 38.5℃，全身有小出血点，头晕乏力，经医院查血红蛋白 80g/L，红细胞 3×10^{12}/L，白细胞 3×10^9/L，血小板 70×10^9/L，确诊为再生障碍性贫血。其发热的主要原因是（　　　）

  A. 营养不良　　　　　B. 缺乏成熟中性粒细胞　　　C. 缺氧

  D. 出血　　　　　　　E. 新陈代谢旺盛

  24. 某急性再生障碍性贫血病人，突然出现头痛、头晕、视力模糊、呕吐，疑为颅内

出血。护士首先应给予病人（　　）

  A. 头部置冰袋　　 B. 低流量吸氧　　 C. 头低脚高位

  D. 保持口腔清洁　　 E. 鼻饲流质饮食

  25. 某再生障碍性贫血病人，贫血程度较重，给予丙酸睾酮治疗。该药的正确使用方法是（　　）

  A. 该药吸收快，需要深部肌内注射

  B. 如用药 1 个月见效，即可停药

  C. 该药副作用较少，用量可以适当加大

  D. 长期用药，肝功能不受损害

  E. 需经常更换注射部位，防止注射处发生肿块

  26. 病人男性，51 岁，单位体检结果显示：血红蛋白量 40g/L，白细胞计数 2.5×10^9/L，血小板计数 20×10^9/L。该病人最可能是（　　）

  A. 缺铁性贫血　　 B. 溶血性贫血　　 C. 再生障碍性贫血

  D. 慢性失血　　 E. 急性白血病

  27. 病人女性，43 岁，重型再生障碍性贫血治疗中，突然出现头痛、呕吐、瞳孔大小不等、一侧肢体瘫痪。首先考虑（　　）

  A. 颅内感染　　 B. 颅内出血　　 C. 脑膜炎

  D. 出血性休克　　 E. 脑血栓

  28. 病人男性，12 岁，患再生障碍性贫血半年，血红蛋白 60g/L，白细胞 3.2×10^9/L，血小板 30×10^9/L。治疗其贫血应首选（　　）

  A. 氯化钴　　 B. 司坦唑醇　　 C. 脾切除

  D. 泼尼松　　 E. 骨髓移植

  29. 病人男性，45 岁，1 个月来逐渐感到乏力，面色苍白，一周前无特殊原因，突然寒战、高热，全身皮下及口腔黏膜出血，血红蛋白下降至 60g/L，白细胞 0.8×10^9/L，中性粒细胞 0.25，成熟淋巴细胞 0.74，血小板 15×10^9/L，网织红细胞 0.3%，骨髓象细胞增生减少，粒系、红系及巨核细胞均明显减少，成熟淋巴细胞占 0.68。本病最可能诊断（　　）

  A. 急性白血病　　 B. 再生障碍性贫血（急性型）

  C. 粒细胞缺乏症　　 D. 急性特发性血小板减少性紫癜

  E. 以上都不是

  30. 病人女性，44 岁，患慢性再生障碍性贫血 2 年，2 周来乏力、牙龈出血加重，伴发热、咳嗽、食欲下降。其护理诊断或合作性问题应**除外**（　　）

  A. 组织完整性受损　　 B. 营养失调：低于机体需要量

  C. 心输出量减少　　 D. 活动无耐力

  E. 潜在并发症：感染

  31. 病人女性，35 岁，患急性再生障碍性贫血入院，给予丙酸睾酮治疗。应定期检查（　　）

  A. 血压　　 B. 肝功能　　 C. 尿常规

  D. 肾功能　　 E. X 线检查

  32. 病人男性，40 岁，诊断为再生障碍性贫血，查体发现唇及口腔黏膜有散在瘀点，

轻触即出血。护士为其进行口腔护理应特别注意（　　）

    A. 禁忌漱口　　　　　　B. 先取下义齿　　　　　C. 患处涂冰硼散

    D. 动作轻柔　　　　　　E. 夹紧棉球

33. 病人女性，45岁，诊断再生障碍性贫血，血常规：RBC 3.0×10^{12}/L，Hb 60g/L，WBC 2.8×10^{9}/L，PLT 80×10^{9}/L。该病人最大的危险是（　　）

    A. 牙龈出血　　　　　　B. 贫血　　　　　　　　C. 继发感染

    D. 心力衰竭　　　　　　E. 颅内出血

34. 病人女性，61岁，再生障碍性贫血，四肢皮肤散在性瘀点，右颊部可见一约$1.5cm\times0.5cm$的口腔溃疡。为有效预防感染，目前对其采取的首要护理措施是（　　）

    A. 加强营养　　　　　　　　　B. 定期洗浴

    C. 保持皮肤干燥　　　　　　　D. 加强口腔护理

    E. 避免到人群聚集的地方

【A_3型题】

（35～38题基于下面病例）

病人女性，20岁，高热、鼻出血1周。体检：扁桃体肿大、表面脓苔覆盖，肝脾不大。实验室检查：外周血全血细胞减少。病人情绪烦躁，经常在父母面前哭泣，诉说自己"近几日常做噩梦"。

35. 医疗诊断最可能是（　　）

    A. 化脓性扁桃体炎　　　　　　B. 缺铁性贫血

    C. 血小板减少性紫癜　　　　　D. 再生障碍性贫血

    E. 白血病

36. 确诊需进一步配合检查（　　）

    A. 血象　　　　　　B. 骨髓象　　　　　C. 血涂片

    D. 筛选试验　　　　E. 凝血象

37. 出血的主要原因是（　　）

    A. 弥散性血管内凝血　　　　　B. 血小板减少

    C. 血小板功能异常　　　　　　D. 凝血因子减少

    E. 血管损伤

38. 目前存在的主要心理问题是（　　）

    A. 焦虑　　　　　　B. 预感性悲哀　　　　C. 孤独

    D. 绝望　　　　　　E. 无能为力

参 考 答 案

一、名词解释

再生障碍性贫血：是由多种原因导致骨髓造血功能衰竭的一种综合征。主要表现为骨髓造血能力低下、全血细胞减少和贫血、出血、感染。

二、填空题

1. 骨髓造血功能衰竭　贫血　出血　感染

2. 氯霉素

3. 急 快 重 感染 出血 缓 慢 贫血

4. 深部 缓慢 分层肌注

5. 造血干细胞内在缺陷 免疫 造血微环境缺陷

6. 骨髓移植 免疫抑制剂 造血细胞因子 雄激素

7. 超敏反应 出血加重 血清病 继发感染

8. 1个月左右 血红蛋白 3个月 血小板

9. 骨髓移植 脐血移植 重型再生障碍性贫血 年龄＜40岁 未接受输血 未发生感染者

三、选择题

1. B	2. E	3. B	4. B	5. C	6. D	7. A	8. A	9. E
10. E	11. D	12. C	13. D	14. C	15. D	16. C	17. C	18. E
19. A	20. B	21. B	22. D	23. B	24. A	25. E	26. C	27. B
28. B	29. B	30. C	31. B	32. D	33. E	34. D	35. D	36. B
37. B	38. A							

第四节 出血性疾病病人的护理

一、名词解释

1. 出血性疾病   2. 特发性血小板减少性紫癜

二、填空题

1. 出血性疾病根据病因和发病机制可分为_____、_____和_____。

2. 特发性血小板减少性紫癜的治疗原则是_____、_____和_____。

3. 严密监测血小板计数，若血小板＜_____的病人应卧床休息，禁止_____，以免_____。

三、选择题

【A₁型题】

1. 特发性血小板减少性紫癜患者应避免使用下列哪种药物（　　）

    A. 泼尼松　　　　　　　　B. 阿莫西林　　　　　　　　C. 红霉素

    D. 双嘧达莫　　　　　　　E. 地西泮

2. 治疗特发性血小板减少性紫癜慢性型的首选方案为（　　）

    A. 输新鲜血小板　　　　　B. X线脾区照射　　　　　　C. 使用止血药

    D. 使用糖皮质激素　　　　E. 做脾切除

3. 关于特发性血小板减少性紫癜急性型和慢性型的临床特点，下列哪项描述<u>不妥</u>（　　）

    A. 急性型多见于儿童，慢性型多见青年女性

    B. 急性型起病前多有上呼吸道感染病史，慢性型起病隐匿，不易觉察

    C. 急性型出血较为严重，内脏出血多见；慢性型出血较轻，贫血多为首发表现

    D. 慢性型多数反复发作

    E. 急性型大部分会转变为慢性型

4. 下列关于鼻出血的护理，哪项**不妥**（　　　）

    A. 少量出血，可用干棉球填塞压迫止血

    B. 嘱患者及时将鼻痂挖出，以免引起感染

    C. 出血不止可用油纱条做后鼻道填塞

    D. 油纱条填塞后要定时向鼻孔内滴注无菌液状石蜡

    E. 少量出血，前额冷敷也可帮助止血

5. 特发性血小板减少性紫癜病人的最重要护理措施是观察和预防（　　　）

    A. 胃肠道出血　　　　　　B. 脑出血　　　　　　　　C. 鼻出血

    D. 尿道出血　　　　　　　E. 感染

6. 下列检查结果，**不能**提示特发性血小板减少性紫癜的是（　　　）

    A. 束臂试验阳性　　　　　　　　B. 血小板寿命缩短

    C. 血块回缩不良　　　　　　　　D. 骨髓巨核细胞减少

    E. 血小板相关免疫球蛋白增高

7. 过敏性紫癜临床表现中最常见的类型是（　　　）

    A. 关节型　　　　　　　　B. 肾型　　　　　　　　　C. 单纯型

    D. 腹型　　　　　　　　　E. 混合型

8. 有关急性特发性血小板减少性紫癜，**不正确**的是（　　　）

    A. 多见于儿童　　　　B. 多有畏寒、发热　　　C. 皮下出血多见于四肢

    D. 脾大　　　　　　　E. 严重者可有内脏出血

9. 皮肤紫癜、明显齿龈出血的血液病病人口腔护理，应避免（　　　）

    A. 无刺激的漱口液漱口　　　　　　B. 用牙签剔牙

    C. 湿棉球擦拭牙齿　　　　　　　　D. 渗血齿龈用明胶海绵贴敷

    E. 齿龈陈旧血块过氧化氢漱口

10. 特发性血小板减少性紫癜主要发病机制是（　　　）

    A. 骨髓巨核细胞生成减少　　　　　B. 骨髓巨核细胞成熟障碍

    C. 产生抗血小板抗体　　　　　　　D. 脾功能亢进

    E. 雌激素抑制血小板生成

11. 下列过敏性紫癜最严重的是（　　　）

    A. 紫癜型　　　　　　　　B. 腹型　　　　　　　　　C. 关节型

    D. 肾型　　　　　　　　　E. 紫癜型关节型并存

12. 特发性血小板减少性紫癜的治疗首选（　　　）

    A. 糖皮质激素　　　　　　　　　　B. 脾切除

    C. 输新鲜血　　　　　　　　　　　D. 输血小板悬液

    E. 大剂量免疫球蛋白滴注

13. 特发性血小板减少性紫癜抗血小板抗体产生的主要场所是（　　　）

    A. 肝脏　　　　　　　　　B. 脾脏　　　　　　　　　C. 骨髓

    D. 单核细胞　　　　　　　E. 血管内皮

14. 慢性型特发性血小板减少性紫癜**不宜**输血小板悬液，原因是为了避免（　　）
    A. 产生同种抗血小板抗体　　　　B. 产生异种抗血小板抗体
    C. 抑制血小板生成　　　　　　　D. 致肺栓塞症状
    E. 产生溶血现象

15. 急性型特发性血小板减少性紫癜的血小板计数常低于（　　）
    A. $<10\times10^9/L$　　　　B. $<20\times10^9/L$　　　　C. $<30\times10^9/L$
    D. $<40\times10^9/L$　　　　E. $<50\times10^9/L$

16. 慢性型特发性血小板减少性紫癜进行护理评估，叙述正确的是（　　）
    A. 病程呈自限性　　　　　　　　B. 好发于儿童
    C. 皮下血肿多见　　　　　　　　D. 血小板常$<20\times10^9/L$
    E. 骨髓颗粒细胞增多

17. 关于特发性血小板减少性紫癜的诊断下列何项最有价值（　　）
    A. 血小板计数　　　　B. 骨髓象　　　　C. 毛细血管脆性试验
    D. 血小板相关 IgG　　E. 出、凝血时间

18. 特发性血小板减少性紫癜最常见的出血部位为（　　）
    A. 皮肤黏膜　　　　B. 消化道　　　　C. 泌尿道
    D. 生殖道　　　　　E. 颅内

19. 关于过敏性紫癜的治疗，**错误**的是（　　）
    A. 应寻找致病因素，去除病因
    B. 可给抗组胺药物，如苯海拉明、阿司咪唑
    C. 可给增加血管壁抵抗力的药物，如维生素 C、卡巴克络
    D. 糖皮质激素对腹型和关节型疗效较好
    E. 激素治疗无效应作脾切除

20. 急性特发性血小板减少性紫癜特点（　　）
    A. 皮肤瘀斑瘀点　　　　　　　　B. 黏膜瘀斑瘀点
    C. 颅内出血少见　　　　　　　　D. 鼻、牙龈出血常见
    E. 必有消化道、泌尿道出血

21. 慢性特发性血小板减少性紫癜特点（　　）
    A. 皮肤出血
    B. 黏膜出血
    C. 鼻出血、牙龈出血
    D. 持续时间长、常反复发作、症状轻
    E. 子宫出血

22. 特发性血小板减少性紫癜的发病因素目前认为大多数与下列哪种因素有关（　　）
    A. 脾亢　　　　　　B. 自身免疫反应　　　　C. 化学及物理因素
    D. 病毒感染　　　　E. 血小板功能异常

23. DIC 的最主要特征是（　　）
    A. 广泛微血栓形成　　B. 凝血因子大量消耗　　C. 纤溶过程亢进
    D. 凝血功能紊乱　　　E. 严重出血

24. DIC 贫血属于（　　）

    A. 缺铁性贫血　　　　　　　　　　　B. 中毒性贫血

    C. 大细胞性贫血　　　　　　　　　　D. 微血管病性溶血性贫血

    E. 失血性贫血

【A₂ 型题】

25. 病人女性，31 岁，2 周前曾患上呼吸道感染，昨日起下肢及臀部皮肤突然出现大片瘀点、瘀斑，对称分布，经检查确诊为过敏性紫癜，下列关于检查结果的描述正确的是（　　）

    A. 血小板减少　　　　　B. 血小板寿命缩短　　　　　C. 束臂试验阳性

    D. 出血时间延长　　　　E. 凝血时间延长

26. 病人女性，40 岁，不明原因牙龈渗血 3 个月，月经量增多，诊断为特发性血小板减少性紫癜，下列实验室检查哪项**不支持**该诊断（　　）

    A. 血小板计数减少　　　　　　　　　B. 血小板相关免疫球蛋白增高

    C. 出血时间正常　　　　　　　　　　D. 血小板寿命缩短

    E. 血块回缩不良

27. 病人女性，32 岁，诊断为特发性血小板减少性紫癜，经常出血不止，血小板常在 $50 \times 10^9/L$ 以下，经口服泼尼松治疗 6 个月后症状无缓解，最近出血更为严重，血小板计数低于 $20 \times 10^9/L$，目前最好应选择的治疗措施是（　　）

    A. 改用地塞米松治疗　　　　　　　　B. 应用环磷酰胺治疗

    C. 大量血浆置换　　　　　　　　　　D. 作脾切除

    E. 输血小板悬液

28. 病人女性，38 岁，诊断为特发性血小板减少性紫癜，目前血小板计数下降为 $15 \times 10^9/L$，护士对其进行护理时，最应警惕的表现是（　　）

    A. 发热　　　　　　　　B. 咳嗽　　　　　　　　C. 肛周疼痛

    D. 剧烈头痛　　　　　　E. 皮肤出血点增多

【A₃ 型题】

（29～30 题基于下面病例）

病人女性，28 岁，1 年反复发生两下肢瘀斑，月经量增多。血小板计数 $50 \times 10^9/L$，血红细胞 $3.0 \times 10^9/L$，血红蛋白 90g/L。既往身体健康。初步诊断为慢性型特发性血小板减少性紫癜。

29. 治疗应首选（　　）

    A. 糖皮质激素　　　　　B. 脾切除　　　　　　　C. 血浆置换

    D. 大剂量丙种球蛋白　　E. 血小板悬液

30. 与病人目前病情**不符**的护理诊断或合作性问题是（　　）

    A. 组织完整性受损　　　　　　　　　B. 有受伤的危险

    C. 有感染的危险　　　　　　　　　　D. 知识缺乏

    E. 潜在并发症：颅内出血

参 考 答 案

一、名词解释

1. 出血性疾病：因止血功能缺陷而引起的以自发性出血或血管损伤后出血不止为特征的疾病。

2. 特发性血小板减少性紫癜：是因血小板免疫性破坏，导致外周血中血小板减少的出血性疾病。以广泛皮肤黏膜及内脏出血、血小板减少、骨髓巨核细胞发育成熟障碍、血小板生存时间缩短及抗血小板自身抗体出现等为特征。

二、填空题

1. 血管壁异常 血小板异常 凝血异常

2. 制止出血 减少血小板破坏 提高血小板数量

3. $20 \times 10^9/L$ 剧烈活动 出血

三、选择题

1. D 2. D 3. E 4. B 5. B 6. D 7. C 8. D 9. B
10. B 11. D 12. A 13. B 14. A 15. B 16. E 17. A 18. A
19. E 20. D 21. D 22. D 23. A 24. D 25. C 26. C 27. E
28. D 29. A 30. E

第五节 白血病病人的护理

一、名词解释

1. 缓解诱导治疗　　　　　　　　　3. 巨脾

2. 中枢神经系统白血病　　　　　　4. 造血干细胞移植

二、填空题

1. 根据病程和白血病细胞的成熟度，白血病可分为_____和_____；按细胞类型前者可分为_____和_____，后者可分为_____、_____和_____。

2. 急性白血病的主要临床表现_____、_____、_____、_____。

3. 目前，白血病主要采用_____、_____、_____和_____等综合治疗方法，而_____是治愈白血病最有希望的手段。

4. 白血病的化疗方案分_____、_____2个阶段。

5. 白血病完全缓解时病人的_____消失，_____基本正常，_____无白血病细胞，骨髓中_____＜5%。

6. 白血病病人的主要的护理诊断/问题有_____、_____、_____、_____和_____等。

7. 肛周护理时，睡前、便后应用_____ 高锰酸钾溶液坐浴。

8. 急性白血病病人的对症护理主要是_____和_____。

9. 造血干细胞移植的适应证有_____、_____、_____和_____等。

10. 造血干细胞采集包括_____、_____和_____。

三、选择题

【A₁ 型题】

1. 关于白血病的描述**不妥**的是 （　　）

    A. 白血病是一种病因不明的造血系统恶性疾病

    B. 白血病细胞起源于造血干细胞

    C. 正常造血功能常受到抑制

    D. 多数患者有肝、脾、淋巴结肿大

    E. 骨髓象可见幼稚细胞，外周血中不见幼稚细胞

2. 急性白血病引起贫血的最主要原因是 （　　）

    A. 红细胞寿命缩短　　　　　　B. 造血原料不足

    C. 骨髓造血功能衰竭　　　　　D. 正常红细胞生成受到抑制

    E. 大量出血

3. 急性白血病病人发生感染的主要原因是 （　　）

    A. 白细胞增多　　　　　　　　B. 继发性营养不良

    C. 成熟粒细胞缺乏　　　　　　D. 长期贫血导致机体抵抗力下降

    E. 化疗药的不良反应

4. 急性白血病和慢性白血病的主要区别是 （　　）

    A. 肝、脾是否增大　　B. 感染严重程度　　C. 白血病细胞成熟程度

    D. 贫血严重程度　　　E. 出血严重程度

5. 下列哪项**不是**慢性粒细胞白血病病人进入加速期的表现 （　　）

    A. 不明原因高热　　　B. 原有效药物无效　　C. 乏力、消瘦、盗汗

    D. 出血突然加重　　　E. 脾脏迅速肿大

6. 白血病患者化疗期间口服别嘌醇的目的是 （　　）

    A. 抑制尿素合成　　　B. 加强化疗药的疗效　　C. 抑制尿酸合成

    D. 加强尿酸的排泄　　E. 加强尿素的排泄

7. 慢性粒细胞白血病化疗首选 （　　）

    A. 羟基脲　　　　　　B. 白消安　　　　　　C. 靛玉红

    D. MTX　　　　　　　E. CTX

8. 急性白血病病人缓解期出现中枢神经系统白血病的主要原因是 （　　）

    A. 免疫功能低下　　　　　　　B. 多数化疗药不能通过血-脑屏障

    C. 疗程不够　　　　　　　　　D. 化疗药剂量不足

    E. 对化疗药产生耐药性

9. 为预防中枢神经系统白血病常鞘内注射的化疗药是 （　　）

    A. 柔红霉素　　　　　B. 阿糖胞苷　　　　　C. 环磷酰胺

    D. 甲氨蝶呤　　　　　E. 6-巯基嘌呤

10. 长期无保护地接触 X 线可造成 （　　　）
    A. 表皮灼伤　　　　　　B. 肺结核　　　　　　　　C. 骨髓受抑制
    D. 营养不良　　　　　　E. 骨脱钙

11. 治疗急性白血病时要保护静脉的原因是 （　　　）
    A. 避免败血症　　　　　B. 避免出血　　　　　　　C. 防止血管充盈不佳
    D. 利于长期静脉注射　　E. 减少疼痛

12. 对白血病患者口腔护理的主要目的是 （　　　）
    A. 去除氨味　　　　　　B. 擦除血痂　　　　　　　C. 增进食欲
    D. 预防感染　　　　　　E. 使病人舒适

13. 护理接受化学治疗的白血病病人的最重要措施是 （　　　）
    A. 防止和治疗感染　　　　　　　B. 缓解疼痛
    C. 消除病人的忧虑　　　　　　　D. 鼓励病人摄入蛋白饮食
    E. 寻找缓解的体征

14. 国内发现下列哪种药物可诱导早幼粒白血病细胞分化成熟 （　　　）
    A. 长春新碱　　　　　　B. 羟基脲　　　　　　　　C. 维 A 酸
    D. 泼尼松　　　　　　　E. 甲氨蝶呤

15. Ph 染色体阳性对于下列哪种疾病的诊断有重要意义 （　　　）
    A. 急性白血病　　　　　　　　　B. 慢性粒细胞白血病
    C. 再生障碍性贫血　　　　　　　D. 缺铁性贫血
    E. 特发性血小板减少性紫癜

16. 容易引起出血性膀胱炎而导致血尿的化疗药物是 （　　　）
    A. 甲氨蝶呤　　　　　　B. 长春新碱　　　　　　　C. 环磷酰胺
    D. 阿糖胞苷　　　　　　E. 柔红霉素

17. 护理化疗的病人**不妥**的是 （　　　）
    A. 药液必须新鲜配制　　　　　　B. 注射时不可溢于血管外
    C. 注射速度不宜快　　　　　　　D. 应饭后 1 小时用药
    E. 用药期间定期检查血象

18. 白血病病人处于粒细胞缺乏状态是指 （　　　）
    A. 粒细胞低于 0.1×10^9/L　　　B. 粒细胞低于 0.3×10^9/L
    C. 粒细胞低于 0.5×10^9/L　　　D. 粒细胞低于 0.8×10^9/L
    E. 粒细胞低于 1.0×10^9/L

19. 关于慢性淋巴细胞白血病的描述**不妥**的是 （　　　）
    A. 淋巴结肿大常为就诊的首发症状
    B. 50％～70％病人有肝、脾大
    C. 欧美各国较常见
    D. 白血病细胞绝大多数起源于 B 细胞
    E. 好发于年轻人

20. 关于出血的护理措施**不妥**的是 （　　　）
    A. 皮肤出血者应避免搔抓
    B. 血友病患者关节腔内出血时，为减少残疾应教育患者多活动出血关节

C. 鼻出血者应采取压迫止血或后鼻道填塞止血

D. 牙龈渗血者应于进餐前后使用 1% 过氧化氢液漱口

E. 有脑出血危险者应教育患者避免头部剧烈活动

21. 关于造血干细胞移植病人的护理描述**错误**的是（　　　）

A. 移植前复查血象、骨髓象、血生化、肝肾功能、心电图等，清除感染灶

B. 入室前 3 天开始口服肠道不吸收的抗生素，进行肠道消毒

C. 移植前预处理的目的是杀灭肿瘤或白血病细胞；抑制免疫反应，减少排斥；腾空骨髓造血龛，以利植入

D. GVHD 分为急、慢性两型，一般 2 个月以内发生的为急性 GVHD，2 个月以后发生的为慢性 GVHD

E. 急性 GVHD 易发生在移植后 20 天左右、白细胞逐渐回升时，要注意观察耳后、手掌、脚心等部位的皮肤改变

22. 护理白血病化疗病人**不妥**的是（　　　）

A. 药液必须新鲜配制　　　　　　　B. 呕吐后鼓励进食

C. 严密观察血象变化　　　　　　　D. 有明显脱发者应暂停化学治疗

E. 定期作肝功能检查

23. 静脉注射化疗药物若漏于皮下**不妥**的护理措施是（　　　）

A. 立即拔出静脉针　　　　　　　　B. 重新选择血管

C. 局部注射血管扩张剂　　　　　　D. 0.5% 普鲁卡因局部封闭

E. 局部立即冷敷

24. 对白血病病人加强心理疏导的具体措施**不包括**（　　　）

A. 多接触病人，与其沟通　　　　　B. 对病人关心的问题予以耐心解释

C. 观察病人情绪反应，鼓励其配合　D. 指导病人多做运动

E. 鼓励病人家属参与护理过程

25. 慢性粒细胞白血病护理体检最突出的体征是（　　　）

A. 巨大脾脏　　　　　　B. 肝脏肿大　　　　　　C. 浅表淋巴结肿大

D. 胸骨压痛　　　　　　E. 皮肤瘀斑

26. 急慢性白血病是按下列哪种情况分类（　　　）

A. 病程长短

B. 病情轻重

C. 周围幼稚细胞减少程度

D. 病程缓急和白血病细胞成熟的程度

E. 骨髓幼稚细胞的多少

27. 目前认为**除哪项外**均和白血病发病有关（　　　）

A. 药物化学因素　　　　B. 病毒因素　　　　　　C. 物理因素

D. 免疫功能亢进　　　　E. 遗传因素

28. 白血病患者突然出现剧烈头痛、呕吐、视物模糊，考虑出现下列哪种情况（　　　）

A. 脑膜白血病　　　　　B. 颅内出血　　　　　　C. 上呼吸道感染

D. 进食了不洁饮食　　　E. 高血压

29. 中枢神经系统白血病以哪型最多见（　　　）

A. 急性单核细胞白血病 B. 急性粒细胞白血病

C. 慢性粒细胞白血病急变 D. 急性淋巴细胞白血病

E. 急性早幼粒细胞白血病

30. 白血病的护理措施**不妥**的是（ ）

A. 加强营养，增强体质 B. 控制体温，预防感染 C. 避免剧烈运动

D. 及时剥除鼻腔血痂 E. 高热不宜用乙醇擦浴

31. 白血病护理最重要的措施是预防和观察（ ）

A. 药物不良反应 B. 颅脑出血 C. 感染情况

D. 贫血情况 E. 口腔溃疡

32. 长春新碱的主要不良反应为（ ）

A. 心肌损害 B. 肝脏损害 C. 出血性膀胱炎

D. 消化道反应 E. 周围神经炎

33. 白血病病人的健康指导**不正确**的是（ ）

A. 指导病人加强营养

B. 向病人说明坚持用药的重要性

C. 向病人解释化疗的不良反应

D. 指导病人定期复查血象

E. 若化疗药物漏于皮下应立即用普鲁卡因局部封闭

34. 鉴别再生障碍性贫血和急性白血病的最主要检查项目是（ ）

A. 血细胞计数 B. 骨髓象 C. 网织红细胞绝对值

D. 肝脾淋巴结有否肿大 E. 血涂片找幼稚细胞

35. 诊断急性白血病最可靠的依据是（ ）

A. 骨髓象见原始白细胞超过30% B. 有肝、脾、淋巴结肿大

C. 血白细胞数量剧增或剧减 D. 骨髓象见较多中幼及晚幼白细胞

E. 有出血、贫血、感染三大症状

36. 关于慢性白血病的论述**错误**的是（ ）

A. 大多由急性转化而来

B. 约半数以上可急变

C. 国内以慢性粒细胞白血病多见

D. 慢性白血病急变病人大多预后不良

E. 慢性白血病急变用原方案化学治疗无效

37. 急性白血病发热的主要原因是（ ）

A. 浸润脑膜 B. 出血 C. 感染

D. 核蛋白代谢亢进 E. 贫血

38. **不会**引起脱发反应的化疗药物是（ ）

A. 环磷酰胺 B. 阿糖胞苷 C. 安西他滨

D. 阿霉素 E. 高三尖杉酯碱

39. 化疗药物最常见的毒性作用是（ ）

A. 骨髓抑制 B. 消化道反应 C. 肝功能损害

D. 局部刺激 E. 脱发

40. 可能成为白血病主要致病因素的一项是（　　）
    A. 血液病　　　　　　　B. 家族遗传　　　　　　C. 病毒感染
    D. 电离辐射　　　　　　E. 化学物质

41. 急性白血病的首发临床表现往往是（　　）
    A. 贫血　　　　　　　　B. 发热　　　　　　　　C. 出血
    D. 胸骨疼痛　　　　　　E. 关节疼痛

42. 治愈白血病最有希望的手段是（　　）
    A. 联合化疗　　　　　　B. 中西医结合治疗　　　C. 支持治疗
    D. 骨髓移植　　　　　　E. 白细胞单采

43. 对白血病病人进行健康教育**错误**的是（　　）
    A. 注意保暖、预防感染　　　　　B. 坚持服药，了解不良反应
    C. 化疗前后 2 小时内避免进食　　D. 化疗期间每天尿量至少达 2000ml
    E. 少食多餐

44. 急性白血病与急性再生障碍性贫血的**不同点**是（　　）
    A. 食欲不佳　　　　　　B. 发热　　　　　　　　C. 贫血
    D. 出血　　　　　　　　E. 肝脾大

45. 急性白血病卧床休息有何益处（　　）
    A. 增加食欲　　　　　　B. 减少出血　　　　　　C. 减少感染
    D. 减少体力消耗　　　　E. 减少贫血

46. 急性白血病化疗诱导缓解成功后应当（　　）
    A. 不发热　　　　　　　B. 无出血　　　　　　　C. 无贫血
    D. 肝脾淋巴结不大　　　E. 症状体征均正常

47. 急性白血病诱导缓解后为何还发生脑神经症状（　　）
    A. 化疗药物不能通过血脑屏障　　B. 脑出血
    C. 脑血栓形成　　　　　　　　　D. 蛛网膜下腔出血
    E. 脑膜炎

48. 环磷酰胺有何副作用（　　）
    A. 加重黏膜破损　　　　B. 尿血、脱发　　　　　C. 加重皮肤出血
    D. 加重感染　　　　　　E. 加重红细胞破裂

49. 急性白血病化疗期间多饮水何故（　　）
    A. 加强血流动　　　　　　　　　B. 稀释血中药浓度
    C. 多尿可缓解对肾的损害　　　　D. 防尿酸性肾病
    E. 减少对膀胱刺激

50. 白血病静脉注药时为何先输生理盐水（　　）
    A. 避免药物渗入组织　　B. 避免药物刺激血管　　C. 可不影响食欲
    D. 可不发生头痛　　　　E. 可无胃肠道反应

51. 急性白血病何时可作骨髓移植（　　）
    A. 第一次完全缓解后　　　　　　B. 发病初即可
    C. 出血不严重时　　　　　　　　D. 贫血不严重时
    E. 不发热时

52. 慢性白血病何时骨髓移植（　　）
 A. 发病住院后　　　　B. 小发热时　　　　C. 贫血不重时
 D. 第一次慢性期　　　E. 出血不重时
53. 关于急性白血病哪项正确（　　）
 A. 淋巴细胞性无脾大　　　　　B. 粒细胞性无淋巴结肿大
 C. 早幼粒细胞性易出血　　　　D. 单核细胞性不感染
 E. 红白血病不易感染
54. 急性白血病诱导治疗完全缓解的标准下列哪项是错误的（　　）
 A. 症状体征消失
 B. 血象恢复正常
 C. 血红蛋白大于 100g/L
 D. 骨髓中原始细胞＋早幼细胞小于 10％
 E. 周围血中无幼稚白细胞
55. 急性白血病与慢性白血病最主要的区别是（　　）
 A. 病程长短　　　　B. 贫血程度　　　　C. 出血程度
 D. 白细胞数量的多少　　E. 上述都不是
56. 肝脾淋巴结肿大以哪一型急性白血病最为显著（　　）
 A. 急性淋巴细胞性白血病　　　B. 急性粒细胞性白血病
 C. 急性单核细胞性白血病　　　D. 急性早幼粒细胞性白血病
 E. 红白血病
57. 白血病所特有的病理改变是（　　）
 A. 渗出　　　　B. 坏死　　　　C. 水肿
 D. 白细胞增生和浸润　　E. 出血

【A₂ 型题】

58. 病人男性，20 岁，表现为贫血、出血及高热，经化验确诊为急性白血病，病人发热的主要原因是（　　）
 A. 感染　　　　B. 核蛋白代谢亢进　　　　C. 严重出血
 D. 抗原-抗体反应　　E. 坏死物质被吸收
59. 病人男性，28 岁，诊断为慢性粒细胞白血病，在化疗期间采用的对症护理措施错误的是（　　）
 A. 多饮水并碱化尿液
 B. 对脱发者应说明化疗结束时可再生
 C. 消化道反应呕吐者应暂禁食
 D. 皮疹者忌用肥皂水擦洗
 E. 口腔发炎者避免食用刺激性食物
60. 病人男性，40 岁，患慢性粒细胞白血病（慢粒）3 年，近日来出现原因不明的高热，胸骨疼痛难忍，脾迅速增大。此情况需考虑（　　）
 A. 类白血病反应　　　　B. 脾功能亢进
 C. 急性白血病　　　　D. 慢性粒细胞白血病急性变
 E. 白血病细胞浸润

61. 病人女性，24 岁，确诊为慢性粒细胞白血病 3 年余。目前贫血、出血明显加重，脾迅速肿大。护士为其提供的护理措施中，**不妥**的是（　　）

    A. 适当限制活动

    B. 预防各种创伤

    C. 尽量减少肌内注射

    D. 保持鼻黏膜湿润，清除鼻腔内血痂

    E. 摄入高蛋白、高维生素、低渣、易消化饮食

62. 病人女性，22 岁，急性白血病患者化疗期间，WBC 由 $50 \times 10^9/L$ 降至 $0.8 \times 10^9/L$，血尿酸浓度明显增高，一旦发生尿酸性结石时，护理人员可直接观察到的征象是（　　）

    A. 肉眼血尿   B. 夜尿增多   C. 大量混浊尿

    D. 乳糜尿   E. 少尿或无尿

63. 病人男性，26 岁，诊断为 M_3 型急性白血病，突然出现烦躁不安、呕吐、颈项强直，护士应立即采取的应对措施**不妥**的是（　　）

    A. 予以吸氧

    B. 给予头戴冰帽

    C. 立即通知医生

    D. 建立静脉通道

    E. 置其安静平卧位，头不可偏向一侧

【A_3 型题】

（64～66 题基于下面病例）

病人女性，20 岁，因发热、咽痛 1 周，经血象和骨髓象检查，诊断为急性淋巴细胞白血病，入院接受化学治疗。

64. 入院体格检查发现下列体征，其中哪项是白血病细胞浸润所致（　　）

    A. 皮肤紫癜   B. 扁桃体充血、肿大   C. 胸骨下段压痛

    D. 心尖区吹风样杂音   E. 两肺湿啰音

65. 医师选用 VLDP 作诱导缓解治疗及 MTX 作缓解后治疗。有关这些药物主要不良反应的叙述，**错误**的是（　　）

    A. 长春新碱——末梢神经炎   B. 甲氨蝶呤——口腔黏膜溃疡

    C. 柔红霉素——心脏毒性   D. 泼尼松——类 Cushing 综合征

    E. 阿糖胞苷——出血性膀胱炎

66. 护士发现静脉注射柔红霉素时，药液渗出血管外，立即作如下处理，其中哪项**错误**（　　）

    A. 尽量回抽局部渗液   B. 外渗局部以 0.5%普鲁卡因封闭

    C. 外渗局部注射氢化可的松注射液   D. 外渗局部热敷

    E. 抬高患肢

（67～69 题基于下面病例）

病人男性，21 岁，3 天前受凉后出现咽痛、发热，体温最高达 38.7℃，给予抗生素治疗后体温下降至正常。2 天前查血常规示：WBC $3.8 \times 10^9/L$，分类中原始粒细胞 2%，早幼粒细胞 8%，中性粒细胞 10%，晚幼粒细胞 16%，Hb 134g/L，PLT $29 \times 10^9/L$。骨

穿刺显示：增生极度活跃，中、晚幼及嗜酸、嗜碱粒细胞明显增多。查体：胸骨下段压痛，脾肋下 2 指。

67. 该患者目前最可能的医疗诊断是（　　　）
    A. 再生障碍性贫血　　　　　　　　B. 急性粒细胞白血病
    C. 慢性粒细胞白血病急变期　　　　D. 慢性粒细胞白血病加速期
    E. 慢性粒细胞白血病慢性期

68. 下列检查对诊断最有提示意义的是（　　　）
    A. 束臂试验　　　　　　　　　　　B. 胸部 X 线片
    C. 染色体检查　　　　　　　　　　D. 出凝血时间
    E. 部分凝血活酶纠正试验

69. 该患者目前最主要的护理问题是（　　　）
    A. 有感染的危险　　　　　　　　　B. PC：脑出血
    C. 有受伤的危险　　　　　　　　　D. 气体交换受损
    E. 营养失调：低于机体需要量

参 考 答 案

一、名词解释

1. 缓解诱导治疗：即从化疗开始到完全缓解的阶段，采用"早期、足量、联合、间歇、重复"的用药原则，迅速大量杀灭白血病细胞，恢复机体正常造血功能，血象和骨髓象基本恢复正常，症状和体征消失。

2. 中枢神经系统白血病：白血病细胞侵犯蛛网膜或蛛网膜邻近神经组织而产生的临床症状和体征，轻者表现为头痛、头晕，重者出现呕吐、颈项强直，甚至抽搐、昏迷。

3. 巨脾：脾脏肿大超过脐水平或前正中线称为巨脾，常见于慢性粒细胞性白血病、黑热病、慢性疟疾、骨髓纤维化症、淋巴肉瘤等。

4. 造血干细胞移植：是指对病人进行超剂量放疗、化疗和免疫抑制预处理后，将正常供体或自体造血干细胞经血管输注给病人，利用造血干细胞不断自我复制和分化能力来重建病人造血和免疫功能的方法。

二、填空题

1. 急性白血病　慢性白血病　急性淋巴细胞白血病　急性髓系白血病　慢性粒细胞白血病　慢性淋巴细胞白血病　慢性单核细胞白血病
2. 发热　贫血　出血　白血病细胞浸润
3. 化学治疗　支持疗法　防治中枢神经系统白血病　骨髓移植　骨髓移植
4. 诱导缓解治疗　缓解后治疗
5. 症状和体征　血象和骨髓象　血片　原始细胞
6. 有感染的危险　有损伤的危险：出血　活动无耐力　预感性悲伤　知识缺乏
7. 1：5000
8. 感染　出血

9. 恶性血液病　非恶性血液病　恶性非血液病　遗传性疾病
10. 骨髓造血干细胞　外周血造血干细胞　脐血造血干细胞

三、选择题

1. E	2. D	3. C	4. C	5. C	6. C	7. A	8. B	9. D
10. C	11. D	12. D	13. A	14. C	15. B	16. C	17. D	18. C
19. E	20. B	21. D	22. D	23. C	24. C	25. A	26. D	27. D
28. A	29. D	30. D	31. C	32. E	33. E	34. B	35. A	36. A
37. C	38. E	39. A	40. C	41. B	42. D	43. D	44. E	45. B
46. A	47. A	48. B	49. D	50. A	51. A	52. D	53. B	54. D
55. E	56. A	57. D	58. A	59. C	60. D	61. D	62. A	63. E
64. C	65. C	66. D	67. E	68. C	69. A			

第六节　淋巴瘤病人的护理

一、名词解释

R-S 细胞

二、填空题

1. 组织病理学上，将淋巴瘤分为_____和_____两大类。
2. 淋巴瘤治疗的基本方法是_____和_____，以_____为主。
3. 淋巴瘤多以_____和_____淋巴结肿大为首发表现。

三、选择题

【A₁ 型题】

1. 关于恶性淋巴瘤的描述**错误**的是（　　）
   A. 起源于淋巴结和淋巴组织的恶性肿瘤
   B. 临床特点为无痛性、进行性淋巴结肿大
   C. 有发热和脾大
   D. 是白血病的一个亚型
   E. 分为霍奇金病和非霍奇金淋巴瘤

2. 霍奇金病的组织病理特点是在肿瘤组织中可见（　　）
   A. Reed-Sternberg 细胞　　　　B. 网织红细胞
   C. 异常网状细胞　　　　　　　　D. 巨核细胞
   E. 铁粒幼细胞

3. 对 Ⅱ 期淋巴瘤正确描述的是（　　）
   A. 病变仅限于一个淋巴结区
   B. 横膈两侧都有病变
   C. 病变累及两个淋巴结区，但在横膈同一侧

D. 累及骨髓

E. 病变弥漫，横膈两侧都有病变

4. 确诊淋巴瘤的主要依据是（　　）

A. 骨髓检查　　　　　B. CT 检查　　　　　C. MRI 检查

D. 病理活检　　　　　E. X 线检查

5. 淋巴瘤的病因最受重视的是（　　）

A. 遗传　　　　　B. 理化因素　　　　　C. 病毒感染

D. 免疫缺陷　　　　　E. 幽门螺杆菌

6. 下列哪种表现可作为霍奇金病的特殊症状（　　）

A. 发热　　　　　　　　　　B. 脾大

C. 饮酒后有淋巴结肿大，局部疼痛　　D. 消瘦

E. 严重贫血

【A₂ 型题】

7. 病人女性，25 岁，发热，皮肤瘙痒半个月，右颈部淋巴结无痛性肿大，互相粘连。血红蛋白 100g/L，白细胞 $9×10^9$/L，中性粒细胞 0.65，淋巴细胞 0.35，骨髓涂片找到 R-S 细胞，最大可能的诊断是（　　）

A. 淋巴结结核　　　　　B. 非霍奇金淋巴瘤　　　　　C. 霍奇金病

D. 转移癌　　　　　E. 急性白血病

8. 病人男性，18 岁，右颈部淋巴结进行性无痛性肿大 1 个月，伴有低热消瘦，近一周上胸部水肿，淋巴结活检有 R-S 细胞，胸片示纵隔有肿块，首选哪种治疗（　　）

A. 全淋巴结放射治疗　　　　　B. MOPP　　　　　C. CHOP

D. 泼尼松＋长春新碱　　　　　E. 环磷酰胺

9. 病人男性，25 岁，经病理学检查诊断为淋巴瘤，可为病理检查提供重要线索的临床表现是（　　）

A. 周期性发热　　　　　B. 进行性消瘦　　　　　C. 严重贫血

D. 无痛性淋巴结肿大　　　　　E. 多器官浸润

10. 病人男性，28 岁，颈部左侧无痛性淋巴结肿大 1 个月，抗结核治疗不见效。为确诊最好先进行哪项检查（　　）

A. 胸部摄片　　　　　B. 淋巴结活检　　　　　C. 淋巴造影

D. 骨髓穿刺　　　　　E. 血常规

参 考 答 案

一、名词解释

R-S 细胞：为霍奇金病细胞。典型的 R-S 细胞是一种直径 $20～50\mu m$ 或更大的双核或多核的瘤巨细胞。瘤细胞呈椭圆形，胞质丰富，稍嗜酸性或嗜碱性，细胞核圆形，呈双叶或多叶状。染色质粗糙，沿核膜聚集呈块状，核膜厚而清楚。核内有一非常大的，直径与红细胞相当的，嗜酸性的中位核仁，周围有空晕。为诊断霍奇金病的重要依据。

二、填空题

1. 霍奇金病　非霍奇金淋巴瘤
2. 化疗　放疗　放疗
3. 颈部　锁骨上

三、选择题

1. D　　2. A　　3. C　　4. D　　5. C　　6. C　　7. C　　8. B　　9. D
10. B

（张　展　周肖英）

第六章 内分泌及代谢性疾病病人的护理

第一节 概 述

一、名词解释

1. 肥胖
2. 消瘦
3. 体重指数
4. 特殊外形

二、填空题

1. 机体最重要的神经内分泌器官是_____。
2. 内分泌系统疾病常见症状或体征有 _____、_____、_____。
3. 垂体分前叶和后叶，前叶称 _____，后叶称_____。
4. 甲状腺滤泡上皮细胞分泌的甲状腺激素主要有_____ 及_____。
5. 胰岛细胞主要有三种，分别是_____细胞、_____细胞和_____。
6. 人体的内分泌腺体常见有 _____、_____、_____、_____、_____、_____、_____。
7. 单纯性肥胖的护理措施主要采取_____和_____两方面。
8. 下丘脑分泌的释放激素有 _____、_____、_____、_____、_____。
9. 下丘脑分泌的抑制激素有 _____、_____。
10. 腺垂体分泌的激素有 _____、_____、_____、_____、_____。
11. 肥胖病人宜采用四低饮食，即 _____、_____、_____、_____，两高饮食，即 _____、_____。
12. 身材过高指成年男性身高＞_____，女性身高＞_____。

三、选择题

【A₁ 型题】

1. 内分泌系统是人体的一个（　　）
    A. 神经调节系统　　　　B. 体液调节系统　　　　C. 免疫调节系统
    D. 反馈调节系统　　　　E. 激素调节系统

2. 下列哪个激素**不是**腺垂体分泌的（　　　）

  A. 促甲状腺素   B. 促肾上腺皮质激素 C. 黄体生成素

  D. 生长激素   E. 抗利尿激素

3. 甲状腺滤泡旁细胞分泌的激素是（　　　）

  A. 甲状腺激素   B. 降钙素   C. 甲状旁腺激素

  D. 促甲状腺激素   E. 三碘甲状腺原氨酸

4. 下列关于消瘦的叙述哪项正确（　　　）

  A. 临床上均有易饥饿、食欲亢进，但体重下降

  B. 消瘦的唯一原因是营养物质分解代谢增强

  C. 消瘦表现是疲劳、气急

  D. 易发生高血压、冠心病

  E. 体重低于标准体重的 10%

5. 内分泌系统的功能是（　　　）

  A. 发育   B. 合成调控各种激素的分泌

  C. 生长   D. 衰老

  E. 死亡

6. 下丘脑是（　　　）

  A. 分泌促甲状腺素

  B. 分泌促黑色素细胞激素

  C. 分泌缩宫素

  D. 神经系统与内分泌系统联系的枢纽

  E. 分泌促肾上腺皮质激素

7. 内分泌疾病的治疗原则主要是（　　　）

  A. 支持治疗   B. 对症治疗   C. 心理治疗

  D. 运动治疗   E. 针对病因

8. 肥胖是指超过标准体重的（　　　）

  A. 20%   B. 10%   C. 5%

  D. 15%   E. 25%

9. 神经系统通过下列哪项调节内分泌腺的活动（　　　）

  A. 大脑皮质   B. 脑垂体   C. 下丘脑

  D. 神经节   E. 神经组织

【A₂ 型题】

10. 病人女性，30 岁，无肥胖家族史，3 个月来，体重增加 9kg，病人思想负担重，不愿与外界接触，正确的健康教育是（　　　）

  A. 大幅度节制进食量   B. 坚持晨起长跑

  C. 积极就医检查   D. 药物减肥

  E. 解除顾虑，参与社会活动

11. 病人女性，18 岁，身高 165cm，体重 100kg。查体未发现器质性疾病，诊断为单纯性肥胖。对肥胖病人正确的饮食指导是（　　　）

  A. 依赖胃肠外营养

  B. 增加纤维素

  C. 少食多餐

  D. 增加新鲜蔬菜

  E. 低脂、低糖、低盐、高纤维素饮食

  12. 病人女性，18 岁，身高 165cm，体重 100kg，查体未发现器质性疾病，诊断为单纯性肥胖。该病人减肥运动最好采取何种形式（ ）

  A. 长时间耐力的有氧运动   B. 无氧运动

  C. 短时间运动   D. 剧烈运动

  E. 长时间无氧运动

  13. 病人女性，34 岁，分娩时出现大出血，产后无乳，诊断为"腺垂体功能减退症"。本病人首选的治疗是（ ）

  A. 放疗   B. 对症治疗   C. 病因治疗

  D. 激素替代治疗   E. 手术治疗

  14. 病人女性，19 岁，自幼食欲较好，不喜欢运动，体型较胖，查体：身高 160cm，体重 86kg，心肺无异常，肝脾未及，无其他阳性体征。诊断为单纯性肥胖。请问该病人需怎样治疗，能使其尽早恢复正常体重（ ）

  A. 吸脂术

  B. 短时间大运动量运动

  C. 强力节食

  D. 减少摄入，进行较长时间的耐力有氧运动

  E. 长时间使用减肥药

  15. 病人男性，48 岁，身高 170cm，体重 96kg。根据以上判断本病人肥胖情况，请指出其属于何种程度肥胖（ ）

  A. 正常体重   B. 超重   C. 肥胖前期

  D. 肥胖Ⅱ级   E. 肥胖Ⅰ级

  16. 病人男性，16 岁，自幼偏食，厌食，身高 180cm，体重 58kg。根据以上判断本病人属于何种原因引起的消瘦（ ）

  A. 1 型糖尿病   B. 2 型糖尿病非肥胖型 C. 甲状腺功能亢进

  D. 嗜铬细胞瘤   E. 单纯性消瘦

  17. 病人女性，20 岁，身高 160cm，体重 98kg，体型肥胖，为减肥进行强力节食，体重从 98kg 迅速减至 50kg，体力明显下降，稍微活动即出现不适，后神经性厌食，体重出现持续下降。当病人再次入院时体重只有 40kg。本病人存在的心理问题中，以下哪项**除外**（ ）

  A. 自卑   B. 焦虑   C. 抑郁

  D. 精神紧张   E. 高兴

  18. 病人女性，28 岁，因患甲状腺功能亢进症出现突眼，甲状腺Ⅲ度肿大，自觉形象丑陋，不敢外出，担心外人鄙视自己。对此种心理变化，护士做心理护理时哪项**欠妥当**（ ）

  A. 关心、理解、体贴、同情病人

  B. 耐心倾听病人述说其病情

  C. 鼓励和协助病人表达因形象改变带来的感受

    D. 告知病人，本病难以治愈，让病人做到心中有数

    E. 给病人提供适当的修饰技巧

19. 病人男性，67 岁，体型肥胖，近一段时间出现多饮、多食、多尿。为明确诊断，护士应指导病人做哪些检查有利于诊断疾病（　　）

    A. 血脂　　　　　　　　　B. 血糖　　　　　　　　　C. 甲状腺素

    D. 电解质　　　　　　　　E. 醛固酮

20. 病人男性，17 岁，身高 120cm，体重 30kg，未生胡须，说话声音仍是童声，智力测试智商正常。该病人属于何种疾病（　　）

    A. 糖尿病　　　　　　　　B. 甲亢　　　　　　　　　C. 肢端肥大症

    D. 侏儒症　　　　　　　　E. 呆小症

【A₃ 型题】

（21～23 题基于下面病例）

病人女性，26 岁，近几年出现面部变长、下颌增大、颧骨突出、唇舌肥厚及耳鼻增大等粗陋面貌。查体：肢端肥大症面容，身高 165cm，手大，脚大，穿 28cm 鞋子。

21. 根据此表现，本病人考虑可能患何种疾病（　　）

    A. 甲状腺功能亢进　　　　B. 皮质醇增多症　　　　　C. 肢端肥大症

    D. 侏儒症　　　　　　　　E. 呆小症

22. 为明确病因诊断，做哪项检查比较容易、快速（　　）

    A. 头颅 CT　　　　　　　B. 心脏超声　　　　　　　C. 胸部 X 线摄片

    D. 查甲状腺素水平　　　　E. 肾上腺超声

23. 护士在护理本病人时，提供哪些护理措施（　　）

    A. 关心、理解、体贴、同情病人，耐心倾听病人述说，使其明确治疗效果及病情转归

    B. 告诉病人此病无法医治

    C. 面貌丑陋可通过整容解决

    D. 控制营养的摄入，减少身体继续长高

    E. 相貌丑陋，尽量减少社交活动

（24～27 题基于下面病例）

病人男性，18 岁，因"肾病综合征"住院行泼尼松治疗 3 个月，后食欲大增而出现满月面、水牛背，腹大似球形的臃肿体型，请回答：

24. 本病人肥胖属于哪种类型（　　）

    A. 食欲好，进食太多造成　　　　　　B. 遗传性肥胖

    C. 应用激素后出现的继发性肥胖　　　D. 原发性肾上腺皮质功能亢进

    E. 肥胖症

25. 本病人引起的并发症哪项**除外**（　　）

    A. 冠心病　　　　　　　　B. 高血压　　　　　　　　C. 骨质疏松症

    D. 胆石症　　　　　　　　E. 肝炎

26. 本病人出现的心理问题中哪项**除外**（　　）

    A. 绝望　　　　　　　　　B. 焦虑　　　　　　　　　C. 自卑

    D. 抑郁　　　　　　　　　E. 压抑感

27. 护士给病人制定的减肥计划中哪项**欠妥**（　　）
    A. 低脂、低糖、低热量、低盐饮食
    B. 高维生素、高纤维素饮食
    C. 根据病人的代谢率，算出 24 小时所需热量，每日再扣除 25kJ，总热量约比原来减少 1/3
    D. 避免在社交场合的一些非饥饿性因素的进食
    E. 饥饿时强力忍耐不能进食

（28～30 题基于下面病例）

病人女性，25 岁，近来出现多食、饥饿、消瘦、心慌、出汗，时有腹泻，且发现颈部增粗。请回答下列问题：

28. 本病人诊断需做哪项检查（　　）
    A. 甲状腺素检查　　　B. 胸部 X 线检查　　　C. 心电图检查
    D. 肠镜检查　　　E. 查血糖

29. 护士对她进行心理疏导，解除她的痛苦，哪项**欠妥**（　　）
    A. 关心、理解、体贴、同情病人
    B. 关注病人自卑、焦虑、抑郁等问题
    C. 给病人提供有关疾病的资料和患有相同疾病并已经治疗成功的病例，给病人耐心讲解
    D. 提供恰当的修饰技巧
    E. 告知病人本改变为永久性，无法改变

30. 本病人治疗首选（　　）
    A. 手术　　　B. 抗甲状腺素药物　　　C. 降糖药物
    D. 放射性碘治疗　　　E. 甲状腺素片

【A₄ 型题】

（31～34 题基于下面病例）

病人女性，45 岁，患甲状腺功能亢进症伴重症浸润性突眼已 7 年余，眼睑常不能闭合，有视物模糊与复视，结膜水肿，入院治疗。

31. 本病人的护理应特别注意（　　）
    A. 关注病人自卑、焦虑、抑郁等问题
    B. 提供合适的衣着、恰当的修饰技巧
    C. 改善营养状况
    D. 促进社交活动
    E. 向病人讲解疾病知识

32. 本病人重要的护理诊断/问题是（　　）
    A. 营养失调：低于机体需要量
    B. 有组织完整性受损的危险
    C. 身体意象紊乱
    D. 活动无耐力
    E. 知识缺乏：缺乏甲亢的预防保健知识

33. 评估病人甲状腺时应注意的重要体征是（　　）

A. 甲状腺肿大的程度　　　　　　B. 是否是对称性肿大

C. 有否震颤和血管杂音　　　　　D. 是否光滑、柔软

E. 有无结节

34. 病人住院期间出现结膜充血，角膜溃疡。护士指导病人保护眼睛的措施，哪项**欠妥**（　　）

A. 勿揉眼睛　　　　　　　　　　B. 外出戴有色眼镜

C. 高盐饮食，多饮水　　　　　　D. 睡眠时抬高头部

E. 睡眠时用眼药水湿润眼睛

参 考 答 案

一、名词解释

1. 肥胖：是指体内脂肪堆积过多和（或）分布异常，体重指数（BMI）＞24 或体重超过标准体重的 20%。

2. 消瘦：是指摄入的营养物质低于机体需要量，体重低于标准体重的 10% 以上。表现为脂肪减少，肌肉、骨骼逐渐萎缩，皮下静脉显露；严重消瘦时呈恶病质状态。

3. 体重指数：是通过计算人体身高与体重之间的比值大小来判断是否发生肥胖的一种方法。体重指数（BMI）＝体重（kg）/身高（m）^{2}。

4. 特殊外形：是指包括面貌、体形和身高的异常变化、特殊体态以及毛发改变、皮肤黏膜色素沉着等的身体外形异常，并可影响病人生理和心理状态的一组临床征象。

二、填空题

1. 下丘脑

2. 肥胖　消瘦　特殊外形

3. 腺垂体　神经垂体

4. T_3　T_4

5. A　B　D 细胞

6. 下丘脑　垂体　甲状腺　甲状旁腺　肾上腺　胰岛　性腺

7. 减少摄入　增加有氧运动

8. 促甲状腺激素释放激素（TRH）　促性腺激素释放激素（GnRH）　促肾上腺皮质激素释放激素（CRH）　生长激素释放激素（GHRH）　催乳素释放因子（PRF）　促黑（素细胞）激素释放因子（MRF）

9. 生长激素释放抑制激素（GHRIH）　催乳素释放抑制因子（PIF）　促黑（素细胞）激素释放抑制因子（MIF）

10. 促甲状腺激素（TSH）　促肾上腺皮质激素（ACTH）　黄体生成激素（LH）　卵泡刺激素（FSH）　生长激素（GH）　黑（素细胞）刺激激素（MSH）　催乳素（PRL）

11. 低热量　低脂　低糖　低盐　高维生素　高纤维素

12. 200cm　185cm

三、选择题

1. B	2. E	3. B	4. E	5. B	6. D	7. E	8. A	9. C
10. E	11. E	12. A	13. D	14. D	15. D	16. E	17. E	18. D
19. B	20. D	21. C	22. A	23. A	24. C	25. E	26. A	27. E
28. A	29. E	30. B	31. A	32. C	33. C	34. C		

第二节　甲状腺疾病病人的护理

一、名词解释

1. 甲状腺功能亢进
2. 甲状腺功能减退
3. 单纯性甲状腺肿
4. 地方性甲状腺肿
5. 甲状腺危象
6. 浸润性突眼
7. 甲亢高代谢综合征

二、填空题

1. 典型甲亢的主要体征有_____和_____。
2. 常用抗甲状腺药物有_____和_____两大类。
3. 甲亢病人宜给予_____、_____、_____饮食。
4. 地方性甲状腺肿流行地区主要采用_____防治本疾病。
5. 地方性甲状腺肿最常见的护理诊断是_____。
6. 甲亢病人消化系统特征性表现是_____。
7. 甲亢病人心血管系统特征性表现是_____。
8. 地方性甲状腺肿最常见病因是_____。
9. 甲亢突眼分_____和_____两种。
10. 甲亢病人严重并发症是_____。
11. 甲亢治疗包括_____、_____、_____三种。
12. 抗甲状腺药物主要副作用是_____和_____。
13. 放射性^{131}I治疗甲亢最常见副作用是_____。
14. 甲状腺功能减退严重时常见体征_____。
15. 各型甲减的治疗均需用_____进行替代治疗。

三、选择题

【A₁型题】

1. 甲亢的病因（　　）
   A. 放射线过多　　　　　B. 对链球菌变态反应　　　C. 直接病毒感染
   D. 直接细菌感染　　　　E. 自身免疫性
2. 甲亢的主要临床表现是（　　）
   A. 自主神经兴奋　　　　B. 心脏负担太重　　　　　C. 消化功能减低

    D. 新陈代谢旺盛   E. 体温调节中枢不良

3. 甲亢病人怕热、多汗或低热是由于（　　）

    A. 进食高热量   B. 进食脂肪多   C. 基础代谢率增高

    D. 有细菌感染   E. 居室通风不良

4. 甲状腺性甲亢最多见的是（　　）

    A. 多结节性毒性甲状腺肿

    B. 毒性腺瘤

    C. 弥漫性甲状腺肿甲状腺功能亢进症

    D. 甲状腺癌

    E. 碘甲亢

5. 关于 Graves 病的描述**错误**的是（　　）

    A. 器官特异性免疫病   B. 血清存在特异性 TSH 受体抗体

    C. 与遗传无关   D. 与精神刺激有关

    E. 与感染有关

6. Graves 病最具特征性的表现是（　　）

    A. 易激动   B. 怕热多汗   C. 皮肤湿润

    D. 突眼   E. 多食易饥

7. Graves 病和单纯甲状腺肿大**不同**的是（　　）

    A. 弥漫性肿大

    B. 对称性肿大

    C. 质软

    D. 甲状腺上下极可触及震颤或听到血管杂音

    E. 无压痛

8. 甲亢危象的诱因，哪种因素**除外**（　　）

    A. 感染   B. 手术   C. 多食

    D. 精神刺激   E. ^{131}I 治疗反应

9. 甲亢病人最主要的护理诊断是（　　）

    A. 知识缺乏   B. 自我形象紊乱   C. 营养失调

    D. 焦虑   E. 睡眠型态紊乱

10. 可抑制甲状腺素合成的食物是（　　）

    A. 海带   B. 带鱼   C. 紫菜

    D. 萝卜   E. 花菜

11. WHO 推荐的成年人每日碘摄入量为（　　）

    A. $50\mu g$ B. $150\mu g$ C. $250\mu g$

    D. $350\mu g$ E. $450\mu g$

12. 甲亢病人使用放射性碘治疗的原理是（　　）

    A. 抑制下丘脑   B. 抑制垂体   C. 对抗甲状腺素

    D. 适量消灭腺体   E. 合成甲状腺素

13. 甲状腺功能亢进症一般**不会**出现（　　）

    A. 神经过敏   B. 焦躁易怒   C. 少言寡语

　　D. 兴奋、失眠　　　　　　E. 紧张多虑

14. 甲状腺功能减退症最严重的表现是（　　　）

　　A. 压疮　　　　　　　　　B. 黏液性水肿昏迷　　　C. 便秘

　　D. 肌肉软弱无力　　　　　E. 贫血

15. 甲亢危象的护理，哪项是**错误**的（　　　）

　　A. 平卧保暖　　　　　　　　　　　　B. 观察病情变化

　　C. 按危重病人护理　　　　　　　　　D. 低流量吸氧

　　E. 静脉输液，纠正水、电解质紊乱

16. **除外**下列哪项，均可属早期甲状腺危象的表现（　　　）

　　A. 高热、出汗　　　　　　B. 心律失常　　　　　　C. 血压上升

　　D. 呕吐、腹泻　　　　　　E. 谵妄、昏迷

【A₂型题】

17. 病人女性，42岁，因怕热、多汗、多食、消瘦、心慌，出汗，脾气暴躁入院检查，经查血清甲状腺素升高，诊断为"甲状腺功能亢进症"。对该病人的处理**不能**采取的措施是（　　　）

　　A. 手术切除　　　　　　　B. 放射性碘治疗　　　　C. 甲状腺素替代治疗

　　D. 抗甲状腺素药物治疗　　E. 普萘洛尔治疗

18. 病人女性，23岁，因多食、消瘦、心慌入院。查体：轻度突眼，甲状腺Ⅰ度肿大，触及震颤，听诊甲状腺区血管杂音。实验室检查：FT_4、FT_3升高。本病目前首选的治疗是（　　　）

　　A. 抗甲状腺药物治疗　　　B. 放射性碘治疗　　　　C. 手术治疗

　　D. 碘盐治疗　　　　　　　E. 甲状腺素治疗

19. 病人女性，26岁，因多食、消瘦、心慌入院，诊断为"甲亢"。甲亢病人消化系统的特征性症状是（　　　）

　　A. 排便次数多　　　　　　　　　　　B. 大便呈糊状

　　C. 大便含不消化食物　　　　　　　　D. 易饥、多食、体重锐减

　　E. 肠鸣音亢进

20. 病人男性，18岁，身高128cm，体重38kg。与同龄人相比，智力明显低下。本病人符合下列哪种疾病（　　　）

　　A. 侏儒症　　　　　　　　B. 呆小症　　　　　　　C. 尿崩症

　　D. 巨人症　　　　　　　　E. 糖尿病

21. 病人男性，34岁，因乏力、食欲减退、腹胀、记忆力减退，反应迟钝来院就诊，临床诊断"甲状腺功能减退症"。护士指导病人用药以下哪项是**错误**的（　　　）

　　A. 解释终身服药的重要性

　　B. 病情好转，可随意停药

　　C. 经常注意观察有无药物用过量的表现

　　D. 长期替代疗法的患者应6～12个月监测一次血药浓度

　　E. 左甲状腺素应从小剂量开始，逐渐增加至维持剂量

22. 病人女性，17岁，近来发现颈部增粗，无其他不适入院检查，诊为"单纯性甲状腺肿"。本病人容易产生的心理问题是（　　　）

A. 紧张焦虑　　　　　　　B. 自卑心理　　　　　　　C. 悲观失望

D. 绝望心理　　　　　　　E. 多疑心理

23. 病人女性，30岁，因多食、消瘦、腹泻、烦躁诊断为甲亢。近几天受凉后出现咳嗽、咳脓性痰、发热，随之病情加重，出现大汗，体温高达39℃，恶心、呕吐，急去医院诊为甲状腺危象。本病人的治疗原则是（　　　）

A. 使有机碘形成减少　　　　　　B. 使增生的甲状腺缩小

C. 增加心肌收缩力　　　　　　　D. 抑制甲状腺激素的合成及释放

E. 降温最重要

24. 病人女性，43岁，因烦躁、心慌、食欲增加而就诊，诊为Graves病。本病人的饮食中应减少（　　　）

A. 高纤维素　　　　　　　B. 高热量　　　　　　　C. 高蛋白

D. 高维生素　　　　　　　E. 钾、钙

25. 病人女性，35岁，近来自觉心慌，出汗增多，脾气暴躁，经常与丈夫和同事闹矛盾。本病人具有特征性的心血管症状是（　　　）

A. 睡眠时心率仍快　　　　B. 心力衰竭　　　　　　C. 期前收缩

D. 房颤　　　　　　　　　E. 心悸

26. 病人女性，30岁，近来出汗易激动，食欲亢进但体重减轻，双眼球微突。最可能诊断为（　　　）

A. 神经症　　　　　　　　B. 地方性甲状腺肿　　　C. 甲亢

D. 糖尿病酮症酸中毒　　　E. 慢性肝炎

27. 病人女性，54岁，患甲状腺功能亢进症伴重症浸润性突眼已有7年余，眼睑常不能闭合，有视力模糊与复视，结膜水肿。下列哪些护理措施制定是**错误**的（　　　）

A. 戴眼罩或墨镜　　　　　　　　B. 限制钠、水的摄入

C. 经常擦洗眼睛　　　　　　　　D. 抬高头部

E. 有异物感不能揉眼睛

28. 病人女性，30岁，诊断为Graves病，用甲巯咪唑1个月后症状缓解，但甲状腺肿大加重，此时最适当的措施是（　　　）

A. 加大甲巯咪唑剂量　　　　　　B. 改用碘剂治疗

C. 改用放射性^{131}I治疗　　　　　D. 停用甲巯咪唑

E. 加用小剂量甲状腺素片治疗

29. 病人女性，45岁，因胸闷心悸，甲状腺肿大4个月就诊。体检：甲状腺Ⅱ度肿大，无结节，心率110次/分，心电图示心房颤动。为明确诊断房颤原因，下列哪项检查最有意义（　　　）

A. 超声心动图　　　　　　B. 动态心电图　　　　　C. TT_4、TT_3测定

D. 甲状腺摄^{131}I率测定　　E. TRH兴奋试验

30. 病人男性，12岁，颈部增粗半年，无疼痛，无多汗、怕热及体重减轻。查体T_4、T_3正常，TSH升高。可能的诊断是（　　　）

A. 甲状腺炎　　　　　　　B. 单纯性甲状腺肿　　　C. 甲状腺功能亢进

D. 甲状腺功能减退　　　　E. 甲状腺腺瘤

31. 病人女性，40岁，因患甲状腺功能亢进症服用甲巯咪唑治疗，病人出现下列哪

种情况必须立即停药（　　）

  A. 皮疹   B. 中性粒细胞低于 $1.5\times10^9/L$

  C. 胃肠道反应   D. 甲状腺肿大

  E. 突眼加重

  32. 病人女性，16 岁，因甲状腺肿大就诊，查甲状腺Ⅱ度肿大，无结节，TSH 在正常范围，甲状腺功能正常。应诊断为（　　）

  A. 甲亢   B. 单纯性甲状腺肿   C. 慢性甲状腺炎

  D. 甲减   E. 亚急性甲状腺炎

  33. 病人男性，46 岁，有甲状腺功能亢进病史，最近 2 个月来，发现心房颤动，心脏明显扩大，故住院治疗。你认为病情观察中哪项**不需要**（　　）

  A. 心率   B. 肾功能变化   C. 心律

  D. 脉搏与血压   E. 出汗的多少

【A₃ 型题】

（34～35 题基于下面病例）

  病人女性，45 岁，居住山区，最近几年发现自己颈部逐渐增粗，无其他不适，来院就诊，诊断为地方性甲状腺肿。

  34. 该病人导致本病的可能原因是（　　）

  A. 饮食中缺碘   B. 饮食中存在致甲状腺肿物质

  C. 下丘脑疾患引起   D. 脑垂体病变引起

  E. 先天性甲状腺激素合成障碍

  35. 本病人饮食护理以下**错误**的是（　　）

  A. 多食含碘食物

  B. 吃含碘食物时最好同吃卷心菜

  C. 多食海带、紫菜、海藻、海蜇

  D. 女性处于青春期、妊娠期、哺乳期，更应多吃些含碘食物

  E. 不宜高脂饮食

（36～37 题基于下面病例）

  病人女性，33 岁，患 Graves 病半年，3 天前受凉感咽痛，2 小时前突然出现烦躁不安、高热、呕吐、大汗、心率增快、血压升高。

  36. 该病人可能发生了（　　）

  A. 休克型肺炎   B. 甲状腺危象   C. 甲亢性心脏病

  D. 淡漠型甲亢   E. 甲状腺炎

  37. 对此病人，护士在配合抢救中**不当**的是（　　）

  A. 补充足量的液体

  B. 将病人安置于安静、室内温度较低的环境中

  C. 物理降温

  D. 迅速建立静脉通道

  E. 立即停用抗甲状腺药

（38～40 题基于下面病例）

  病人女性，37 岁，患甲亢半年，2 天前家中亲人突遇车祸，心情极其悲痛，2 小时前

突然出现烦躁不安、高热、呕吐、大汗、心率增快，血压骤升。

38. 本病人可能发生了什么情况（   ）
    A. 甲亢性心脏病　　　　B. 淡漠型甲亢　　　　C. 甲状腺危象
    D. 黏液性水肿　　　　　E. 甲状腺功能减退
39. 对本病人采取的护理措施中，下列哪项**不妥**（   ）
    A. 立即置于光线较暗的抢救室　　B. 物理降温、止吐、做好皮肤护理
    C. 大量喝开水与浓茶　　　　　　D. 迅速建立静脉通道
    E. 严密观察病情变化
40. 对上述病人正确的治疗机制为（   ）
    A. 迅速增加甲状腺激素的合成
    B. 迅速阻断儿茶酚胺的释放
    C. 促使甲状腺素的释放
    D. 纠正肾上腺髓质功能不全
    E. 增加周围组织对甲状腺激素的反应

（41～43题基于下面病例）

病人女性，34岁，自述全身乏力、心慌、怕热，每日大便3～4次，诊断为甲亢，经治疗病情好转后自行停药，半年后心率增快，上述症状复发，体重下降5kg。护士体检发现病人情绪激动，目光炯炯有神，甲状腺Ⅱ度肿大，质软，局部可闻及杂音，心率120次/分。

41. 病人最可能发生的问题是（   ）
    A. 伴发糖尿病　　　　B. 甲亢复发　　　　C. 伴心脏病
    D. 出现甲减　　　　　E. 发生亚急性甲状腺炎
42. 护理中**不正确**的措施是（   ）
    A. 嘱病人不能随便中断治疗或自行变更药物剂量
    B. 应用普萘洛尔
    C. 嘱用药时间维持1.5～2年
    D. 嘱病人多吃含碘丰富的食物
    E. 不宜紧张和劳累
43. 病人应采用的治疗是（   ）
    A. 继续服用抗甲状腺素药物　　　B. 补碘
    C. 补碘加少量甲状腺素片　　　　D. 补甲状腺素片
    E. 泼尼松治疗

（44～48题基于下面病例）

病人女性，34岁，因消瘦、心慌、烦躁、易生气来院，查体：甲状腺轻度肿大，心率118次/分，心前区闻2/6级收缩期杂音。

44. 下列哪项检查可确诊（   ）
    A. 睡眠时查心率　　　　B. 甲状腺CT　　　　C. FT_4、FT_3检查
    D. 基础代谢率测定　　　E. 血常规检查
45. 本病人的特征性体征是（   ）
    A. 手指震颤　　　　B. 甲状腺区血管杂音　　　　C. 神经过敏

D. 注意力不集中　　　　　E. 怕热多汗

46. 本病人的饮食宜给予（　　）
A. 高热量、高蛋白、高维生素　　　B. 高热量、高蛋白、高盐
C. 高热量、低蛋白、低盐　　　　　D. 低热量、低蛋白、低维生素
E. 低热量、低蛋白、低盐

47. 医生嘱咐病人避免吃海带、紫菜，病人询问护士这样饮食的理由是（　　）
A. 减少纤维素的摄入　　　　　B. 避免对胃的刺激
C. 避免过敏　　　　　　　　　D. 避免甲状腺素合成过多
E. 避免消化不良

48. 本病人**不可能**出现哪项体征（　　）
A. 心动过速　　　　B. 期前收缩　　　　C. 脉压增大
D. 心脏扩大　　　　E. 第一心音减弱

（49～52 题基于下面病例）

病人女性，30 岁，因多食、消瘦、腹泻、烦躁诊断为甲亢。近几天受凉感冒，出现体温升高，随之病情加重，出现大汗，体温高达 39℃，恶心、呕吐，诊为甲状腺危象。

49. 甲状腺危象首选的治疗药物是（　　）
A. 甲基硫氧嘧啶　　　　B. 丙基硫氧嘧啶　　　　C. 甲巯咪唑
D. 放射性碘治疗　　　　E. 卡比马唑

50. 甲状腺危象的表现哪项**除外**（　　）
A. 高热　　　　　　B. 无汗　　　　　　C. 心率增快
D. 恶心、呕吐　　　E. 意识障碍

51. 甲状腺危象的护理措施中哪项**不妥**（　　）
A. 将病人立即置于安静、室内温度较低的环境
B. 高流量吸氧
C. 绝对卧床
D. 应用抗甲状腺药物
E. 应用糖皮质激素

52. 甲状腺危象的用药中哪项**不妥**（　　）
A. 糖皮质激素　　　　B. 放射性碘治疗　　　　C. 普萘洛尔
D. 丙基硫氧嘧啶　　　E. 碘化钾溶液

（53～56 题基于下面病例）

病人女性，23 岁，怕热、多汗、乏力、消瘦伴月经减少半年来诊，查体：甲状腺呈弥漫性肿大，质软，有轻度突眼，颈部闻及血管杂音，基础代谢率＋25％，血 T_3、T_4 明显增高。

53. 该病人初步诊断为（　　）
A. 甲状腺功能亢进症　　　　B. 甲状腺功能亢进性心脏病
C. 甲状腺危象　　　　　　　D. 生理性甲状腺肿
E. 地方性甲状腺肿

54. 护理体检对诊断最有意义的体征是（　　）
A. 体温 37.6℃　　　　　　　B. 心率 110 次/分

C. 脉压增大　　　　　　　　　D. 甲状腺肿大并可闻及血管杂音

E. 轻度突眼

55. 对该病人最适宜的治疗措施是（　　）

A. 口服抗甲状腺药物　　　B. 放射性^{131}I治疗　　　C. 化疗

D. 手术治疗　　　　　　　E. 化疗＋放疗

56. 中性粒细胞低于多少时应停药（　　）

A. $1.0 \times 10^9/L$　　　　　B. $1.5 \times 10^9/L$　　　　　C. $2.0 \times 10^9/L$

D. $2.5 \times 10^9/L$　　　　　E. $3.5 \times 10^9/L$

【A₄ 型题】

（57～61题基于下面病例）

病人女性，56岁，近半年出现畏寒、少汗、乏力、少言、体温偏低、动作缓慢、食欲减退而体重无明显减轻。查体：面部水肿，语言少，语速慢，血 TT_3、TT_4 降低。

57. 本病人最可能的诊断为（　　）

A. 腺垂体功能减退症　　　B. 甲状腺功能减退症　　　C. 侏儒症

D. 呆小症　　　　　　　　E. 肢端肥大症

近10余天病人自觉出现心慌、胸闷，呼吸困难。查体心脏浊音界向两侧扩大，心率50次/分，心音低钝。

58. 为进一步明确诊断，需做哪些检查（　　）

A. 心脏彩超　　　　　　　B. 甲状腺CT　　　　　　　C. 基础代谢率

D. 甲状腺摄碘率　　　　　E. 甲状腺B超

59. 本病人可能发生了（　　）

A. 心包积液　　　　　　　B. 冠心病　　　　　　　　C. 肺炎

D. 慢性支气管炎　　　　　E. 心力衰竭

60. 本病人治疗首选药物（　　）

A. 左甲状腺素　　　　　　B. 糖皮质激素　　　　　　C. 抗生素

D. 普萘洛尔　　　　　　　E. 放射性碘治疗

61. 本病人饮食应选择哪些食物（　　）

A. 高蛋白、高维生素、低钠、低脂肪饮食

B. 高脂饮食

C. 低纤维素饮食

D. 多食白菜、卷心菜、油菜、核桃等

E. 多食奶油、动物内脏及大脑

（62～69题基于下面病例）

病人女性，32岁，最近3个月因怕热、多汗、情绪激动，且经常腹泻、心悸而就诊。护理体检：甲状腺Ⅱ度肿大，双手颤抖，眼球突出，初步诊断为甲亢。

62. 本病人实验室检查可能会出现（　　）

A. 基础代谢率降低

B. FT_4 升高

C. T_3 抑制试验：^{131}I摄取率受抑制

D. 甲状腺摄^{131}I率增高，但高峰不前移

E. TSH 升高

63. 本病人最重要的护理诊断/问题是（　　　）
    A. 体液过多　　　　　　　　　　　B. 恐惧
    C. 气体交换受损　　　　　　　　　D. 体温过高
    E. 营养失调：低于机体需要量

64. 本病人最主要的治疗是（　　　）
    A. 抗甲状腺素药物治疗　　B. ^{131}I 治疗　　　　　C. 手术治疗
    D. 免疫抑制剂治疗　　　　E. 中药治疗

65. 进行健康教育时，**不正确**的指导是（　　　）
    A. 告诉病人妊娠可加重病情，宜治愈后再妊娠
    B. 避免过度劳累
    C. 病人应长期坚持服药，并按医嘱服药，不可随意增减剂量
    D. 手术治疗效果好，应首选手术治疗
    E. 指导病人加强自我保护

病人在住院期间，其母亲突然去世，随后出现恶心、呕吐、大汗、心慌、烦躁不安，继之昏迷。

66. 本病人可能发生了（　　　）
    A. 甲状腺危象　　　　　　B. 消化道疾病　　　　　C. 心血管系统疾病
    D. 中枢神经系统疾病　　　E. 脑血管疾病

67. 本病人目前首选的治疗药物是（　　　）
    A. 甲基硫氧嘧啶　　　　　B. 丙基硫氧嘧啶　　　　C. 甲巯咪唑
    D. 卡比马唑　　　　　　　E. 普萘洛尔

68. 本病人目前吸氧宜选用（　　　）
    A. 低流量低浓度吸氧（1～2L/min）　　B. 高流量吸氧（8～10L/min）
    C. 中流量吸氧（2～4L/min）　　　　　D. 酒精湿化吸氧
    E. 高压氧舱

69. 本病人的护理措施**不包括**（　　　）
    A. 高热时物理降温或人工冬眠
    B. 高热时给予阿司匹林降温
    C. 吸氧
    D. 将病人置于安静、温度偏低的环境
    E. 遵医嘱给予丙基硫氧嘧啶等药物

参 考 答 案

一、名词解释

1. 甲状腺功能亢进：简称甲亢，是指由多种病因导致甲状腺功能增强，从而使甲状腺激素（TH）分泌过多引起的临床综合征。

2. 甲状腺功能减退：简称甲减，是由多种原因引起的 TH 合成、分泌或生物效应不

足所致的一组内分泌疾病。

3. 单纯性甲状腺肿：是指非炎症和非肿瘤原因引起的不伴有临床甲状腺功能异常的甲状腺肿。

4. 地方性甲状腺肿：当一个地区人群中单纯甲状腺肿的患病率超过 10% 时，称为地方性甲状腺肿。

5. 甲状腺危象：是甲状腺功能亢进最严重的并发症。主要表现为高热、大汗、心慌、呕吐、腹泻及烦躁、谵妄、昏迷等。因大量甲状腺激素进入血流或组织，使其对甲状腺素的反应增强，而使代谢率极度增高所致。

6. 浸润性突眼：是甲状腺功能亢进的一种突出表现。此突眼征因球后软组织水肿及细胞浸润而引起，常一侧较重。可有眼内异物感、畏光、流泪与灼痛、视物模糊或有复视，病情常可进行性发展。

7. 甲亢高代谢综合征：是由于甲状腺激素分泌过多导致交感神经兴奋性增高和新陈代谢加速，病人常有疲乏无力、怕热多汗、多食易饥、体重显著下降。

二、填空题

1. 突眼　甲状腺肿大
2. 硫脲类　咪唑类
3. 高热量　高蛋白　高维生素
4. 碘化食盐
5. 身体意象紊乱
6. 多食消瘦
7. 睡眠时心率仍快
8. 碘缺乏
9. 单纯性　浸润性
10. 甲状腺危象
11. 抗甲状腺药物　放射性 ^{131}I 治疗　手术治疗
12. 皮疹　粒细胞缺乏
13. 甲状腺功能减退
14. 黏液性水肿
15. 左甲状腺素

三、选择题

1. E	2. D	3. C	4. C	5. C	6. D	7. D	8. C	9. C
10. D	11. B	12. D	13. C	14. B	15. A	16. E	17. C	18. A
19. D	20. B	21. B	22. B	23. D	24. A	25. A	26. C	27. C
28. E	29. C	30. B	31. B	32. B	33. B	34. A	35. B	36. B
37. E	38. C	39. C	40. B	41. B	42. D	43. A	44. C	45. B
46. A	47. D	48. E	49. B	50. B	51. B	52. B	53. A	54. D
55. A	56. B	57. B	58. A	59. A	60. A	61. A	62. B	63. E
64. A	65. D	66. A	67. B	68. A	69. B			

第三节　肾上腺皮质疾病病人的护理

一、名词解释

1. Cushing 综合征　　　　　　　　　3. 肾上腺危象
2. 向心性肥胖

二、填空题

1. 皮质醇增多症按病因可分为两大类，即_____和_____。
2. Cushing 综合征引起向心性肥胖的原因是_____，_____。
3. Cushing 综合征心血管系统最常见表现为_____，其发生感染以_____最常见。
4. Cushing 综合征常见并发症有_____、_____、_____、_____、_____、_____。
5. Cushing 综合征治疗方法有_____、_____、_____。
6. Cushing 综合征饮食宜_____、_____、_____。
7. Addison 病最常见病因是_____。
8. Addison 病所导致的电解质紊乱有_____、_____、_____。
9. Addison 病心血管系统主要表现为_____，消化系统表现为_____、_____、_____、_____。
10. Addison 病最具特征性体征为_____，其严重并发症为_____。
11. Addison 病人应终身使用_____替代治疗。

三、选择题

【A₁ 型题】

1. 下列哪项为 Cushing 综合征的并发症（　　）
   A. 继发性贫血　　　　B. 低胆固醇血症　　　　C. 类固醇性糖尿病
   D. 高钾血症　　　　　E. 高钙血症
2. Cushing 综合征病人的表现，**除外**哪项（　　）
   A. 向心性肥胖
   B. 多血质面容
   C. 皮肤紫纹的出现是由于皮肤菲薄、毛细血管暴露所致
   D. 女性男性化
   E. 促进糖的利用，使血糖降低
3. 给 Cushing 综合征病人饮食，应**除外**哪项（　　）
   A. 高蛋白、高维生素、高热量　　　B. 高蛋白、高维生素、低热量
   C. 低盐、低脂　　　　　　　　　　D. 高钾
   E. 高钙
4. Cushing 综合征患者体内显著增多的是以下哪一种激素（　　）

A. 甲状腺激素　　　　　B. 糖皮质激素　　　　　C. 性激素

D. 生长激素　　　　　　E. 黄体生成素

5. 以下哪项**不是** Cushing 综合征患者的常见表现（　　　）

A. 满月脸　　　　　　　B. 水牛背　　　　　　　C. 高血压

D. 骨质疏松　　　　　　E. 板状腹

6. Cushing 综合征病人最典型的表现是（　　　）

A. 向心性肥胖　　　　　B. 皮肤紫纹　　　　　　C. 痤疮

D. 高血压　　　　　　　E. 骨质疏松

7. 关于 Cushing 综合征**错误**的是（　　　）

A. 成人多于儿童　　　　　　　　B. 女性多于男性

C. 垂体疾病所致者多见　　　　　D. 分泌过量的糖皮质激素

E. 分泌过量的盐皮质激素

8. 异位 ACTH 综合征引起的皮质醇增多症，最常见于（　　　）

A. 胰腺癌　　　　　　　B. 胃癌　　　　　　　　C. 乳腺癌

D. 肺癌　　　　　　　　E. 肝癌

9. 血浆 ACTH 浓度增高见于（　　　）

A. Cushing 综合征　　　　　　　B. 原发性肾上腺皮质肿瘤

C. 肝癌　　　　　　　　　　　　D. 单纯性甲状腺肿大

E. 腺垂体功能减退

10. 腺垂体功能减退症病人用药指导**错误**的是（　　　）

A. 补充性激素最重要

B. 补充肾上腺皮质激素最为重要，应先于其他激素

C. 甲状腺激素应从小剂量开始服用

D. 教会病人观察药物的不良反应

E. 不得任意增减药物剂量

【A₂ 型题】

11. 病人男性，50 岁，因疲乏、无力、嗜睡、消化不良、恶心、呕吐、腹泻就诊。查体：毛发脱落，皮肤黏膜色素沉着，血压 90/60mmHg。病人宜给予的饮食是（　　　）

A. 高钾　　　　　　　　B. 高钠　　　　　　　　C. 高钙

D. 高磷　　　　　　　　E. 高糖

12. 病人男性，30 岁，因肾病综合征服用糖皮质激素，出现满月脸，水牛背，腹大似球形。对该病人护理措施**不包括**（　　　）

A. 进食香蕉、橘子、橙子等含钾丰富的食物

B. 进食牛奶、芝麻、虾等含钙丰富的食物

C. 适当抬高下肢，限制水的摄入

D. 注意个人卫生，预防感染

E. 高盐、高脂饮食

13. 病人女性，23 岁，因血压升高，血糖升高，向心性肥胖，面部皮肤薄、红而住院。查血压 180/100mmHg，月经量少而不规则，CT 结果为垂体生长肿物，X 线显示骨质疏松。该病人可能患的疾病是（　　　）

A. Cushing 综合征　　　　　B. 糖尿病　　　　　　　　C. 高血压

D. 妇科病　　　　　　　　　E. 垂体肿瘤

14. 病人女性，18 岁，身高 160cm，体重 92kg。腹部可见淡红色条纹，高血压，尿糖阳性，小剂量地塞米松试验能被抑制，应考虑为（　　　）

A. 垂体性库欣病　　　　　　B. 肾上腺皮质腺瘤　　　　C. 肾上腺皮质癌

D. 异位 ACTH 综合征　　　　E. 单纯性肥胖

【A₃ 型题】

(15～17 题基于下面病例)

病人女性，35 岁，既往有 Addison 病史，长期糖皮质激素治疗。5 天前出现咳嗽、发热，近 1 天出现恶心、呕吐、高热、神志不清。血压 80/60mmHg，呼吸 24 次/分，皮肤色泽暗黑，心率 112 次/分，律齐，左下肺可闻及少量湿啰音。

15. 你认为此病人最可能是（　　　）

A. 重症肺炎　　　　　　　　B. 感染性休克　　　　　　C. 肾上腺危象

D. 低血糖昏迷　　　　　　　E. 电解质紊乱

16. 为抢救病人最需要的治疗是（　　　）

A. 补充盐水　　　　　　　　　　　　B. 补充糖皮质激素

C. 给予扩充血容量　　　　　　　　　D. 激素减量，加大抗生素的用量

E. 补充葡萄糖盐水及糖皮质激素

17. 经抢救后病情稳定，出院时护士做健康指导，哪项<u>不妥</u>（　　　）

A. 让病人及家属了解激素替代治疗的重要性

B. 病情好转即可停药

C. 及时观察激素的副作用，一旦出现呕血、黑便、腹痛等应及时就诊

D. 尽量避免感染、创伤、劳累

E. 用药要按时、按量

(18～20 题基于下面病例)

病人女性，16 岁，以向心性肥胖、面部、背部痤疮 2 个月为主诉入院，2 个月前患急性肾炎，静脉滴注及口服激素，1 个月前自觉面部和躯干明显肥胖，节食及健身肥胖无改善，实验室检查：皮质醇昼夜分泌节律消失，糖耐量减低，医生诊断为 Cushing 综合征。

18. 护士在评估时，会提出下列哪项正确的护理诊断（　　　）

A. 疼痛　　　　　　　　　　B. 潜在感染的可能　　　　C. 排尿障碍

D. 体液不足　　　　　　　　E. 自主呼吸受损

19. 何种辅助检查用于诊断 Cushing 综合征（　　　）

A. 糖耐量试验　　　　　　　　　　　B. 小剂量地塞米松抑制试验

C. 糖化血红蛋白　　　　　　　　　　D. 血清酮体测定

E. 液体剥夺试验

20. Cushing 综合征病人应采取的护理措施是（　　　）

A. 解释外貌的变化是由皮质类固醇过多引起的

B. 建议进食高碳水化合物饮食

C. 建议进食低蛋白饮食

　　D. 增加盐和液体摄入

　　E. 向病人解释少食用香蕉、柑橘、南瓜的原因

【A₄ 型题】

（21～27 题基于下面病例）

病人女性，36 岁，因乏力、食欲不振、恶心、呕吐、体重下降、毛发脱落、闭经半年入院。查体：血压 90/60mmHg，毛发脱落，皮肤色泽暗黑，口腔黏膜可见黑色素沉着，血糖 3.0mmol/L，血钠 120mmol/L，血钾 5.8mmol/L，24 小时尿 17-羟皮质类固醇、24 小时尿游离皮质醇均降低。请思考下列问题：

21. 你认为本病人最可能的诊断是何病（　　　）

　　A. 甲状腺功能减退症　　　　　　　　B. 肾上腺皮质功能减退症

　　C. 甲亢　　　　　　　　　　　　　　D. 原发性醛固酮增多症

　　E. 糖尿病

22. 你认为本病人治疗首选哪种药物（　　　）

　　A. 甲状腺素片　　　　B. 肾上腺皮质激素　　　　C. 胰岛素

　　D. 螺内酯　　　　　　E. 丙基硫氧嘧啶

23. 本病人应采取的饮食原则是（　　　）

　　A. 高蛋白、高维生素、高钠饮食　　　B. 高热量、高维生素、高蛋白饮食

　　C. 低脂、低糖、低热量饮食　　　　　D. 清淡易消化饮食

　　E. 高钾饮食

24. 本病人最常见的护理诊断是（　　　）

　　A. 体液不足

　　B. 知识缺乏：缺乏正确用药及预防保健知识

　　C. 营养失调：低于机体需要量

　　D. 潜在并发症：肾上腺危象

　　E. 活动无耐力

病人在住院期间突发腹痛，诊断为阑尾炎，立即行"阑尾切除术"。术后病人出现高热、恶心、呕吐、血压下降、心率增快、脉细弱。

25. 本病人可能发生了（　　　）

　　A. 水电解质紊乱　　　　B. 肾上腺危象　　　　C. 术后感染

　　D. 消化系统疾病　　　　E. 感染性休克

26. 本病人最可能的诱因是（　　　）

　　A. 感染、手术　　　　　B. 过度劳累　　　　　C. 创伤

　　D. 大量出汗　　　　　　E. 恶心、呕吐

27. 本病人目前首先使用的治疗药物是（　　　）

　　A. 氢化可的松或琥珀酸氢化可的松　　B. 补充甲状腺素

　　C. 积极控制感染　　　　　　　　　　D. 积极补液

　　E. 尽快降温

参考答案

一、名词解释

1. Cushing 综合征：又称皮质醇增多症，是多种原因引起肾上腺皮质分泌过量的糖皮质激素（主要是皮质醇）所致病症的总称。

2. 向心性肥胖：是指皮质醇增多症病人由于脂肪代谢障碍所引起的面部和躯干脂肪堆积，表现为满月脸、水牛背、悬垂腹，四肢相对瘦小。

3. 肾上腺危象：见于肾上腺皮质功能减退病人，在感染、创伤、手术、分娩、腹泻、大量出汗、呕吐等应激情况下，可诱发危象。表现为高热、恶心、呕吐、腹痛、腹泻、严重脱水、血压下降、心率增快、脉细弱、精神失常、低钠、低血糖、血钾可高可低，如不及时抢救可发生休克、昏迷甚至死亡。

二、填空题

1. 依赖 ACTH 的皮质醇增多症　不依赖 ACTH 的皮质醇增多症
2. 脂肪代谢紊乱　脂肪重新分布
3. 高血压　肺部感染
4. 高血压　动静脉血栓　心、脑血管并发症　发生感染　类固醇性糖尿病　骨折
5. 手术　放射　药物
6. 低钠　高钾　高蛋白　低热量
7. 肾上腺结核
8. 高钾　低钠　低氯
9. 低血压　食欲减退　恶心呕吐　腹泻　嗜咸食
10. 皮肤黏膜色素沉着　肾上腺危象
11. 肾上腺皮质激素

三、选择题

1. C　2. E　3. A　4. B　5. E　6. A　7. E　8. D　9. A
10. A　11. B　12. E　13. A　14. E　15. C　16. E　17. B　18. B
19. B　20. A　21. B　22. B　23. A　24. A　25. B　26. A　27. A

第四节　腺垂体功能减退症病人的护理

一、名词解释

1. 垂体危象　　　　　　　　　　　2. Sheehan 综合征

二、填空题

1. 腺垂体功能减退症成人最常见原因_____。

2. 腺垂体功能减退症最早出现 _____、_____、_____缺乏表现，其次出现_____缺乏表现，最后出现_____缺乏表现。

3. 腺垂体功能减退症病人最早出现的表现是_____。

4. 腺垂体功能减退症病人主要体征有 _____、_____、_____等。

5. 腺垂体功能减退症病人最严重并发症是_____。

6. 腺垂体功能减退症病人治疗原则是_____和_____。

7. 腺垂体功能减退症病人激素替代治疗应先补充 _____，后补充_____。

8. 垂体危象的诱因 _____、_____、_____、_____、_____、_____、_____、_____等。

9. 腺垂体功能减退症病人服药时应 _____、_____、_____服用药物。

三、选择题

【A_1 型题】

1. 腺垂体功能减退症的特点是 （　　　）

　　A. 最早表现为促性腺激素、生长激素和催乳素缺乏

　　B. 最早表现为促甲状腺素缺乏

　　C. 最早表现为促肾上腺皮质激素缺乏

　　D. 最早表现为性腺激素缺乏

　　E. 最早表现为促甲状旁腺激素缺乏

2. 腺垂体功能减退症的临床表现，下列哪项**除外**（　　　）

　　A. 产后无乳、乳腺萎缩、长期闭经、不孕

　　B. 毛发脱落，尤以阴毛、腋毛为甚

　　C. 心率减慢

　　D. 色素沉着

　　E. 血压升高

3. 腺垂体功能减退症的试验室检查，**错误**的是 （　　　）

　　A. 雌二醇降低　　　　　　B. 睾酮降低　　　　　　C. 甲状腺素降低

　　D. ACTH 升高　　　　　　E. TSH 降低

4. 成人腺垂体功能减退症最常见的原因是 （　　　）

　　A. 垂体缺血坏死　　　　　B. 垂体瘤　　　　　　　C. 下丘脑肿瘤

　　D. 蝶鞍区手术　　　　　　E. 垂体炎症

5. 治疗腺垂体功能减退症最重要替代激素是 （　　　）

　　A. 糖皮质激素　　　　　　B. 甲状腺激素　　　　　C. 性激素

　　D. 甲状腺激素＋性激素　　E. 促肾上腺皮质激素

【A_2 型题】

6. 病人女性，45 岁，近 1 年诊断为席汉（Sheehan）综合征，出现表情淡漠、动作迟缓、心音低弱、怕冷、皮肤干燥。此现象主要系哪种激素减少所致 （　　　）

　　A. 泌乳素　　　　　　　　B. 生长激素　　　　　　C. 促性腺激素

　　D. 促甲状腺激素　　　　　E. 促肾上腺皮质激素

7. 病人女性，29 岁，因难产大出血，产后腺垂体坏死及萎缩致腺垂体功能减退，最

早出现的表现是（　　）

  A. 产后无乳，乳房不胀　　B. 极度疲乏　　　　　　C. 畏寒

  D. 皮肤苍白　　　　　　　E. 血压偏低

8. 病人男性，29 岁，因垂体瘤行手术治疗，术后放疗。之后出现表情淡漠、动作迟缓、怕冷、皮肤干燥，性欲减退等表现。根据此表现判断病人可能发生了（　　）

  A. 腺垂体功能减退　　　B. 甲状腺功能减退　　　　C. 性腺功能减退

  D. 肾上腺功能减退　　　E. 垂体危象

9. 此病人产生上述情况的可能原因（　　）

  A. 感染　　　　　　　　　　　　B. 下丘脑病变

  C. 垂体缺血坏死　　　　　　　　D. 垂体瘤压迫或手术、放疗损伤

  E. 长期用激素

【A₃型题】

（10～13 题基于下面病例）

  病人女性，35 岁，两年前足月分娩一男婴，有分娩大出血病史，产后即出现无乳及闭经。一年前出现全身软弱无力、畏寒怕冷，体毛稀疏，日渐消瘦，且出现智力低下、反应迟钝、嗜睡、精神抑郁。3 天前受凉后出现发热，体温达 39℃，恶心、呕吐、头痛，很快出现神志不清、抽搐来院。查体：T 39.3℃，P 90 次/分，BP 90/60mmHg，R 18 次/分，黏液性水肿面容，呈昏迷状态，皮肤黏膜干燥，面色苍白，毛发脱落，阴毛、腋毛、眉毛消失，双肺呼吸音粗，右肺闻及干湿性啰音。心率 90 次/分，律齐，心音低钝。实验室检查：血清总 T_4、游离 T_4 均降低，24 小时尿 17-羟皮质类固醇及游离皮质醇减少，雌二醇水平降低。

10. 本病人诊断为何种疾病（　　）

  A. 肾上腺皮质功能减退症　　　　B. 甲亢

  C. 腺垂体功能减退症　　　　　　D. 甲状腺功能减退症

  E. 糖尿病

11. 目前发生了何种情况（　　）

  A. 垂体危象　　　　　　B. 甲状腺危象　　　　　　C. 肾上腺危象

  D. 糖尿病酮症酸中毒　　E. 甲状腺功能减退

12. 目前首选的治疗方法及药物是（　　）

  A. 葡萄糖、糖盐水及肾上腺皮质激素

  B. 甲状腺素

  C. 性激素

  D. 镇静剂

  E. 麻醉剂

13. 病人病情稳定后出院，护士做出院指导，哪个是**错误**的（　　）

  A. 嘱病人按医嘱按时、按量、终身服用药物

  B. 告知病人服药的种类、剂量、用法及不良反应

  C. 若出现欣快、失眠或烦躁应立即停药

  D. 尽量少去公共场所，注意保暖

  E. 避免过度劳累，变换体位动作要缓慢，以免发生晕厥

【A₄型题】

（14～18题基于下面病例）

病人女性，36岁，产后大出血，之后无乳、闭经、乏力。查体：面色苍白，毛发脱落，眉毛外1/3脱落，无阴毛及腋毛。

14. 病人的诊断可能是（　　）
    A. 甲状腺功能减退   B. 肾上腺皮质功能减退
    C. 皮质醇增多症   D. 席汉（Sheehan）综合征
    E. 甲亢

15. 本病人护理，**错误**的是（　　）
    A. 应生活规律，避免过度劳累
    B. 注意保暖，以免受凉感冒
    C. 严禁给予高热量、高蛋白、高维生素饮食
    D. 血压较低者适当补充钠盐，以利血压稳定
    E. 告知病人需要终身激素替代治疗

住院期间受凉出现咳嗽、咳脓性痰，发热。迅速出现恶心、呕吐、高热，体温达39.5℃。

16. 病人出现上述情况的诱因，哪项**除外**（　　）
    A. 感染   B. 受凉   C. 多食
    D. 呕吐   E. 腹泻

17. 上述病人的临床表现，哪项是**错误**的（　　）
    A. 内生殖器萎缩   B. 皮肤黏液性水肿   C. 皮肤色素加深
    D. 产后乳汁减少或缺如   E. 心率减慢，血压降低

18. 本病人采用激素替代治疗时应首先使用（　　）
    A. 性激素   B. 甲状腺素片   C. 肾上腺皮质激素
    D. 促甲状腺激素   E. 升压激素

参 考 答 案

一、名词解释

1. 垂体危象：是指在全垂体功能减退症基础上，机体在各种应激因素作用下，引起高热、循环衰竭、休克、恶心、呕吐、头痛、神志不清、谵妄、抽搐、昏迷等严重表现。

2. Sheehan综合征：是指妊娠期腺垂体呈生理性肥大，血供丰富。围生期因各种原因引起大出血、休克或血栓形成，使腺垂体大部缺血坏死和纤维化，导致腺垂体功能减退，临床称为Sheehan综合征。

二、填空题

1. 垂体瘤
2. 促性腺激素　生长激素　泌乳素　促甲状腺素　促肾上腺皮质激素
3. 性腺功能减退

4. 毛发脱落　皮肤色素减退　心率减慢

5. 垂体危象

6. 病因治疗　激素替代治疗

7. 糖皮质激素　甲状腺激素

8. 感染　腹泻　呕吐　饥饿　寒冷　手术　外伤　急性心梗

9. 按时　按量　终身

三、选择题

1. A　2. E　3. D　4. B　5. A　6. D　7. A　8. A　9. D
10. C　11. A　12. A　13. C　14. D　15. C　16. C　17. C　18. C

第五节　糖尿病病人的护理

一、名词解释

1. 糖尿病

2. 酮症酸中毒

3. 非酮症性高渗性昏迷

二、填空题

1. 糖尿病病人表现"三多一少"是指：_____、_____、_____、_____。

2. 糖尿病急性并发症有：_____、_____。

3. 常用口服降糖药物有 _____ 大类。分别是_____和_____。

三、选择题

【A₁ 型题】

1. 糖尿病的基本病理生理变化是（　　）
    A. 生长激素分泌过多　　　　　　　B. 甲状腺激素分泌过多
    C. 肾上腺素分泌过多　　　　　　　D. 糖皮质激素分泌过多
    E. 胰岛素分泌绝对或相对不足

2. 关于 1 型糖尿病的描述，下列哪项是正确的（　　）
    A. 起病缓慢　　　　B. "三多一少"症状明显　　C. 多见于成年与老年
    D. 血糖波动小而稳定　　E. 对胰岛素不敏感

3. 关于 2 型糖尿病的描述，下列哪项是错误的（　　）
    A. 起病较急　　　　B. 多伴肥胖　　　　C. 酮症少见
    D. 症状较轻　　　　E. 对胰岛素不敏感

4. 对可疑糖尿病病人最有诊断价值的检查是（　　）
    A. 尿糖定性试验　　　　B. 尿糖定量试验　　　　C. 空腹血糖测定
    D. 口服葡萄糖耐量试验　　E. 胰岛细胞抗体测定

5. 下列哪项不符合 1 型糖尿病的实验室检查结果（　　）
    A. 血浆胰岛素显著降低　　　　　　B. 胰岛细胞抗体测定阴性

C. 血糖显著升高　　　　　　　　D. C-肽水平低下

E. 尿糖定性试验强阳性

6. 糖尿病酮症酸中毒的特征性表现为（　　）

A. 极度口渴　　　　　B. 厌食恶心　　　　　C. 呼吸加速

D. 眼球下陷　　　　　E. 呼气有烂苹果味

7. 糖尿病病人控制饮食的目的是（　　）

A. 减轻体重，减少降糖药物剂量　　　B. 减慢肠蠕动

C. 延缓消化吸收　　　　　　　　　　D. 减轻胰岛 β 细胞负担

E. 减少胰液的分泌

8. 糖尿病最常见的急性并发症是（　　）

A. 糖尿病酮症酸中毒　　B. 心脑血管病变　　　C. 感染

D. 非酮症高渗性昏迷　　E. 糖尿病肾病

9. 应用胰岛素最常见的不良反应是（　　）

A. 胰岛素抗药性　　　　B. 过敏反应　　　　　C. 低血糖反应

D. 营养不良　　　　　　E. 注射部位感染

10. 有关糖尿病病人应用胰岛素治疗，哪项**不正确**（　　）

A. 应注意胰岛素的有效期　　　　B. 采用 1ml 注射器抽药

C. 经常更换注射部位　　　　　　D. 局部消毒应严格

E. 胰岛素应冷冻保藏

【A₂ 型题】

11. 某 2 型糖尿病病人，体态肥胖，"三多一少"症状不太明显，血糖偏高，长期采用饮食控制和口服降血糖药物治疗，但血糖仍高。此时你认为增加下列哪一项措施最适当（　　）

A. 注射胰岛素　　　　　B. 增加运动疗法　　　C. 应用抗生素

D. 加大降糖药物剂量　　E. 补充碳酸氢钠

12. 病人女性，28 岁，产前检查发现尿糖（＋＋），血糖 9.2mmol/L，糖耐量减退，无"三多一少"症。产后仍有持续性血糖偏高，糖耐量减退。你考虑的主要保健指导内容是（　　）

A. 学会胰岛素注射方法　　　　B. 注意饮食控制

C. 学会尿糖定性试验测定法　　D. 绝对卧床休息，保证充足睡眠

E. 观察低血糖反应与酮症酸中毒

13. 病人女性，17 岁，患 1 型糖尿病 5 年，用胰岛素治疗，体能测试后，病人出现了心悸、出汗、头晕、手抖、饥饿感。护士正确的判断是（　　）

A. 胰岛素过量　　　　　B. 饮食不足　　　　　C. 过度疲劳

D. 低血糖反应　　　　　E. 心源性休克

14. 病人女性，31 岁，1 型糖尿病，病程 3 年余，使用胰岛素治疗。近日出现恶心、呕吐，不能正常进食，突然发生昏迷，测即刻血糖 3.3mmol/L。考虑为（　　）

A. 低血糖昏迷　　　　　　　　B. 糖尿病酮症酸中毒昏迷

C. 糖尿病合并泌尿系感染　　　D. 糖尿病合并尿毒症

E. 糖尿病合并肾乳头坏死

15. 病人男性，53 岁，有糖尿病史，体温 37.8℃，有尿频、尿急症状，尿沉渣中有大量白细胞。诊断考虑（　　）

    A. 糖尿病　　　　　　　　　　　　　　B. 糖尿病肾病

    C. 糖尿病合并泌尿系感染　　　　　　　D. 糖尿病合并尿毒症

    E. 糖尿病合并肾乳头坏死

16. 病人男性，29 岁，1 型糖尿病，中断胰岛素治疗 3 日，突然出现昏迷，测血糖 33.3mmol/L，pH7.2，尿糖（＋＋＋）、尿酮体（＋＋＋＋）。诊断考虑（　　）

    A. 低血糖昏迷　　　　　　　　　　　　B. 糖尿病酮症酸中毒昏迷

    C. 糖尿病肾病尿毒症昏迷　　　　　　　D. 高渗性非酮症糖尿病昏迷

    E. 乳酸性酸中毒

17. 一个昏迷病人被警察送来急诊，无法询问病史，但病人呼吸时有烂苹果味，可拟诊下列何种病（　　）

    A. 醉酒　　　　　　　B. 有机磷农药中毒　　　　　C. 糖尿病酮症酸中毒

    D. 蛛网膜下腔出血　　E. 癔症

18. 某人患 1 型糖尿病，查餐后 2 小时血糖 15mmol/L。给胰岛素静滴，静滴时病人自觉多汗、手抖、饥饿，应考虑其原因是（　　）

    A. 低血压　　　　　　B. 低血糖　　　　　　　　　C. 静滴速度过快

    D. 药物过敏　　　　　E. 精神紧张

19. 糖尿病病人在家注射速效胰岛素，出现极度饥饿、软弱、手抖、出汗、头晕等，此时应当给予的措施是（　　）

    A. 让患者卧床休息至症状消失　　　　　B. 让患者平卧并协助活动四肢

    C. 立即给一些口服糖块　　　　　　　　D. 立即打电话询问保健医生

    E. 立即送至附近医院

20. 某糖尿病病人经常发生发热、腰痛、尿痛、尿急，经医院确诊为糖尿病合并肾盂肾炎。其反复发作的原因是（　　）

    A. 身体衰弱　　　　　B. 继发感染　　　　　　　　C. 膀胱结石

    D. 前尿道有损伤　　　E. 会阴部疾病

21. 病人 15 岁，身高 150cm，体重 35kg，"三多一少"症状明显，空腹血糖及尿糖均显著增高，诊断为 1 型糖尿病，住院后采取速效胰岛素治疗，其饮食总热量应（　　）

    A. 按实际体重计算再酌增　　　　　　　B. 按实际体重计算再酌减

    C. 按标准体重计算　　　　　　　　　　D. 按标准体重计算再酌减

    E. 按标准体重计算再酌增

22. 某 1 型糖尿病病人，使用速效胰岛素治疗，近来上呼吸道感染后并发肺炎，出现食欲明显减退、发热及呕吐，除抗生素治疗外，对糖尿病本身的治疗应（　　）

    A. 停用胰岛素　　　　B. 增加速效胰岛素用量　　　C. 改用长效胰岛素

    D. 改用磺脲类药物　　E. 改用双胍类药物

23. 病人男性，38 岁，患 1 型糖尿病已 10 年，中断胰岛素治疗一周后发生酮症酸中毒，经治疗后意识恢复，短时间内又突然感心悸、饥饿、出汗，随即有意识不清，应立即（　　）

A. 加大胰岛素剂量　　　B. 加用格列本脲　　　C. 静脉滴注碳酸氢钠

D. 静脉注射 50％葡糖糖　　E. 应用呼吸兴奋剂

24. 抢救糖尿病酮症酸中毒病人时，失水失钠纠正后，当血糖已下降至 14mmol/L 左右。若需输 5％葡萄糖盐水 1000ml，应同时输入多少速效胰岛素（　　）

A. 8U　　　　　　　　B. 16U　　　　　　　　C. 24U

D. 32U　　　　　　　　E. 40U

25. 病人女性，56 岁，嗜睡、烦渴、多饮、疲倦，一年前被诊断为糖尿病。近一周因尿急、尿频、尿痛而全身乏力、食欲不振，病情迅速恶化，恶心、呕吐、极度口渴、尿量显著增多，并伴头痛，呼气中有烂苹果味。护理体检：T 38.9℃，P 114 次/分，R 25 次/分，BP 170/110mmHg。紧张面貌，神志尚清。实验室检查：血糖 29.2mmol/L，血酮 5.6mmol/L，CO_2 结合力 16mmol/L，尿糖（＋＋＋），血白细胞 14.6×10^9/L。你考虑发生了什么情况（　　）

A. 急性肾衰竭　　　　B. 高渗性昏迷　　　　C. 低血糖反应

D. 糖尿病酮症酸中毒　　E. 败血症

26. 病人女性，患糖尿病，注射普通胰岛素 1 小时后进餐，此时出现头昏心悸多汗饥饿感。你判断病人发生了何种病情变化（　　）

A. 胰岛素过敏　　　　B. 冠心病心绞痛　　　　C. 低血糖反应

D. 酮症酸中毒早期　　E. 高渗性昏迷先兆

27. 病人男性，糖尿病病史 10 余年，近 2 个月感双足麻木，呈手套袜子样分布，下肢皮肤针刺样疼痛。你判断病人最有可能发生了（　　）

A. 糖尿病并发脑血管意外　　　　B. 糖尿病周围神经病变

C. 糖尿病微血管病变　　　　　　D. 糖尿病自主神经病变

E. 糖尿病肢体动脉病变

28. 病人女性，27 岁，无肥胖家族史，2 个月来体重增加 8kg，病人思想负担沉重，不愿与外界接触，成功的健康教育体现在病人能（　　）

A. 大幅度节制饮食量　　　　　　B. 坚持晨起长跑

C. 摄优质低蛋白饮食　　　　　　D. 积极就医检查

E. 解除顾虑，参与社会活动

29. 病人女性，32 岁，糖尿病病史 11 年，护理体检发现下肢水肿，尿中蛋白（＋），尿糖（＋＋＋），血糖 12.6mmol/L，血尿素氮和肌酐尚正常。应考虑病人已患有（　　）

A. 肾动脉粥样硬化　　　B. 周围神经病变　　　C. 冠状动脉粥样硬化

D. 自主神经病变　　　　E. 肾小球硬化症

30. 病人男性，62 岁，体重 85kg，身高 175cm，因糖尿病住院计算其每日所需总热量为（　　）

A. 7350kJ　　　　　　B. 7700kJ　　　　　　C. 8400kJ

D. 8820kJ　　　　　　E. 10220kJ

31. 病人女性，28 岁，会计员，糖尿病病史已 10 余年，身高 160cm，体重 45kg，营养不良状态，护理体检未发现其他异常，血糖 12mmol/L，尿糖（＋＋＋），此病人每日

碳水化合物以多少为宜（　　）

  A. 200g   B. 250g   C. 300g

  D. 350g   E. 400g

【A_3 型题】

（32～33 题基于下面病例）

  病人男性，55 岁，近 2 个月来表情迟钝，常嗜睡，今晨呼之不醒，急诊入院。查血糖 17.6mmol/L，血钠 210mmol/L，血钾 5.2mmol/L，血酮 2mmol/L，血 pH7.36，血浆渗透压 470mmol/(kg·H_2O)，CO_2 结合力 27mmol/L。

  32. 你考虑下列哪项诊断（　　）

    A. 低血糖性昏迷   B. 酮症酸中毒昏迷

    C. 非酮症性高渗性昏迷   D. 乳酸性酸中毒

    E. 脑血栓形成

  33. 对上述病人的护理措施中，下列哪项是**错误**的（　　）

    A. 严密观察精神神经症状

    B. 在中心静脉压监护下调整补液速度

    C. 预防各种并发症

    D. 加强口腔与皮肤护理

    E. 快速输入生理盐水，以补充血容量

（34～35 题基于下面病例）

  病人男性，62 岁，因患糖尿病而长期坚持胰岛素治疗。昨晚因家庭聚餐多食后，今天上午自行增加了 12U 胰岛素，1 小时后突感心慌、无力、出冷汗，随后昏迷。家人急送来院。

  34. 为明确诊断，你认为应立即为该病人测（　　）

    A. 血 pH   B. 尿糖   C. 血糖

    D. 尿酮   E. 血酮

  35. 对上述患者应立即采取哪项处理措施（　　）

    A. 静脉滴注胰高血糖素   B. 静脉滴注 50％葡萄糖

    C. 静脉推注氯化钾   D. 静脉注射 0.5％碳酸氢钠 100ml

    E. 静脉滴注平衡盐溶液

（36～38 题基于下面病例）

病人女性，60 岁，糖尿病患者，口服降糖药控制血糖不满意，加用皮下注射胰岛素。

  36. 关于胰岛素治疗，下列**不妥**的是（　　）

    A. 胰岛素剂量需要严格个体化

    B. 从小剂量开始，逐渐增加

    C. 老年人胰岛素治疗时血糖控制标准可适当放宽

    D. 优先使用中长效制剂

    E. 血糖控制不稳时，可每 3～4 天调整一次剂量

  37. 该病人下列哪一部位**不可**注射胰岛素（　　）

    A. 上臂外侧   B. 大腿前及外侧   C. 脐周及膀胱区

    D. 臀部及腰部   E. 腹部两侧

  38. 给该病人使用胰岛素治疗中应告知患者警惕（　　）

A. 低血糖反应   B. 酮症酸中毒发生   C. 胃肠道反应
D. 过敏反应   E. 肾功能损害

【A₄型题】

（39～42题基于下面病例）

患者男性，18岁，患1型糖尿病多年，因感冒体温达39℃、食欲减退、恶心呕吐及腹痛而入院。

39. 护理体检发现该患者呈嗜睡状态，呼吸加深加快，皮肤干燥。考虑患者最可能发生（　　）

A. 急性脑炎   B. 急性肠炎   C. 急性胃炎
D. 低血糖   E. 酮症酸中毒

40. 护士为患者留取血、尿标本送检，其中最不可能出现的检查结果是（　　）

A. 空腹尿糖阳性   B. 胰岛素释放偏高
C. 餐后2小时血糖高于正常   D. 餐后尿糖阳性
E. C-肽释放减少

41. 患者因血糖控制不满意，每餐加用胰岛素2个单位，患者自述注射胰岛素后4～5小时，有头晕、心慌、出汗、软弱无力感，应考虑（　　）

A. 过敏反应   B. 心律失常   C. 自主神经功能紊乱
D. 低血糖   E. 周围神经炎

42. 有关该患者的饮食治疗，错误的是（　　）

A. 告知饮食与糖尿病的关系   B. 按规定食谱供给饮食
C. 感到饥饿时，应稍增加饭量   D. 出院前学会挑选和调配饮食
E. 不得随便吃甜食

（43～46题基于下面病例）

病人女性，30岁，1型糖尿病。中断胰岛素治疗4日突发昏迷，血糖33.8mmol/L，pH7.0，尿糖、尿酮强阳性。

43. 诊断考虑（　　）

A. 低血糖昏迷   B. 糖尿病酮症酸中毒昏迷
C. 糖尿病肾病尿毒症昏迷   D. 高渗性非酮症糖尿病昏迷
E. 乳酸性酸中毒

44. 治疗选择（　　）

A. 快速静滴低渗盐水＋小剂量胰岛素
B. 快速静滴高渗盐水＋小剂量胰岛素
C. 快速静滴生理盐水＋小剂量胰岛素
D. 快速静滴生理盐水＋大剂量胰岛素
E. 快速静滴碳酸氢钠＋大剂量胰岛素

45. 静滴胰岛素、碳酸氢钠约3小时，血糖降至16.7mmol/L，酸中毒改善，一度清醒后又陷于昏迷。此现象可能为（　　）

A. 并发乳酸性酸中毒   B. 并发脑血管意外   C. 并发低血糖
D. 并发尿毒症   E. 并发脑水肿

46. 若出现上述现象应采用哪项措施（　　）

A. 脱水剂如甘露醇、呋塞米及地塞米松
B. 降血压、止血或抗凝
C. 静脉注射葡萄糖
D. 透析疗法
E. 纠正酸碱平衡

参 考 答 案

一、名词解释

1. 糖尿病：是一种常见的内分泌-代谢疾病。由多种病因引起以慢性高血糖为特征的代谢紊乱，因胰岛素分泌绝对或相对不足以及靶细胞对胰岛素敏感性降低，引起糖、脂肪、蛋白质、水及电解质等一系列代谢异常。临床表现为多食、多饮、多尿、消瘦，久病可致多系统损害。

2. 酮症酸中毒：糖尿病病情加重时产生大量脂肪分解代谢产物——酮体（包括乙酰乙酸、β-羟丁酸、丙酮），当酮体超过外周组织所能利用的量时，血中酮体升高、尿中出现酮体，临床上称为酮症。

3. 非酮症性高渗性昏迷：病人有严重高血糖、脱水及血渗透压增高而无显著的酮症酸中毒。临床上常突然出现神经、精神症状，表现为嗜睡、幻觉、定向障碍、昏迷。

二、填空题

1. 多尿　多饮　多食　体重减轻
2. 酮症酸中毒　高渗性非酮症昏迷
3. 2　双胍类　磺脲类

三、选择题

1. E　2. B　3. A　4. C　5. D　6. E　7. A　8. A　9. C
10. E　11. B　12. B　13. D　14. A　15. C　16. E　17. C　18. B
19. C　20. B　21. E　22. B　23. D　24. B　25. D　26. C　27. B
28. E　29. A　30. A　31. D　32. C　33. E　34. C　35. B　36. D
37. C　38. A　39. E　40. B　41. D　42. C　43. B　44. C　45. E
46. A

第六节　痛风病人的护理

一、名词解释

1. 痛风石　　　　　　　　　2. 痛风

二、填空题

1. _____是痛风特征性的病理变化之一。

2. _____为痛风的首发症状，是_____、_____引起的炎症反应。

三、选择题

【A₁ 型题】

1. 痛风患者下列描述哪项正确（　　）
    A. 痛风的病因与遗传无关
    B. 急性关节炎是痛风的首发症状
    C. 痛风病人血尿酸多数正常
    D. 高尿酸血症一定出现痛风的表现
    E. 痛风病人需要使用大量抗生素，控制疼痛

2. 针对痛风病人给予的饮食指导下列哪项是**错误**的（　　）
    A. 控制饮食总量
    B. 避免进食高蛋白和高嘌呤食物
    C. 可适量饮酒
    D. 每天饮水量至少在 2000ml，有助于尿酸的排出
    E. 病人可适量应用牛奶等碱性食物

3. 痛风急性关节炎期最常累及关节为（　　）
    A. 足踇趾的跖趾关节　　　　B. 指关节　　　　　　C. 腕及肘关节
    D. 足弓及踝关节　　　　　　E. 膝及踝关节

4. 治疗痛风急性发作的特效药是（　　）
    A. 丙磺舒　　　　　　　　　B. 秋水仙碱　　　　　C. 布洛芬
    D. 双氯芬酸　　　　　　　　E. 吲哚美辛

5. 血尿酸增高，可诊断以下何种疾病（　　）
    A. 痛风　　　　　　　　　　B. 急性肾炎　　　　　C. 慢性肾炎
    D. 白血病　　　　　　　　　E. 多发性骨髓瘤

【A₂ 型题】

6. 病人男性，54 岁，下班后与朋友聚餐，很晚回家休息，午夜突发左脚踇趾第 1 跖趾关节剧痛，约 3 小时后局部出现红、肿、热、痛和活动困难，遂来急诊。检查血尿酸为 500mol/L，X 线提示：可见非特征性软组织肿胀。可能的诊断是（　　）
    A. 痛风　　　　　　　　　　B. 假性痛风　　　　　C. 风湿性关节炎
    D. 类风湿关节炎　　　　　　E. 化脓性关节炎

7. 病人男性，午夜突发左踝关节剧痛而惊醒，考虑痛风可能。哪项具有特征性诊断价值（　　）
    A. 吲哚美辛诊断性治疗　　　　　　B. 吗啡类诊断性治疗
    C. 糖皮质激素诊断性治疗　　　　　D. 秋水仙碱诊断性治疗
    E. 硝酸甘油诊断性治疗

8. 痛风性关节炎的 X 线特征是（　　）
    A. 骨质边缘反应
    B. 多发性骨折和畸形
    C. 痛风石沉积

D. 圆形或不整齐穿凿样透亮缺损

E. 骨膜下皮质吸收和颅骨斑点状脱钙

【A₃型题】

（9～10题基于下面病例）

病人男性，28岁，患者6年前在一次饮酒后，突然发生左足背大踇趾肿痛，难以入睡，局部灼热红肿，当时服用消炎止痛药一周后疼痛缓解。以后，每遇饮酒或感冒后即易发作，疼痛固定于左足背及左踇趾。于2周前又因酒后卧睡受凉而引起本病发作。查体：面红，跛行，左足背及踇趾红、肿、压痛、功能受限。实验室检查：血沉：80mm/h，血尿酸：720μmol/L。X线示：左足跖骨骨头处出现溶骨性缺损。

9. 该病人拟诊断疾病是（　　）

A. 痛风

B. 类风湿关节炎

C. 风湿性关节炎

D. 糖尿病足

E. 维生素D缺乏性佝偻病

10. 护士应指导病人（　　）

A. 绝对卧床休息

B. 进食高蛋白食物

C. 可适量饮酒

D. 每天饮水量至少在2000ml

E. 进食高嘌呤

参 考 答 案

一、名词解释

1. 痛风石：是痛风的一种特征性损害，是尿酸盐沉积所致。痛风石可存在于任何关节、肌腱和关节周围软组织，导致骨、软骨的破坏及周围组织的纤维化和变性。

2. 痛风：是长期嘌呤代谢紊乱和（或）尿酸排泄障碍所致血尿酸增高的一组异质性疾病。临床特点为：高尿酸血症、痛风性急性关节炎反复发作、痛风石沉积、间质性肾炎，严重者呈关节畸形及功能障碍。

二、填空题

1. 痛风性肾病

2. 急性关节炎　尿酸盐结晶　沉积

三、选择题

1. B　　2. C　　3. A　　4. B　　5. A　　6. A　　7. D　　8. D　　9. A

10. D

第七节　骨质疏松症病人的护理

一、名词解释

骨质疏松症

二、填空题

1. Ⅰ型骨质疏松症病人最常见原因 _____。

2. 继发性骨质疏松可能由 _____、_____、_____、_____、_____、_____等疾病引起。

3. 骨质疏松症病人一般_____性多见。

4. 骨重建包括_____和_____。

5. 导致骨质疏松症的生活因素有 _____、_____、_____、_____、_____等方面。

6. 骨质疏松症最常见的症状是_____、_____，最常见的体征是_____。

7. 骨质疏松症骨折较严重的发生部位是_____，因该部位能导致病人_____。

8. 骨质疏松症的治疗以 _____、_____，同时补充_____治疗。

三、选择题

【A₁ 型题】

1. 骨质疏松症病人的饮食宜（　　）

　　A. 高蛋白、高热量、高维生素、高纤维素

　　B. 高糖、高脂肪、高热量

　　C. 高盐、低蛋白

　　D. 高蛋白、高热量、高维生素

　　E. 优质蛋白

2. 若已经发生了骨质疏松症，每日钙摄入应多少为宜（　　）

　　A. 800～1000mg　　　　B. 1000～2000mg　　　　C. 1000～1500mg

　　D. 500～800mg　　　　E. 100～200mg

3. 骨质疏松症病人服用药物的注意事项哪项是**错误**的（　　）

　　A. 空腹服用钙剂较好

　　B. 服钙剂后要增加饮水量，以增加尿量，减少泌尿系结石的形成

　　C. 性激素必须在医师指导下准确使用

　　D. 同时服用维生素 D 时，与绿叶蔬菜一起服用效果好

　　E. 用阿伦膦酸盐时清晨空腹服用，同时饮清水 200～300ml，服后站立较好

【A₂ 型题】

4. 病人女性，55 岁，近 2 年出现骨骼疼痛，以腰背部为主，久立久坐加重。此现象主要系哪种激素减少所致（　　）

　　A. 甲状腺素　　　　　　B. 生长激素　　　　　　C. 促性腺激素

　　D. 雌激素　　　　　　　E. 肾上腺皮质激素

5. 病人男性，49 岁，因重症肌无力长期应用大剂量糖皮质激素，后出现骨骼疼痛，以腰背部为主，疼痛沿着脊柱向两侧扩散，去医院诊断为"骨质疏松症"。本病人骨质疏松症的主要原因是（　　）

　　A. 雌激素缺乏　　　　　　　　　　B. 雄性激素缺乏

　　　C. 长期应用大剂量糖皮质激素　　　D. 饮食中缺钙

　　　E. 吸烟、酗酒造成

【A₃型题】

（6～8题基于下面病例）

　　病人男性，79岁，因腰背疼痛、驼背去医院诊治，胸腰椎CT示骨质疏松，第11、12胸椎压缩变形，脊柱前倾弯曲。

　6. 根据此表现判断病人可能发生了（　　　）

　　　A. 骨质疏松症　　　　B. 甲状腺功能减退　　　C. 性腺功能减退

　　　D. 肾上腺功能减退　　　E. 腺垂体功能减退

　7. 此病人产生上述情况的可能原因，下列哪项**不正确**（　　　）

　　　A. 雌激素减少

　　　B. 雄性激素减少

　　　C. 长期低钙饮食

　　　D. 长期缺乏锻炼

　　　E. 酗酒、吸烟、大量饮咖啡、光照减少、维生素D摄入不足

　8. **除哪项外**，病人可减轻疾病进展（　　　）

　　　A. 合理运动　　　　　　　　　　B. 合理膳食，高钙饮食

　　　C. 每日大运动量长跑锻炼身体　　　D. 尽量少饮酒、吸烟，少喝浓茶

　　　E. 多晒太阳

（9～12题基于下面病例）

　　病人女性，78岁，近几年出现不明原因腰背疼痛、乏力，有时全身骨痛，无固定部位，劳累或活动后加重，不能负重。1天前外出因路滑摔倒，腿痛加重不能活动，立即去医院就诊，诊断为"骨质疏松症，股骨颈骨折"。请回答下面问题：

　9. 本病人的病因可能是（　　　）

　　　A. 老年性骨质疏松症　　　B. 绝经后骨质疏松症　　　C. 继发性骨质疏松症

　　　D. 激素引起骨质疏松症　　　E. 特发性骨质疏松症

　10. 本病人容易出现的并发症是（　　　）

　　　A. 股骨颈骨折致残　　　B. 胸廓畸形　　　　　C. 呼吸困难

　　　D. 肺部感染　　　　　　E. 心力衰竭

　11. 目前首选的治疗方法是（　　　）

　　　A. 牵引、固定、复位或手术治疗　　　B. 尽早辅以物理治疗和康复治疗

　　　C. 积极指导病人锻炼，以免瘫痪　　　D. 补充性激素

　　　E. 积极补充钙剂

　12. 病人病情稳定后出院，护士做出院指导，哪个是**错误**的（　　　）

　　　A. 多晒太阳　　　　　　　　　　B. 高钙、高蛋白饮食

　　　C. 病情允许后经常适量的运动　　　D. 长期大量运动，增加钙吸收

　　　E. 外出时防碰、防摔、防绊、防颠

参 考 答 案

一、名词解释

骨质疏松症：是一种以骨量减少、骨钙溶出、骨的强度下降，骨组织微细结构破坏为特征，导致骨骼脆性增加，易发生骨折的一种全身性骨骼疾病。

二、填空题

1. 雌激素缺乏
2. 性腺功能减退症　甲亢　1 型糖尿病　Cushing 综合征　尿毒症　血液病
3. 女
4. 骨吸收　骨形成
5. 吸烟　酗酒　大量饮咖啡　光照减少　长期用糖皮质激素　维生素 D 摄入不足
6. 骨骼疼痛　身材变矮　驼背
7. 股骨颈　致残
8. 适当运动　合理膳食　性激素

三、选择题

1. A   2. B   3. D   4. D   5. C   6. A   7. A   8. C   9. A
10. A   11. A   12. D

(刘淑琴　余江萍)

第七章　风湿性疾病病人的护理

第一节　概　　述

一、名词解释

1. 风湿病　　　　　　　　　　　　　　　2. 雷诺现象

二、填空题

1. 风湿疾病的病因复杂，主要与 _____、_____、_____、_____、_____、_____、_____、_____等有关。

2. 风湿性疾病的分类主要有_____、_____、_____、_____、伴风湿性疾病表现的代谢和内分泌疾病等。

三、选择题

【A₁ 型题】

1. 下列**除哪项外**均为风湿性疾病的共同特点（　　　）
   A. 病程多呈急性　　　　　　　　　B. 同一疾病表现可有很大差异
   C. 病程多有发作与缓解相交替　　　D. 多有复杂的免疫学改变
   E. 对疗效有较大的个体差异

2. 风湿性疾病**除哪项外**均为常见的症状（　　　）
   A. 关节疼痛与肿胀　　　　　　　　B. 关节僵硬与活动受限
   C. 皮肤出现皮疹、红斑等　　　　　D. 皮肤出现水肿、溃疡等
   E. 恶心呕吐

3. 下列哪项检查可以帮助诊断风湿性疾病（　　　）
   A. 血常规检查　　　　　B. 尿常规检查　　　　　C. 粪常规检查
   D. 抗核抗体检查　　　　E. X 线检查

参 考 答 案

一、名词解释

1. 风湿病：是指病变累及骨、关节及其周围软组织，包括肌肉、肌腱、滑膜、韧带

等的一组疾病。

2. 雷诺现象：部分病人可出现因寒冷、情绪激动等原因，导致突然发作的肢端和暴露部位的皮肤苍白继而青紫再发红，并伴有局部发冷、疼痛的表现，临床上称之为雷诺现象。

二、填空题

1. 感染　免疫　代谢　内分泌　退行性变　地理环境　遗传　肿瘤
2. 弥漫性结缔组织病　脊柱关节病　骨与软骨病变　感染性关节炎

三、选择题

1. A　　2. E　　3. D

第二节　系统性红斑狼疮病人的护理

一、名词解释

1. 蝶形红斑　　　　　　　　　　　3. 神经精神狼疮
2. 系统性红斑狼疮

二、填空题

1. SLE 可累及多系统、多器官，主要损害是 ＿＿＿＿、＿＿＿＿、＿＿＿＿、＿＿＿＿、＿＿＿＿、＿＿＿＿、＿＿＿＿等，严格说几乎所有 SLE 病人均有 ＿＿＿＿损害。

2. 有助于诊断 SLE 的免疫学检查为＿＿＿＿、＿＿＿＿、＿＿＿＿。

三、选择题

【A₁ 型题】

1. 关于 SLE 下列哪项**不正确** （　　）
   A. 属自身免疫性疾病　　　　　　B. 起病可呈急性、暴发性或隐匿性
   C. 多系统多器官损害　　　　　　D. 大多有环形红斑
   E. 非化脓性炎症
2. 在 SLE 中下列哪项损害发生率最高 （　　）
   A. 肌肉、关节　　　　B. 肾脏　　　　　　C. 皮肤
   D. 心血管　　　　　　E. 肺和胸膜
3. SLE 最常见的皮肤损害部位是 （　　）
   A. 腹部　　　　　　　B. 颈部　　　　　　C. 暴露部位
   D. 前胸上部　　　　　E. 下肢
4. SLE 病人辅助检查中，下列哪项数值可增高 （　　）
   A. 白细胞　　　　　　B. 红细胞　　　　　C. 血沉
   D. 血小板　　　　　　E. 补体

5. 下列哪项免疫学检查最有助于 SLE 的诊断（　　）

    A. 抗 Sm 抗体   B. 抗核抗体   C. LE 细胞

    D. 抗双链 DNA   E. IgG 增高

6. 下列哪项**不属于** SLE 的皮肤黏膜损害（　　）

    A. 荨麻疹   B. 脱发   C. 斑丘疹

    D. 水疱   E. 网状紫斑

7. 一般认为 SLE 的发生与下列哪一项内分泌因素有关（　　）

    A. 肾上腺素   B. 雌激素   C. 胰岛素

    D. 甲状腺素   E. 催乳素

8. 下列为 SLE 病人的饮食护理原则，哪项是**错误**的（　　）

    A. 宜进高蛋白饮食   B. 避免刺激性食物

    C. 多摄含有补骨脂素的食物如芹菜   D. 肾脏损害时按需要给予相应饮食

    E. 上腹部不适、纳差时可少量多餐

9. 有关 SLE 的临床表现，下列哪项**不符**（　　）

    A. 肾脏损害最常见   B. 晚期大多有关节畸形

    C. 皮肤损害最常见暴露部位   D. 可发生偏瘫

    E. 可有心包炎

10. 对有面部红斑的 SLE 病人，**错误**的保健指导为（　　）

    A. 经常用水洗脸，每日 3 次   B. 避免使用化妆品

    C. 可外用皮质类固醇激素霜   D. 禁止进紫外线消毒室

    E. 以肥皂水清洗面部，每日 3 次

11. 对 SLE 病人**错误**的保健指导为（　　）

    A. 常需终身治疗   B. 定期作血、尿检查

    C. 外出时尽量避免日光照射   D. 疾病缓解 6 个月可允许妊娠

    E. 忌用可能诱发本病的药物及食物

【A₂ 型题】

12. 病人女性，30 岁，农民，面部水肿，疲倦、乏力半个月，双侧面颊和鼻梁部有蝶形红斑，表面光滑，指掌部可见充血红斑。实验室检查：血沉 65mm/L，尿蛋白（＋＋＋），抗核抗体（＋），抗 Sm 抗体（＋）。最可能的诊断是（　　）

    A. 急性肾炎   B. 急性肾盂肾炎   C. 慢性肾炎

    D. 系统性红斑狼疮   E. 干燥综合征

13. 病人女性，因全身关节痛，面有蝶形红斑，查血抗 Sm 抗体（＋），确诊为系统性红斑狼疮，医嘱：避免日光直射，病室紫外线消毒时应回避，外出穿长袖上衣及长裤，带帽或撑伞遮阳。原因是（　　）

    A. 紫外线可使雌激素作用增强   B. 紫外线是本病主要诱因

    C. 紫外线直接破坏细胞   D. 紫外线加重关节滑膜炎

    E. 紫外线直接损害骨髓

14. 病人女性，36 岁，因风湿性关节炎引起关节疼痛，在服用阿司匹林时，护士嘱其饭后服用的目的是（　　）

    A. 减少对消化道的刺激   B. 提高药物的疗效   C. 降低药物的毒性

D. 减少对肝的损害 　　　　E. 避免尿少时析出结晶

15. 某病人双手掌指关节肿胀疼痛 3 年，晨起有黏着感，活动后渐缓，查血类风湿因子（＋），诊断为类风湿关节炎，为保持关节功能应注意（　　）

  A. 长期卧床休息 　　　　　　　B. 进食高热量、高蛋白饮食

  C. 小夹板固定 　　　　　　　　D. 长期服抗生素防感染

  E. 坚持进行关节功能训练

16. 病人女性，28 岁，已婚，经常饮酒、吸烟，近半年来频发不明原因低热，近端指关节肿痛，经医院检查疑是 SLE。该患者患此病的原因可能是（　　）

  A. 与吸烟有关 　　　　B. 与饮食有关 　　　　C. 与女性激素有关

  D. 与饮酒有关 　　　　E. 与婚姻有关

17. 病人女性，28 岁，近半年来全身乏力，低热，关节疼痛。免疫学检查：抗 Sm 抗体阳性，应考虑是（　　）

  A. 类风湿关节炎 　　　　B. 皮肌炎 　　　　C. 系统性红斑狼疮

  D. 慢性关节炎 　　　　E. 风湿性关节炎

18. 病人男性，26 岁，系统性红斑狼疮患者，面部有较严重的蝶形红斑，且有脱发及糖皮质激素治疗引起的面貌改变，该患者最主要的护理诊断是（　　）

  A. 疼痛 　　　　B. 活动无耐力 　　　　C. 自我形象紊乱

  D. 知识缺乏 　　　　E. 焦虑

19. 某系统性红斑狼疮的女病人，病史 2 年，有发热和关节肿痛，面部发现紫红色斑块并有少量蛋白尿发生。请问下列哪项护理措施**不恰当**（　　）

  A. 清水洗脸 　　　　　　　　　B. 避免使用肾脏损害药物

  C. 房间内挂厚窗帘遮光 　　　　D. 经常检查口腔和皮肤病损情况

  E. 多食芹菜、香菜类绿叶蔬菜

20. 某女病人已确诊系统性红斑狼疮，因发热、全身关节痛、皮疹、蝶形红斑，此时应给何类药物（　　）

  A. 糖皮质激素 　　　　B. 雄激素 　　　　C. 非甾体消炎药

  D. 甲状腺素 　　　　E. 醛固酮

21. 病人女性，35 岁，间歇性发热，体温 37.6～38.8℃，伴腕关节、膝关节酸痛 1 个月余，就诊体检见口腔有溃疡灶，左膝及右膝关节局部红肿，压痛明显，但无畸形。经检查确诊为 SLE。给病人进行的护理措施中，下列哪项**不妥**（　　）

  A. 卧床休息

  B. 安置在光照充足的病床

  C. 给予高蛋白、高维生素、高热量、低脂饮食

  D. 忌食芹菜、香菜

  E. 做好口腔护理

22. 某系统性红斑狼疮病人，24 岁，未婚。面部有较严重的蝶形红斑，怕见人，且长期不规则发热。该病人首要的护理问题是（　　）

  A. 体温过高 　　　　B. 皮肤完整性受损 　　　　C. 绝望

  D. 思维过程改变 　　　　E. 焦虑

23. 某系统性红斑狼疮病人，经住院治疗后病情完全缓解，此时最主要的护理目标

是(　　)

  A. 保持皮肤黏膜完整   B. 减轻关节肿胀

  C. 解除心理压力   D. 无感染发生

  E. 学会预防复发及自我护理知识

【A₄型题】

（24～27 题基于下面病例）

  病人女性，20 岁，腕、踝关节疼痛及脱发 1 年，今晨在海边游泳时发现面部出现紫红斑，遂就医。查体：头发稀疏，面颊及颈部均有不规则圆形红斑，口腔有溃疡。实验室检查：血中查出狼疮细胞。

24. 如果从血中查出抗 Sm 抗体阳性，应考虑何种疾病（　　　）

  A. 风湿性关节炎   B. SLE   C. 类风湿关节炎

  D. 脂溢性皮炎   E. 痛风

25. 如脱发加重，以下护理措施哪项**不妥**（　　　）

  A. 温水洗发   B. 每周洗发两次   C. 洗发时，边洗边按摩

  D. 梅花针轻刺头皮   E. 烫发可使毛发增多

26. 病人返家后健康指导以下哪项**不妥**（　　　）

  A. 介绍本病基本知识   B. 告知有关药物知识   C. 病情缓解亦不能怀孕

  D. 避免日晒劳累   E. 保持乐观情绪

27. 口腔溃疡如有细菌感染，以下措施正确的是（　　　）

  A. 呋喃西林液漱口   B. 碳酸氢钠液漱口   C. 制霉菌素液漱口

  D. 生理盐水漱口   E. 无菌蒸馏水漱口

（28～31 题基于下面病例）

  病人女性，36 岁，间歇性发热、食欲低下，体温 37.6～39.2℃，伴腕膝关节酸痛 1 个月余。体检：头发稀少，口腔有溃疡灶；左膝及右腕关节局部红肿，压痛明显，但无畸形。实验室检查：尿蛋白（＋），血白细胞 3.7×10^9/L，ALT 60U/L，血沉 45mm/h，LE 细胞（－），抗 Sm 抗体（－）。

28. 拟诊断是：（　　　）

  A. 风湿性关节炎   B. 类风湿关节炎   C. SLE

  D. 急性肾小球肾炎   E. 病毒性肝炎

29. 如对上述病人作进一步实验室检查，可出现以下结果，哪项**除外**（　　　）

  A. 血小板减少   B. 抗核抗体阳性

  C. 抗双链 DNA 抗体阳性   D. γ球蛋白下降

  E. 补体 C3 下降

30. 上述病人目前应首选下列哪项药物（　　　）

  A. 吲哚美辛   B. 泼尼松   C. 硫唑嘌呤

  D. 环磷酰胺   E. 阿司匹林

31. 给上述病人进行正确的护理措施及保健指导，下列哪项**不妥**（　　　）

  A. 卧床休息   B. 安置在没有阳光直射的病室

  C. 忌食芹菜   D. 服用避孕药避孕，防止疾病恶化

  E. 口腔涂珠黄散、碘甘油

（32～36 题基于下面病例）

病人女性，23 岁，大学生，因患系统性红斑狼疮住院两次，本次住院面部红斑明显，伴有乏力、食欲减退等。

32. 病人的皮肤红斑主要是什么原因造成的（　　）

    A. 日晒过多　　　　　　B. 皮肤过敏　　　　　　C. 长期使用免疫抑制剂

    D. 青春痤疮　　　　　　E. 免疫复合物沉积

33. 下列哪种保护皮肤的方法是**错误**的（　　）

    A. 用清水冲洗破损处　　B. 出门戴草帽　　　　　C. 用碱性肥皂洗脸

    D. 温水湿敷红斑　　　　E. 屋里要挂厚窗帘

34. 住院期间患者常照镜子叹气，不太肯与人接触，曾对父母流露出害怕将来后果的思想，她的心理状态可诊断为（　　）

    A. 精神抑郁症　　　　　B. 孤僻综合征　　　　　C. 预感性悲哀

    D. 恐惧症　　　　　　　E. 性格脆弱

35. 护士采取下列哪项措施是**不恰当**的（　　）

    A. 常常和患者沟通耐心听她倾诉　　　B. 尽量不提"狼疮"一词

    C. 让亲属常来看望　　　　　　　　　D. 鼓励出门用遮盖霜将红斑遮盖

    E. 保持心情舒畅

36. 患者病好后询问能否怀孕，护士怎样对患者做生育指导（　　）

    A. 绝育　　　　　　　　　　　　　　B. 最好使用避孕药

    C. 病情稳定可以怀孕　　　　　　　　D. 妊娠中可使用肾上腺皮质激素

    E. 妊娠前 3 个月停用一切药物

参 考 答 案

一、名词解释

1. 蝶形红斑：红斑狼疮皮损位于面部颧颊、鼻梁处时可连成蝶翼型，称蝶形红斑。其特点为边缘清楚、色鲜红或紫红，表面有鳞屑，可有瘙痒或疼痛，或无感觉。太阳暴晒后可加剧。

2. 系统性红斑狼疮：是一种自身免疫性疾病，因体内有大量致病性自身抗体和免疫复合物，造成组织损伤，临床可出现皮肤、肾脏等多个脏器和系统损害的症状。

3. 神经精神狼疮：系统性红斑狼疮约 20％病人有神经系统损害，以中枢神经系统尤其脑部损伤最常见，称为神经精神狼疮。表现为头痛、呕吐、偏瘫、癫痫、意识障碍或幻觉、妄想、猜疑等各种精神障碍。此外，少数病人可发生截瘫、二便失禁等脊髓损伤。

二、填空题

1. 肌肉骨骼　皮肤黏膜　肾脏　心血管　呼吸系统　消化系统　神经系统　肾脏

2. 抗核抗体　抗 Sm 抗体　抗双链 DNA 抗体

三、选择题

1. D　　2. B　　3. C　　4. C　　5. A　　6. D　　7. B　　8. C　　9. B

10. E　　11. D　　12. D　　13. B　　14. A　　15. E　　16. C　　17. C　　18. C

19. E　　20. C　　21. B　　22. B　　23. E　　24. B　　25. E　　26. C　　27. A

28. C　　29. D　　30. B　　31. D　　32. E　　33. C　　34. C　　35. D　　36. E

第三节　类风湿关节炎病人的护理

一、名词解释

类风湿结节

二、填空题

1. 类风湿关节炎关节最常见受累部位是_____、_____、_____，其次为_____等关节，颞颌关节、髋关节和颈椎的可动小关节也可受累。

2. 类风湿关节炎活动期关节护理可使用各种矫形支架和夹板，使关节保持_____。

三、选择题

【A₁型题】

1. 类风湿关节炎的诱发因素有多种，但**除哪项**（　　）

    A. 寒冷潮湿　　　　　　B. 精神紧张　　　　　　C. 过度疲劳

    D. 感染　　　　　　　　E. 红外线照射

2. 下列哪项与类风湿关节炎的临床表现**不符**（　　）

    A. 起病缓慢　　　　　　　　　B. 对称性多关节受损

    C. 肾脏损害多见　　　　　　　D. 活动期可有淋巴结肿大

    E. 见皮下类风湿结节说明病情活动

3. 有关类风湿关节炎的关节症状，下列哪项**不符**（　　）

    A. 大多双侧对称　　　　　　　B. 发作期关节呈梭状肿胀

    C. 晨起关节僵硬显著　　　　　D. 关节畸形少见

    E. 骨性强直

4. 下列哪项对确定类风湿关节炎的病情有无活动性最有价值（　　）

    A. 贫血　　　　　　　　　　　B. 类风湿因子阳性

    C. 关节麻木酸痛　　　　　　　D. 指关节尺侧偏向、畸形

    E. 皮下类风湿结节

5. 类风湿关节炎病人血中类风湿因子主要是一种（　　）

    A. 自身抗体 IgM　　　　B. 抗变性 IgA 的抗体　　　C. 抗 Sm 抗体

    D. 抗核抗体　　　　　　E. IgE 抗体

6. 下列哪项**不是**类风湿结节的特点（　　）

　　　A. 多位于关节隆突部　　　　　　B. 直径从数毫米到数厘米不等

　　　C. 结节存在时间呈一过性　　　　D. 略有压痛

　　　E. 坚硬如橡皮

7. 下列类风湿关节炎处理原则中,哪项是**错误**的 (　　　)

　　　A. 急性期卧床休息　　　B. 给予消炎止痛药　　　C. 抑制免疫反应

　　　D. 大剂量抗生素治疗　　E. 理疗及功能锻炼

8. 下列哪项为类风湿关节炎的**错误**保健指导 (　　　)

　　　A. 活动期应绝对卧床休息　　　　B. 缓解期进行适当体育锻炼

　　　C. 给予营养丰富的饮食　　　　　D. 坚持服药,定期复查

　　　E. 参与力所能及的活动

9. 类风湿关节炎最早侵及的部位是 (　　　)

　　　A. 足趾　　　　　　　　　　　　B. 膝关节

　　　C. 踝关节　　　　　　　　　　　D. 肘关节

　　　E. 腕、掌指、近端指关节

10. 类风湿关节炎较特异的皮肤表现是 (　　　)

　　　A. 紫癜　　　　　　　B. 疖痈　　　　　　　C. 湿疹

　　　D. 丘疹　　　　　　　E. 类风湿结节

11. 类风湿关节炎最可能的起病原因是 (　　　)

　　　A. 感染　　　　　　　B. 过敏反应　　　　　C. 遇寒受潮

　　　D. 遗传　　　　　　　E. 雌激素过多

12. 类风湿关节炎护理措施**不妥**的是 (　　　)

　　　A. 急性期卧床休息　　　B. 避免阳光直射床位　　　C. 缓解期进行运动

　　　D. 活动量由少到多　　　E. 保持关节功能位

【A₂型题】

13. 病人女性,59 岁,农民,2 年前无明显诱因出现双腕、双手关节和双膝、踝、足、跖趾关节肿胀,伴晨僵,时间约 10 分钟,疼痛以夜间明显,影响行动。实验室检查:血沉 55mml/L,类风湿因子(RF,+)。关节 X 线检查:双手骨质疏松,腕部关节间隙变窄。最可能的诊断是:(　　　)

　　　A. 系统性红斑狼疮　　　B. 干燥综合征　　　　C. 类风湿关节炎

　　　D. 骨性关节炎　　　　　E. 银屑病关节炎

14. 病人男性,有类风湿关节炎病史,近十天来手、足及膝关节肿胀疼痛加重,活动后疼痛减轻,伴有食欲不振,乏力等不适,应选择下列哪项护理 (　　　)

　　　A. 卧床休息　　　　　B. 取平卧位,脊背挺直　　　C. 必要时使用夹板

　　　D. 足底放护足板　　　E. 维持膝关节屈曲位

15. 病人女性,40 岁。双手近端指关节酸痛 2 年,加重伴低热食欲低下半月余,体检见两侧近端指关节明显梭状肿胀,肘关节鹰嘴突处可触及一米粒大小结节,坚硬如橡皮。该病人可能患何种疾病 (　　　)

　　　A. 系统性红斑狼疮　　　B. 风湿性关节炎　　　　C. 类风湿关节炎

　　　D. 化脓性关节炎　　　　E. 以上都不是

16. 病人女性，头晕乏力半年，手足关节痛 3 年余，查体双手之间肌萎缩，手指向尺侧偏，X 线显示关节腔变窄，关节半脱位，抗链"O"300U，血沉 380mm/h，此患者最可能的疾病诊断是（　　）
    A. 退行性骨关节病　　　B. 类风湿关节炎　　　C. 先天性关节畸形
    D. 风湿性关节炎　　　　E. 系统性红斑狼疮

17. 某病人患类风湿关节炎，应与其他任何类型关节炎鉴别，最简单的区别是（　　）
    A. 类风湿因子（＋）　　B. 血沉加快　　　　C. 关节有晨僵现象
    D. 关节肿痛　　　　　　E. 血白细胞增加

【A₃ 型题】

（18～20 题基于下面病例）

病人女性，39 岁。两侧近侧指间关节及足趾关节酸痛 2 年，加重伴低热、食欲低下半月余。体检见两侧近侧指间关节明显梭状肿胀，肘关节鹰嘴突处可触及一米粒大小结节，坚硬如橡皮，心、肺未见异常表现，肝肋下未及，脾肋下一指。实验室检查：血红蛋白 90g/L，血沉 45mm/h，血白细胞 8.1×10^9/L，抗核抗体（－），ASO 效价正常。X 线检查：关节周围软组织肿胀，关节腔变窄。

18. 最可能的诊断为（　　）
    A. 风湿性关节炎　　　　B. SLE　　　　　C. 类风湿关节炎活动期
    D. 化脓性关节炎　　　　E. 以上都不是

19. 上述病人口服阿司匹林应注意以下不良反应，哪项无价值（　　）
    A. 恶心、呕吐　　　　　B. 黄视、绿视　　　　C. 黑便
    D. 荨麻疹　　　　　　　E. 凝血酶原时间延长

20. 对上述病人不妥的护理措施为（　　）
    A. 指关节保持伸直位　　　　　　B. 使用低枕平卧位
    C. 注意关节功能变化　　　　　　D. 观察有无皮肤溃疡
    E. 足底放护足板防止垂足

（21～22 题基于下面病例）

病人男性，42 岁，双颞颌关节、腕关节、膝关节对称性肿痛伴晨僵 3 个月，RF（－），ESR 34mm/h，C 反应蛋白 56mg/dl，手 X 线片示骨质疏松。

21. 该病人的诊断是（　　）
    A. 风湿性关节炎　　　　B. 类风湿关节炎　　　C. 系统性红斑狼疮
    D. 干燥综合征　　　　　E. 强直性脊柱炎

22. 下列检查结果中，提示类风湿关节炎活动的指标为（　　）
    A. 血沉正常或偏低　　　　　　B. C 反应蛋白增高
    C. 关节腔内滑液增多　　　　　D. 血象检查有轻度贫血
    E. 关节 X 线示关节端骨质疏松

【A₄ 型题】

（23～25 题基于下面病例）

病人男性，38 岁，对称性全身小关节肿胀疼痛，反复发作 5 年，有晨僵，热水浸泡后减轻。实验室检查：类风湿因子阳性。拟诊为类风湿关节炎。

23. 类风湿关节炎的基本病理改变是（　　）
　　A. 软组织炎　　　　　　B. 肌炎　　　　　　　C. 滑膜炎
　　D. 肌腱炎　　　　　　　E. 骨膜炎
24. 不久在病人腕部及踝部出现皮下结节，提示（　　）
　　A. 病情活动　　　　　　B. 病情减轻　　　　　C. 已累及内脏
　　D. 癌变　　　　　　　　E. 出现并发症
25. 随后发现双手指在掌指关节处向尺侧偏斜，应考虑（　　）
　　A. 因疼痛而挛缩　　　　B. 一侧肌张力偏高　　C. 长期僵硬所致
　　D. 掌指关节半脱位　　　E. 尺侧血供不足

参 考 答 案

一、名词解释

类风湿结节：是类风湿关节炎特异的皮肤表现。20%～30%患者的皮下及关节隆突部可出现类风湿结节，大小不一、无压痛、质硬。它的存在表示本病处于活动期。

二、填空题

1. 腕　掌指关节　近端指间关节　足趾、膝、踝、肘、肩
2. 功能位

三、选择题

1. C　　2. C　　3. D　　4. E　　5. A　　6. C　　7. D　　8. A　　9. E
10. E　11. A　12. B　13. C　14. E　15. C　16. B　17. C　18. C
19. B　20. A　21. B　22. B　23. C　24. A　25. D

（余江萍　王　烨　张世琴）

第八章 神经系统疾病病人的护理

第一节 概 述

一、名词解释

1. 分离性感觉障碍
2. 感觉过敏
3. 随意运动
4. 肌力
5. 运动性失语
6. 偏瘫
7. 交叉性瘫痪
8. 截瘫
9. 末梢型感觉障碍
10. 偏身感觉障碍
11. 交叉型感觉障碍

二、填空题

1. 神经系统由_____系统和_____神经系统组成。

2. 脑由_____、_____、_____、_____组成。

3. 中枢神经系统由_____和_____组成。

4. 运动障碍可分为_____、_____、_____及_____等。

5. 以觉醒度改变为主的意识障碍包括_____、_____、_____。

6. 以意识内容改变为主的意识障碍包括_____和_____。

7. 瘫痪伴有肌张力增高者称_____，又称_____；瘫痪不伴肌张力增高者称_____，又称_____。

8. 运动系统由大脑皮质的_____及其发出的_____、_____、_____及_____四部分组成。_____是随意运动的中枢，但精确而协调的复杂运动必需有_____和_____的参与。

9. 交感神经的活动主要保证_____的生理需要。副交感神经系统可保证_____的生理平衡。

10. 一般认为，缺血性脑卒中病人只要意识清楚，生命体征平稳，病情不再发展后_____即可进行康复训练；多数脑出血康复可在病后_____开始。

11. 长时间意识障碍的病人，出现呼吸道分泌物潴留，咳嗽反射减弱或消失，可诱发_____和_____；伴有肢体瘫痪的意识障碍病人，易发生_____、_____及_____。

三、选择题

【A₁ 型题】

1. 对有吞咽障碍的病人的饮食护理**错误**的是（　　）
   A. 提供安静的进食环境，以避免分散病人进食的注意力
   B. 进食时速度要慢
   C. 观察有无哽噎、呛咳、气促等误吸的表现
   D. 留置胃管的病人进食后 30 分钟应抬高床头
   E. 留置胃管应每周更换，并检查患者吞咽功能，如可以吞咽则停用胃管

2. 对运动障碍病人的安全护理你认为**不正确**的是（　　）
   A. 床铺要有保护性床栏
   B. 走廊、厕所要装扶手
   C. 常使用的物品应置于病人伸手可及处，如茶杯和热水瓶
   D. 行走不稳或步态不稳者，需有人陪伴
   E. 清除活动范围的障碍物

3. 下列感觉障碍是刺激性症状，**除外**（　　）
   A. 感觉过敏　　　　　　B. 放射痛　　　　　　　C. 感觉倒错
   D. 感觉过度　　　　　　E. 感觉分离

4. 下列瘫痪病人的呼吸道护理，哪项是**错误**的（　　）
   A. 室内气流流通、保暖
   B. 鼓励病人尽量咳嗽、排痰
   C. 喂食要慢以免呛入气管
   D. 注意口腔护理
   E. 对分泌物较多而咳嗽无力者应先翻身后吸痰

5. 瘫痪患者最常见的并发症是（　　）
   A. 肺部感染　　　　　　B. 尿路感染　　　　　　C. 便秘
   D. 压疮　　　　　　　　E. 营养失调

6. 上运动神经元瘫痪和下运动神经元瘫痪最有肯定意义的鉴别点是（　　）
   A. 瘫痪范围的大小　　　B. 有无肌肉萎缩　　　　C. 腱反射
   D. 巴宾斯基征　　　　　E. 肌张力

7. 深反射亢进见于（　　）
   A. 后根受损　　　　　　B. 后束受损　　　　　　C. 前角受损
   D. 肌肉病变　　　　　　E. 脑和脊髓受损

8. 无外界刺激而自发地感到某部位有蚁行感称为（　　）
   A. 感觉倒退　　　　　　B. 感觉倒错　　　　　　C. 感觉分离
   D. 感觉异常　　　　　　E. 感觉过度

9. 脑膜刺激征的临床表现为（　　）
   A. 共济失调　　　　　　　　　　　B. 双侧巴宾斯基征阳性
   C. 颈强直、克尼格征阳性　　　　　D. 抽搐
   E. 眩晕和呕吐

10. 下列哪项**不是**下运动神经元瘫痪的特点 （   ）
    A. 肌张力增高   B. 腱反射减低或消失   C. 无病理反射
    D. 肌萎缩明显   E. 瘫痪以肌群为主

11. 皮质型感觉障碍的特点是 （   ）
    A. 病变对侧单肢感觉障碍
    B. 感觉障碍多呈手套袜套状分布
    C. 皮质感觉中枢受刺激可出现感觉性癫痫发作
    D. 病变对侧半身自发性疼痛
    E. 可出现实体觉及两点辨别觉障碍

12. 浅昏迷和深昏迷的主要区别是 （   ）
    A. 有无自主运动   B. 角膜反射及防御反射是否存在
    C. 有无大小便失禁   D. 能否被唤醒
    E. 对声、光的刺激反应

13. 人体高级活动的中枢在 （   ）
    A. 端脑   B. 间脑   C. 脑干
    D. 小脑   E. 基底核

14. 脑的哪个部位损伤会出现对侧偏身感觉丧失、偏瘫和偏盲的"三偏征"（   ）
    A. 大脑皮质   B. 脑干   C. 内囊
    D. 小脑   E. 间脑

【A₂型题】

15. 病人男性，20岁，发热伴头痛、呕吐2天入院，入院体检发现患者精神较差，总是想睡觉，能够唤醒，唤醒后能够正确回答问题，但很快又入睡。请问患者目前的状态是（   ）
    A. 嗜睡   B. 意识模糊   C. 昏睡
    D. 昏迷   E. 谵妄

16. 病人男性，35岁，发热2天伴意识改变半天入院。入院体检发现患者体温39.8℃，不认识自己的亲人，烦躁不安，有幻觉。请问该患者状态是（   ）
    A. 意识模糊   B. 昏迷   C. 昏睡
    D. 谵妄   E. 浅昏迷

17. 病人男性，45岁，晨起时发现右侧肢体无力，不能抬起，到当地医院诊断为脑血栓形成。请问该患者发病后多久可以进行功能训练（   ）
    A. 12小时   B. 24小时   C. 48小时
    D. 5天   E. 10天

18. 病人男性，55岁，与家人生气后突然出现头痛，继之出现意识不清，右侧肢体瘫痪，家人送往医院，诊断为脑出血，经抢救后患者病情渐稳定。请问该患者病后多久进行功能训练（   ）
    A. 24小时   B. 48小时   C. 5天
    D. 7天   E. 14天

19. 病人男性，54岁，晨起时发现右侧肢体瘫痪，感觉减退，不能说话，送医院诊治，经治疗后肢体瘫痪和感觉障碍有所好转，但患者不能说话，或者只能讲一、二个简单的字，且不流畅，常用错词；对别人的语言能理解，对书写的词语、句子也能理解，但读出来有困难。请问患者是哪种言语障碍（　　）

  A. 运动性失语   B. 感觉性失语   C. 传导性失语

  D. 命名性失语   E. 完全性失语

20. 病人女性，60岁，患脑卒中后遗留有右侧肢体僵硬，行动不便，感觉减退，患者既往有读书看报的习惯，现看不懂文字、句子。那么患者是（　　）

  A. Broca 失语   B. Wernicke 失语   C. 失写

  D. 失读   E. 传导性失语

21. 病人男性，20岁，运动时突然出现剧烈头痛、呕吐，家人把其送入医院，体检患者颈项强直，凯尔尼格征（＋），布鲁津斯基征（＋）。余体检未见明显异常，入院考虑为蛛网膜下腔出血，为进一步明确诊断，要给患者行腰椎穿刺术。请问一般选择哪个位置进行穿刺（　　）

  A. T12～L1   B. L1～L2   C. L2～L3

  D. L3～L4   E. L5～S1

22. 病人男性，25岁，外伤后出现四肢瘫痪及四肢深浅感觉消失，请问患者很可能损伤的部位在（　　）

  A. 延髓   B. 颈髓   C. 腰髓

  D. 胸髓   E. 骶髓

23. 病人男性，8岁，一周前出现右下肢肌力减弱，无明显感觉障碍，诊断为脊髓灰质炎。下列哪项**错误**（　　）

  A. 右下肢弛缓性瘫痪

  B. 右下肢腱反射减弱或消失

  C. 右下肢病理反射消失

  D. 不容易出现肌肉萎缩

  E. 右下肢肌电图显示神经传导速度减慢

24. 病人男性，60岁，今晨突发左侧肢体无力伴语言障碍入院，体检发现患者左侧肢体能够在床面上移动，但是不能抬起。请问患者左侧肢体肌力目前是（　　）

  A. 0级   B. 1级   C. 2级

  D. 3级   E. 4级

25. 病人男性，30岁，因外伤导致下肢瘫痪伴排尿障碍，请问患者损伤的部位很可能在（　　）

  A. 颈髓   B. 胸髓   C. 腰髓

  D. 骶髓   E. 延髓

26. 病人56岁，因晚上刷牙时发现右手平衡障碍，抓不稳牙刷和牙缸而入院，有风湿性二尖瓣狭窄伴房颤多年，考虑为附壁血栓脱落栓塞。请问患者栓塞的部位很可能在（　　）

  A. 大脑   B. 小脑   C. 脑干

  D. 延髓   E. 间脑

27. 病人男性，50岁，高血压病史20年，晨起时感觉右侧面部感觉减退、左侧肢体痛温觉感觉减退伴肢体肌力减退。请问该患者可能是哪个部位出现了病变（　　）

A. 大脑   B. 内囊   C. 小脑

D. 脑干   E. 间脑

28. 病人男性，40岁，脑外伤后病人能无意识地睁眼闭眼或吞咽动作，但对外界刺激无反应，无自发性言语及有目的动作，瞳孔对光反射和角膜反射存在，四肢均伸直。患者损伤的位置很可能为（   ）

A. 大脑   B. 脑干   C. 小脑

D. 间脑   E. 内囊

29. 病人男性，30岁，因频繁呕吐，头痛入院，晨起头痛加重，突然意识不清，呼吸节律不齐，双侧瞳孔不等大。考虑该患者为（   ）

A. 癔症发作   B. 蛛网膜下腔出血   C. 脑疝形成

D. 高血压危象   E. 脑血栓形成

30. 病人男性，50岁，低热伴意识障碍5天入院，体检患者生命体征尚平稳，但不能唤醒，予以针刺无反应，压眶无反应。该患者的意识障碍属于（   ）

A. 嗜睡   B. 昏睡   C. 浅昏迷

D. 深昏迷   E. 中度昏迷

31. 病人男性，35岁，常常因劳累后诱发右侧颞部搏动性头痛，服用止痛药物后能够缓解，患者头痛有家族史。请问该患者很可能是（   ）

A. 偏头痛   B. 低颅压性头痛   C. 耳源性头痛

D. 紧张型头痛   E. 青光眼所致头痛

32. 病人女性，40岁，因患脑血栓入院，患者左侧肢体感觉缺失和瘫痪。护理中**错误**的是（   ）

A. 用毛线刺激触觉

B. 用热水、冷水刺激温度觉

C. 用大头针刺激痛觉

D. 让病人注视患肢并认真体会其位置、方向及运动感觉

E. 把床头柜和电视放在患者右侧

33. 病人女性，45岁，甲状腺手术后出现声音嘶哑，发声困难。该患者的言语障碍是（   ）

A. 运动性失语   B. 传导性失语   C. 完全性失语

D. 感觉性失语   E. 构音障碍

34. 病人男性，6岁，发热、头痛3天，伴喷射性呕吐半天入院。体检示颈项强直，凯尔尼格征（＋），布鲁津斯基征（＋）。患者考虑为中枢神经系统感染，为进一步明确诊断，首选的辅助检查方法为（   ）

A. 头颅CT   B. 头颅MRI   C. 放射性核素检查

D. 脑脊液检查   E. 头颅平片

35. 病人男性，高血压病史15年，吸烟病史10年，患者有心绞痛病史2年，最近常有短暂性脑缺血发作，为了解患者脑动脉硬化的情况，哪种方法简便快捷（   ）

A. 头颅CT   B. 头颅MRI

C. 数字减影脑血管造影（DSA）   D. 经颅多普勒（TCD）

E. 放射性核素检查

36. 病人女性，5 岁，发作性意识障碍，四肢抽动 2 分钟入院，入院时抽动已停止，意识清楚，精神萎靡，入院予以头颅 CT 检查，未见明显异常，考虑为癫痫发作。为进一步诊断首选哪种检查（　　）

    A. 脑电图　　　　　　　　B. MRI　　　　　　　　C. 脑脊液

    D. 脑磁图　　　　　　　　E. TCD

37. 病人男性，65 岁，最近一段时间记忆力明显减退，有时伴有计算力和认知功能的减退。为了解患者是否为老年性痴呆早期，首选的检查方法是（　　）

    A. 正电子发射断层扫描　　B. 脑电图　　　　　　　C. 磁图

    D. 头颅 CT　　　　　　　　E. 头部 MRI

38. 病人女性，60 岁，右侧肢体瘫痪，感觉障碍，右侧面瘫及右侧面部感觉减退入院，患者 8 年前曾因心律失常，体内植入起搏器。为了明确该次病变的原因，要行进一步检查，下列哪项**不适宜**患者检查（　　）

    A. 头颅 CT　　　　　　　　B. 头颅 MRI　　　　　　C. TCD

    D. 颈动脉超声　　　　　　E. DSA

39. 病人男性，35 岁，无明显诱因出现四肢无力，四肢末端出现感觉障碍，呈手套袜套样分布，体检双下肢肌力 2 级，上肢肌力 2～3 级，肌张力减低，考虑患者为末梢神经炎。为进一步诊断，哪项检查比较有意义（　　）

    A. 脑电图　　　　　　　　　　　B. 脑磁图

    C. 肌电图和神经传导速度检查　　D. 放射性核素

    E. TCD

40. 病人男性，35 岁，发热 2 天，头痛伴喷射性呕吐半天入院，患者入院后考虑为中枢神经系统感染，准备予以腰椎穿刺行脑脊液检查。请问患者脑脊液为哪种情况**不宜**放脑脊液（　　）

    A. 70～100cmH$_2$O　　　　B. 100～150cmH$_2$O　　　C. 150～200cmH$_2$O

    D. 200～300cmH$_2$O　　　　E. ＞300cmH$_2$O

41. 病人男性，48 岁。因脑出血入院治疗，入院第二天患者发生颅内压增高，遵医嘱给予 20％甘露醇 250ml 静脉滴注，应注意（　　）

    A. 慢　　　　　　　　　　B. 极慢

    C. 一般速度　　　　　　　D. 快速滴注

    E. 按血压高等调节滴注速度

42. 病人男性，65 岁，有心房颤动病史，清晨起床上厕所时摔倒，家人发现其口角歪斜，自述左侧上下肢麻木，送医院检查神志清楚，左侧偏瘫，CT 见低密度影。最可能的诊断是（　　）

    A. 脑出血　　　　　　　　B. 脑挫伤　　　　　　　C. 脑震荡

    D. 蛛网膜下腔出血　　　　E. 脑梗死

43. 病人男性，6 岁，发热伴意识障碍 2 天入院，体检发现患者呼之不应，压迫眶上神经有痛苦表情，针刺其上肢有回避反应，角膜反射存在。患者目前的情况处于（　　）

    A. 嗜睡　　　　　　　　　B. 昏睡　　　　　　　　C. 浅昏迷

    D. 重度昏迷　　　　　　　E. 中度昏迷

44. 病人女性，60 岁，右下肢体无力，疼痛半年余，体检发现右下肢皮肤予以轻微

的针刺就感觉疼痛非常明显，请问病人属于（　　　）

  A. 感觉过度   B. 感觉过敏   C. 感觉异常

  D. 感觉倒错   E. 感觉分离

【A₃型题】

（45～47 题基于下面病例）

45. 病人女性，45 岁，高血压 10 年，突发脑出血入院，右侧肢体瘫痪伴感觉减退。为了防止患者在卧床期间发生便秘，护理措施中哪些**不正确**（　　　）

  A. 鼓励病人摄取充足的水分   B. 养成定时排便的习惯

  C. 便秘者可适当用开塞露   D. 按摩下腹部

  E. 卧位有利于排便

46. 病人长期卧床，为了预防皮肤黏膜完整性受损，护理中**错误**的是（　　　）

  A. 保持床单整洁、干燥、无渣屑   B. 卧气垫床或按摩床

  C. 定时翻身   D. 每天全身温水擦拭 1～2 次

  E. 使用热水袋以促进患肢血液循环

47. 病人长期卧床，容易发生感染，那么下列哪种感染**不是**常见的感染（　　　）

  A. 呼吸道感染   B. 泌尿道感染   C. 消化道感染

  D. 皮肤感染   E. 肺部感染

（48～49 题基于下面病例）

48. 病人男性，54 岁，高血压 10 年，脑出血导致右侧肢体偏瘫和偏身感觉障碍入院。患者的体位摆放中你认为哪项**不正确**（　　　）

  A. 病人卧位时床应放平

  B. 避免半卧位

  C. 患手应握拳

  D. 手中不要放置任何东西

  E. 不在足部放置坚硬的物体以避免足跖屈畸形

49. 关于患者体位变化你认为**不妥**的是（　　　）

  A. 病情稳定后，要经常变换体位

  B. 患侧卧位是最重要的体位

  C. 仰卧位尽量少用

  D. 偏瘫、截瘫病人每 6 小时翻身一次

  E. 不正确的卧位会影响患者肢体的功能恢复

（50～51 题基于下面病例）

50. 病人男性，55 岁，有高血压病史 10 年，患者大量饮酒后突然出现右侧肢体瘫痪，感觉障碍，左侧额纹消失，眼不能闭，口角下垂，鼻唇沟消失，患者入院考虑为脑出血。请问患者的出血部位很可能在（　　　）

  A. 左侧内囊   B. 右侧内囊   C. 左侧中脑

  D. 左侧脑干   E. 左侧小脑

51. 病人的右侧肢体很可能出现（　　　）

  A. 张力增高   B. 腱反射消失

  C. 病理反射消失   D. 较容易出现肌肉萎缩

  E. 肌电图显示神经传导速度减慢

（52～54 题基于下面病例）

52. 病人女性，50 岁，因蛛网膜下腔出血入院，予以止血、降颅压治疗，第二天突然出现剧烈头痛，喷射性呕吐，视力模糊。请问患者目前可能出现了（ ）

  A. 颅内压降低   B. 脑疝   C. 颅内压增高

  D. 紧张型头痛   E. 偏头痛

53. 治疗首选的药物是（ ）

  A. 呋塞米   B. 20％甘露醇   C. 止吐药

  D. 吗啡止痛   E. 以上都不正确

54. 患者的护理措施中**错误**的是（ ）

  A. 绝对卧床休息   B. 呕吐时头偏向一侧 C. 快速静脉滴入脱水剂

  D. 密切观察瞳孔和呼吸 E. 头低卧位

（55～56 题基于下面病例）

55. 病人女性，50 岁，因腰椎穿刺术后出现头痛，立位时加重卧位时减轻。请问你考虑患者头痛为（ ）

  A. 高颅压性头痛   B. 低颅压性头痛 C. 蛛网膜下腔出血

  D. 偏头痛   E. 紧张型头痛

56. 患者的护理措施**错误**的是（ ）

  A. 指导病人多饮水   B. 延长卧床休息时间 C. 滴生理盐水

  D. 采取去枕平卧位   E. 高枕卧位

（57～58 题基于下面病例）

病人男性，68 岁，高血压史 25 年。2 小时前大便后突然人事不省，随即倒地而送入院。

57. 病人人事不省，呼吸变深，伴鼾声，对各种刺激全无反应，应判断为（ ）

  A. 嗜睡   B. 意识模糊   C. 昏睡

  D. 浅昏迷   E. 深昏迷

58. 目前对该病人的首要护理措施应是（ ）

  A. 密切观察生命体征

  B. 定时更换体位

  C. 每天口腔护理 2～3 次

  D. 病后 3 日，如仍不能进食给予鼻饲

  E. 使其头偏向一侧，保持呼吸道通畅

参 考 答 案

一、名词解释

1. 分离性感觉障碍：在同一部位仅有某种感觉障碍，而其他感觉保存。

2. 感觉过敏：轻微刺激引起强烈的感觉。

3. 随意运动：又称"自主运动"，是指意识支配下受大脑皮层运动区直接控制的躯体

运动。

4. 肌力：即肌肉收缩时产生的力量。

5. 运动性失语：即 Broca 失语，以口语表达障碍为突出特点，听、理解相对较好，病变主要累及优势半球 Broca 区（额下回后部）。无构音肌瘫痪，但言语表达能力丧失或仅能说出个别单字，复述和书写也同样困难。

6. 偏瘫：一侧面部和肢体瘫痪，常伴有瘫痪侧肌张力增高。多见于一侧大脑半球病变，如内囊出血、脑梗死等。

7. 交叉性瘫痪：指病变侧脑神经麻痹和对侧肢体瘫痪。此种交叉性瘫痪常见于脑干病变。

8. 截瘫：双下肢瘫痪称截瘫，多见于脊髓胸腰段的横贯性损害。

9. 末梢型感觉障碍：四肢远端手套、袜套样深、浅感觉缺失或减退。见于多发性神经炎。

10. 偏身感觉障碍：内囊病变，对侧偏身感觉缺失或减退。

11. 交叉型感觉障碍：延髓外侧和脑桥病变时常产生病变同侧的面部感觉缺失和对侧肢体的痛、温觉障碍。

二、填空题

1. 中枢神经　周围

2. 大脑　间脑　脑干　小脑

3. 脑　脊髓

4. 瘫痪　僵硬　不随意运动　共济失调

5. 嗜睡　昏睡　昏迷

6. 意识模糊　谵妄状态

7. 痉挛性瘫痪　上运动神经元型瘫痪、中枢性瘫痪（硬瘫）　弛缓性瘫痪　下运动神经元型瘫痪、周围性瘫痪（软瘫）

8. 上运动神经元（锥体细胞）　传导束（锥体束）　下运动神经元　锥体外系　小脑　大脑皮质及其发出的锥体束　锥体外系　小脑

9. 人体紧张状态时　身体在安静状态下

10. 48 小时　10～14 天

11. 肺部感染　窒息　压疮　肌肉失用性萎缩　关节功能障碍

三、选择题

1. D	2. C	3. E	4. E	5. D	6. E	7. E	8. D	9. C
10. A	11. A	12. B	13. A	14. C	15. A	16. D	17. C	18. E
19. A	20. D	21. D	22. B	23. D	24. C	25. D	26. B	27. D
28. B	29. C	30. D	31. A	32. E	33. D	34. E	35. D	36. A
37. A	38. B	39. C	40. E	41. D	42. E	43. C	44. B	45. E
46. E	47. C	48. C	49. D	50. D	51. A	52. C	53. B	54. E
55. B	56. E	57. E	58. E					

第二节　周围神经疾病病人的护理

一、名词解释

1. 三叉神经痛

2. Ramsay-Hunt 综合征

二、填空题

1. 周围神经系统由除_____与_____以外的_____对脑神经和_____对脊神经及_____系统所组成。

2. 面神经炎又称为_____，或称_____麻痹。是由茎乳孔内面神经_____所致的_____性面瘫。

3. 面神经炎时一侧表情肌瘫痪的症状表现为_____，_____，_____。

4. 面神经炎时一侧表情肌瘫痪的体征为_____，_____，_____；鼻唇沟_____侧变浅，口角歪向_____侧（露齿时更明显）。

5. 多发性神经病，以往称_____、_____，主要表现为_____、_____和（或）_____的临床综合征。

6. 重症 GBS 因为瘫痪、气管切开和机械通气，往往卧床时间较长，机体抵抗力低下。容易发生_____、_____和_____、_____等并发症。

7. 多发性神经病中无论是感觉、运动、自主神经障碍的症状和体征的改变，随病情发展而加重，受累区域亦由_____端向_____端扩展，当病情缓解时则自_____端向_____端恢复。

三、选择题

【A₁ 型题】

1. 关于三叉神经痛**错误**的是（　　）
   A. 原发性三叉神经痛者神经系统检查无阳性体征
   B. 疼痛似电击、刀割、撕裂样剧痛
   C. 每次发作从数秒至 2 分钟不等，其发作来去突然，间歇期完全正常
   D. 随着病程进展发作逐渐频繁，间歇期缩短
   E. 本病可自愈

2. 继发性三叉神经痛与原发性三叉神经痛的主要区别为（　　）
   A. 有扳机点　　　　　　B. 有其他神经系统体征　　C. 常有牙疾患
   D. 疼痛的程度　　　　　E. 卡马西平的治疗效果

3. 下列哪项表述**不符合**原发性三叉神经痛（　　）
   A. 多见于中老年人　　　　　　　B. 第 2、3 支较常见
   C. 常有触发点或"扳机点"　　　D. 常伴疼痛侧角膜反射消失
   E. 严重者伴面肌痛性抽搐

4. 原发性三叉神经痛的首选治疗是（　　）

A. 上颌支纯酒精注射　　　　　　B. 三叉神经感觉根切断术

C. 抗癫痫药物治疗　　　　　　　D. 半月神经节射频电凝疗法

E. 三叉神经微血管减压术

5. 关于面神经炎的临床表现**错误**的是（　　　）

A. 刷牙、漱口、喝水时口角漏水

B. 进食时食物残渣滞留在病侧齿颊之间，流泪时不能正常外溢

C. 病侧舌前 2/3 味觉障碍

D. 可出现对侧乳突部疼痛，耳廓与外耳道感觉减退

E. 也可出现一侧周围性面瘫伴有同侧外耳道或鼓膜出现疱疹

6. 左侧特发性面神经麻痹下列哪项表述是正确的（　　　）

A. 左侧面部感觉减退或消失　　　B. 张口时下颌偏向左侧

C. 伸舌左偏，左侧舌肌萎缩　　　D. 左眼睑下垂

E. 左眼闭合不全

7. 下列哪项症状**不符合**面神经管内特发性面神经麻痹（　　　）

A. 味觉障碍　　　　B. 听觉过敏　　　　C. 外耳道疱疹

D. 周围性面瘫　　　E. 面部疼痛

8. 特发性面神经麻痹症状、体征的哪项表述**不正确**（　　　）

A. Bell 征（＋）　　　　　　　　B. 多为单侧病变

C. 可伴耳后疼痛　　　　　　　　D. 可伴患侧咀嚼肌无力

E. 可伴患侧舌前 2/3 味觉障碍

9. 三叉神经痛的治疗方法中哪种复发率最低（　　　）

A. 药物治疗　　　　　　　　　　B. 封闭治疗

C. 乙醇注射疗法　　　　　　　　D. 三叉神经撕脱术

E. 半月神经节射频控温热凝术

10. 关于周围神经炎病理变化最常见的是（　　　）

A. 轴突变性　　　　B. 神经元病　　　　C. 节段性脱髓鞘

D. 胶质细胞增生　　E. 胶质瘢痕生成

【A$_2$ 型题】

11. 病人女性，63 岁，5 年来阵发性右侧面部剧烈疼痛，每次持续 10～20 秒，每日发作数十次，常因说话、进食、刷牙而诱发，不敢洗脸、说话或吃饭。最可能的诊断是（　　　）

A. 偏头痛　　　　　　B. 面神经炎　　　　　　C. 三叉神经痛

D. 丛集性头痛　　　　E. 混合性头痛

12. 病人女性，59 岁，高血压史 6 年，日前感觉右耳后疼痛，翌日晨洗脸、漱口时发现右口角流口水，右眼闭合不全，口角偏左，右额纹消失。最可能的诊断是（　　　）

A. 右耳大神经痛　　　B. 左侧面神经麻痹　　　C. 右侧面神经麻痹

D. 多发性神经炎　　　E. 脑卒中

13. 病人女性，20 岁，咽痛、咳嗽、发热 38.6℃，3 天后好转，2 周后出现四肢末端麻木、无力，逐渐加重，3 天后四肢完全性下运动神经元瘫痪，呼吸困难，双眼闭不严，面无表情，不能吞咽，构音障碍。首先应想到的诊断是（　　　）

  A. 脑炎   B. 急性脊髓炎   C. 吉兰-巴雷综合征

  D. 周期性瘫痪   E. 急性脊髓灰质炎

  14. 病人女性，45 岁，反复发作性右侧面部电击样疼痛半年，每次发作的时间为 30 秒至 1 分钟，疼痛难以忍受，发作间歇期完全正常，请问患者治疗首选的药物是（ ）

  A. 卡马西平   B. 苯妥英钠   C. 地西泮

  D. 维生素 B_{12} E. 苯巴比妥

  15. 病人男性，40 岁，晨起时发现右侧面部鼻唇沟变浅，喝水时口角漏水，至当地医院就诊，诊断为面神经炎。患者治疗首选（ ）

  A. 糖皮质激素   B. B 族维生素   C. 阿昔洛韦

  D. 理疗   E. 针灸

  16. 病人男性，14 岁，四肢对称性无力，双下肢及上肢感觉减退呈手套、袜套样分布。体检发现患者双下肢肌力 2 级，双上肢肌力 3 级，2 周前有"感冒"病史。入院诊断为 GBS 综合征。请问哪项检查对诊断意义**不大**（ ）

  A. 脑脊液检查   B. 肌电图检查   C. 腓肠神经活检

  D. 脑脊液回顾性诊断 E. 脊柱的 CT 检查

  17. 病人女性，35 岁，因四肢无力 3 日伴吞咽困难、呼吸困难 1 日入院，入院后发现患者除四肢对称性肌力减退，感觉障碍呈手套、袜套样分布外还有面部鼻唇沟变浅，露齿困难，伸舌困难。患者一般**不可能**出现的体征是（ ）

  A. 右侧舌前 2/3 味觉减退   B. 左侧舌前 2/3 味觉减退

  C. 双侧表情肌瘫痪   D. 仅右侧额纹消失

  E. 伸舌困难

  18. 病人男性，28 岁，四肢肌力减退伴感觉麻木、感觉减退 3 天入院，呼吸急促，频率 32 次/分。该患者最可能发生的严重的并发症是（ ）

  A. 吞咽肌麻痹   B. 肠麻痹   C. 自主神经功能紊乱

  D. 括约肌麻痹   E. 呼吸肌麻痹

  19. 病人 30 岁，因四肢肌肉无力伴感觉障碍，呼吸困难入院，体检发现四肢肌力对称性手套袜套样感觉减退，下肢肌力 1 级，双上肢肌力 2 级。发现患者呼吸急促，26 次/分。请问该患者在血气分析时氧分压降至多少可以考虑使用呼吸机辅助呼吸（ ）

  A. ＜90mmHg   B. ＜80mmHg   C. ＜70mmHg

  D. ＜60mmHg   E. ＜50mmHg

  20. 病人男性，20 岁，因四肢肌肉无力伴感觉障碍、排尿障碍入院，患者入院体检发现四肢肌肉无力和感觉障碍呈对称性，考虑为吉兰-巴雷综合征（GBS），予以腰椎穿刺，腰椎穿刺后患者需要保持哪个体位（ ）

  A. 高枕卧位   B. 低枕卧位   C. 去枕平卧

  D. 半卧位   E. 无需注意体位

  21. 病人男性，35 岁，因对称性四肢无力伴感觉障碍入院，入院后患者四肢无力加重并出现了排尿困难。请问在患者留置尿管的过程中为了训练膀胱充盈收缩的功能，应该隔多长时间开放尿管（ ）

  A. 2 小时   B. 4 小时   C. 6 小时

  D. 8 小时   E. 12 小时

22. 病人男性，50岁，刷牙漏水，吹口哨漏气来诊，诊断为左侧特发性面神经麻痹。以下症状、体征**不可能**出现的是（　　）

    A. 耳后疼痛　　　　　　B. 舌前 2/3 味觉减退　　　C. 听觉过敏

    D. Ramsay-Hunt 综合征　　E. 面部感觉减退

23. 病人女性，25岁，因吉兰-巴雷综合征入院。下列哪项**不符合**该患者的病情（　　）

    A. 运动障碍重于感觉障碍

    B. 可伴脑神经麻痹

    C. 瘫痪由下肢开始向上肢蔓延，但不波及躯干肌

    D. 尿便障碍少见

    E. 多数病例可见脑脊液蛋白细胞分离

24. 病人女性，14岁，因吉兰-巴雷综合征入院治疗，现患者出现痰多、发绀和呼吸肌麻痹。应及早（　　）

    A. 注射呼吸中枢兴奋剂　　　　B. 吸痰

    C. 吸氧　　　　　　　　　　　D. 气管切开

    E. 使用支气管扩张气雾剂

25. 病人女性，20岁，因周围神经炎入院，患者**不会有**的体征是（　　）

    A. 对称性周围感觉障碍　　　　B. 对称性运动障碍

    C. 可能累及自主神经　　　　　D. 感觉减退呈手套、袜套样

    E. 瘫痪肢体伴肌张力增加

26. 病人男性，19岁，咽痛、咳嗽、发热38.6℃，5天后好转，2周后出现四肢末端麻木、无力，逐渐加重，3日后四肢完全性下运动神经元瘫痪，呼吸困难，双眼闭不严，面无表情，不能吞咽，构音障碍。入院治疗过程中出现痰液黏稠、咳不出、呼吸肌麻痹，应立即采取的抢救措施是（　　）

    A. 肾上腺皮质激素肌内注射

    B. 抗生素和气管扩张剂雾化吸入

    C. 吸痰和吸氧

    D. 口对口人工呼吸

    E. 气管切开、吸痰及辅助机械呼吸

27. 病人女性，32岁，因对称性四肢无力伴吞咽困难，面神经麻痹入院，入院后诊断为GBS。在治疗中下列哪项**不主张**使用（　　）

    A. 血浆交换　　　　B. 静脉注射免疫球蛋白　　　C. 糖皮质激素

    D. 神经营养药物　　E. 维生素 B 族

28. 患者因卧床，并且疾病有可能累及自主神经，为了预防便秘的发生，下列哪项是**不妥**的（　　）

    A. 饮食中增加粗纤维的摄入

    B. 保证每天摄入适量的液体，以 2000ml 左右为宜

    C. 一般选择早餐前 30 分钟排便

    D. 蹲或坐位排便最佳

    E. 也可使用缓泻剂、开塞露、栓剂或灌肠等

【A₃型题】

（29～30题基于下面病例）

病人女性，60岁，高血压史10年，清晨洗脸、漱口时发现右口角流口水，右眼闭合不全，口角偏左，右额纹消失伴右耳疼痛

29. 患者的护理**错误**的是（　　　）

    A. 进食清淡饮食，避免粗糙、干硬、辛辣食物

    B. 有味觉障碍的病人应注意食物的冷热度，以防烫伤口腔黏膜

    C. 指导患者用冷水洗脸，锻炼耐寒能力，增强抵抗力

    D. 指导病人保持口腔清洁，预防口腔感染

    E. 指导病人尽早开始面肌的主动与被动运动

30. 护理上应防止发生（　　　）

    A. 面肌萎缩   B. 面肌痉挛   C. 下颌关节脱位

    D. 上颌窦感染   E. 角膜溃疡

（31～32题基于下面病例）

病人女性，63岁，5年来阵发性右侧面部剧烈疼痛，每次持续10～20秒，每日发作数十次，常因说话、进食、刷牙而诱发，不敢洗脸、说话或吃饭。

31. 患者最主要的护理问题是（　　　）

    A. 焦虑   B. 沟通障碍   C. 疼痛

    D. 吞咽困难   E. 生活自理缺陷

32. 其首选的治疗是（　　　）

    A. 泼尼松   B. 免疫球蛋白   C. 封闭治疗

    D. 射频电凝治疗   E. 卡马西平

（33～34题基于下面病例）

病人女性，38岁，四肢无力伴手套、袜套样感觉减退一周入院，入院后体检发现患者上肢下肢肌力减退，肌张力减低，入院诊断为末梢神经炎。

33. 请问患者入院后的辅助检查哪项**不可能**（　　　）

    A. 脑脊液蛋白-细胞分离   B. 脑脊液正常

    C. 神经传导速度减慢   D. 肌电图显示神经元性损害

    E. 神经活检见周围神经轴突变性

34. 首要的治疗是（　　　）

    A. 病因治疗   B. 大剂量B族维生素

    C. 神经生长因子   D. 神经营养药物如辅酶A、ATP

    E. 卡马西平或苯妥英钠

（35～36题基于下面病例）

病人男性，28岁，因右侧面部鼻唇沟变浅，同侧舌前2/3味觉消失，右侧乳突部疼痛伴外耳道疱疹入院。

35. 该患者**不可能**出现的体征是（　　　）

    A. 右侧额纹消失   B. 露齿时口角歪斜右侧   C. 右侧眼裂不能闭合

    D. 右侧外耳道出现疱疹   E. 右侧舌2/3出现疱疹

36. 首选的药物治疗是（　　）
    A. 糖皮质激素　　　　　B. B 族维生素　　　　C. 阿昔洛韦
    D. 理疗　　　　　　　　E. 针灸

参 考 答 案

一、名词解释

1. 三叉神经痛：是一种原因未明的三叉神经分布区内闪电样反复发作的剧痛，又称为原发性三叉神经痛。
2. Ramsay-Hunt 综合征：是水痘-带状疱疹病毒感染导致的周围性面瘫。典型的表现是一侧周围性面瘫伴有同侧外耳道或鼓膜出现疱疹。

二、填空题

1. 嗅神经　视神经　10　31　周围自主神经
2. 特发性面神经麻痹　贝尔（Bell）　非特异性炎症　周围
3. 口角漏水　进食时食物残渣滞留在病侧齿颊之间　流泪时不能正常外溢
4. 额纹消失　不能皱眉蹙眉　眼裂闭合不能或闭合不完全　患　健
5. 末梢神经炎　周围神经炎　四肢对称性末梢型感觉障碍　下运动神经元瘫痪　自主神经障碍
6. 肺部感染　压疮　营养低下　深静脉血栓形成　肢体挛缩与肌肉失用性萎缩　便秘　尿潴留
7. 远　近　近　远

三、选择题

1. E　　2. B　　3. D　　4. C　　5. D　　6. E　　7. C　　8. D　　9. E
10. A　11. C　12. C　13. C　14. A　15. A　16. E　17. D　18. E
19. C　20. C　21. B　22. E　23. C　24. D　25. E　26. E　27. B
28. C　29. C　30. E　31. C　32. E　33. A　34. A　35. B　36. A

第三节　急性脊髓炎病人的护理

一、名词解释

脊髓休克

二、填空题

1. 急性脊髓炎为 _____ 导致 _____ 或 _____ 所致的急性脊髓损害。常在_____后或 _____ 后发病。

2. 上升性脊髓炎起病急，进展迅速，可出现 _____、_____、_____，_____。

3. 脊髓休克期病变以下骨骼肌 _____、_____、括约肌功能障碍表现为 _____、_____，腱反射 _____、病理反射 _____。

4. 休克期过后进入恢复期，表现肌力自 _____ 端开始恢复，感觉障碍的平面 _____，瘫痪肢体 _____、腱反射 _____、病理反射 _____。

5. 急性脊髓炎若在脊髓休克期并发 _____、_____ 或 _____ 者，休克期可延长至数月。

三、选择题

【A₁ 型题】

1. 急性脊髓炎最常受累的部位（   ）
   - A. 腰段
   - B. 胸 3～5 节段
   - C. 颈膨大
   - D. 高位颈髓
   - E. 以上都不对

2. 关于急性脊髓炎休克期**错误**的是（   ）
   - A. 病变以下骨骼肌紧张性降低或消失
   - B. 病变以下感觉缺失
   - C. 腱反射亢进
   - D. 脊髓休克期一般为 2～4 周
   - E. 括约肌功能障碍

3. 急性脊髓炎脊髓休克恢复期（   ）
   - A. 肌力自远端开始恢复
   - B. 感觉障碍的平面逐渐下降
   - C. 瘫痪肢体肌张力增高、腱反射亢进
   - D. 病理反射阴性
   - E. 在脊髓休克期并发肺炎、泌尿系感染或压疮，休克期可延长至数月

4. 急性脊髓炎表现下列哪项表述是**错误**的（   ）
   - A. 散发，多见于青壮年
   - B. 病前可有发热、上呼吸道感染症状
   - C. 可先出现病灶相应部位根痛及束带感
   - D. 急性发生脊髓横贯损害症状
   - E. 不一定都出现脊髓休克现象

【A₂ 型题】

5. 病人，女性，30 岁，2 天来进行性双下肢瘫痪，大小便障碍，体温正常，胸水平以下深浅感觉丧失和截瘫，脑脊液压力正常，白细胞 $80 \times 10^6 / L$（80mm³），淋巴细胞 80%，蛋白轻度增高。最可能的诊断为（   ）
   - A. 脊髓出血
   - B. 急性脊髓炎
   - C. 脊髓肿瘤
   - D. 多发性硬化
   - E. 急性硬膜外脓肿

6. 病人，男，28 岁，1 周前头痛、鼻塞、流鼻涕和全身酸痛，3 天前出现颈背疼痛，伴四肢无力，肌张力低，腱反射消失，病理征（一），C4 平面以下痛觉减退，尿潴留。应

考虑的诊断是（　　）

    A. 吉兰-巴雷综合征   B. 急性脊髓灰质炎   C. 重症肌无力

    D. 急性脊髓炎   E. 脊髓压迫症

7. 患者，男，20岁，2周前头痛、鼻塞、流鼻涕和全身酸痛，1天前出现颈背疼痛，伴四肢无力，肌张力低，腱反射消失，病理征（—），C4平面以下痛觉减退，尿潴留。患者入院后考虑为急性脊髓炎，请问对诊断帮助比较大的辅助检查方法为（　　）

    A. 腰部正、侧位X线摄片   B. 腰部CT

    C. MRI   D. 脑脊液检查

    E. 神经传导速度和肌电图检查

8. 患者，男，40岁，双下肢乏力1周，进行性加重伴呼吸困难，吞咽困难1天入院，体检发现患者颈部以下感觉消失，四肢瘫痪，腱反射消失，病理反射未引出。患者目前的护理问题中最重要的是（　　）

    A. 感知觉紊乱

    B. 肢体活动障碍

    C. 有皮肤黏膜受损的危险

    D. 气体交换受损

    E. 有营养失调：低于机体需要的危险

9. 患者，女，35岁，因双下肢无力、感觉障碍3天，尿潴留半天入院治疗，诊断为急性脊髓炎。4周后体检一般不会出现的体征是（　　）

    A. 肌力自远端开始恢复   B. 感觉障碍的平面逐渐下降

    C. 瘫痪肢体肌张力增高   D. 腱反射减弱

    E. 病理反射引出

10. 患者，女，35岁，因急性脊髓炎入院治疗，关于该患者护理**错误**的是（　　）

    A. 早期就要大量的功能锻炼

    B. 注意肺部感染

    C. 下肢静脉血栓形成的预防

    D. 卧床期间应定时翻身，预防压疮

    E. 肌力开始恢复后应加强肢体功能训练

11. 患者，女，28岁，双下肢无力，腰部束带感入院，入院诊断为急性脊髓炎，患者一般不会有的临床表现是（　　）

    A. 急性起病   B. 运动障碍   C. 感觉障碍

    D. 自主神经功能障碍   E. 双眼视力急剧下降

12. 患者，男，35岁，因急性脊髓炎入院，治疗后病情好转出院。给患者做健康指导时下列哪项是**不正确**的（　　）

    A. 告知病人及家属患者卧床期间应定时翻身

    B. 卧床期间可以给其做下肢被动运动

    C. 病人肌力开始恢复后也要尽量帮助病人做所有的日常生活护理

    D. 注意增强体质，避免受凉、感染

    E. 注意会阴部干燥清洁，预防尿路感染

【A₃ 型题】

(13～14 题基于下面病例)

13. 患者，女，35 岁，因双下肢无力、感觉障碍 3 天，进行性加重伴吞咽困难，呼吸困难、排尿困难 1 天，入院后诊断为急性脊髓炎，立即给予呼吸肌辅助呼吸。除此之外，治疗应当首选（   ）

    A. 抗生素   B. 维生素   C. 皮质类固醇激素

    D. 神经生长因子   E. 血管扩张剂

14. 该药物使用的过程中有可能影响下列几项，**除外**（   ）

    A. 血钾   B. 血钠   C. 血钙

    D. 消化道黏膜出血   E. 皮肤破溃

(15～16 题基于下面病例)

15. 病人，男，25 岁，双下肢乏力伴尿潴留 3 天就诊。查体：双下肢肌力 2 级，脐以下感觉缺失。患者入院后予以留置尿管，留置尿管的护理<u>错误</u>的是（   ）

    A. 严格无菌操作，定期更换尿管和无菌接尿袋

    B. 每天进行尿道口的清洗、消毒

    C. 观察尿的颜色、性质与量

    D. 每天开放尿管 2 次，以训练膀胱充盈与收缩功能

    E. 鼓励病人多喝水，以稀释尿液，并促进代谢产物的排泄

16. 患者因留置尿管，鼓励其多喝水以促进排尿，一般每日的饮水量应保持在（   ）

    A. 1500～2000ml   B. 2000～2500ml   C. 2500～3000ml

    D. 3000～3500ml   E. 3500～4500ml

参 考 答 案

一、名词解释

脊髓休克：指脊髓病变时早期出现截瘫、肢体肌张力低和腱反射消失，无病理征，多为 2～4 周。

二、填空题

1. 非特异性炎症 脊髓白质脱髓鞘 坏死 感染 疫苗接种

2. 吞咽困难 构音障碍 呼吸肌麻痹 死亡

3. 紧张性降低或消失 感觉缺失 膀胱内尿充盈 直肠内粪积聚 消失 引不出

4. 远 逐渐下降 肌张力增高 亢进 出现

5. 肺炎 泌尿系感染 压疮

三、选择题

1. B   2. C   3. D   4. E   5. B   6. D   7. C   8. D   9. D

10. A   11. E   12. C   13. C   14. E   15. D   16. C

第四节　多发性硬化病人的护理

一、名词解释

Charcot 三主征

二、填空题

1. 多发性硬化是一种病因未明的以_____为主要特征的自身免疫性疾病，因视神经、脊髓和脑内有_____而得名。

2. 多发性硬化患者糖皮质激素常采用大剂量短程疗法，因易出现_____、_____、_____等电解质紊乱。

3. 口服激素治疗时出现上腹不适、胃痛、黑便时，应考虑_____若出现全身倦怠无力应考虑_____发生的可能。

4. 多发性硬化的诱发因素有_____、_____、_____、_____、_____、_____、_____、_____及_____等。

5. 干扰素常见不良反应为_____，持续_____，_____后通常不再发生；部分病人可出现注射部位_____、_____；少部分人可致_____、_____等。

三、选择题

【A₁ 型题】

1. 下列哪项**不是**中枢脱髓鞘疾病常见的病理改变（　　　）
   A. 神经纤维髓鞘破坏　　　　　　　　B. 病变分布于中枢神经系统白质
   C. 小静脉周围炎性细胞浸润　　　　　D. 神经轴索严重坏死
   E. 神经细胞相对完整

2. 下列哪项与多发性硬化发病机制**无关**（　　　）
   A. 病毒性感染　　　　　　　　　　　B. 自身免疫反应
   C. 环境因素如高纬度地区　　　　　　D. 血管炎导致缺血
   E. 遗传易感性

3. 多发性硬化最常见的临床类型是（　　　）
   A. 复发-缓解型　　　　B. 继发进展型　　　　C. 原发进展型
   D. 进展复发型　　　　　E. 良性型

4. 下述哪项体征高度提示多发性硬化（　　　）
   A. 头痛、头晕
   B. 视神经盘水肿
   C. 复视
   D. 核间性眼肌麻痹及旋转性眼球震颤
   E. 四肢无力及感觉障碍

【A₂ 型题】

5. 病人女性，24 岁，一年前疲劳后视力减退，未经治疗约 20 余日好转，近 1 周感冒后出现双下肢无力和麻木，2 日前向右看时视物双影。最可能的诊断是（　　）

　　A. 球后视神经炎　　　　　B. 重症肌无力　　　　　C. 多发性硬化

　　D. 脑干肿瘤　　　　　　　E. 脊髓压迫症

6. 病人男性，34 岁，7 个月前因轻截瘫诊断急性脊髓炎住院治疗，2 周后基本痊愈；近 20 天来感觉四肢发紧、阵发性强直伴剧烈疼痛，用布洛芬无好转，查头部 MRI 及 BA-EP、SEP 和 VEP 均正常。对确诊多发性硬化最有价值的是（　　）

　　A. 脑电图检查

　　B. CSF-IgG 指数增高和寡克隆 IgG 带（＋）

　　C. 检查发现有感觉障碍平面

　　D. Lhermitte 征（＋）

　　E. 脊髓 MRI 检查

7. 病人男性，30 岁，视力模糊伴双下肢无力入院，患者一年前有类似发作史，入院后诊断为多发性硬化复发型，该疾病的病因目前认为与下列哪种关系**不大**（　　）

　　A. 病毒感染　　　　　　　B. 细菌感染　　　　　　C. 遗传

　　D. 低温寒冷　　　　　　　E. 自身免疫

8. 病人女性，29 岁，一年前疲劳后视力减退，未经治疗约 20 余日好转，近 1 周感冒后出现双下肢无力和麻木，排尿困难，2 日前向右看时视物双影。入院后经脑脊液和 MRI 检查，诊断为多发性硬化。目前治疗首选（　　）

　　A. 糖皮质激素　　　　　　B. 免疫抑制剂　　　　　C. 转移因子

　　D. 丙种球蛋白　　　　　　E. 干扰素

9. 病人女性，26 岁，因视力减退伴右下肢无力入院，患者入院后经脑脊液和 MRI 检查，诊断为多发性硬化症（MS），现患者经治疗后情况好转，准备出院，请问下列哪种健康指导是**不正确**的（　　）

　　A. 鼓励病人一定坚持体育锻炼　　　　B. 应注意营养均衡

　　C. 避免感冒　　　　　　　　　　　　D. 避免发热

　　E. 避免疲劳

10. 病人女性，24 岁，因双下肢无力伴感觉障碍，排尿障碍入院，入院后诊断为 MS，医生给患者使用了干扰素。请问该药物最常见的不良反应是（　　）

　　A. 流感样症状　　　　　　B. 肝功能损害　　　　　C. 注射部位红肿

　　D. 过敏反应　　　　　　　E. 胃肠道反应

11. 病人女性，25 岁，因右下肢无力伴共济失调、烦躁入院，诊断为 MS，治疗好转后出院。该患者还没有生育，请问她要多久后妊娠才比较安全（　　）

　　A. 3 个月　　　　　　　　B. 6 个月　　　　　　　C. 12 个月

　　D. 18 个月　　　　　　　E. 24 个月

12. 患者男性，因双下肢无力伴排尿困难、视力减退入院，入院后考虑为多发性硬化症，那么关于多发性硬化脑脊液检查的解释**错误**的是（　　）

　　A. 脑脊液细胞数正常或轻度增加，部分病例脑脊液蛋白可轻度增加

　　B. 大多数病人 IgG 指数增高

C. CSF 寡克隆 IgG 带是诊断 MS 的 CSF 免疫学常规检查

D. 只有脑脊液中存在寡克隆 IgG，而血清中缺如才有诊断意义

E. 脑脊液中寡克隆带的出现是 MS 的特异性改变

【A₃ 型题】

13. 患者男性，因腰部束带感和双下肢无力入院，入院后诊断为多发性硬化，该患者下列哪项辅助检查是**不可能**存在（　　）

A. 急性期脑脊液细胞数显著增多

B. 脑脊液 CSF-IgG 指数增高

C. 脑脊液出现寡克隆带

D. 视觉及脑干听觉诱发电位可出现异常

E. MRI T2 像可见侧脑室周围白质散在高信号病灶

14. 患者经过治疗后病情好转出院，在给患者作出院指导下列哪项**不正确**（　　）

A. 适当锻炼，增强体质　　　　　B. 避免感冒

C. 避免熬夜和不规律的时候　　　D. 避免疲劳

E. 睡觉前热水泡脚促进睡眠

15. 病人男性，32 岁，系多发性硬化复发入院治疗，下列哪项体征**不可能**存在（　　）

A. 脑神经受累　　　　　　　　　B. 运动功能受累

C. 感觉受累表现　　　　　　　　D. 括约肌功能障碍

E. Ramsay-Hunt 综合征

16. 该患者急性期护理**不正确**的是（　　）

A. 鼓励患者尽量多做活动

B. 变换体位有困难者协助翻身

C. 尿潴留病人要注意防止尿路感染

D. 嘱咐患者合理休息与活动，防止过分疲劳

E. 对于有肢体运动障碍的卧床病人，应保持肢体功能位。

参 考 答 案

一、名词解释

Charcot 三主征：眼球震颤、意向震颤、断音言语，见于多发性硬化症。

二、填空题

1. 中枢神经系统白质脱髓鞘　散在多发的脱髓鞘硬化灶

2. 钠潴留　低钾　低钙

3. 应激性溃疡　低钾

4. 感冒　发热　感染　外伤　外科手术　拔牙　妊娠　分娩　过度劳累　精神紧张　预防接种　寒冷刺激　热疗　药物过敏

5. 流感样症状　24～48 小时　2～3 个月　红肿　疼痛　肝损害　过敏反应

三、选择题

1. D   2. D   3. A   4. D   5. C   6. B   7. B   8. A   9. A
10. A   11. E   12. E   13. A   14. E   15. E   16. A

第五节   急性脑血管疾病病人的护理

一、名词解释

1. 急性脑血管病
2. 短暂性脑缺血发作
3. 脑梗死
4. 脑血栓形成

5. 脑栓塞
6. 脑出血
7. 三偏征
8. 蛛网膜下腔出血

二、填空题

1. 关于脑血管疾病的可干预因素，多数认为_____、_____和_____是最重要的危险因素。

2. 根据发病机制脑卒中分为_____和_____ 2 大类，前者包括_____和_____，后者包括_____和_____。

3. 脑部的血液供应主要来自_____和_____。

4. 短暂性脑缺血发作，症状_____，大多持续_____至_____，通常在_____内完全缓解，最长不超过_____。

5. 短暂性脑缺血发作病人应选择_____、_____、_____和_____的饮食。

6. 脑血栓形成治疗成功的关键措施是_____，最常用_____。

7. 脑血栓形成运动功能康复的关键阶段在_____。

8. 脑栓塞的栓子来源分_____、_____、_____ 3 大类，以_____最多见。

9. 脑出血急性期治疗原则主要是_____、_____、_____和_____。

10. 脑出血的预后取决于_____、_____、_____和_____；_____、_____及_____预后较差。

11. 蛛网膜下腔出血的常见并发症有_____、_____和_____，最主要为_____。

12. 蛛网膜下腔出血在首次出血后_____内再出血的危险性最大，_____内再发率最高。

三、选择题

【A₁ 型题】

1. 缺血性脑卒中最重要的危险因素是 (　　)
    A. 短暂性脑缺血发作　　 B. 情绪激动　　　　　　 C. 风湿性心瓣膜病
    D. 大血管粥样斑块脱落　 E. 脑血管畸形

2. 最常见的脑血管疾病是（　　）

    A. 短暂性脑缺血发作　　　B. 脑血栓形成　　　　　C. 脑栓塞

    D. 脑出血　　　　　　　　E. 蛛网膜下腔出血

3. 短暂性脑缺血发作最多见的病因是（　　）

    A. 高血压　　　　　　　　B. 心脏病　　　　　　　C. 脑小动脉痉挛

    D. 动脉粥样硬化　　　　　E. 急剧的头部转动

4. 脑血栓形成最重要的危险因素是（　　）

    A. 短暂性脑缺血发作　　　B. 心脏病　　　　　　　C. 糖尿病

    D. 高脂血症　　　　　　　E. 心理社会因素

5. 颈内动脉系统 TIA 最常见的症状是（　　）

    A. 眩晕　　　　　　　　　B. 交叉性瘫痪　　　　　C. 对侧单肢无力

    D. 单眼失明　　　　　　　E. 共济失调

6. 脑血栓形成"超早期"溶栓治疗的时间指的是（　　）

    A. 发病 3 小时内　　　　　B. 发病 6 小时内　　　　C. 发病 12 小时内

    D. 发病 24 小时内　　　　E. 发病 48 小时内

7. 脑血栓形成病人早期康复训练应开始于发病的（　　）

    A. 6 小时内　　　　　　　B. 48 小时后　　　　　　C. 2 周后

    D. 4 周后　　　　　　　　E. 12 周后

8. 发生在椎-基底动脉系统的血栓形成最常见的症状是（　　）

    A. 眩晕　　　　　　　　　B. 吞咽困难　　　　　　C. 眼球运动障碍

    D. 失语　　　　　　　　　E. 交叉性瘫痪

9. **不符合**短暂性脑缺血发作的临床特征是（　　）

    A. 突然起病　　　　　　　　　　　B. 迅速出现局限性神经功能障碍

    C. 症状持续时间短，恢复快　　　　D. 不遗留后遗症

    E. 常反复发作但症状不同

10. **不符合**脑血栓形成临床表现的一项是（　　）

    A. 安静状态下发病

    B. 脑膜刺激征

    C. 运动障碍

    D. 失语

    E. 多有头昏、头痛、肢麻等前驱症状

11. 重症脑血栓形成急性期康复的重点是（　　）

    A. 定时评估病人身心功能状况　　　B. 查明和干预危险因素

    C. 保持瘫痪肢体功能位　　　　　　D. 进行适当的肢体被动运动

    E. 防止并发症

12. 急性脑血管病中起病最急骤的疾病是（　　）

    A. 短暂性脑缺血发作　　　B. 脑血栓形成　　　　　C. 脑栓塞

    D. 脑出血　　　　　　　　E. 蛛网膜下腔出血

13. 防治脑栓塞的重要环节是（　　）

    A. 治疗原发病　　　　　　B. 减轻脑水肿　　　　　C. 改善脑血供

D. 保护脑细胞　　　　　　　　E. 防治并发症

14. 脑栓塞最常见的病因是 （　　　）

A. 冠心病　　　　　　　　　　B. 风心病二尖瓣狭窄合并心房颤动

C. 亚急性感染性心内膜炎　　　D. 败血症

E. 气胸

15. 脑血栓形成病人头部禁用冷敷是为了防止（　　　）

A. 体温不升　　　　B. 意识障碍加深　　　　C. 颅内压降低

D. 脑缺血加重　　　E. 神经功能恢复延缓

16. 发生在椎-基底动脉系统的血栓形成最常见的症状是（　　　）

A. 眩晕　　　　　　B. 吞咽困难　　　　　　C. 眼球运动障碍

D. 失语　　　　　　E. 交叉性瘫痪

17. 老年人脑血栓形成易发生在夜间休息状态下的主要原因是（　　　）

A. 气温较低　　　　B. 晚餐过饱　　　　　　C. 低枕平卧

D. 血糖过低　　　　E. 血压低、血液黏稠

18. 脑出血最严重的临床类型是（　　　）

A. 内囊出血　　　　B. 脑叶出血　　　　　　C. 脑桥出血

D. 小脑出血　　　　E. 脑室出血

19. 内囊出血的典型表现是（　　　）

A. 进行性头痛加剧　　B. "三偏征"　　　　　C. 频繁呕吐

D. 大小便失禁　　　　E. 呼吸深沉而有鼾声

20. 蛛网膜下腔出血最常见的病因是（　　　）

A. 先天性动脉瘤　　　B. 脑血管畸形　　　　C. 脑动脉粥样硬化

D. 再生障碍性贫血　　E. 脑动脉炎

21. 脑出血病人急性期置头部抬高卧位的主要目的是（　　　）

A. 有利于口腔分泌物的引流　　　B. 有利于颅内血液回流

C. 防止呕吐　　　　　　　　　　D. 减轻头痛

E. 防止脑缺氧

22. 护理脑出血病人时动作轻柔的目的是（　　　）

A. 病人舒适　　　　　B. 预防压疮　　　　　C. 减少情绪波动

D. 防止损伤皮肤黏膜　E. 避免加重脑出血

23. 急性脑出血病人饮食护理**错误**的一项是（　　　）

A. 发病 1～2 日内禁食

B. 昏迷者可鼻饲

C. 每日总热量 8368kJ 左右

D. 面颊肌瘫痪病人将食物送至患侧口腔近舌根处

E. 入液量不超过 1500～2000ml

24. 护理脑出血时**错误**的一项是（　　　）

A. 大便失禁时臀下垫小布垫

B. 尿失禁者可留置尿管

C. 保持床铺清洁、干燥，及时更换

D. 便秘时行大量不保留灌肠

E. 保持会阴部干燥，可涂保护性润滑油

25. 脑出血病人死亡的主要原因是（　　）

 A. 坠积性肺炎   B. 压疮感染   C. 脑疝

 D. 上消化道出血   E. 中枢性高热

26. 脑出血急性期的病人，定时翻身应注意的最主要问题是（　　）

 A. 动作轻柔   B. 保护关节   C. 防止牵动头部

 D. 观察受压情况   E. 协助生活护理

27. 防止脑出血病人出血加重的关键措施是（　　）

 A. 控制脑水肿   B. 降低血压   C. 止血和凝血

 D. 维持生命功能   E. 防治并发症

28. 脑出血最常见的出血部位在（　　）

 A. 内囊   B. 脑叶   C. 脑桥

 D. 小脑   E. 脑室

29. 脑桥出血的特征性表现是（　　）

 A. 三偏征   B. 失语   C. 两侧瞳孔呈"针尖样"

 D. 共济失调   E. 抽搐

30. 脑出血病人头部抬高 15°～30°是为了减轻（　　）

 A. 呼吸困难   B. 脑缺氧   C. 呕吐

 D. 头痛   E. 脑水肿

31. 脑出血最重要的治疗措施是（　　）

 A. 控制脑水肿   B. 降压治疗   C. 抗生素治疗

 D. 应用止血剂   E. 给氧

32. 蛛网膜下腔出血最常见的并发症是（　　）

 A. 迟发性脑血管痉挛   B. 正常颅压脑积水   C. 心律失常

 D. 脑疝   E. 泌尿道感染

33. 蛛网膜下腔出血最常见的症状是（　　）

 A. 剧烈头痛   B. 喷射性呕吐   C. 意识模糊

 D. 抽搐   E. 肢体活动不灵

34. 蛛网膜下腔出血特征性的体征是（　　）

 A. 偏瘫   B. 感觉障碍   C. 动眼神经麻痹

 D. 脑膜刺激征   E. 病理征阳性

35. 治疗蛛网膜下腔出血的关键措施是（　　）

 A. 去除病因   B. 防止继发性脑血管痉挛

 C. 控制继续出血   D. 对症治疗

 E. 预防复发

36. 蛛网膜下腔出血的主要病因是（　　）

 A. 高血压和脑动脉硬化   B. 脑动脉炎

 C. 血液病   D. 颅内动脉瘤及动静脉畸形破裂

 E. 糖尿病

【A₂ 型题】

37. 病人男性，55 岁。1 年内出现 3 次突然说话不流利，每次持续 30 分钟左右，第 3 次伴右侧肢体麻木，神经系统检查正常，有动脉硬化病史。最可能的诊断是（　　）

  A. 癫痫部分性发作　　　　B. 偏头痛　　　　C. 颈椎病

  D. 顶叶肿瘤　　　　E. 短暂性脑缺血发作

38. 病人女性，38 岁。洗衣时突发左侧肢体活动不灵。体检：意识清，失语，心律不齐，第一心音强弱不等，心率 106 次/分，脉搏 88 次/分，二尖瓣区闻及舒张期隆隆样杂音，左侧上肢肌力 0 级、下肢肌力 2 级，偏身感觉减退。首先要考虑的疾病是（　　）

  A. 脑血栓形成　　　　B. 脑栓塞　　　　C. 脑出血

  D. 短暂性脑缺血发作　　　　E. 蛛网膜下腔出血

39. 病人女性，70 岁。原发性高血压史 30 年，剧烈头痛，喷射性呕吐 5 小时急诊入院。体检：意识不清，脉搏细速，呼吸不规则，双侧瞳孔不等大。应首先考虑（　　）

  A. 脑梗死　　　　B. 脑疝　　　　C. 脑血栓形成

  D. 高血压脑病　　　　E. 脑出血

40. 病人男性，63 岁。患高血压并有多次"短暂性脑缺血发作"病史。3 周前早晨起床时发现右侧上下肢瘫痪，神志清楚，言语不清，诊断为"脑血栓形成"，经治疗即将出院。下述健康教育**错误**的一项是（　　）

  A. 尽早开始肢体功能训练　　　　B. 晨间醒后 10 分钟缓慢起床

  C. 长期服用抗血小板聚集的药物　　　　D. 迅速降低血压

  E. 定期去医院复查

41. 病人男性，70 岁。因脑出血入院，入院时能正确回答问题，配合体检，30 分钟后呼之不应，压迫眶上神经有痛苦表情，很快意识全部丧失，对各种刺激全无反应。应考虑是（　　）

  A. 颅内压增高　　　　B. 脑疝　　　　C. 颅内进行性出血

  D. 呼吸衰竭　　　　E. 循环衰竭

42. 病人女性，38 岁，既往体健。2 小时前在提取重物后突然剧烈头痛，伴喷射性呕吐、呼吸减慢、心率减慢、血压升高。提示（　　）

  A. 急性颅脑感染　　　　B. 颅神经受刺激　　　　C. 牵涉性头痛

  D. 颅内压增高　　　　E. 神经官能症

43. 病人男性，68 岁。因急性脑出血入院，该病人能给予鼻饲进食的时间是（　　）

  A. 即刻　　　　B. 12 小时后　　　　C. 24 小时后

  D. 48 小时　　　　E. 72 小时后

44. 病人男性，80 岁。脑出血入院。目前意识不清，频繁呕吐，右侧瞳孔大，血压 206/120mmHg，左侧偏瘫。应禁止使用的护理措施是（　　）

  A. 绝对卧床休息，头偏一侧，防止窒息

  B. 应用脱水剂，降低颅内压

  C. 遵医嘱降压，防止进一步出血

  D. 置瘫痪肢体功能位，保护关节功能

    E. 协助生活护理，采用灌肠法，保持大便通畅

45. 病人男性，30 岁。因突然头痛、呕吐，脑膜刺激征阳性入院，初步诊断蛛网膜下腔出血。病因诊断主要依靠（　　　）

    A. 脑脊液检查   B. CT 检查   C. MRI 检查

    D. 脑血管造影   E. 脑超声检查

46. 病人女性，32 岁。患蛛网膜下腔出血，经治疗 2 周病情好转，突然不明原因病情恶化，并出现意识障碍和偏瘫、失语。最可能发生的情况是（　　　）

    A. 继发脑出血   B. 蛛网膜下腔再出血   C. 迟发性脑血管痉挛

    D. 正常颅压脑积水   E. 脑疝

47. 病人女性，62 岁。晨起出现言语不清，右侧肢体无力，2 日后病情渐加重。血压 148/80mmHg，意识清楚，运动性失语，右侧偏瘫。可完全排除的疾病是（　　　）

    A. 脑栓塞   B. 腔隙性梗死

    C. 短暂脑缺血发作   D. 脑出血

    E. 动脉粥样硬化性脑梗死

【A₃ 型题】

（48～50 题基于下面病例）

    病人女性，65 岁。高血压病史 15 年，糖尿病 10 年。突发右侧肢体无力，说话不流利，逐渐加重 2 日。体检：神志清楚，血压正常，混合性失语，右侧鼻唇沟浅，伸舌右偏，饮水自右侧口角漏出，右侧上下肢肌力 0 级，肌张力低，腱反射低下，右下肢病理征阳性。头颅 CT 未见异常。

48. 最可能的临床诊断是（　　　）

    A. 脑膜炎   B. 脑栓塞   C. 脑血栓形成

    D. 脑出血   E. 蛛网膜下腔出血

49. 最主要的护理诊断及合作性问题是（　　　）

    A. 躯体移动障碍   B. 语言沟通障碍

    C. 吞咽困难   D. 焦虑

    E. 潜在并发症：颅内压增高

50. 防止脑缺血加重的护理措施，**不正确**的一项是（　　　）

    A. 平卧位

    B. 头部热敷

    C. 急性期绝对卧床，避免搬动

    D. 遵医嘱用药，将血压维持在略高于病前的水平

    E. 监测生命体征、意识状态、瞳孔变化等

（51～53 题基于下面病例）

    病人男性，69 岁。原发性高血压史 25 年，今晨发现病人昏迷不醒，呕吐咖啡样物，急送入院。体检：深昏迷，双侧瞳孔呈针尖样，交叉性瘫痪，体温 39.8℃。

51. 该病人的病情应考虑为（　　　）

    A. 内囊出血   B. 小量脑桥出血   C. 大量脑桥出血

    D. 小脑出血   E. 蛛网膜下腔出血

52. 目前病人最主要的护理诊断及合作性问题是 （   ）
 A. 疼痛：头痛　　　　　B. 躯体移动障碍　　　　C. 生活自理缺陷
 D. 有受伤的危险　　　　E. 潜在并发症：脑疝

53. 护士应重点观察 （   ）
 A. 体温　　　　　　　　B. 肢体瘫痪情况　　　　C. 呕吐量及性质
 D. 血压　　　　　　　　E. 瞳孔

（54～57 题基于下面病例）

病人男性，55 岁。高血压病史 20 年，不规则服药。看电视时突发头痛，烦躁，随后意识不清，30 分钟后送到医院。体检：昏迷，血压 210/120mmHg，双眼向右侧凝视，左足外旋。

54. 最可能的临床诊断是 （   ）
 A. 晕厥　　　　　　　　B. 脑出血　　　　　　　C. 脑血栓形成
 D. 蛛网膜下腔出血　　　E. 脑栓塞

55. 为明确诊断，需要立即协助的辅助检查项目是 （   ）
 A. 脑脊液检查　　　　　B. 头颅 CT 检查　　　　C. 脑电图检查
 D. 脑超声检查　　　　　E. 脑血管造影检查

56. 最主要的护理诊断及合作性问题是 （   ）
 A. 躯体移动障碍　　　　　　　B. 意识障碍
 C. 疼痛：头痛　　　　　　　　D. 焦虑
 E. 潜在并发症：颅内压增高

57. 最重要的护理措施是 （   ）
 A. 绝对卧床，头部抬高 15°～30°，尽量避免搬动
 B. 避免情绪激动、剧烈咳嗽、用力排便等
 C. 每 30 分钟测血压 1 次并记录
 D. 执行降压治疗
 E. 遵医嘱正确使用脱水剂

（58～60 题基于下面病例）

病人女性，28 岁。跳舞时突发颈枕部剧烈疼痛，呕吐，一度意识不清，醒来后仍诉头痛难忍。检查：右侧眼睑下垂，右瞳孔散大，颈硬，凯尔尼格征阳性，无肢体瘫痪。

58. 最可能的临床诊断是 （   ）
 A. 急性脑膜炎　　　　　B. 脑出血　　　　　　　C. 小脑出血
 D. 脑干出血　　　　　　E. 蛛网膜下腔出血

59. 为缓解头痛，需绝对卧床休息的时间是 （   ）
 A. 1 周　　　　　　　　B. 2～3 周　　　　　　C. 3～4 周
 D. 4～6 周　　　　　　　E. 6～8 周

60. 出院后应指导病人避孕 （   ）
 A. 半年　　　　　　　　B. 半年～1 年　　　　　C. 1～2 年
 D. 2～3 年　　　　　　　E. 3 年以上

参 考 答 案

一、名词解释

1. 急性脑血管病：是指急性脑血液循环障碍所导致的局限性或弥漫性神经功能缺损综合征。

2. 短暂性脑缺血发作：指由于某种因素造成局灶性脑缺血导致的突发短暂性、可逆性神经功能障碍。

3. 脑梗死：指各种原因引起的脑部血液供应障碍，使局部脑组织发生不可逆性损害，导致脑组织缺血、缺氧性坏死。脑梗死包括脑血栓形成和脑栓塞。

4. 脑血栓形成：是脑血管疾病中最常见的一种，是在血管壁病变的基础上，管腔狭窄、闭塞或有血栓形成，引起血流减少或供血中断，造成局部脑组织缺血缺氧坏死。

5. 脑栓塞：指各种栓子随血流进入脑动脉使管腔急性闭塞，当侧支循环不能代偿时，引起该动脉供血区脑组织缺血性坏死，出现局灶性神经功能缺损。

6. 脑出血：指原发性非外伤性脑实质内出血，占全部脑卒中的 20%～30%。

7. 三偏征：即病灶对侧偏瘫、偏身感觉障碍和同向性偏盲。

8. 蛛网膜下腔出血：指脑底部或脑表面血管破裂后，血液直接流入蛛网膜下腔引起相应临床症状的一种脑卒中。

二、填空题

1. 高血压　心脏病　糖尿病
2. 缺血性卒中　出血性卒中　脑血栓形成　脑栓塞　脑出血　蛛网膜下腔出血
3. 颈内动脉系统　椎-基底动脉系统
4. 短暂　数分钟　数十分钟　1 小时　24 小时
5. 低盐　低糖　低脂　充足蛋白质　丰富维生素
6. 溶栓治疗　尿激酶
7. 急性期
8. 心源性　非心源性　来源不明　心源性
9. 防止再出血　控制脑水肿　维持生命功能　防治并发症
10. 出血部位　出血量　全身情况　有无并发症　脑干　丘脑　大量脑室出血
11. 再出血　脑血管痉挛　脑积水　再出血
12. 4 周　2 周

三、选择题

1. A	2. B	3. D	4. A	5. C	6. B	7. B	8. A	9. E
10. B	11. E	12. C	13. A	14. B	15. D	16. A	17. E	18. C
19. B	20. A	21. B	22. E	23. D	24. D	25. C	26. C	27. B
28. A	29. C	30. E	31. A	32. A	33. A	34. D	35. A	36. D
37. E	38. B	39. B	40. D	41. C	42. D	43. C	44. E	45. D

46. C　　47. C　　48. C　　49. A　　50. B　　51. C　　52. E　　53. E　　54. B
55. B　　56. E　　57. E　　58. E　　59. D　　60. C

第六节　帕金森病病人的护理

一、名词解释

1. 帕金森病
2. 静止性震颤
3. 慌张步态
4. 面具脸

5. 写字过小征
6. 铅管样强直
7. 齿轮样强直

二、填空题

1. 帕金森病病因尚不明，一般认为与_____、_____和_____有关。
2. 帕金森病首发症状多为_____，其次为_____、_____和_____。
3. 帕金森病震颤症状多自一侧_____开始，随病情的进展逐渐波及同侧_____和对侧_____、_____，呈"N"字型进展。
4. 目前治疗帕金森病的最有效的药物是_____，常用_____，主要有_____和_____。
5. 抗帕金森病药物应用期间，剂末效应与_____有关，可以预知；而开-关现象一般与_____和_____无关，不可预测。

三、选择题

【A₁ 型题】

1. 关于帕金森病病人静止性震颤叙述**错误**的是（　　）
    A. 下肢重于上肢　　　　B. 静止时明显　　　　C. 运动时减轻或暂停
    D. 情绪激动时加重　　　E. 睡眠时完全停止
2. 帕金森病病人常见的步态为（　　）
    A. 偏瘫步态　　　　　　B. 剪刀步态　　　　　C. 共济失调步态
    D. 慌张步态　　　　　　E. 蹒跚步态
3. 帕金森病源于什么部位变性（　　）
    A. 纹状体　　　　　　　B. 黑质　　　　　　　C. 红核
    D. 小脑　　　　　　　　E. 脑干
4. 与帕金森病病人长期自尊低下的诊断依据**不符**的是（　　）
    A. 无望、无助　　　　　　　　　B. 自尊无能
    C. 不愿意参与社会活动　　　　　D. 胆怯、逃避
    E. 不能独立进食、沐浴、如厕
5. 与帕金森病病人躯体活动障碍的诊断依据**不符**的是（　　）
    A. 不愿参与社会活动　　B. 坐下后不能站立　　C. 卧床时不能自行翻身
    D. 不能做精细动作　　　E. 行走呈前冲步态

6. 下述哪项**不符合**帕金森病的症状 （　　　）

    A. 随意运动减少　　　　　　　　B. 静止期震颤

    C. 全身肌肉强直　　　　　　　　D. 体位不稳，走路呈"慌张步态"

    E. 可导致瘫痪

7. 典型的帕金森病三个最主要临床特征是 （　　　）

    A. 静止性震颤，肌强直，面具脸

    B. 静止性震颤，肌强直，搓丸样动作

    C. 肌强直，运动徐缓，慌张步态

    D. 静止性震颤，运动徐缓，写字过小征

    E. 静止性震颤、肌强直、运动徐缓

8. 目前有关帕金森病的治疗最有效的药物是 （　　　）

    A. 左旋多巴　　　　　　B. 苯海索　　　　　　C. 金刚烷胺

    D. 溴隐亭　　　　　　　E. 多巴胺

9. 关于帕金森病临床表现**错误**的是 （　　　）

    A. 搓丸样动作　　　　　B. 齿轮样强直　　　　C. 大写征

    D. 路标手现象　　　　　E. 面具脸

10. 帕金森病病人接受左旋多巴或其复方制剂治疗时，**不宜**同服的药物是 （　　　）

    A. 维生素 A　　　　　　B. 维生素 C　　　　　C. 维生素 B_1

    D. 维生素 B_2　　　　　E. 维生素 B_6

【A_2 型题】

11. 病人男性，63 岁，因动作缓慢，走路碎步、前冲，左手静止性震颤 3 年余而住院，经药物治疗一度好转，但近来症状突然波动于加重和缓解两种状态之间。此现象为哪种药物的副作用 （　　　）

    A. 苯海索　　　　　　　B. 金刚烷胺　　　　　C. 左旋多巴

    D. 溴隐亭　　　　　　　E. 苯海拉明

12. 病人男性，55 岁，表情呆板，运动减少，右手不自主震颤，呈搓丸状。其临床表现还应包括以下哪项 （　　　）

    A. 意识障碍　　　　　　B. 肌张力低下　　　　C. 肌束颤动

    D. 肌张力呈齿轮样增强　E. 肌肉萎缩

13. 病人女性，60 岁，右侧肢体震颤，表情淡漠，行走不稳 3 个月。体检：双侧上肢静止性震颤，右侧肢体铅管样肌强直，慌张步态。以下哪种药物**不宜**服用 （　　　）

    A. 美多巴　　　　　　　B. 左旋多巴　　　　　C. 苯海索

    D. 利血平　　　　　　　E. 溴隐亭

14. 病人男性，68 岁，渐起四肢抖动伴行动迟缓 2 年。查体：面具脸，慌张步态，下颌及四肢静止性震颤，四肢呈齿轮样强直。治疗首选 （　　　）

    A. 左旋多巴　　　　　　B. 溴隐亭　　　　　　C. 金刚烷胺

    D. 外科治疗　　　　　　E. 细胞移植

15. 病人男性，55 岁，2 年前出现右上肢震颤，紧张时加剧，运动时减轻，睡眠时消失，近 1 月来行动明显迟缓，步行时呈小步前冲。其一般**不应**出现的临床表现是 （　　　）

    A. 面具脸　　　　　　　B. 小写征　　　　　　C. 巴宾斯基征

D. 直立性低血压　　　　　E. 痴呆

【A₃ 型题】

（16～18 题基于下面病例）

病人男性，65 岁，渐起四肢抖动 3 年，既往无高血压病史。体查：面具脸，慌张步态，四肢肌力正常，肌张力齿轮样增高，静止性震颤。

16. 以下哪项检查最有助于明确诊断（　　）

　　A. 脑脊液检查　　　　　B. 头颅 MRI　　　　　C. 脑电图

　　D. 诱发电位　　　　　　E. 功能影像学检测

17. 最可能的诊断（　　）

　　A. 腔隙性脑梗死　　　　B. 帕金森病　　　　　C. Alzheimer 病

　　D. 小舞蹈病　　　　　　E. 脑寄生虫病

18. 该病人经治疗 4 年，出现不自主舞蹈样动作，常在用药后 1～2 小时出现，可能的原因（　　）

　　A. 药物剂量不足　　　　B. 未规律服药　　　　C. 药物耐受

　　D. 药物过量　　　　　　E. 患小舞蹈病

（19～21 题基于下面病例）

病人男性，52 岁，渐起右上、下肢抖动 1 年半，既往史无特殊，体检：神志清楚，表情呆板，右上、下肢肌力正常，齿轮样肌张力增高，可见静止性震颤。

19. 最可能的诊断是（　　）

　　A. 小舞蹈病　　　　　　　　　　B. 脑血栓形成

　　C. 帕金森病　　　　　　　　　　D. 肝豆状核变性

　　E. 癫痫局限性运动性发作

20. 此病人合适的治疗为（　　）

　　A. 新斯的明　　　　　　B. 苯妥英钠　　　　　C. 左旋多巴

　　D. 泼尼松　　　　　　　E. 低分子右旋糖酐

21. 下列哪种药物对该病人无效（　　）

　　A. 苯海索　　　　　　　B. 甲基多巴　　　　　C. 金刚烷胺

　　D. 美多巴　　　　　　　E. 溴隐亭

（22～24 题基于下面病例）

病人男性，50 岁。因渐发双上肢震颤，活动不利半年首次来院就诊。体检：表情呆滞，四肢肌张力齿轮样增高，双上肢平伸时见静止性震颤，双手指鼻试验正常。颅脑 MRI 无异常发现。

22. 体检时不可能发现的征象是（　　）

　　A. 搓丸样动作　　　　　B. 路标手现象　　　　C. 写字过小征

　　D. "开-关" 现象　　　　E. 慌张步态

23. 该疾病的神经生化改变是（　　）

　　A. 5-羟色胺降低　　　　B. 多巴胺减少　　　　C. 去甲肾上腺素减少

　　D. 乙酰胆碱减少　　　　E. 脑啡肽减少

24. 上述病人首选治疗药物为（　　）

　　A. 多巴胺　　　　　　　B. 纳洛酮　　　　　　C. 苯妥英钠

  D. 溴隐亭　　　　　　　　E. 左旋多巴

（25～26 题基于下面病例）

  病人男性，57 岁，患帕金森病 4 年，一直接受左旋多巴治疗，病情相对稳定，最近 2 个月感觉药物作用效果较前变差，症状控制或减轻的持续时间越来越短。

  25. 首先应考虑发生的情况是（　　）

   A. 出现合并症

   B. 服药方法有误

   C. 药物吸收不良

   D. 多巴胺替代药物治疗出现的开-关现象

   E. 多巴胺替代药物治疗出现的剂末现象

  26. 目前的治疗是（　　）

   A. 增加左旋多巴每日服药次数或增加单剂量

   B. 改用抗胆碱药物

   C. 停用左旋多巴

   D. 改用多巴胺受体激动剂

   E. 改用复方多巴制剂

（27～30 题基于下面病例）

  病人男性，65 岁，双手颤抖和动作迟缓 6 年余，体检：面具脸，双手静止性震颤，右侧明显，右上肢肌张力齿轮样增高，手指扣纽扣、系鞋带困难，慌张步态。

  27. 该病人主要的护理诊断/问题**不包括**（　　）

   A. 长期自尊低下　　　　　　　　B. 躯体活动障碍

   C. 知识缺乏　　　　　　　　　　D. 疼痛：头痛

   E. 营养失调：低于机体需要量

  28. 本病最常见的首发症状是（　　）

   A. 静止性震颤　　　　　B. 面部表情少　　　　　C. 肌强直

   D. 运动迟缓　　　　　　E. 顽固性便秘

  29. 可用于治疗本病的药物以下哪项**除外**（　　）

   A. 美多巴　　　　　　　B. 左旋多巴　　　　　　C. 苯海索

   D. 帕金宁　　　　　　　E. 多奈哌齐

  30. 关于该病人的治疗和护理下列哪项**不正确**（　　）

   A. 目前以药物治疗为主

   B. 药物治疗从大剂量开始，缓慢递减

   C. 疾病早期鼓励病人加强主动运动

   D. 给予低盐、低脂、低胆固醇、适量优质蛋白的清淡饮食

   E. 晚期病人应加强护理，减少并发症的发生

参 考 答 案

一、名词解释

1. 帕金森病：是由于黑质多巴胺（DA）能神经元变性缺失引起的一种常见的神经系

统变性疾病，以静止性震颤、肌强直、运动徐缓等为主要表现。

2. 静止性震颤：震颤多自一侧上肢远端开始，呈现节律性手指屈曲和拇指对掌运动，似"搓丸样"动作，4～6次/秒，大多在静止状态时出现，情绪紧张时加剧，随意活动时减轻，入睡后则消失，称为静止性震颤。

3. 慌张步态：行走时启动困难，走路缓慢，上肢摆动消失，步伐碎小，脚几乎不能离地，往往失去重心，越走越快呈前冲状，不能及时停步，称慌张步态。

4. 面具脸：面肌活动少时，表情呆板，常双眼凝视，瞬目减少，笑容出现和消失减慢，称面具脸。

5. 写字过小征：书写困难，写字时笔迹颤动或越写越小，称写字过小征。

6. 铅管样强直：屈肌与伸肌的肌张力同时增高，若被动运动关节阻力均匀一致，似弯曲软铅管，称铅管样强直。

7. 齿轮样强直：若肌强直与静止性震颤叠加，可感觉在均匀阻力中有断续的停顿，似转动齿轮，称齿轮样强直。

二、填空题

1. 年龄老化　环境因素　家族遗传因素
2. 震颤　步行障碍　肌强直　运动迟缓
3. 上肢远端　下肢　上肢　下肢
4. 左旋多巴　复方左旋多巴　美多巴　帕金宁
5. 有效血浓度　服药时间　剂量

三、选择题

1. A　2. D　3. B　4. E　5. A　6. E　7. E　8. A　9. C
10. E　11. C　12. D　13. D　14. A　15. C　16. E　17. B　18. D
19. C　20. C　21. B　22. D　23. E　24. E　25. E　26. A　27. D
28. A　29. E　30. B

第七节　癫痫病人的护理

一、名词解释

1. 癫痫　　　　　　　　　　　　2. 癫痫持续状态

二、填空题

1. 癫痫发作形式多样，共同特征有_____、_____、_____和_____。
2. 国际抗癫痫联盟将痫性发作分为_____、_____和_____ 3类。
3. 全面性强直-阵挛发作以_____和_____为特征，发作过程可分为_____、_____和_____ 3期。
4. 诊断癫痫最有价值的检查是_____，它有助于癫痫的_____、_____和_____。

5. 癫痫合理选药的主要依据是 _____，同时应兼顾 _____、_____ 和 _____等因素综合考虑。

三、选择题

【A₁ 型题】

1. 下列哪项**不符合**痫性发作（　　）

    A. 痫性发作分为部分性发作和全面性发作两个类型

    B. 单纯部分性发作不伴意识障碍

    C. 全面性发作多伴意识障碍

    D. 痫性发作起始异常放电源于一侧脑部的，为部分性发作

    E. 痫性发作起始异常放电源于两侧脑部的，为全面性发作

2. 杰克逊（Jackson）癫痫属于（　　）

    A. 部分运动性发作　　　　B. 复杂部分性发作　　　　C. 体觉性发作

    D. 精神性发作　　　　　　E. 全面性发作

3. 关于癫痫的治疗原则**错误**的是（　　）

    A. 尽量联合用药原则

    B. 个体化用药原则

    C. 长期用药原则

    D. 停药应遵循缓慢和逐渐减量的原则

    E. 增药可适当得快，减药一定要慢

4. 对癫痫病人的健康指导**错误**的内容是（　　）

    A. 适当参加脑力活动　　　B. 需长期正规服药　　　　C. 避免过多饮水

    D. 开车须有人陪同　　　　E. 禁用神经兴奋剂

5. 癫痫复杂部分性发作的病灶部位多在（　　）

    A. 颞叶　　　　　　　　　B. 边缘系统　　　　　　　C. 额叶

    D. 枕叶　　　　　　　　　E. 顶叶

6. 全面强直-阵挛发作应特别强调的护理措施是（　　）

    A. 把病人送到医院救治　　B. 保暖　　　　　　　　　C. 注射抗癫痫药物

    D. 保持气道通畅　　　　　E. 及时吸氧

7. 可用于控制特发性全面强直-阵挛发作的药物**不包括**（　　）

    A. 丙戊酸钠　　　　　　　B. 卡马西平　　　　　　　C. 苯妥英钠

    D. 乙琥胺　　　　　　　　E. 苯巴比妥

8. 全面强直-阵挛发作时预防窒息的护理措施**不包括**（　　）

    A. 解开衣领裤带　　　　　B. 头低偏向一侧　　　　　C. 喂水稀释痰液

    D. 托起下颌，舌拉出　　　E. 吸出口腔液体

9. 癫痫持续状态必须是（　　）

    A. 全面强直-阵挛发作频繁发生，持续 24 小时

    B. 连续的失神发作

    C. 局部抽搐持续数小时或数日

    D. 发作自一开始，按大脑皮层运动区逐渐扩展

　　E. 全面强直-阵挛发作频繁发生，伴意识持续不清

　　10. 抢救癫痫持续状态的病人，首选（　　　）

　　　　A. 水合氯醛灌肠　　　　　　　　　B. 苯妥英钠静脉注射

　　　　C. 地西泮静脉注射　　　　　　　　D. 氯丙嗪肌内注射

　　　　E. 苯巴比妥钠肌内注射

【A₂ 型题】

　　11. 病人男性，12 岁，近 2 个月发作性四肢抽搐 3 次，伴意识障碍，口吐白沫，大小便失禁，每次持续时间 4～6 分钟。最有助于诊断的检查是（　　　）

　　　　A. 头颅 CT　　　　　　　　B. 头颅 MRI　　　　　　　C. 脑电图

　　　　D. 脑脊液检查　　　　　　E. 脑干诱发电位

　　12. 患儿男性，6 岁，突然发作瞪视不动，呼之不应，继而两手不断摸索，历时 2 分钟缓解，事后不能回忆，脑电图示双侧颞区慢波，杂有棘波、尖波。应诊断为：（　　　）

　　　　A. 精神分裂症　　　　　　B. 癔症发作　　　　　　　C. 精神运动性发作

　　　　D. 失神发作　　　　　　　E. 强直性发作

　　13. 病人男性，45 岁，脑部肿瘤病人，近 1 天出现频繁全身抽搐，意识丧失，体温 39.5℃，脉搏 120 次/分，呼吸 26 次/分，血压 120/75kPa，白细胞计数 $12×10^9$/L。首先的处理措施是（　　　）

　　　　A. 紧急手术摘除肿瘤　　　B. 应用抗生素　　　　　　C. 静脉注射地西泮

　　　　D. 降温　　　　　　　　　E. 给氧

　　14. 病人女性，10 岁，自 3 岁起有发作性四肢抽搐伴意识障碍，一直服用卡马西平，近 4 年无抽搐发作，下一步应该（　　　）

　　　　A. 改服丙戊酸钠

　　　　B. 改服苯妥英钠

　　　　C. 停药观察，症状复发继用卡马西平

　　　　D. 逐渐减量，1 年内无发作可遵嘱停药

　　　　E. 保持原剂量，定期复查血药浓度

　　15. 病人女性，26 岁，临床诊断为特发性癫痫，病史已 3 年。主要表现为全身性强直-阵挛发作，每月发作 2～3 次，其防治的关键在于（　　　）

　　　　A. 做脑电图检查病因

　　　　B. 避免疲劳、高热、饮酒、激烈运动等诱发因素

　　　　C. 发作时应尽快肌内注射地西泮以制止发作

　　　　D. 药物应用，需待癫痫完全控制 2～5 年后可考虑终止

　　　　E. 根据脑电图和颅脑 CT 的变化，决定抗癫痫药的应用时间

　　16. 病人女性，16 岁，1 年来每于激动后出现四肢抽动，呼之不应，无尿便失禁，未曾咬伤，每次持续约 2～3 分钟，共发作 5 次。神经系统检查无异常发现。为明确诊断，首要的辅助检查是（　　　）

　　　　A. 脑电图　　　　　　　　B. 腰椎穿刺　　　　　　　C. 脑 CT

　　　　D. 大便查虫卵　　　　　　E. 肌电图

　　17. 病人男性，14 岁，无故停用抗癫痫药 2 天后发作性双眼上翻，口吐白沫，四肢抽搐发作多次来院急诊，缓解期间伴意识不清，此时最佳的处理是（　　　）

  A. 静脉注射地西泮   B. 口服地西泮   C. 口服苯妥英钠

  D. 静脉注射地塞米松   E. 口服苯巴比妥钠

  18. 病人男性，20 岁，反复发作四肢抽搐伴意识丧失 2 年，脑电图示有痫波发放。下列**不正确**的说法是（　　）

    A. 应立即开始治疗   B. 用药从小剂量开始

    C. 大剂量联合用药   D. 开始先单独应用一种药物治疗

    E. 用药后定期检查肝、肾功能

  19. 病人女性，20 岁，间歇性全身抽搐伴意识障碍 1 年余，服用抗癫痫药物已很少发作，此次因停药抽搐频繁发作，意识不清，高热 1 天余急诊入院。下列哪项**不符合**抢救原则（　　）

    A. 立即插鼻管给原用的抗癫痫药物 B. 应静脉给药从速制止发作

    C. 保持呼吸道通畅   D. 遵医嘱应用甘露醇

    E. 注意水电解质平衡

  20. 病人女性，40 岁，2 天前夜间睡眠中突然大叫一声，双眼上翻，四肢强直，尿失禁，呼之不应，5～6 分钟后清醒。平时常有发愣伴咀嚼吞咽动作或无目的外出，持续数十分钟，事后均不能回忆。下列哪一种诊断最可能（　　）

    A. 癔症发作   B. 晕厥发作

    C. 失神发作   D. 全面性强直-阵挛发作

    E. 复杂部分性发作继发全面性发作

【A₃ 型题】

（21～23 题基于下面病例）

  病人男性，24 岁，某天突然出现意识丧失，全身抽搐，两眼上翻，瞳孔散大，牙关紧闭，大小便失禁，持续约 2 分钟，清醒后对抽搐全无记忆。

  21. 需行下列哪项检查对诊断最具特异性（　　）

    A. 头部 CT   B. 脑血流图   C. 脑电图

    D. 心电图   E. 脑脊液检查

  22. 对该病人的急救处置首先是（　　）

    A. 遵医嘱从速给药，控制发作 B. 注意保暖，避免受凉

    C. 急诊做 CT，查找病因   D. 安全护理，防止病人受伤

    E. 保持呼吸道通畅，防止窒息

  23. 经治疗未再次发作，护士在对病人指导时**错误**的是（　　）

    A. 睡眠要充足   B. 暂停服药   C. 饮食宜清淡

    D. 注意安全   E. 心情愉快

（24～26 题基于下面病例）

  病人男性，30 岁，有发作性意识丧失、四肢抽搐史，服药后已 2 年未发，近来自动停药。今晨起出现多次发作，发作间歇意识不清，来院急诊时有频繁发作伴昏迷。

  24. 首先遵医嘱应用的药物治疗是（　　）

    A. 苯妥英钠 0.25g 肌内注射 B. 苯巴比妥 0.2g 肌内注射

    C. 地西泮 20mg 静脉注射   D. 副醛 10ml 保留灌肠

    E. 异戊巴比妥 500mg 静脉缓慢注射

25. 患者此种情况应属于下列哪种情况（　　　）
    A. 癫痫大发作　　　　　　B. 癫痫持续状态　　　　C. Jackson 发作
    D. 精神运动性发作　　　　E. 肌阵挛发作
26. 出院后继续服药至下列哪种情况可以停药（　　　）
    A. 用药无效时停药
    B. 发作完全控制后即可停药
    C. 发作时用药半年左右，不发即可停药
    D. 发作控制后逐步减药，至 2 年后全部停药
    E. 发作完全控制 2～5 年后可逐步停药

（27～30 题基于下面病例）

病人男性，23 岁，在校大学生，上课时突然倒地，意识丧失，全身抽搐，口吐白沫，尿失禁，约 15 分钟后逐渐清醒，对所发生的事情全无记忆。

27. 该病人最可能的诊断是（　　　）
    A. 低血糖昏迷　　　　　　B. 癔症　　　　　　　　C. 晕厥
    D. 癫痫　　　　　　　　　E. 短暂性脑缺血发作
28. 护士确定护理诊断/问题时**不包括**（　　　）
    A. 有窒息的危险　　　　　　　　B. 有受伤的危险
    C. 知识缺乏　　　　　　　　　　D. 体温过高
    E. 潜在并发症：癫痫持续状态
29. 发作后病人最可能的心理反应是（　　　）
    A. 自卑　　　　　　　　　B. 焦虑　　　　　　　　C. 兴奋
    D. 恐惧　　　　　　　　　E. 紧张
30. 发作时**不正确**的护理措施是（　　　）
    A. 使病人就地平卧　　　　　　　B. 磨牙间塞入牙垫
    C. 用力按压肢体，制止抽搐发作　D. 不喂食、喂水
    E. 移去身边危险物品

参 考 答 案

一、名词解释

1. 癫痫：是一组反复发作的神经元异常放电所致的短暂性中枢神经系统功能障碍的慢性脑部疾病，具有突然发生和反复发作的特点。

2. 癫痫持续状态：指一次癫痫发作持续 30 分钟以上或连续多次发作，发作间期意识或神经功能未恢复至正常状态。

二、填空题

1. 短暂性　刻板性　间歇性　反复发作性
2. 部分性发作　全面性发作　不能分类的发作
3. 意识丧失　全身肌肉强直性收缩　强直期　阵挛期　惊厥后期

4. 脑电图检查　分型　估计预后　术前定位
5. 癫痫发作的类型　药物副作用大小　药物有无稳定来源　价格

三、选择题

1. A　　2. A　　3. C　　4. C　　5. A　　6. D　　7. D　　8. D　　9. E
10. C　　11. C　　12. C　　13. C　　14. D　　15. D　　16. A　　17. A　　18. C
19. A　　20. E　　21. C　　22. A　　23. B　　24. C　　25. B　　26. E　　27. D
28. D　　29. A　　30. C

第八节　肌肉疾病病人的护理

一、名词解释

1. 重症肌无力　　　　　　　　　　　　2. 周期性瘫痪

二、填空题

1. 重症肌无力一般呈两个发病高峰年龄。第1个高峰为_____，以_____为多；第2个高峰为_____，以_____和_____较多。

2. 重症肌无力危象有_____、_____和_____3种，以_____最常见。

3. 重症肌无力常用治疗药物有_____、_____、_____等，其根本性治疗是_____。

4. 重症肌无力病人禁止使用有神经-肌肉传递阻滞作用的药物，如_____、_____、_____、_____、_____、_____和_____等。

5. 低钾型周期性瘫痪常见诱因有_____、_____、_____、_____、_____和_____等。

6. 低钾型周期性瘫痪的心电图主要特点为_____、_____、_____等。

三、选择题

【A₁型题】

1. 重症肌无力最常受累的肌肉是（　　）
   A. 四肢肌　　　　　B. 眼外肌　　　　　C. 咽喉肌
   D. 咀嚼肌　　　　　E. 面肌

2. 重症肌无力常与哪种疾病合并存在（　　）
   A. 小细胞肺癌　　　B. 甲状腺功能亢进　C. 多发性肌炎
   D. 胸腺肥大或胸腺瘤　E. 系统性红斑狼疮

3. 神经-肌肉接头处传递功能障碍的自身免疫性疾病是（　　）
   A. 多发性硬化　　　B. 周期性瘫痪　　　C. 三叉神经痛
   D. 重症肌无力　　　E. 多发性神经病

4. 肌无力危象特点的描述**不正确**的是（　　）
   A. 依酚氯胺试验症状减轻

　　B. 由抗胆碱酯酶药不敏感引起

　　C. 由各种诱因和药物减量诱发

　　D. 表现为呼吸微弱、吞咽困难、语言低微等

　　E. 可反复发作或迁延成慢性

5. 最有助于重症肌无力诊断的病史是（　　　）

　　A. 有无头痛，呕吐　　　　B. 有无糖尿病史　　　　C. 有无抽搐

　　D. 有无晨轻暮重　　　　E. 有无高血压史

6. 重症肌无力胆碱能危象除维持呼吸外最合理的处理措施是（　　　）

　　A. 增加肌注新斯的明　　　　　　　B. 加用阿托品

　　C. 停用抗胆碱酯酶剂　　　　　　　D. 停用抗胆碱酯酶剂加用阿托品

　　E. 做 Tensilon 试验

7. 重症肌无力出现肌无力危象时，**错误**的护理措施是（　　　）

　　A. 遵医嘱静脉注射新斯的明　　　　B. 吸氧、吸痰

　　C. 做好气管切开准备工作　　　　　D. 做好辅助呼吸准备工作

　　E. 遵医嘱停用抗胆碱酯酶剂

8. 重症肌无力致死的主要原因（　　　）

　　A. 眼外肌麻痹　　　　　　B. 四肢无力　　　　　　C. 吞咽困难

　　D. 构音障碍　　　　　　　E. 危象

9. 重症肌无力病人发生胆碱能危象时临床表现**不包括**（　　　）

　　A. 呼吸困难　　　　　　　B. 唇周、肢端发绀　　　　C. 出汗、唾液增多

　　D. 瞳孔扩大　　　　　　　E. 肌束颤动

10. 肌无力危象与其他危象不易鉴别时，可采取的最佳方法是（　　　）

　　A. 肌注新斯的明　　　　　B. 肌注苯丙酸诺龙　　　　C. 静脉注射依酚氯铵

　　D. 口服溴化吡啶斯的明　　E. 疲劳试验

【A₂ 型题】

11. 病人女性，27 岁，3 个月来出现左上睑下垂，继之左眼球活动受限，症状下午加重，休息后减轻，住院治疗中出现呼吸困难，瞳孔缩小，唾液增多，腹痛，大汗，紧急抢救应首选（　　　）

　　A. 静脉注射阿托品并大量静脉补液

　　B. 立即停用抗胆碱酯酶剂，静脉补液

　　C. 立即停用抗胆碱酯酶剂，静脉注射阿托品

　　D. 大量静脉补液，补充氯化钾

　　E. 静脉滴注糖皮质激素

12. 病人男性，16 岁，3 年来双上睑下垂，视物成双，下午加重，长期服用溴化吡啶斯的明，症状减轻。但近 2 天感冒后突发胸闷，气促，口唇发绀，静脉注射依酚氯铵后明显好转。下列处理中哪项是**错误**的（　　　）

　　A. 保持呼吸道通畅　　　　　　　　B. 立即停用抗胆碱酯酶药物

　　C. 肌注新斯的明　　　　　　　　　D. 气管切开，人工呼吸

　　E. 静脉补液，维持水、电解质平衡

13. 病人女性，35 岁，反复四肢无力 3 个月，咳嗽 3 天。肢体无力在午后和活动后加

重，休息后或清晨起床时减轻。检查：双肺少量啰音，右侧上睑下垂，双瞳等大，四肢反射正常，感觉正常，肌疲劳试验阳性。以下哪项处理是**错误**的（ ）

    A. 溴化新斯的明   B. 肾上腺皮质激素   C. 卡那霉素

    D. 硫唑嘌呤   E. 胸腺切除术

14. 病人女性，30岁，睁眼困难伴复视2年，晨轻暮重，休息后好转。下列检查有助于明确诊断，**除外**（ ）

    A. 新斯的明试验   B. 疲劳试验

    C. 胸部CT扫描   D. 乙酰胆碱受体抗体测定

    E. 椎管造影

15. 病人女性，24岁，因渐进性乏力2个月，视物模糊1周来诊，除长时间向上凝视后表现出非对称性上睑下垂外，体检未发现异常。为诊断和估计病情，应做的检查是（ ）

    A. 肌肉病理   B. 依酚氯胺试验   C. 重复电刺激检查

    D. 胸部CT   E. 甲状腺功能试验

16. 病人男性，10岁，1周前下午家人发现左眼裂变小，晨起时正常。体检：双上睑轻下垂，瞳孔等大，对光反射正常，令其反复做睁闭眼动作后，上睑下垂加重，最可能的诊断是（ ）

    A. 动眼神经麻痹   B. 先天性眼睑下垂   C. 周期性麻痹

    D. 重症肌无力   E. 多发性硬化

17. 病人男性，33岁，诊断重症肌无力，因肺部感染应用卡那霉素治疗，3天后发生危象，这时首先应（ ）

    A. 鉴别危象类型，给予针对性治疗   B. 停用卡那霉素

    C. 保证呼吸道通畅和正常换气   D. 积极治疗肺部感染

    E. 肌内注射阿托品1mg

18. 病人男性，25岁，近2个月出现双眼睑下垂，四肢乏力，晨轻暮重，服用新斯的明治疗。3天前自觉呼吸费力，腹痛，入院时呼吸极度困难，出汗，瞳孔缩小，肌肉跳动。处理除气管切开及人工呼吸准备外，最主要应采取（ ）

    A. 加大新斯的明   B. 新斯的明+激素

    C. 新斯的明+阿托品   D. 停用新斯的明，应用阿托品

    E. 胸腺照射

19. 病人女性，25岁，3个月来四肢无力，于休息后减轻，活动后加重，新斯的明试验阳性。最适宜治疗药物是（ ）

    A. 钾盐   B. 维生素B族   C. 抗胆碱酯酶药物

    D. 血管扩张药   E. 左旋多巴

20. 30岁女性，右睑轻下垂，复视，吞咽困难2年，服用新斯的明治疗。入院前1天症状迅速加重，说话含糊不清，呼吸困难，瞳孔缩小，出汗，流涎，以上表现最符合下列哪项（ ）

    A. 肺内感染   B. 延髓麻痹   C. 肌无力危象

    D. 胆碱能危象   E. 反拗性危象

【A₃ 型题】

(21～23 题基于下面病例)

病人女性，24 岁，眼睑下垂、四肢乏力 1 年余。1 天前感冒后出现吞咽费力，呼吸困难。体检：双眼睑下垂，眼球各向运动均受限，四肢肌力减低，呼吸活动度明显减弱，新斯的明试验阳性。

21. 最可能的诊断是（　　）

    A. 重症肌无力　　　　　　B. 急性脊髓炎　　　　　C. 吉兰-巴雷综合征

    D. 桥脑肿瘤　　　　　　　E. 周期性瘫痪

22. 最重要的辅助检查（　　）

    A. 肌电图　　　　　　　　B. 头颅 CT　　　　　　C. 脑脊液检查

    D. 血生化检查　　　　　　E. 头颅正侧位片

23. 处理上最重要的是（　　）

    A. 大剂量激素的使用　　　B. 大剂量维生素治疗　　C. 抗生素使用

    D. 补钾　　　　　　　　　E. 维持呼吸功能

(24～25 题基于下面病例)

病人男性，52 岁，重症肌无力病史 6 年，近 2 周来出现眼睑下垂、复视、进食咀嚼无力，住院接受抗胆碱酯酶药治疗，肌无力症状继续加重，体检：双眼睑下垂，瞳孔缩小，流泪，出汗，四肢近端肌束颤动。

24. 根据病人目前情况，应首先考虑的情况是（　　）

    A. 糖皮质激素过量　　　　B. 胆碱能危象　　　　　C. 肌无力危象

    D. 反拗性危象　　　　　　E. 合并其他疾病

25. 首要的处理措施是（　　）

    A. 立即停用抗胆碱酯酶药　　　　　B. 保持呼吸道通畅

    C. 立即停用糖皮质激素　　　　　　D. 加大抗胆碱酯酶药剂量

    E. 使用血浆置换疗法

(26～28 题基于下面病例)

病人女性，30 岁，20 多天前出现双眼睑下垂，症状下午比早上明显，休息后减轻，新斯的明试验阳性，入院后第 5 天突然病情加重，出现发热、咳嗽、呼吸困难。

26. 根据临床征象，护士评估病人可能出现了（　　）

    A. 急性左心衰竭　　　　　B. 肌无力危象　　　　　C. 胆碱能危象

    D. 反拗性危象　　　　　　E. 进行性肌营养不良

27. 该危象的预防下列哪项**不对**（　　）

    A. 合理使用抗胆碱酯酶药

    B. 遵医嘱定时正确服药

    C. 育龄妇女做好避孕工作

    D. 避免手术、外伤、过劳、精神创伤

    E. 可用链霉素、新霉素、卡那霉素等药物治疗

28. 病人出现呼吸肌麻痹时的紧急处理**不正确**措施是（　　）

    A. 改善通气，纠正缺氧　　　　　　B. 保持呼吸道通畅

    C. 及时正确使用人工呼吸器　　　　D. 严密观察呼吸困难的程度

E. 立即高浓度、高流量给氧

（29～30 题基于下面病例）

病人男性，21 岁，白天参加运动会长跑比赛，晚饱餐后入睡，翌日晨起四肢瘫痪，查血清钾减低，心电图出现 U 波，ST 段下移。

29. 可能的诊断是（　　　）

  A. 急性炎症性脱髓鞘性多发性神经病

  B. 脊髓出血

  C. 低钾型周期性瘫痪

  D. 急性脊髓炎

  E. 癔症性瘫痪

30. 该病的诱发因素**不包括**（　　　）

  A. 剧烈活动　　　　　　B. 情绪激动　　　　　　C. 月经前期

  D. 高钾饮食　　　　　　E. 静脉注射高渗葡萄糖

参 考 答 案

一、名词解释

1. 重症肌无力：是乙酰胆碱受体介导、细胞免疫依赖及补体参与的神经-肌肉接头处传递功能障碍的自身免疫性疾病。

2. 周期性瘫痪：是以周期性反复发作的骨骼肌短暂性弛缓性瘫痪为特征的一组疾病。

二、填空题

1. 20～30 岁　女性　40～50 岁　男性　伴发胸腺瘤者

2. 肌无力危象　胆碱能危象　反拗性危象　肌无力危象

3. 抗胆碱酯酶药物　糖皮质激素　免疫抑制剂　胸腺切除

4. 氟喹诺酮类　氨基糖苷类　多黏菌素类　四环素类　普鲁卡因胺　普萘洛尔　氯丙嗪　肌肉松弛剂

5. 过度疲劳或剧烈活动　情绪激动　月经前期　受寒或感染　酗酒　饱餐　高糖饮食或静脉注射高渗葡萄糖　胰岛素

6. U 波明显　Q-T 间期延长　S-T 段下降

三、选择题

1. B　　2. D　　3. D　　4. B　　5. D　　6. D　　7. E　　8. E　　9. D

10. C　　11. C　　12. B　　13. C　　14. E　　15. C　　16. D　　17. C　　18. D

19. C　　20. D　　21. A　　22. A　　23. E　　24. B　　25. A　　26. B　　27. E

28. E　　29. C　　30. D

（张兰青　赵修春）

第九章 传染病病人的护理

第一节 概 述

一、名词解释

1. 传染病
2. 感染
3. 传染性
4. 流行性
5. 感染后免疫
6. 散发
7. 流行
8. 暴发
9. 复发
10. 再燃
11. 流行过程
12. 传染源
13. 传播途径
14. 易感者
15. 医学观察
16. 留验
17. 隔离

二、填空题

1. 感染过程五种不同的结局是 _____、_____、_____、_____、_____。一般来说，_____最常见，其次是_____，_____最少见。

2. 感染过程中病原体的作用主要有_____、_____、_____、_____。

3. 传染病的基本特征包括_____、_____流行病学特征和_____，其中流行病学特征包括_____、_____、_____。

4. 传染病流行性按其强度可有_____、_____、_____和_____之分。

5. 传染病病程发展的阶段性包括_____、_____、_____、_____四个阶段。

6. 传染病潜伏期确定_____。

7. 传染病的流行过程必须具备的三个条件是_____、_____、_____。

8. 传染病传播途径主要包括_____、_____、_____、_____、_____。

9. 传染病预防时对病人的管理应做到_____、_____、_____、_____、_____。

10. 甲类为_____传染病。城镇要求发现后_____内通过传染病疫情监测信息系统上报，农村不超过_____。

11. 乙类为 _____ 传染病，城镇要求发现后 _____ 内立即上报，农村不超过_____。

12. 传染病预防时对接触者的管理根据具体情况不同分别采取_____、_____、_____、_____或_____。

13. 传染病诊断主要通过_____、_____、_____三方面资料。

14. 传染病一般实验室检查基本包括：_____、_____、_____、_____四方面。

15. 传染病治疗的目的不仅在于促进病人的_____，还在于控制_____，防止传染病进一步传播，因此要坚持综合治疗的原则，即_____、_____与_____、_____并重，_____、_____与_____并重的原则。

三、选择题

【A₁ 型题】

1. 亚临床感染又称（　　）
   A. 潜伏性感染　　　　　B. 隐性感染　　　　　C. 显性感染
   D. 病原体携带状态　　　E. 病原体被消灭

2. 麻疹病毒感染人体后大多数表现为（　　）
   A. 病原体被清除　　　　B. 隐性感染　　　　　C. 显性感染
   D. 病原体携带状态　　　E. 潜伏性感染

3. 区别传染病与其他疾病的最主要依据是（　　）
   A. 传染性　　　　　　　B. 流行性　　　　　　C. 免疫性
   D. 季节性　　　　　　　E. 地区性

4. 确定传染病病人隔离期的重要依据是（　　）
   A. 潜伏期　　　　　　　B. 症状明显期　　　　C. 前驱期
   D. 传染期　　　　　　　E. 恢复期

5. 一般传染病传染性最强的时期是（　　）
   A. 前驱期　　　　　　　B. 潜伏期　　　　　　C. 恢复期
   D. 症状明显期　　　　　E. 缓解期

6. 猩红热的传播途径是（　　）
   A. 呼吸道传播　　　　　B. 消化道传播　　　　C. 血液、体液传播
   D. 虫媒传播　　　　　　E. 接触传播

7. 母婴传播属于（　　）
   A. 水平传播　　　　　　B. 纵向传播　　　　　C. 垂直传播
   D. 横向传播　　　　　　E. 交叉传播

8. 在影响流行过程的社会因素中起主导作用的是（　　）
   A. 经济状况　　　　　　B. 文化水平　　　　　C. 生产生活条件
   D. 风俗习惯　　　　　　E. 社会制度

9. 2004 年 12 月 1 日起施行的《中华人民共和国传染病防治法》将法定传染病分为（　　）
   A. 三大类 30 种　　　　B. 三大类 32 种　　　　C. 三大类 34 种

D. 三大类 36 种　　　　　E. 三大类 38 种

10. 甲类传染病包括（　　）

A. 鼠疫、霍乱

B. 人感染高致病性禽流感、鼠疫

C. 霍乱、传染性非典型肺炎

D. 传染性非典型肺炎、人感染高致病性禽流感

E. 鼠疫、传染性非典型肺炎

11. 必须采取甲类传染病的报告及控制措施的乙类传染病为（　　）

A. 鼠疫、霍乱、艾滋病、炭疽中的肺炭疽

B. 传染性非典型肺炎、人感染高致病性禽流感、炭疽中的肺炭疽和脊髓灰质炎

C. 霍乱、传染性非典型肺炎、人感染高致病性禽流感、流行性乙型脑炎

D. 传染性非典型肺炎、人感染高致病性禽流感、艾滋病、病毒性肝炎

E. 人感染高致病性禽流感、鼠疫、艾滋病、病毒性肝炎

12. 传染病的治疗原则（　　）

A. 病原治疗　　　　　B. 对症治疗　　　　　C. 综合治疗

D. 支持治疗　　　　　E. 以上均不正确

【A₂ 型题】

13. 某急性细菌性痢疾患者，临床症状消失后出院，2 个月后大便培养仍有痢疾杆菌生长。此时病人的状况属于（　　）

A. 病人　　　　　B. 潜伏期病原携带者　　　　　C. 健康病原携带者

D. 恢复期病原携带者　　　　　E. 易感者

14. 病人女性，20 岁，因"带状疱疹"住院治疗，回顾 9 岁时曾患水痘，当时在门诊治疗，无明显症状后停药。从其感染水痘至今患带状疱疹中间阶段属于（　　）

A. 病原体被清除　　　　　B. 隐性感染　　　　　C. 显性感染

D. 病原体携带状态　　　　　E. 潜伏性感染

15. 病人男性，因高度怀疑流行性脑脊髓膜炎而入院观察治疗。确诊依据是（　　）

A. 是否出现瘀点、瘀斑　　　　　B. 流行季节

C. 细菌培养见脑膜炎奈瑟菌　　　　　D. 发热程度

E. 有无颅内压增高症状

16. 某封闭学校午餐后 1 小时内 40 人出现恶心、呕吐、腹痛、腹泻症状。这种情况属于（　　）

A. 散发　　　　　B. 暴发　　　　　C. 流行

D. 大流行　　　　　E. 小范围流行

17. 某年某地区自 7 月末开始出现流行性乙型脑炎病人，病情持续至 10 月初病例数明显降低。这种现象说明流行性乙型脑炎具有（　　）

A. 传染性　　　　　B. 流行性　　　　　C. 地方性

D. 免疫性　　　　　E. 季节性

18. 病人女性，患伤寒入院 20 天，体温逐渐下降，神经、消化系统症状减轻，突然重新出现发热症状。这种现象是（　　）

A. 复发　　　　　B. 再次感染　　　　　C. 再燃

　　D. 迁延　　　　　　　　　　E. 轻型

19. 病人男性，医生，因接触可疑传染性非典型肺炎病人而需检疫。期限是传染性非典型肺炎的（　　　）

　　A. 最长潜伏期　　　　　B. 前驱期　　　　　　C. 症状明显期
　　D. 症状缓解期　　　　　E. 恢复期

20. 病人男性，因为手术，输 800ml 同型血液，半年后经化验乙肝表面抗原阳性。可疑的传播途径为（　　　）

　　A. 呼吸道传播　　　　　B. 消化道传播　　　　C. 血液、体液传播
　　D. 虫媒传播　　　　　　E. 接触传播

21. 某幼儿园 1 周内出现水痘 10 余例。构成其流行过程的三个基本条件是（　　　）

　　A. 病原体的数量、毒力、侵袭力
　　B. 病原体、机体免疫状态、社会因素
　　C. 病原体、人群易感性、自然因素
　　D. 传染源、传播途径、人群易感性
　　E. 传播途径、自然因素、社会因素

22. 病人男性，患急性甲型病毒性肝炎住院治疗。对其发病前的接触者应（　　　）

　　A. 留验　　　　　　　　　　B. 医学观察
　　C. 抗病毒药物预防性用药　　D. 集中检疫
　　E. 同样隔离

23. 某市目前正处于猩红热流行阶段。如发现猩红热病人疫情上报的时间（　　　）

　　A. 城镇在 6 小时内上报，农村在 12 小时内上报
　　B. 城镇在 12 小时内上报，农村在 24 小时内上报
　　C. 城镇在 2 小时内上报，农村在 12 小时内上报
　　D. 城镇在 2 小时内上报，农村在 6 小时内上报
　　E. 城镇在 6 小时内上报，农村在 24 小时之内上报

24. 2003 年，各市对广大医务工作者开展"传染性非典型肺炎"相关知识及诊断能力的继续教育。其目的是使医务人员对传染性非典型肺炎（　　　）

　　A. 早诊断、早隔离　　　B. 早发现、早报告　　　C. 早发现、早诊断
　　D. 早隔离、早治疗　　　E. 早报告、早隔离

25. 病人女性，因患麻疹住院 7 天，对其急性期及恢复期双份血清麻疹抗体检测。对诊断有重要诊断意义的改变是（　　　）

　　A. 抗体效价增高 1 倍以上　　　B. 抗体效价增高 2 倍以上
　　C. 抗体效价增高 3 倍以上　　　D. 抗体效价增高 4 倍以上
　　E. 抗体效价增高 5 倍以上

【A₃ 型题】

（26～27 题基于下面病例）

病人男性，幼儿园同班的小朋友中出现 1 名麻疹病儿，10 天后其出现发热、咳嗽及眼结合膜炎表现，经确诊为麻疹。

26. 麻疹感染过程的表现主要是（　　　）

A. 潜伏性感染　　　　　　B. 隐性感染　　　　　　C. 显性感染

D. 病原体携带状态　　　　E. 病原体被消灭

27. 麻疹病人的皮疹主要发生于（　　　）

A. 病程第 1 日　　　　　　B. 病程第 2 日　　　　　C. 病程第 3 日

D. 病程第 4 日　　　　　　E. 病程第 5 日

（28～29 题基于下面病例）

病人男性，28 岁，一直在北方工作生活，今年 8 月曾到安徽农村工作 3 个月，期间因天气炎热而到当地湖泊内经常游泳，10 月返回后出现发热、荨麻疹，期间食欲减退、轻微腹痛腹泻，同时肝大明显有压痛，经查确诊为血吸虫病。

28. 说明血吸虫病具有（　　　）

A. 传染性　　　　　　　　B. 流行性　　　　　　　C. 地方性

D. 免疫性　　　　　　　　E. 季节性

29. 该病的传播途径（　　　）

A. 呼吸道传播　　　　　　B. 消化道传播　　　　　C. 血液、体液传播

D. 虫媒传播　　　　　　　E. 接触疫水传播

（30～32 题基于下面病例）

病人女性，33 岁，10 天前曾外出学习，近 2 天出现乏力、低热、恶心、呕吐、食欲减退。体格检查：体温 37.4℃，血清总胆红素 190μmol/L，血清丙氨酸氨基转移酶 476U/L，临床诊断为急性甲型病毒性肝炎。

30. 该病人最有可能的传播途径是（　　　）

A. 呼吸道传播　　　　　　B. 接触传播　　　　　　C. 血液、体液传播

D. 消化道传播　　　　　　E. 虫媒传播

31. 该病人目前正处于病程的哪一期（　　　）

A. 前驱期　　　　　　　　B. 潜伏期　　　　　　　C. 症状明显期

D. 缓解期　　　　　　　　E. 恢复期

32. 目前最重要的预防措施是（　　　）

A. 独居一室，保肝治疗

B. 家庭其他人员注射人丙种球蛋白

C. 实施消化道隔离

D. 家庭其他人员进行预防性保肝治疗

E. 家庭其他人员接种甲型肝炎减毒活疫苗

【A₄ 型题】

（33～35 题基于下面病例）

1988 年，上海甲肝发病人数达 30 多万人。经调查是由于生食被甲肝病毒污染的毛蚶引起的。

33. 这种特性是传染病的（　　　）

A. 免疫性　　　　　　　　B. 季节性　　　　　　　C. 流行性

D. 地方性　　　　　　　　E. 传染性

34. 当时上海甲肝发病处于（　　　）

A. 散发　　　　　　　　　B. 流行　　　　　　　　C. 暴发

　　D. 大流行　　　　　　　　　　E. 暴发大流行

35. 主要的传播途径是（　　）

　　A. 呼吸道传播　　　　　　B. 接触传播　　　　　　C. 虫媒传播

　　D. 消化道传播　　　　　　E. 血液、体液传播

（36～38 题基于下面病例）

　　某小学春季开学初有流行性腮腺炎流行，该校建议家长注意合理安排好学生的休息时间和饮食结构，使学生生活有规律。

36. 从传染病预防的角度说明学校加强了哪方面的教育（　　）

　　A. 增强非特异性免疫力　　B. 增强特异性免疫力　　　C. 增强人工主动免疫

　　D. 增强人工被动免疫　　　E. 以上均是

37. 为防止流行性腮腺炎流行，学校日常应建议学生（　　）

　　A. 接种人血丙种球蛋白　　　　　　　B. 接种抗流行性腮腺炎病毒血清

　　C. 接种胎盘球蛋白　　　　　　　　　D. 接种流行性腮腺炎减毒活疫苗

　　E. 以上均不正确

38. 学校开学拟召开开学典礼，目前状况应该（　　）

　　A. 按计划召开　　　　　　　　　　　B. 暂缓召开

　　C. 未患病的学生按计划召开　　　　　D. 以上均正确

　　E. 以上均不正确

参 考 答 案

一、名词解释

　　1. 传染病：是由病原体感染人体后引起的有传染性并在一定条件下可造成流行的疾病。

　　2. 感染：是病原体和人体之间相互作用、相互斗争的过程。

　　3. 传染性：是指病原体由宿主体内排出，经过一定的途径传播给另一个宿主的特性。

　　4. 流行性：是指在一定条件下，传染病在人群中传播蔓延的特性。

　　5. 感染后免疫：是指免疫功能正常的人体经隐性或显性感染某种传染病病原体后，均能产生针对该传染病病原体及其产物（如毒素）的特异性免疫。

　　6. 散发：是指传染病在发病时间和地点相互之间没有联系，现如今一般指某种传染病在某地近年来常年的发病水平。

　　7. 流行：是指某种传染病的发病水平显著高于近年来的一般水平数倍。

　　8. 暴发：是指某种传染病病例发病时间的分布高度集中于短时间之内。

　　9. 复发：是指有些传染病病人进入到恢复期后，经过一段时间稳定退热，由于潜伏在组织内的病原体再度繁殖达一定程度，使初发病的症状再度出现。

　　10. 再燃：是指有些传染病病人进入到恢复期时，体温未稳定下降至正常范围，重新出现发热症状。

　　11. 流行过程：是指传染病在人群中发生、发展以及转归的过程。

　　12. 传染源：是指体内有病原体生长繁殖并能不断将其排出体外的人和动物。

13. 传播途径：是指传染病的病原体从传染源体内排出后到达另一个易感者体内所经过的途径。

14. 易感者：是对某种传染病缺乏特异性免疫力的人。

15. 医学观察：是指对传染病接触者的日常活动不加限制，每天进行必要的诊查，以便了解有无早期临床征象，主要适用于乙类传染病的接触者。

16. 留验：又称隔离观察，是指对传染病接触者的日常活动加以限制，在指定场所进行医学观察，一旦确诊立即隔离治疗，主要适用于甲类传染病的接触者。

17. 隔离：是将传染病病人或病原携带者（传染源）在传染期间妥善安置在指定的隔离单位，使其与健康人或非传染病病人分开，进行治疗和护理，并对其具有传染性的分泌物、排泄物、用具进行必要的消毒处理，防止病原体向外扩散的医疗措施。

二、填空题

1. 病原体被清除　隐性感染　显性感染　病原携带状态　潜伏性感染　隐性感染　病原携带状态　显性感染

2. 侵袭力　毒力　数量　变异性

3. 有病原体　传染性　感染后免疫　流行性　季节性　地方性

4. 散发　暴发　流行　大流行

5. 潜伏期　前驱期　症状明显期　恢复期

6. 检疫期

7. 传染源　传播途径　易感人群

8. 呼吸道传播　消化道传播　接触传播　虫媒传播　血液体液传播

9. 早发现　早诊断　早报告　早隔离　早治疗

10. 强制管理　2 小时　6 小时

11. 严格管理　6 小时　12 小时

12. 留验　医学观察　卫生处置　药物预防　预防接种

13. 临床资料　流行病学资料　辅助检查

14. 血液常规检查　尿液常规检查　粪便常规检查　生化检查

15. 康复　传染源　治疗　护理　隔离　消毒　一般治疗　对症治疗　病原治疗

三、选择题

1. B　　2. C　　3. A　　4. D　　5. D　　6. A　　7. C　　8. E　　9. E

10. A　　11. B　　12. C　　13. D　　14. E　　15. C　　16. B　　17. E　　18. C

19. A　　20. C　　21. D　　22. B　　23. A　　24. C　　25. D　　26. C　　27. D

28. C　　29. E　　30. D　　31. C　　32. C　　33. C　　34. C　　35. D　　36. A

37. D　　38. B

第二节 流行性感冒病人的护理

一、名词解释

流行性感冒

二、填空题

1. 流感病毒中变异性极强的是_____流感病毒，常引起流感大流行。_____次之，_____流感病毒的抗原性稳定。

2. 流感最常见的临床类型是_____。

3. 肺炎型流感多发生于_____、_____、_____、_____的病人，死亡原因主要为_____。

4. 接种流感疫苗的重点人群是：_____、_____、_____、_____、免疫缺陷患者、_____及医疗卫生机构工作者。

三、选择题

【A₁ 型题】

1. 流感病人传染性最强时间是病初（　　　）
    A. 2～3 天内　　　　　　　B. 3～4 天内　　　　　　　C. 4～5 天内
    D. 5～6 天内　　　　　　　E. 1～2 天内

2. 流感病毒分为甲、乙、丙三型是依据（　　　）
    A. 血凝素　　　　　　　　B. 神经氨酸酶　　　　　　　C. 核蛋白
    D. 基质蛋白　　　　　　　E. 包膜

【A₂ 型题】

3. 病人男性，20 岁，居住地流感流行。出现下列哪些症状应高度怀疑感染流感（　　　）
    A. 上呼吸道症状轻，全身症状重　　　B. 上呼吸道症状重，全身症状轻
    C. 呼吸道症状、全身症状均重　　　　D. 上呼吸道症状、全身症状均轻
    E. 以上均不对

4. 病人女性，9 岁，因高热、乏力、全身酸痛 1 天，以"流感"诊断入院，责任护士查房，嘱咐其母亲给予患儿多饮水。其主要目的是（　　　）
    A. 保持水电解质平衡　　　　　　　B. 增加血容量
    C. 增加营养摄入　　　　　　　　　D. 积极降温
    E. 减轻中毒症状，缩短病程

5. 病人男性，因流感入院，3 天后出现急性化脓性扁桃体炎表现。说明其出现了下列哪种并发症（　　　）
    A. 肝功能衰竭　　　　　　　B. 呼吸衰竭　　　　　　　C. 肾衰竭
    D. 继发细菌感染　　　　　　E. 循环衰竭

6. 病人男性，18 岁，1 天前以"流感"诊断入院治疗，目前体温 39.9℃。下列护理措施**不恰当**的是（　　　）

A. 卧床休息

B. 高维生素、易消化的流质或半流质饮食

C. 安置病人于通风换气良好的房间

D. 出汗后立即更换床单和内衣

E. 着吸汗性好棉质内衣

7. 病人男性，69 岁，高热持续不退 3 天，伴剧烈咳嗽、呼吸急促，发绀，咳血性痰液。体格检查：T 39.3℃，P 103 次/分，R 28 次/分，双肺听诊布满干湿啰音。X 线检查显示双肺肺部絮状阴影，散在分布，近肺门处较多。该病人可能的临床诊断是（　　　）

    A. 肺炎型流感　　　　　　B. 单纯型流感　　　　　　C. 脑膜脑炎型流感

    D. 心包炎型流感　　　　　E. 胃肠型流感

【A₃ 型题】

（8～10 题基于下面病例）

病人女性，31 岁，3 天前出现畏寒高热、显著头痛、乏力、全身酸痛，无流涕、咽痛、干咳等局部症状，体格检查：面颊潮红，眼结膜充血，肺部听诊可闻及干啰音，当地近期有流感流行。

8. 首先考虑的临床诊断（　　　）

    A. 传染性非典型肺炎　　　B. 流感　　　　　　　　　C. 普通感冒

    D. 人禽流感　　　　　　　E. 流行性脑脊髓膜炎

9. 目前最主要的护理诊断（　　　）

    A. 知识缺乏　　　　　　　B. 皮肤完整性受损　　　　C. 气体交换受损

    D. 组织灌注无效　　　　　E. 体温过高

10. 立即予以该病人哪种隔离（　　　）

    A. 血液隔离　　　　　　　B. 消化道隔离　　　　　　C. 严密隔离

    D. 呼吸道隔离　　　　　　E. 昆虫隔离

【A₄ 型题】

（11～12 题基于下面病例）

某地出现甲型流感流行，当地政府紧急决定，取消近期的公众集会和集体娱乐活动，建议市民减少外出活动，注意随天气变化调整衣服，出门戴口罩。

11. 主要目的是预防流感的（　　　）

    A. 食物传播　　　　　　　B. 血液传播　　　　　　　C. 空气传播

    D. 土壤传播　　　　　　　E. 水传播

12. 下列药物只对甲型流感病毒有抑制作用的是（　　　）

    A. 青霉素　　　　　　　　B. 金刚烷胺　　　　　　　C. 阿莫西林

    D. 环丙沙星　　　　　　　E. 阿奇霉素

参 考 答 案

一、名词解释

流行性感冒：是由流感病毒引起的急性呼吸道传染病，临床表现以急起高热和全身中

毒症状重，而上呼吸道感染症状轻为特点。

二、填空题

1. 甲型　乙型　丙型
2. 单纯型流感
3. 儿童　老年患者　原有慢性疾病　机体免疫受抑制　呼吸和循环衰竭
4. 65 岁以上老人　严重心、肺疾病患者　糖尿病　慢性肾病　接受激素及免疫制剂治疗者

三、选择题

1. A　　2. C　　3. A　　4. E　　5. D　　6. D　　7. A　　8. B　　9. E
10. D　　11. C　　12. B

第三节　病毒性肝炎病人的护理

一、名词解释

1. 病毒性肝炎　　　　　　　　　　　2. 胆-酶分离现象

二、填空题

1. 病毒性肝炎按病原学分为_____、_____、_____、_____、_____五型肝炎。各型肝炎病原体不同但临床表现基本相似，主要表现为疲乏、_____、_____、肝功能异常，部分病人出现_____。
2. 病毒性肝炎治疗原则均以_____、_____为主、辅以_____，避免_____、_____和使用_____。
3. 重型肝炎常见诱因有肝炎病毒的_____、_____、_____、合并细菌感染、_____、服用肝损药物或_____。
4. 血清抗-HAV-IgM 是 HAV _____感染的指标，血清抗-HAV-IgG 是_____感染的标志，可长期存在，见于_____或_____。
5. 肝炎急性期病人宜进食_____、_____、_____的饮食，慢性肝炎病人适当增加_____摄入，以优质蛋白为主，有肝性脑病征象者开始数天内禁食蛋白质，食物以_____为主，各型肝炎病人均不宜长期摄入_____、_____饮食。
6. 乙肝疫苗接种对象主要是从事_____、_____、_____的职业人群，和与HBV 感染者密切接触、_____、_____及_____的高危人群。

三、选择题

【A₁ 型题】
1. 完整乙型肝炎病毒是（　　）
　　A. Dane 颗粒　　　　　B. 小球形颗粒　　　　　C. 管状颗粒
　　D. 大球形颗粒　　　　E. 链条状颗粒

2. 病毒性肝炎的临床类型**不包括**（　　）

    A. 急性肝炎　　　　　　　B. 慢性肝炎　　　　　　　C. 重型肝炎

    D. 淤胆型肝炎　　　　　　E. 药物性肝损害

3. 慢性肝炎病人适当增加蛋白质摄入一般以多少为宜（　　）

    A. 0.5～1.0g/(kg·d)　　B. 1.0～1.5g/(kg·d)　　C. 1.5～2.0g/(kg·d)

    D. 2.0～2.5g/(kg·d)　　E. 2.5～3.0g/(kg·d)

【A₂ 型题】

4. 病人女性，18 岁，近 1 周出现乏力、食欲减退伴右上腹胀痛感，体格检查触及肝肋下 3cm，为明确诊断首先应检测的酶是（　　）

    A. 门冬氨酸氨基转移酶　　B. 单胺氧化酶　　　　　　C. γ-谷氨酰基转移酶

    D. 碱性磷酸酶　　　　　　E. 丙氨酸氨基转移酶

5. 病人女性，25 岁，既往身体健康，单位体检中发现肝功能正常，抗-HBs 阳性，血清乙肝其他标志物均阴性。说明（　　）

    A. 患有乙肝并具有传染性　　　　　B. 乙肝处于稳定期

    C. 对乙肝有免疫力　　　　　　　　D. 乙肝处于恢复期

    E. 是乙肝病毒携带者

6. 某幼儿园 2 周内 5 名幼儿出现乏力、食欲减退、皮肤黄疸等表现，实验室检查发现 ALT 256U/L，血清总胆红素 98.7μmol/L，血清抗 HAV-IgM（＋），抗 HAV-IgG（－）。最可能的临床诊断是（　　）

    A. 急性乙型肝炎　　　　　B. 急性甲型肝炎　　　　　C. 急性戊型肝炎

    D. 急性丙型肝炎　　　　　E. 急性丁型肝炎

7. 病人男性，40 岁，1 周来乏力、食欲不振，实验室检查 ALT 386U/L，血清总胆红素 37μmol/L，HBsAg（＋），HBeAg（＋），抗-HBc IgM（＋）。该病人可能患有（　　）

    A. 急性甲型肝炎　　　　　B. 急性乙型肝炎　　　　　C. 急性丙型肝炎

    D. 急性丁型肝炎　　　　　E. 急性戊型肝炎

8. 病人男性，20 岁，因甲型病毒性肝炎入院。其护理诊断一般**不包括**（　　）

    A. 活动无耐力　　　　　　B. 营养失调　　　　　　　C. 有感染的危险

    D. 知识缺乏　　　　　　　E. 气体交换受损

9. 病人男性，55 岁，因乏力、食欲减退 1 周，尿黄 3 天入院。自昨天开始病人出现烦躁不安，呼吸中有腥臭味，背部皮肤可见数枚瘀斑，肝脏触诊未及，移动性浊音（＋）。目前最主要的护理诊断是（　　）

    A. 体液过多　　　　　　　　　　　B. 气体交换受损

    C. 皮肤完整性受损　　　　　　　　D. 潜在并发症：肝性脑病

    E. 营养失调

10. 病人女性，45 岁，慢性乙型病毒性肝炎病史 10 年，近 1 个月来出现明显重症肝炎表现。灌肠或导泻时应**禁用**（　　）

    A. 生理盐水　　　　　　　B. 25％硫酸镁　　　　　　C. 乳果糖

    D. 肥皂水　　　　　　　　E. 生理盐水加食醋

11. 病人女性，某医院传染科护士，给予乙肝病人采血时不慎刺破自己手指。此时最重要的预防措施是（　　）

    A. 立即注射乙肝疫苗

    B. 立即检查乙肝标志物

    C. 立即碘附消毒

    D. 立即注射乙肝高效价免疫球蛋白和查血 HBsAg 及 HBsAb

    E. 不必处理

【A₃ 型题】

（12~13 题基于下面病例）

病人女性，25 岁，既往身体健康，妊娠 8 个月，体检发现 HBsAg（＋），余项均正常，经十月怀胎，顺产一 3600g 的女婴。为避免新生儿感染乙型肝炎病毒

12. 目前最重要的健康指导是（　　）

    A. 新生儿应在出生后立即注射 HBIG 100~200IU，3 天后接种乙肝疫苗

    B. 积极开展护肝治疗

    C. 尽早抗病毒治疗

    D. 立即全程接种乙肝疫苗

    E. 立即肌内注射乙肝免疫球蛋白

13. 医生对新生儿的预防接种目的是切断下列哪种传播途径（　　）

    A. 消化道传播   B. 母婴传播   C. 血液体液传播

    D. 产道传播   E. 呼吸道传播

（14~16 题基于下面病例）

病人男性，39 岁，2 周前自觉低热、全身乏力、食欲不振、恶心，近 2 日逐渐加重，食后即呕吐，尿呈浓茶色。护理体检：T 37.3℃，急性病容，皮肤、巩膜黄染，心肺无异常，肝大，肋缘下 3cm，边缘锐利，质软，有压痛及叩击痛，肝功能检查：ALT 460IU/L，血清总胆红素 127μmol/L，抗-HAV IgM（＋）。

14. 最可能的医疗诊断是（　　）

    A. 急性无黄疸型甲型肝炎   B. 急性黄疸型甲型肝炎

    C. 急性重症肝炎   D. 亚急性重症肝炎

    E. 慢性重症肝炎

15. 病人的饮食应为（　　）

    A. 高碳水化合物饮食

    B. 高蛋白饮食

    C. 清淡、易消化、含多种维生素的饮食

    D. 高蛋白、高脂肪饮食

    E. 低蛋白、高碳水化合物饮食

16. 该病人排在首位的护理诊断或合作性问题为（　　）

    A. 活动无耐力   B. 体温过高

    C. 有传播感染的危险   D. 体液过多

    E. 潜在并发症：肝性脑病

【A₄ 型题】

（17~20 题基于下面病例）

病人女性，62 岁，慢性乙型病毒性肝炎病史 13 年，近 1 个月来明显乏力、食欲减

退，一周前皮肤出现黄疸并逐渐加深。体格检查：神志模糊，皮肤巩膜黄染，颈部及上胸部有数枚蜘蛛痣，心肺无异常，肝肋下未触及，脾肋下 3cm。

17. 为明确诊断进行肝功能检查发现：血清总胆红素 $510\mu mol/L$，血清丙氨酸氨基转移酶 170U/L。提示可能的临床诊断是（　　　）

    A. 急性黄疸型病毒性肝炎　　　　　　B. 慢性黄疸型病毒性肝炎

    C. 急性重型乙型肝炎　　　　　　　　D. 亚急性重型乙型肝炎

    E. 慢性重型乙型肝炎

18. 在治疗中医生**不宜**给予（　　　）

    A. 绝对卧床休息　　　B. 促进肝细胞再生　　　C. 抗病毒治疗

    D. 防治并发症　　　　E. 支持治疗

19. 1 日前患者出现嗜睡，有扑翼样震颤。目前首要的护理诊断和合作性问题是（　　　）

    A. 皮肤完整性受损　　　　　　　　　B. 有感染的危险

    C. 潜在并发症：肝性脑病　　　　　　D. 体液过多

    E. 焦虑

20. 下列护理措施**错误**的是（　　　）

    A. 绝对卧床休息　　　B. 做好口腔和皮肤护理　　　C. 密切观察病情变化

    D. 给予高蛋白质饮食　　E. 肠道酸化

参 考 答 案

一、名词解释

1. 病毒性肝炎：是由多种肝炎病毒引起的以肝脏损害为主的一组全身性传染病，主要表现为疲乏、食欲减退、肝大、肝功能异常，部分病人出现黄疸。

2. 胆酶分离现象：重型肝炎时因大量肝细胞坏死，ALT 随黄疸迅速加深反而下降的现象。

二、填空题

1. 甲型　乙型　丙型　丁型　戊型　食欲减退　肝大　黄疸

2. 充足的休息　合理的营养　适当药物　饮酒　过劳　肝损药物

3. 重叠感染　情绪紧张　过度劳累　长期大量酗酒　妊娠

4. 近期　过去　甲型肝炎疫苗接种后　既往感染 HAV 的病人

5. 清淡　易消化　含多种维生素　蛋白质　碳水化合物　高糖　高热量

6. 托幼保育　食品加工　饮食服务　医务工作者　药瘾者　同性恋

三、选择题

1. A　　2. E　　3. C　　4. E　　5. C　　6. B　　7. B　　8. E　　9. D

10. D　　11. D　　12. A　　13. B　　14. B　　15. C　　16. A　　17. E　　18. C

19. C　　20. D

第四节 流行性乙型脑炎病人的护理

一、名词解释

流行性乙型脑炎

二、填空题

1. _____、_____及_____是乙脑极期的严重症状，三者相互影响，为死亡的主要原因。

2. 乙脑并发症以_____最常见，其次为_____、_____、_____、_____等，重症病人应警惕应激性胃黏膜病变导致出现_____。

3. 乙脑脑脊液_____增高，外观_____或微浊。白细胞计数轻度增加，多在_____$\times 10^6$/L。少数可达 1000×10^6/L 以上。早期以_____为主，随后_____增多，氯化物_____，糖正常或偏高，蛋白质_____。

三、选择题

【A₁ 型题】

1. 下列传染病中发病时间有严格季节性的是（　　）
   A. 艾滋病　　　　　　　B. 乙型病毒性肝炎　　　　C. 丙型病毒性肝炎
   D. 流行性乙型脑炎　　　E. 风疹

2. 我国大部分地区乙脑的流行时间是（　　）
   A. 每年 1、2、3 月　　　B. 每年 4、5、6 月　　　C. 每年 3、4、5 月
   D. 每年 7、8、9 月　　　E. 每年 8、9、10 月

3. 乙脑感染过程中最常见的表现是（　　）
   A. 病原体被清除　　　　B. 隐性感染　　　　　　C. 病原携带状态
   D. 潜伏性感染　　　　　E. 显性感染

【A₂ 型题】

4. 病人男性，3 岁，高热 3 日，频繁抽搐 1 小时于 8 月 21 日入院，体格检查：T 39.7℃，浅昏迷，脑膜刺激征（＋），血常规：白细胞 15.7×10^9/L，中性粒细胞 0.73。脑脊液检查：压力增高，外观微浊，白细胞计数 270×10^6/L，中性粒细胞 0.62，糖、氯化物正常，蛋白质轻度增高。首先考虑的疾病是（　　）
   A. 流行性乙型脑炎　　　B. 中毒性菌痢　　　　　C. 流行性脑脊髓膜炎
   D. 流行性感冒　　　　　E. 传染性非典型肺炎

5. 病人男性，于 9 月 13 日因高热后惊厥 2 次而急诊入院，经查确诊为流行性乙型脑炎。考虑其传染源主要是（　　）
   A. 幼猪　　　　　　　　B. 三带喙库蚊　　　　　C. 吸血蝙蝠
   D. 病人　　　　　　　　E. 病毒携带者

6. 病人女性，10 岁，发热头痛 3 日，呕吐 2 次，于 7 月 26 日急诊入院，体格检查：颈部抵抗感明显，脑脊液检查：压力较高，细胞数 230×10^6/L，糖、氯化物正常，蛋白

质轻度增高，考虑为流行性乙型脑炎。应注意询问下列哪种传播途径（　　）

    A. 土壤传播   B. 蚊虫叮咬   C. 消化道传播

    D. 血液传播   E. 空气传播

7. 病人女性，7岁，高热伴头痛2日，神志不清1小时，呕吐3次，于8月13日急诊入院。体格检查：T 39.7℃，深昏迷，脑膜刺激征（＋），临床初步诊断为乙脑。现**不妥**的护理措施是（　　）

    A. 遵医嘱快速滴注20％甘露醇   B. 立即降温处理

    C. 持续吸氧   D. 立即安置病人平卧位

    E. 准备好抢救物品

8. 病人男性，4岁，高热3天，深昏迷1天，临床诊断为流行性乙型脑炎。为防止继发感染下列措施**不妥**的是（　　）

    A. 遵医嘱立即静脉给予抗生素   B. 禁止翻身、拍背，以防痰液吸入

    C. 加强皮肤、五官的清洁护理   D. 及时清除呼吸道分泌物

    E. 护理操作应严格无菌

【A₃ 型题】

（9～11题基于下面病例）

病人女性，高热、头痛伴烦躁不安2日，偶有抽搐1次。体格检查：T 40.3℃，P 110次/分，R 27次/分，BP 110/75mmHg，神志清，颈强直（＋），余项正常。血常规：白细胞 $16×10^9$/L，中性粒细胞0.84，脑脊液检查：压力高，外观无色透明，细胞数 $300×10^6$/L，糖、氯化物正常，蛋白质轻度增高。

9. 首先的护理诊断是（　　）

    A. 气体交换受损   B. 体温过高   C. 恐惧

    D. 知识缺乏   E. 组织灌注无效

10. 首要的护理措施是（　　）

    A. 吸氧   B. 遵医嘱使用镇静剂

    C. 遵医嘱使用脱水剂   D. 物理降温为主合并药物降温

    E. 遵医嘱使用呼吸兴奋剂

11. 病后多长时间应警惕乙脑后遗症出现（　　）

    A. 2个月   B. 3个月   C. 4个月

    D. 5个月   E. 6个月

【A₄ 型题】

（12～15题基于下面病例）

病人男性，8月25日因高热、头痛、呕吐2日，频繁抽搐1日入院。体格检查：T 39.4℃，P 106次/分，R 26次/分，BP 105/78mmHg，颈强直（＋），双侧巴宾斯基征（＋）。血常规白细胞 $21×10^9$/L，中性粒细胞0.84。当地正处于乙脑流行期。

12. 为明确诊断首先需做的实验室检查是（　　）

    A. 脑脊液检查   B. 骨髓培养   C. 血电解质

    D. 血涂片找疟原虫   E. 血培养

13. 病儿惊厥发作时首选的治疗措施是（　　）

    A. 亚冬眠疗法   B. 遵医嘱使用血管扩张剂

C. 遵医嘱使用脱水剂　　　　　　D. 遵医嘱使用呼吸兴奋剂

E. 肌注或缓慢静脉注射地西泮

14. 如病儿出现体温持续不降及呼吸困难，肺部听诊可听到中、粗湿啰音。最有可能是并发了（　　）

A. 支气管肺炎　　　　B. 压疮　　　　　　C. 尿路感染

D. 抽搐　　　　　　　E. 败血症

15. 如确诊为流行性乙型脑炎最可能的死亡原因（　　）

A. 高热　　　　　　　B. 抽搐　　　　　　C. 呼吸衰竭

D. 循环衰竭　　　　　E. 肾衰竭

参 考 答 案

一、名词解释

流行性乙型脑炎：是由乙型脑炎病毒引起，以脑实质炎症为主要病变的中枢神经系统急性传染病，其临床以高热、意识障碍、抽搐、脑膜刺激征、呼吸衰竭为特征。

二、填空题

1. 高热　惊厥　呼吸衰竭
2. 支气管肺炎　肺不张　败血症　尿路感染　压疮　消化道大出血
3. 压力　无色透明　50～500　中性粒细胞　淋巴细胞　正常　轻度增高

三、选择题

1. D　2. D　3. B　4. A　5. A　6. B　7. D　8. B　9. B
10. D　11. E　12. A　13. E　14. A　15. C

第五节　肾综合征出血热病人的护理

一、名词解释

肾综合征出血热

二、填空题

1. 肾综合征出血热的治疗原则是"三早一就"，即_____、_____、_____和就近治疗。把好"三关"，即_____、_____和_____，是病人越过危险期的关键。
2. 肾综合征出血热临床上可分为_____、_____、_____、_____和恢复期五期。
3. 肾综合征出血热发热期治疗原则是_____、_____、_____和_____。
4. 肾综合征出血热低血压休克期治疗原则是积极_____、_____和_____。
5. 肾综合征出血热少尿期治疗原则是_____、促进_____、_____

和_____。

6. 肾综合征出血热病人发热时不用_____擦浴，以免加重对_____的损伤。需用药物降温时，忌用_____，以防大汗诱发_____。

三、选择题

【A₁ 型题】

1. 肾综合征出血热的传染源主要是（　　）
    A. 家兔　　　　　　　　B. 幼猪　　　　　　　　C. 肾综合征出血热病人
    D. 犬类　　　　　　　　E. 鼠类

2. 我国目前哪些地区未发现肾综合征出血热（　　）
    A. 辽宁、吉林　　　　　B. 河南、河北　　　　　C. 新疆、青海
    D. 湖南、湖北　　　　　E. 广东、广西

3. 肾综合征出血热临床表现**不包括**（　　）
    A. 发热　　　　　　　　B. 休克　　　　　　　　C. 出血
    D. 急性肾衰竭　　　　　E. 呼吸衰竭

4. 肾综合征出血热病人治疗原则**不包括**（　　）
    A. 早期休息　　　　　　B. 早期发现　　　　　　C. 就近治疗
    D. 早期治疗　　　　　　E. 早期透析治疗

5. 预防肾综合征出血热的关键是（　　）
    A. 隔离病人　　　　　　B. 灭鼠防鼠　　　　　　C. 消毒环境
    D. 个人防护　　　　　　E. 预防接种

【A₂ 型题】

6. 病人男性，养蚕专业户，3 天前出现高热、头痛，颜面、颈部、胸部潮红明显，高度怀疑"肾综合征出血热"。为明确诊断早期实验室检查最有意义的是（　　）
    A. 血尿　　　　　　　　B. 脓尿　　　　　　　　C. 乳糜尿
    D. 脂肪尿　　　　　　　E. 蛋白尿

7. 病人男性，25 岁，因高热、头痛 2 天入院观察，经查确诊为"肾综合征出血热"。目前高热采用物理降温时**不宜用**（　　）
    A. 大血管处置冰袋　　　B. 冰帽　　　　　　　　C. 冰枕
    D. 乙醇擦浴　　　　　　E. 温水擦浴

8. 病人女性，23 岁，因"肾综合征出血热"入院 7 天，今晨实验室检查回报便隐血（＋＋）。故饮食应给予（　　）
    A. 无渣饮食　　　　　　B. 高蛋白饮食　　　　　C. 低蛋白饮食
    D. 普食　　　　　　　　E. 低脂肪饮食

9. 病人男性，29 岁，1 个月前曾去农村探亲，今以发热、头痛、腰痛伴眼眶痛 3 天为主诉入院。体格检查：T 39.9℃，BP 88/57mmHg，颜面、颈、前胸部明显充血潮红，腋下少许瘀点。实验室检查：血白细胞 $16 \times 10^9/L$，涂片见异型淋巴细胞，临床诊断为肾综合征出血热。**错误**的护理措施是（　　）
    A. 安置病人绝对卧床休息且不宜搬运
    B. 为方便观察血压和减少搬动病人，测血压袖带宜长期绑扎在上臂

    C. 给予高热量、高维生素的流质饮食并适当增加饮水量

    D. 准确记录 24 小时出入量和定时测量血压

    E. 禁用乙醇擦浴

10. 病人女性，11 月 23 日因发热 2 日入院，该地区有肾综合征出血热流行。为早期明确诊断，下列哪项实验室检查意义最小（　　）

    A. 血常规检查   B. 尿常规检查

    C. 便常规检查   D. 血生化检查

    E. 肾综合征出血热特异性抗体检测

11. 病人男性，蚕场工人，因"肾综合征出血热"入院 3 日，目前 T 39.8℃，尿量 800ml/24h。下列护理措施哪项**不合适**（　　）

    A. 积极控制体温   B. 大剂量使用利尿剂   C. 监测生命体征

    D. 补充血容量   E. 监测血气分析

12. 病人男性，30 岁，因"肾综合征出血热"入院，入院后第 2 天出现尿量减少、心率增快、血压增高、脉压增大。目前最重要的护理措施是（　　）

    A. 准确记录 24 小时出入量

    B. 定时测量血压和脉搏

    C. 配合医师按"量出为入、宁少勿多"的原则严格控制液体摄入量

    D. 注意观察腔道和内脏出血征象

    E. 保持口腔黏膜的清洁和湿润

【A₃ 型题】

（13～16 题基于下面病例）

病人男性，27 岁，林场工人，因高热 2 日，尿少 1 日入院。体格检查：T 39.9℃，BP 80/55mmHg，球结膜水肿明显，颜面、颈部、前胸部充血潮红，腋下有条索状瘀点，余项正常。

13. 临床诊断应首先考虑的是（　　）

    A. 急性肾盂肾炎   B. 肾综合征出血热   C. 流行性脑脊髓膜炎

    D. 急性肾小球肾炎   E. 钩端螺旋体病

14. 该病人处于病程的哪一期（　　）

    A. 发热期   B. 低血压休克期   C. 少尿期

    D. 多尿期   E. 恢复期

15. 病情观察的重点是（　　）

    A. 意识状态   B. 心率及脉搏   C. 呼吸及血压

    D. 血压及尿量   E. 体温及脉搏

16. 护理时应特别注意（　　）

    A. 心理支持   B. 物理降温   C. 皮肤和黏膜的护理

    D. 饮食护理   E. 静脉补液的量和速度

【A₄ 型题】

（17～19 题基于下面病例）

病人女性，因"肾综合征出血热"入院 3 天，今晨自述前日尿量 400ml，体格检查：T 39.4℃，BP 110/80mmHg，实验室检查：血白细胞 15.6×10⁹/L，可见异型淋巴细胞，

尿蛋白（＋＋＋＋）。

17. 目前病人处于哪一期（   ）
    A. 发热期　　　　　　B. 低血压休克期　　　　C. 少尿期
    D. 多尿期　　　　　　E. 恢复期

18. 如病人出现脉搏洪大，心率增快，尿量减少，说明出现了什么表现（   ）
    A. 休克　　　　　　　B. 电解质紊乱　　　　　C. 循环衰竭
    D. 高血容量综合征　　E. 尿毒症

19. 此时护士应给予的最重要护理措施是（   ）
    A. 严格控制液体摄入量　　　　　B. 口腔护理
    C. 记录 24 小时出入液体量　　　D. 密切观察病情变化
    E. 监测生命体征

参 考 答 案

一、名词解释

肾综合征出血热：是由汉坦病毒引起的自然疫源性疾病，临床主要表现为发热、低血压休克、充血出血和急性肾衰竭。

二、填空题

1. 早期发现　早期休息　早期治疗　休克关　出血关　尿毒症关
2. 发热期　低血压休克期　少尿期　多尿期
3. 抗病毒　减轻外渗　改善中毒症状　预防 DIC
4. 补充血容量　纠正酸中毒　改善微循环
5. 稳定内环境　利尿　导泻　透析治疗
6. 酒精　毛细血管　大剂量退热药　低血压休克

三、选择题

1. E　　2. C　　3. E　　4. E　　5. B　　6. E　　7. D　　8. A　　9. B
10. C　11. B　12. C　13. B　14. B　15. D　16. E　17. C　18. D
19. A

第六节　狂犬病病人的护理

一、名词解释

狂犬病

二、填空题

1. 人被病兽咬伤后是否发生狂犬病与 _____、_____、_____、_____、

_____ 因素有关。

2. 人被可疑动物咬伤的伤口处理：尽快用_____或_____反复冲洗，至少_____，尽量除去_____和_____，彻底清洗后局部用_____或_____涂擦伤口。伤口一般不宜_____，以便排血引流。

三、选择题

【A₁ 型题】

1. 我国狂犬病 95% 以上是由（　　）
    A. 病犬引起　　　　　　　B. 病猪引起　　　　　　C. 病狼引起
    D. 病人引起　　　　　　　E. 病猫引起

2. 狂犬病的病死率几乎达（　　）
    A. 80%　　　　　　　　　B. 85%　　　　　　　　C. 90%
    D. 95%　　　　　　　　　E. 100%

3. 狂犬病的传播途径主要是（　　）
    A. 经食物传播　　　　　　B. 经空气传播　　　　　C. 感染动物的咬伤
    D. 蚊虫叮咬　　　　　　　E. 经血传播

【A₂ 型题】

4. 病人男性，24 岁，上班途中被流浪狗咬伤。下列伤口处理哪项**不正确**（　　）
    A. 尽快用 20% 肥皂水和 0.1% 苯扎溴铵交替冲洗伤口
    B. 彻底冲洗伤口达 30 分钟
    C. 局部用 2% 碘酊消毒
    D. 伤口不缝合、不包扎
    E. 在伤口及其周围用狂犬病免疫血清局部浸润注射

5. 病人男性，18 岁，被家中所养宠物犬咬伤。预防接种狂犬病疫苗注射时间是（　　）
    A. 1、2、5、14 和 30 日各肌注 1 针
    B. 1、5、10、15 和 30 日各肌注 1 针
    C. 1、3、7、14 和 30 日各肌注 1 针
    D. 1、3、5、15 和 30 日各肌注 1 针
    E. 1、2、3、7 和 21 日各肌注 1 针

6. 病人男性，被可疑病犬咬伤后 3 天，出现体温 39.4℃，高度兴奋，表情极度恐怖，外界多种刺激可诱发咽肌痉挛，诊断为"狂犬病"。下列哪项是狂犬病最具特征性的表现（　　）
    A. 阵发性抽搐　　　　　　B. 血压增高　　　　　　C. 怕风畏光
    D. 恐水　　　　　　　　　E. 大汗

7. 病人男性，因"狂犬病"诊断入院 5 天。下列护理诊断**不应**出现的是（　　）
    A. 有受伤的危险　　　　　B. 皮肤完整性受损　　　C. 低效性呼吸型态
    D. 体液过多　　　　　　　E. 知识缺乏

【A₃ 型题】

（8～11 题基于下面病例）

病人男性，33 岁，5 年前曾被野狗咬伤手部，当时伤口自行在家处理，未注射狂犬病

疫苗，近 2 天出现低热、倦怠、头痛、失眠，总有恐惧不安感，喉头遇风发紧，咬伤伤口处麻木，有蚁走感。

8. 可能的临床诊断是（ ）
   A. 癔症　　　　　　　　　B. 流行性感冒　　　　　　C. 急性咽炎
   D. 狂犬病　　　　　　　　E. 伤口感染

9. 狂犬病最有意义的"早期症状"是（ ）
   A. 恐惧感　　　　　　　　B. 愈合的伤口蚁走感　　　C. 发热
   D. 烦躁不安　　　　　　　E. 倦怠

10. 应选取的隔离方式是（ ）
   A. 呼吸道隔离　　　　　　B. 消化道隔离　　　　　　C. 血液隔离
   D. 严密隔离　　　　　　　E. 以上均需要

11. 护理时**错误**的是（ ）
   A. 各项医疗、护理操作有计划地安排并简化
   B. 幻视的病人应加床档保护
   C. 避免一切不必要的刺激
   D. 备好各种急救药品及器械
   E. 咽肌频发痉挛时不能使用镇静止痉剂

【A₄ 型题】

（12～14 题基于下面病例）

病人男性，被可疑犬咬伤后，伤口未处理，1 个月后出现低热、头痛、恐惧不安，闻水声可引起咽喉肌严重痉挛。诊断为"狂犬病"。

12. 3 天后病人出现大量流涎，主要原因是（ ）
   A. 迷走神经功能抑制　　B. 迷走神经功能亢进　　C. 交感神经功能抑制
   D. 交感神经功能亢进　　E. 以上均不对

13. 病程一般不超过（ ）
   A. 6 天　　　　　　　　B. 7 天　　　　　　　　C. 8 天
   D. 9 天　　　　　　　　E. 10 天

14. 该病人的死亡原因最有可能是（ ）
   A. 肾衰竭　　　　　　　B. 休克　　　　　　　　C. 呼吸循环衰竭
   D. 抽搐　　　　　　　　E. 心脏骤停

参 考 答 案

一、名词解释

狂犬病：是由狂犬病毒引起的，以侵犯中枢神经系统为主的急性人畜共患传染病，临床表现为特有的恐水、怕风、恐惧不安、咽肌痉挛、进行性瘫痪等。

二、填空题

1. 咬伤部位　咬伤程度　局部伤口处理情况　疫苗接种情况　机体免疫状态

2. 20％肥皂水　0.1％苯扎溴铵　30 分钟　狗涎　污血　75％乙醇　2％碘酊　缝合包扎

三、选择题

1. A　2. E　3. C　4. A　5. C　6. D　7. D　8. D　9. B
10. D　11. E　12. D　13. A　14. C

第七节　艾滋病病人的护理

一、名词解释

艾滋病

二、填空题

1. HIV 主要侵犯并破坏＿＿＿＿，使机体＿＿＿＿受损乃至缺陷，最后并发各种严重的＿＿＿＿和＿＿＿＿。具有＿＿＿＿、＿＿＿＿、＿＿＿＿的特点。
2. 目前公认的艾滋病传播途径主要是＿＿＿＿、＿＿＿＿和＿＿＿＿。
3. 艾滋病的高危人群包括＿＿＿＿、＿＿＿＿、＿＿＿＿和＿＿＿＿。

三、选择题

【A₁ 型题】

1. 人免疫缺陷病毒是（　　）
    A. 双链 DNA 病毒　　B. 双链 RNA 病毒　　C. 单链 DNA 病毒
    D. 单链 RNA 病毒　　E. 以上均不对
2. 艾滋病病毒**不可**用下列哪种方法消毒（　　）
    A. 加热　　B. 漂白粉　　C. 0.1％甲醛
    D. 0.2％次氯酸钠　　E. 25％以上浓度的乙醇
3. HIV 病毒主要侵犯和损伤了人体的（　　）
    A. B 淋巴细胞　　B. 辅助性 T 淋巴细胞　　C. 单核-巨噬细胞
    D. 嗜酸性粒细胞　　E. 中性粒细胞

【A₂ 型题】

4. 病人男性，30 岁，因静脉药瘾数年，常与他人共用注射器导致艾滋病，目前处于艾滋病期住院治疗。目前应给予病人的隔离方式是（　　）
    A. 呼吸道隔离　　　　　　B. 消化道隔离
    C. 接触隔离　　　　　　　D. 严密隔离
    E. 血液、体液隔离及保护性隔离
5. 病人女性，25 岁，卖淫史 3 年，2 个月前体检中发现血清抗 HIV（＋），期间未停止卖淫。应列在首要位置的护理诊断是（　　）
    A. 活动无耐力　　B. 营养失调　　C. 有感染的危险
    D. 有传播感染的危险　　E. 知识缺乏

6. 病人男性，曾有静脉药瘾史2年。半年前确诊"艾滋病"，近7天出现发热伴吞咽疼痛。体格检查：T 37.6℃，左侧颊黏膜见散在溃疡面。下列护理措施哪项**不恰当**（　　）

  A. 严格无菌操作   B. 密切观察病情变化   C. 高热量饮食

  D. 做好心理护理   E. 收入重症监护病房

7. 病人女性，35岁，因慢性再生障碍性贫血长期输血史10年，近2个月来反复出现发热、厌食、间断腹泻，实验室检查抗HIV（＋），病人感到绝望，对治疗无信心。目前病人最需要的护理措施是（　　）

  A. 给予高热量、高蛋白饮食

  B. 遵医嘱早期使用抗反转录病毒药物

  C. 心理疏导

  D. 严格无菌操作避免感染

  E. 加强皮肤和口腔护理

8. 病人女性，39岁，因发热、咳嗽伴有间断性腹泻1个月就诊，近期食欲减退明显，消瘦较快，既往有卖淫史。实验室检查抗HIV（＋）。目前能反映此病预后和疗效的检查是（　　）

  A. 骨髓检查   B. $CD4^+ / CD8^+$ 比值   C. 血培养

  D. 淋巴结活检   E. 血常规

【A_3型题】

（9~13题基于下面病例）

病人男性，33岁，曾有静脉药瘾史2年。近1个月出现持续低热、咳嗽，食欲差，明显消瘦。体格检查：T 37.9℃，颌下、颈部及腹股沟淋巴结肿大，质地较韧，无触痛，活动度尚好。实验室检查：白细胞总数 $3.7×10^9$/L，淋巴细胞0.14。病人心情烦躁，拒绝就医，被家属强行送院治疗。

9. 最可能的临床诊断是（　　）

  A. 艾滋病   B. 淋巴肿瘤   C. 肺结核

  D. 支气管肺癌   E. 败血症

10. 目前首先考虑的护理诊断是（　　）

  A. 恐惧   B. 有感染的危险   C. 活动无耐力

  D. 营养失调   E. 体温过高

11. 最有助于明确诊断的检查项目是（　　）

  A. X线检查   B. 支气管镜检查   C. 骨髓培养

  D. 淋巴结活检   E. 血清抗HIV检测

12. 目前最需要的护理措施是（　　）

  A. 口腔护理   B. 皮肤护理   C. 对症护理

  D. 心理护理   E. 饮食护理

13. 护理过程中**不应该**做的是（　　）

  A. 保护病人的隐私

  B. 消毒该病人的物品及房间

  C. 血液/体液隔离的同时实施保护性隔离

  D. 通知其亲友立即加强自我保护

E. 取得家属配合,积极做好身心护理

【A₄ 型题】

(14~15 题基于下面病例)

病人男性,30 岁,国外工作经历一年,近 2 个月来出现低热、食欲低下、乏力、盗汗、体格消瘦明显。体格检查:T 37.5℃,颈部及腹股沟淋巴结增大,血清抗 HIV (+)。

14. 该病人传染他人的途径**不包括** (　　)

　　A. 握手等一般生活接触传播　　　　B. 静脉药瘾

　　C. 母婴传播　　　　　　　　　　　D. 血液体液传播

　　E. 性接触传播

15. 如病人出现发热、慢性咳嗽、发绀等表现,血氧分压降低。说明该病人可能发生 (　　)

　　A. 白色念珠菌感染　　　B. 肿瘤　　　　　　　C. 卡波西肉瘤

　　D. 淋巴瘤　　　　　　　E. 孢子虫肺炎

参 考 答 案

一、名词解释

艾滋病:又称获得性免疫缺陷综合征,是由人免疫缺陷病毒引起的致命性慢性传染病。

二、填空题

1. 辅助性 T 淋巴细胞　细胞免疫功能　机会性感染　恶性肿瘤　传播迅速　发病缓慢　病死率高

2. 性接触　血液接触　母婴接触

3. 男性同性恋者　性乱交者　静脉药瘾者　多次接受输血或血制品

三、选择题

1. D　　2. C　　3. B　　4. E　　5. D　　6. E　　7. C　　8. B　　9. A

10. A　　11. E　　12. D　　13. D　　14. A　　15. E

第八节　传染性非典型肺炎病人的护理

一、名词解释

传染性非典型肺炎

二、填空题

1. 传染性非典型肺炎病人主要通过 _____ 及_____ 传播。

2. 传染性非典型肺炎病人治疗以 _____ 为主，总原则为早发现、早隔离、早治疗，集中 _____ ，_____ 与 _____ 分开收治。重型病人治疗时注意防治 _____ 和 _____ 。

3. 传染性非典型肺炎病人当呼吸频率 _____ 或吸氧 _____ 条件下，SpO₂ _____ 时，使用 _____ ，能有效降低 _____ ，减少并发症发生，改善病人的预后。

三、选择题

【A₁ 型题】

1. SARS 冠状病毒属于（　　）
   A. 单股正链 RNA 病毒　　B. 单股负链 RNA 病毒　　C. 双股负链 DNA 病毒
   D. 双股正链 DNA 病毒　　E. 以上全不对

2. 下列哪些**不是**传染性非典型肺炎高危人群（　　）
   A. 病人家庭成员
   B. 医生
   C. 护理人员
   D. 儿童
   E. 从事 SARS 病毒研究的实验室工作人员

【A₂ 型题】

3. 病人女性，因男朋友患传染性非典型肺炎被传染。下列哪项**不是**其发病特点（　　）
   A. 传染性强　　　　　B. 病情重　　　　　C. 病死率高
   D. 进展快　　　　　E. 病程长

4. 病人男性，26 岁，3 天前以"SARS"诊断入院治疗，目前体温 39.9℃。下列护理措施**不恰当**的是（　　）
   A. 卧床休息
   B. 给予高热量、高维生素、高蛋白、清淡易消化的饮食
   C. 严禁病人间相互接触
   D. 无缺氧表现不需吸氧
   E. 遵医嘱给予物理降温

5. 病人男性，3 天前因畏寒发热急诊入院，有"SARS"接触史，入院后病人呼吸困难明显，诊断为重症"SARS"。该病人遵医嘱可早期应用（　　）
   A. 抗生素　　　　　B. 抗病毒药物　　　　　C. 糖皮质激素
   D. 血浆　　　　　E. 解热药

【A₃ 型题】

（6～7 题基于下面病例）

病人女性，23 岁，某医院传染科护士，护理 SARS 病人后 5 天开始出现畏寒高热，咳嗽等症状收住院。

6. 最可能的临床诊断是（　　）
   A. SARS　　　　　B. SARS 合并细菌感染　　　　　C. 重型流感
   D. 暴发性流脑　　　　　E. 重型禽流感

7. 对其密切接触者应隔离观察（　　）
   A. 3 天　　　　　　B. 5 天　　　　　　C. 7 天
   D. 14 天　　　　　E. 21 天

【A₄型题】

（8~10 题基于下面病例）

病人男性，26 岁，独身，自己居住，4 天前因畏寒发热 2 天急诊入院治疗，7 天前与 SARS 病人有接触史，但当时并不知情。体格检查：T 39.7℃，P 103 次/分，R 26 次/分，BP 120/85mmHg。肺部可闻及细湿啰音，X 线胸片显示右肺多叶斑片状阴影，入院后初步诊断为 SARS。

8. 对该病人应予以（　　）
   A. 消化道隔离　　　　B. 呼吸道隔离　　　　C. 血液/体液隔离
   D. 接触隔离　　　　　E. 昆虫隔离

9. 今晨病人出现进行性呼吸困难，X 线胸片显示右肺阴影面积较入院时增大 55%。故病人应尽量避免脱离氧疗的活动，吸氧间断时间（　　）
   A. <5min　　　　　B. <10min　　　　　C. <15min
   D. <20min　　　　　E. <25min

10. 给予病人持续气道正压通气，一般氧流量为（　　）
    A. 1~2L/min　　　　B. 2~3L/min　　　　C. 3~4L/min
    D. 4~5L/min　　　　E. 5~8L/min

参 考 答 案

一、名词解释

传染性非典型肺炎：又称为传染性非典型肺炎，是一种由 SARS 冠状病毒引起的新型急性呼吸道传染病。

二、填空题

1. 短距离飞沫　密切接触传播
2. 综合治疗　隔离治疗　疑似病例　临床诊断病例　多器官功能障碍综合征　急性呼吸窘迫综合征
3. >30 次/分　5L/分　<93%　无创正压机械通气　气管插管率

三、选择题

1. A　　2. D　　3. E　　4. D　　5. C　　6. A　　7. D　　8. B　　9. C
10. E

第九节　细菌性食物中毒病人的护理

一、名词解释

细菌性食物中毒

二、填空题

1. 引起细菌性食物中毒的细菌主要有 ＿＿＿＿＿＿、＿＿＿＿＿＿、＿＿＿＿＿＿、＿＿＿＿＿＿、＿＿＿＿＿＿。

2. 细菌性食物中毒与夏季＿＿＿＿＿＿、食物中＿＿＿＿＿＿大量繁殖有关，常由于食物＿＿＿＿＿＿、＿＿＿＿＿＿不当引起。＿＿＿＿＿＿短，有可疑食物摄入史，病情轻重与＿＿＿＿＿＿有关，停止进食可疑食物后疫情便可控制。

三、选择题

【A₁ 型题】

1. 沙门菌引起的食物中毒潜伏期一般为（　　　）
    A. 4～24 小时　　　　　B. 6～12 小时　　　　　C. 5～18 小时
    D. 1～5 小时　　　　　E. 1～2 小时

【A₂ 型题】

2. 病人女性，18 岁，因与 5 名同学进食学校门口无证商贩处购买的食品而出现细菌性食物中毒表现。下列**不是**细菌性食物中毒护理诊断的是（　　　）
    A. 疼痛：腹痛　　　　　　　　B. 有体液不足的危险
    C. 潜在并发症：酸中毒、休克　　D. 知识缺乏
    E. 气体交换障碍

3. 病人男性，20 岁，与同学聚会后因"细菌性食物中毒"入院 2 天，按医嘱服用丙胺太林。下列哪项**不是**其不良反应（　　　）
    A. 口干　　　　　　　　B. 视力模糊　　　　　　C. 尿潴留
    D. 心悸　　　　　　　　E. 便秘

4. 病人男性，因与同事聚餐时共同进食了不洁熟食而出现严重腹泻。下列护理措施中正确的是（　　　）
    A. 可进食煎蛋补充体力　　　　B. 可饮碳酸饮料
    C. 肛周皮肤护理　　　　　　　D. 抗生素保留灌肠
    E. 可进食高蛋白高脂肪饮食

【A₃ 型题】

（5～6 题基于下面病例）

某地一所小学 356 名学生 9：30 分服用了某品牌豆奶，10：00 左右有 5 个班级共 10 名学生先后出现恶心、呕吐、腹痛、腹泻等症状，其后 1 小时内校内陆续发现 87 名学生出现上述症状，当地卫生防疫部门调查显示病因是细菌性食物中毒，中毒食品为假冒豆奶。

5. 应采取的隔离方式是（　　）

 A. 呼吸道隔离   B. 消化道隔离   C. 虫媒隔离

 D. 血液隔离   E. 严密隔离

6. **不需**严格观察的项目是（　　）

 A. 病人的血压   B. 病人的面色

 C. 病人的呼吸   D. 病人的皮肤黏膜温湿度

 E. 病人的皮肤黏膜的弹性

参 考 答 案

一、名词解释

细菌性食物中毒：是由进食被细菌或细菌毒素污染的食物而引起的急性感染中毒性疾病。

二、填空题

1. 沙门菌属　副溶血性弧菌　变形杆菌　金黄色葡萄球菌　蜡样芽胞杆菌

2. 气温高　细菌　不新鲜　保存与烹调　潜伏期　进食量

三、选择题

1. A　　2. E　　3. E　　4. C　　5. B　　6. C

第十节　细菌性痢疾病人的护理

一、名词解释

细菌性痢疾

二、填空题

1. 细菌性痢疾临床表现主要为_____、_____、_____和_____，可伴有发热及全身毒血症状。

2. 痢疾杆菌按其抗原结构和生化反应的不同可分为_____群及_____个血清型，即 A 群_____、B 群_____、C 群_____、D 群_____。

3. 菌痢病人能正常进食者，给予清淡易消化的_____、_____、_____、少渣、少纤维素的流质或半流质饮食，避免_____、_____、_____食物，少量多餐，多饮淡盐水。病情好转逐渐过渡至_____，严重腹泻伴呕吐者暂_____。

三、选择题

【A₁ 型题】

1. 细菌性痢疾的主要传播途径是（　　）

    A. 飞沫传播   B. 粪-口传播   C. 血液传播

    D. 蚊子叮咬   E. 母婴传播

  2. 慢性菌痢是指病程反复发作或迁延不愈超过（   ）

    A. 2个月以上   B. 3个月以上   C. 4个月以上

    D. 5个月以上   E. 6个月以上

  3. 中毒型菌痢多见于（   ）

    A. 6个月以内的婴儿   B. 2～7岁的儿童   C. 青壮年

    D. 成年人   E. 老年人

  4. 中毒型菌痢混合型死亡率可达（   ）

    A. 10%以上   B. 30%以上   C. 50%以上

    D. 70%以上   E. 90%以上

【A₂ 型题】

  5. 病人女性，20岁，外地求学经常到学校附近小吃部就餐，今就餐后出现高热、腹痛、腹泻，怀疑为细菌性痢疾。其粪便应为（   ）

    A. 黏液脓血便   B. 果酱样便   C. 糊状便

    D. 稀水样便   E. 柏油样便

  6. 病人男性，30岁，外地出差，当晚食用大排档小吃后出现高热，腹泻，诊断为细菌性痢疾。对其应采取的隔离措施是（   ）

    A. 严密隔离   B. 消化道隔离   C. 昆虫隔离

    D. 接触隔离   E. 保护性隔离

  7. 病人女性，19岁，因与"细菌性痢疾"病人共同进餐而被传染。目前其腹部触痛最明显部位应该是（   ）

    A. 左上腹部   B. 左下腹部   C. 脐周

    D. 右上腹部   E. 右下腹部

  8. 病人女性，20岁，因与"细菌性痢疾"病人接触密切而感染，突起高热、腹痛、腹泻、排黏液脓血便。目前该病人**不会**出现下列哪项护理诊断（   ）

    A. 体温过高   B. 腹泻

    C. 有窒息的危险   D. 疼痛：腹痛

    E. 营养失调：低于机体需要量

  9. 病人男性，28岁，因"细菌性痢疾"入院治疗。目前治疗菌痢最为理想的药物是（   ）

    A. 青霉素   B. 阿奇霉素   C. 喹诺酮类药物

    D. 头孢菌素   E. 庆大霉素

  10. 病人女性，4岁，因突起高热、腹痛、腹泻、排黏液脓血便而入院，高度怀疑"菌痢"，为尽早确诊，护士要留取粪便进行常规检查及培养。正确的做法是（   ）

    A. 可用开塞露灌肠留取粪便   B. 选取大便黏液脓血部分送检

    C. 可以与尿液混合   D. 应用抗菌药物3日后

    E. 标本采集多次集中送检

  11. 病人女性，5岁，以"中毒型细菌性痢疾"入院。下列护理措施**错误**的是（   ）

    A. 集中安排各种护理操作   B. 建立2条静脉通路

　　C. 头低足高体位　　　　　　　　D. 监测生命体征

　　E. 吸氧

12. 病人男性，35 岁，高热、腹泻 2 天，伴轻度腹痛及里急后重感，大便呈黏液脓血便，每天十多次，查体：T 39.3℃，轻度脱水。下列护理措施**不正确**的是（　　）

　　A. 协助病人床边排便，并用屏风遮挡

　　B. 密切观察排便的次数、量及性质

　　C. 早期禁用止泻药

　　D. 做好肛周皮肤护理

　　E. 多量少餐保证营养

【A₃ 型题】

（13～16 题基于下面病例）

病人男性，5 岁，因高热 2 天，伴昏睡 2 小时于 8 月 22 日急诊入院。体格检查：T 39.9℃，面色灰白，四肢厥冷，脉搏细弱，皮肤呈花纹状。血白细胞 21×10^9/L，中性粒细胞 0.83。

13. 考虑该患儿是（　　）

　　A. 中毒性菌痢　　　　　B. 流行性乙型脑炎　　　　C. 流行性脑脊髓膜炎

　　D. 结核性脑膜炎　　　　E. 水痘并发脑炎

14. 为明确诊断首选实验室检查是（　　）

　　A. 脑脊液穿刺　　　　　B. 粪便培养　　　　　　　C. 粪便常规检查

　　D. 特异性核酸检测　　　E. 免疫学检查

15. 下述护理措施中**不正确**的是（　　）

　　A. 安置病人休克体位　　B. 密切观察生命体征　　　C. 记录 24 小时出入量

　　D. 乙醇擦浴　　　　　　E. 迅速建立静脉通路

16. 中毒型菌痢选用抗菌药物治疗原则上疗程**不宜**短于（　　）

　　A. 7 天　　　　　　　　B. 6 天　　　　　　　　　C. 5 天

　　D. 4 天　　　　　　　　E. 3 天

【A₄ 型题】

（17～19 题基于下面病例）

病人男性，23 岁，1 天前有进食不洁水果史，现 T 39.7℃，发病以来呕吐 3 次，左下腹阵发性腹痛，腹泻后缓解。腹泻十余次，初期粪便量多，水样。目前量少，呈黏液脓血便，伴明显里急后重，病人心情烦躁。实验室检查：血白细胞 21×10^9/L，中性粒细胞 0.79。

17. 为明确诊断需要进一步做下列哪项检查（　　）

　　A. 粪便常规　　　　　　B. 骨髓培养　　　　　　　C. 特异性核酸检测

　　D. 特异性抗原检测　　　E. 特异性抗体检测

18. 如粪便常规检查结果为 RBC 2～4 个/高倍视野，WBC 20～25 个/高倍视野。应考虑（　　）

　　A. 急性肠炎　　　　　　B. 溃疡性结肠炎　　　　　C. 食物中毒

　　D. 细菌性痢疾　　　　　E. 阿米巴痢疾

19. 目前患者症状消失，解除隔离返回工作岗位的时间是（　　）

A. 立即可以
B. 大便培养连续 3 次阴性
C. 大便培养连续 2 次阴性
D. 大便培养连续 1 次阴性
E. 大便培养连续 4 次阴性

参 考 答 案

一、名词解释

细菌性痢疾：是由痢疾杆菌引起的急性肠道传染病，临床表现主要为腹痛、腹泻、里急后重和排黏液脓血便，可伴有发热及全身毒血症状。

二、填空题

1. 腹痛　腹泻　里急后重　排黏液脓血便
2. 4　40　痢疾志贺菌　福氏志贺菌　鲍氏志贺菌　宋内志贺菌
3. 高热量　高维生素　高蛋白　生冷　多渣　油腻或刺激性　正常饮食　禁食

三、选择题

1. B　　2. A　　3. B　　4. E　　5. A　　6. B　　7. B　　8. C　　9. C
10. B　　11. C　　12. E　　13. A　　14. C　　15. D　　16. C　　17. A　　18. D
19. B

第十一节　伤寒病人的护理

一、名词解释

1. 伤寒　　　　　　　　　　　　　　　　2. 玫瑰疹

二、填空题

1. 伤寒临床特征为 _____、_____、_____、_____、_____ 及_____。

2. 伤寒杆菌在_____中即能生长，在含有_____的培养基中更易生长。不产生_____，菌体裂解时释放的_____是致病的重要因素。

3. 伤寒最常见的严重并发症是_____，最严重的并发症是_____。

4. 目前治疗伤寒首选的抗菌药物是_____。

5. 伤寒病人按_____隔离，临床症状消失后，每隔_____送检粪便进行伤寒杆菌的培养，连续_____次阴性方可解除隔离，接触者应医学观察_____。

三、选择题

【A₁ 型题】

1. 伤寒杆菌在何种培养基中生长最佳（　　　）

  A. 含唾液   B. 含泪液   C. 含血液

  D. 含胆汁   E. 含乳汁

2. 伤寒杆菌致病的重要因素是（   ）

  A. 外毒素   B. 鞭毛作用

  C. 毒力因子   D. 细菌变异

  E. 菌体裂解时释放的内毒素

3. 伤寒病人肠穿孔部位常见于（   ）

  A. 回肠末段   B. 升结肠   C. 横结肠

  D. 降结肠   E. 乙状结肠

4. 玫瑰疹多分布于（   ）

  A. 面部   B. 颈部   C. 四肢

  D. 胸腹部   E. 臀部

【A₂型题】

5. 病人女性，20岁，因伤寒而入院治疗。护士体检时发现腹部触痛最明显部位应该是（   ）

  A. 右上腹部   B. 右下腹部   C. 左上腹部

  D. 左下腹部   E. 脐周

6. 病人男性，18岁，居住地流行伤寒，目前病人出现持续性高热，相对缓脉，表情淡漠。通常如出现玫瑰疹常出现在病程的（   ）

  A. 1～5天   B. 3～8天   C. 5～11天

  D. 7～14天   E. 9～15天

7. 病人女性，因接触伤寒病人而感染，在家自行服用抗菌药物治疗3天。目前该患者进行细菌培养时应选用（   ）

  A. 血培养   B. 骨髓培养   C. 尿培养

  D. 粪便培养   E. 组织液培养

8. 病人男性，18岁，患"伤寒"入院14天，昨晚进食韭菜馅水饺7两，今晨出现恶心、头晕、烦躁不安、出冷汗。可能出现了（   ）

  A. 脑膜炎   B. 中毒性心肌炎   C. 肠出血

  D. 肾盂肾炎   E. 溶血性尿毒综合征

9. 病人男性，23岁，因"伤寒"住院3周，目前体温已正常10天，今晨体温又出现增高。可能出现了（   ）

  A. 再燃   B. 复发   C. 血栓性静脉炎

  D. 急性胆囊炎   E. 骨髓炎

10. 病人女性，因"伤寒"住院1周，目前腹胀感明显。下列护理哪项是**错误**（   ）

  A. 给予少糖低脂食物   B. 肛管排气   C. 松节油腹部热敷

  D. 使用新斯的明   E. 生理盐水低压灌肠

【A₃型题】

（11～14题基于下面病例）

病人男性，27岁，有伤寒接触史，因发热伴食欲差、腹胀6天入院，体格检查：T 39.9℃，P 85次/分，肝肋下2cm，脾肋下1cm，质地软，有触压痛，血常规6×10^9/L。

11. 考虑最有可能的临床诊断是 （ ）
   A. 病毒性肝炎 　　　　 B. 急性胃肠炎 　　　　 C. 急性胆囊炎
   D. 钩端螺旋体病 　　　 E. 伤寒

12. 为明确诊断可不必做下列哪项检查 （ ）
   A. 肝功能检查 　　　　 B. X线检查 　　　　　 C. 肥达反应阳性
   D. 血培养 　　　　　　 E. 尿常规

13. 采取降温措施应避免使用 （ ）
   A. 温水擦浴 　　　　　 B. 头部冰敷 　　　　　 C. 乙醇擦浴
   D. 发汗退热药 　　　　 E. 大血管部位放置冰袋

14. 饮食护理应给予 （ ）
   A. 少糖低脂食物 　　　 B. 生冷较硬的食物 　　 C. 豆浆、牛奶
   D. 多渣食物 　　　　　 E. 刺激性强的食物

【A₄ 型题】

（15～17 题基于下面病例）

病人女性，20 岁，1 周前出现畏寒发热，表情淡漠、反应迟钝、右下腹隐痛。体格检查：T 39.7℃，R 23 次/分，P 90 次/分，BP 105/80mmHg。背部可见 2 枚玫瑰疹，右下腹有轻压痛。实验室检查：血白细胞 $4.6×10^9$/L，肥达反应：O 抗体凝集效价 1∶320，H 抗体 1∶640，诊断为伤寒。

15. 病原治疗首选药物是 （ ）
   A. 喹诺酮类药物 　　　 B. 庆大霉素 　　　　　 C. 磺胺药物
   D. 青霉素 　　　　　　 E. 红霉素

16. 病人如出现头晕、面色苍白、烦躁、出冷汗、血压下降等表现。提示病人可能出现了 （ ）
   A. 血栓性静脉炎 　　　 B. 支气管肺炎 　　　　 C. 肠出血
   D. 中毒性肝炎 　　　　 E. 肠穿孔

17. 肠出血诱因**不包括** （ ）
   A. 过早下床活动 　　　 B. 过度用力排便 　　　 C. 腹泻
   D. 发热 　　　　　　　 E. 治疗性灌肠

参 考 答 案

一、名词解释

1. 伤寒：是由伤寒杆菌引起的一种急性肠道传染病。临床特征为持续性发热，相对缓脉，表情淡漠，肝脾大，玫瑰疹及白细胞减少等。

2. 玫瑰疹：伤寒病人分批出现的直径约 2～4mm 淡红色小斑丘疹，压之褪色，多在 10 个以下，分布以胸、腹部及肩背部多见，四肢罕见的皮疹。

二、填空题

1. 持续性发热　相对缓脉　表情淡漠　肝脾大　玫瑰疹　白细胞减少

2. 普通培养基　胆汁　外毒素　内毒素

3. 肠出血　肠穿孔

4. 喹诺酮类药物

5. 消化道传染病　5～7天　2　2周

三、选择题

1. D　　2. E　　3. A　　4. D　　5. B　　6. D　　7. B　　8. C　　9. B

10. D　　11. E　　12. B　　13. D　　14. A　　15. A　　16. C　　17. D

第十二节　霍乱病人的护理

一、名词解释

干性霍乱

二、填空题

1. 典型霍乱的临床病程分 3 期即_____、_____ 和_____。

2. 霍乱的典型表现为 _____ 、_____ ，可引起_____ 及 _____ ，严重者出现_____和_____。

3. 霍乱的治疗原则包括_____、_____、辅以_____ 及_____治疗。

4. 及时补充 _____ 和_____ 是治疗霍乱的关键环节，静脉补液时原则是_____ ，_____ ，_____ ，_____ ，_____。

三、选择题

【A₁ 型题】

1. 霍乱主要的致病因素是（　　　）

    A. 菌毛　　　　　　　　　B. 鞭毛　　　　　　　　　C. 内毒素

    D. 霍乱肠毒素　　　　　　E. 黏蛋白溶解酶

2. 霍乱暴发流行最主要的传播途径是（　　　）

    A. 生活接触　　　　　　　B. 污染的水产品传播　　　C. 污染的水源传播

    D. 呼吸道传播　　　　　　E. 苍蝇媒介

3. 霍乱起病的首发症状是（　　　）

    A. 脱水　　　　　　　　　B. 高热　　　　　　　　　C. 剧烈呕吐

    D. 剧烈腹痛　　　　　　　E. 剧烈腹泻

4. 霍乱弧菌对下列哪项**不敏感**（　　　）

    A. 碱　　　　　　　　　　B. 酸　　　　　　　　　　C. 热

    D. 干燥　　　　　　　　　E. 含氯消毒剂

5. 霍乱病人剧烈泻吐时的饮食（　　　）

    A. 暂时禁食　　　　　　　B. 流质饮食　　　　　　　C. 软食

    D. 少量多餐　　　　　　　E. 丰富维生素

【A₂ 型题】

6. 病人男性，36 岁，1 天前曾有进食海鲜史，5 小时前突然腹泻达 15 余次而收住入院，入院后又腹泻 5 次，呕吐 2 次，均呈米泔水样。查体：BP 85/55mmHg，烦躁不安，皮肤干燥、无弹性，眼窝凹陷，肠鸣音亢进。目前最主要的护理诊断是（　　　）

    A. 腹泻　　　　　　　　B. 体液不足　　　　　　　C. 营养失调

    D. 焦虑　　　　　　　　E. 知识缺乏

7. 病人女性，42 岁，昨日生食海鲜，今日突然腹泻达 20 余次，初为黄色水样便，后为米泔水样便，伴呕吐，无发热。初步诊断为霍乱。其实验室检查可见（　　　）

    A. 尿液呈碱性　　　　　　　　　　B. 血尿素氮降低

    C. 红细胞计数降低　　　　　　　　D. 白细胞计数降低

    E. 粪便动力试验和制动试验阳性

8. 病人女性，20 岁，急起腹泻 2 天，每天水样便 20 余次，呈米泔水样便，大便悬滴镜检见穿梭状运动活泼的细菌。本病腹泻特点是（　　　）

    A. 先吐后泻　　　　　　B. 无里急后重　　　　　　C. 伴腹痛

    D. 伴发热　　　　　　　E. 量少次频

9. 病人男性，26 岁，夏季洪涝期间，饮用江水后突然出现剧烈腹泻，一天多达 10 余次，初步诊断为霍乱。霍乱病人粪便性状最典型的是（　　　）

    A. 米泔水样便　　　　　B. 黏液脓血便　　　　　　C. 果酱样便

    D. 血水样便　　　　　　E. 柏油样便

10. 病人男性，30 岁。急起腹泻 1 天，大便达 20 余次，初为稀便，后呈米泔水样，无发热，无里急后重。下列检查中**除哪项外**均可用于该病的诊断（　　　）

    A. 粪便涂片染色　　　　　　　　　B. 粪便增菌培养

    C. 粪便动力试验和制动试验　　　　D. 血清学试验

    E. 血培养

11. 病人女性，20 岁，腹泻、呕吐 12 小时，大便 10 余次，呈黄色水样，无腹痛、发热，无里急后重。查体：T 36.8℃，BP 95/65mmHg，轻度脱水征。初步诊断为霍乱。与病人接触者应（　　　）

    A. 严密隔离

    B. 严密检疫 5 日，留粪培养

    C. 严密检疫 5 日，留粪培养并服药预防

    D. 严密检疫 5 日，服药预防

    E. 注射疫苗

12. 病人男性，10 岁。突起无痛性腹泻 3 天，每日大便 20 次以上，伴阵发性小腿肌肉疼痛 1 天。查体：T 36.6℃，BP 70/50mmHg，神志模糊，重度脱水。在最初 24 小时应给予该病人补液（　　　）

    A. 1000～2000ml　　　B. 2000～3000ml　　　C. 3000～4000ml

    D. 4000～8000ml　　　E. 8000～12000ml

13. 病人女性，32 岁。昨日进食海产品后出现频繁腹泻、水样便，继之呕吐。入院后给予快速补液，补液过程中病人出现烦躁、胸闷、咳嗽、气急，两肺满布湿啰音，应考虑可能发生了（　　　）

A. 低钾血症　　　　　B. 代谢性酸中毒　　　　C. 急性肺水肿

D. 暴发型霍乱　　　　E. 感染性休克

14. 病人男性，21 岁，急起腹泻 3 天，每天水样便 20 余次，呈米泔水样便，大便悬滴镜检见穿梭状运动活泼的细菌。初步诊断为霍乱。关于霍乱说法**错误**的是（　　　）

A. 霍乱被列为甲类传染病　　　　　B. 霍乱是国际检疫传染病

C. 霍乱是烈性肠道传染病　　　　　D. 霍乱的致病菌是霍乱弧菌

E. 霍乱病后可获持久免疫力

15. 病人男性，17 岁，突发无痛性腹泻 3 天，每天水样便 20 余次，初为黄色水样便，后为米泔水样便，伴呕吐，无发热。初步诊断为霍乱。典型霍乱的临床病程可分为（　　　）

A. 泻吐期、脱水期和恢复期　　　　B. 泻吐期和恢复期

C. 脱水期和反应期　　　　　　　　D. 发热期、脱水期和反应期

E. 泻吐期和脱水期

16. 病人男性，22 岁。突发腹泻 1 天，大便达 20 余次，初步诊断为霍乱。病人有轻度脱水，遵医嘱给予口服补液。WHO 推荐的口服补液盐配方为（　　　）

A. 葡萄糖 20g，氯化钠 3.5g，碳酸氢钠 2.5g，氯化钾 1.5g，溶于 500ml 饮用水内

B. 葡萄糖 20g，氯化钠 3.5g，碳酸氢钠 2.5g，氯化钾 1.5g，溶于 1000ml 饮用水内

C. 葡萄糖 10g，氯化钠 3.5g，碳酸氢钠 2.5g，氯化钾 1g，溶于 1000ml 饮用水内

D. 葡萄糖 10g，氯化钠 3.5g，碳酸氢钠 2.5g，氯化钾 1g，溶于 500ml 饮用水内

E. 葡萄糖 20g，氯化钠 3g，碳酸氢钠 2g，氯化钾 1g，溶于 1000ml 饮用水内

17. 病人男性，29 岁。患霍乱，现有轻度脱水，遵医嘱给予口服补液盐。最初 6 小时内补液量应为（　　　）

A. 550ml/h　　　　　B. 650ml/h　　　　　C. 750ml/h

D. 850ml/h　　　　　E. 1000ml/h

18. 病人女性，38 岁。患霍乱，遵医嘱给予静脉补液。以下护理措施**不正确**的是（　　　）

A. 迅速建立两条静脉通道

B. 监测中心静脉压

C. 必要时应用输液泵

D. 制订周密的输液计划

E. 大量快速输液，液体加温至 36～37℃

【A₃ 型题】

（19～21 题基于下面病例）

病人男性，25 岁，突起腹泻 1 天，共 20 余次，开始为黄色稀便，后转为清水样便，就诊时已成米泔水样便。查体：T 36.8℃，P 110 次/分，BP 90/55mmHg，大便悬滴镜检可见穿梭状运动活泼的细菌。

19. 最可能的诊断是（　　　）

A. 阿米巴痢疾 B. 细菌性痢疾 C. 细菌性食物中毒

D. 伤寒 E. 霍乱

20. 需采取的隔离方式是（　　）

A. 严密隔离 B. 呼吸道隔离 C. 血液隔离

D. 接触隔离 E. 昆虫隔离

21. 预防本病最重要的措施是（　　）

A. 密切接触者预防性服药

B. 高危人群注射霍乱疫苗

C. 加强饮水、饮食的管理

D. 尽早发现、隔离病人及疫源地处理

E. 彻底消毒病人排泄物

【A₄ 型题】

（22～25 题基于下面病例）

病人男性，23 岁，腹泻、呕吐 2 天，大便达 20 余次，呈米泔水样，无腹痛、发热，无里急后重。查体：BP 85/55mmHg，烦躁不安，皮肤干燥、无弹性，眼窝凹陷。初步诊断为霍乱。

22. 治疗措施最关键的是（　　）

A. 抗菌治疗 B. 应用血管活性药物

C. 尽早使用糖皮质激素 D. 尽早进行透析治疗

E. 及时补充液体和电解质

23. 护理措施**不正确**的是（　　）

A. 迅速建立静脉通道 B. 制订周密输液计划 C. 剧烈泻吐时进流质

D. 密切观察病情变化 E. 加强皮肤护理

24. 补液时**不需**监测（　　）

A. 体重 B. 血压 C. 尿量

D. 皮肤弹性 E. 中心静脉压

25. 经积极治疗，病人脱水纠正、症状消失，但是出现低热，其原因可能是（　　）

A. 继发细菌感染 B. 迟发型超敏反应

C. 血液浓缩散热障碍 D. 体温调节中枢障碍

E. 循环改善后肠内毒素吸收增加

参 考 答 案

一、名词解释

干性霍乱：是一种暴发型霍乱，以休克为首发症状，起病急，发展快，未见吐泻已死于循环衰竭，称"干性霍乱"。

二、填空题

1. 泻吐期 脱水期 恢复期或反应期

2. 剧烈的腹泻　呕吐　脱水　肌肉痉挛　周围循环衰竭　急性肾衰竭

3. 严格隔离　及时补液　抗菌　对症

4. 液体和电解质　口服补液　早期快速足量　先盐后糖　先快后慢　纠酸补钙　及时补钾

三、选择题

1. D　2. C　3. E　4. A　5. A　6. B　7. E　8. B　9. A

10. E　11. C　12. E　13. C　14. E　15. A　16. B　17. C　18. E

19. E　20. A　21. D　22. E　23. C　24. A　25. E

第十三节　流行性脑脊髓膜炎病人的护理

一、名词解释

流脑

二、填空题

1. 流行性脑脊髓膜炎主要临床表现为 _____ 、_____ 、_____ 、_____ 、_____ 。

2. 流行性脑脊髓膜炎的传染源是 _____ 和_____，其中以 _____ 更重要。病原菌主要通过 _____ 直接传播。

3. 普通型流行性脑脊髓膜炎临床表现可分为 4 期：_____ 、_____ 、_____ 、_____ 。

三、选择题

【A₁ 型题】

1. 流行性脑脊髓膜炎发病率的最高人群是（　　）
   A. 3 个月以内　　　　　B. 3 个月至 6 个月　　　　C. 6 个月至 2 岁
   D. 2 岁至 4 岁　　　　　E. 4 岁至 6 岁

2. 脑膜炎奈瑟菌致病的重要因素是（　　）
   A. 内毒素　　　　　　　B. 外毒素　　　　　　　　C. 细胞毒
   D. 自溶酶　　　　　　　E. 菌毛

3. 流行性脑脊髓膜炎最重要的传染源是（　　）
   A. 前驱期病人　　　　　B. 败血症期病人　　　　　C. 恢复期病人
   D. 慢性型病人　　　　　E. 无症状带菌者

4. 我国目前流脑流行的主要菌群是（　　）
   A. A 亚群　　　　　　　B. B 亚群　　　　　　　　C. C 亚群
   D. D 亚群　　　　　　　E. X 亚群

5. 流脑流行期间人群带菌率可达（　　）
   A. 20% 以上　　　　　　B. 30% 以上　　　　　　　C. 40% 以上

D. 50%以上　　　　　　　　E. 60%以上

【A₂型题】

6. 病人男性，10岁，突起寒战、高热、头痛6小时。当地有"流脑"流行。查体：T 40℃，BP 75/45mmHg，精神萎靡，右胸部皮肤见6个瘀点。下列护理措施**不正确**的是（　　）

  A. 立即用乙醇擦浴　　　　　　B. 立即建立静脉通路

  C. 备好急救物品　　　　　　　D. 监测生命体征

  E. 记录24小时出入液量

7. 病人男性，2岁，在流脑流行期间，出现发热、头痛、呕吐而急诊入院。查体：T 39.8℃，P 116次/分，R 26次/分，BP 100/85mmHg，前胸部见5枚瘀点，背部1处瘀斑，脑膜刺激征（＋）。应给予的隔离方式是（　　）

  A. 严密隔离　　　　　　B. 消化道隔离　　　　　　C. 呼吸道隔离

  D. 血液隔离　　　　　　E. 昆虫隔离

8. 病人女性，8岁，高热、头痛3天，呕吐1天入院。查体：T 39.5℃，P 106次/分，R 24次/分，BP 100/85mmHg，急性面容，神志清晰，脑膜刺激征（＋）。脑脊液培养：脑膜炎奈瑟菌阳性。本病的主要传播方式是（　　）

  A. 呼吸道传播　　　　　　B. 消化道传播　　　　　　C. 蚊虫叮咬传播

  D. 血液传播　　　　　　E. 日常生活接触传播

9. 病人男性，10岁，急起发热2日，伴剧烈头痛、呕吐，查体：T 40℃，P 100次/分，R 26次/分，神志模糊，皮肤散在瘀斑，脑膜刺激征阳性，初步诊断为普通型流脑。本病按病程可分为（　　）

  A. 前驱期、败血症期、脑膜脑炎期、恢复期

  B. 前驱期、败血症期、混合期、恢复期

  C. 前驱期、败血症期、休克期、恢复期

  D. 普通型、轻型、脑膜脑炎型、混合型

  E. 轻型、休克型、脑膜脑炎型、混合型

10. 病人女性，7岁，因发热、头痛、呕吐2天入院。查体：T 39.5℃，P 108次/分，R 24次/分，BP 100/70mmHg，神志清晰，全身皮肤散在瘀点，脑膜刺激征阳性，初步诊断为普通型流脑。病人常见的护理诊断/问题**不包括**（　　）

  A. 有皮肤完整性受损的危险　　　　B. 体温过高

  C. 组织灌注无效　　　　　　　　　D. 急性疼痛：头痛

  E. 焦虑

11. 病人女性，4岁。高热、皮疹2天，呕吐1次。查体：T 40.2℃，神志清晰，皮肤多处瘀斑，颈项强直，凯尔尼格征（＋），布鲁津斯基征（＋）。有助于流脑诊断的实验室检查**不包括**（　　）

  A. 血培养　　　　　　B. 粪便检查　　　　　　C. 脑脊液培养

  D. 脑脊液检查　　　　E. 皮肤瘀点涂片

12. 病人男性，2岁。因发热、头痛、皮疹2天入院。查体：T 39.8℃，神志清晰，烦躁不安，皮肤散在少量瘀点，脑膜刺激征阳性。初步诊断为流行性脑脊髓膜炎。治疗该病的首选药物是（　　）

A. 红霉素   B. 链霉素   C. 氯霉素

D. 青霉素   E. 庆大霉素

13. 病人女性，5岁。高热、头痛、呕吐2天而入院。查体：T 40℃，神志模糊，全身皮肤有散在瘀点，脑膜刺激征阳性。入院第2天，病人出现意识障碍加重、两侧瞳孔不等大。护理时应注意（　　）

A. 绝对卧床休息   B. 协助翻身拍背   C. 去枕平卧位

D. 多饮水   E. 约束四肢

14. 病人女性，5岁。急起发热2日，伴剧烈头痛、呕吐，初步诊断为流脑。与其密切接触者应医学观察（　　）

A. 3日   B. 5日   C. 7日

D. 10日   E. 14日

15. 病人女性，3岁。因高热1天，意识不清1小时急诊入院，当地有"流脑"流行。查体：T 40.1℃，呼吸节律不整，深昏迷，瞳孔忽大忽小，脑膜刺激征（＋）。目前首先的护理问题是（　　）

A. 体温过高   B. 潜在并发症：脑疝

C. 有皮肤完整性受损的危险   D. 清理呼吸道无效

E. 气体交换受损

16. 病人女性，4岁。高热、头痛、呕吐2天，意识模糊2小时入院。初步诊断为流脑。入院第2天，病人出现意识障碍加重、两侧瞳孔不等大。下列护理措施**不正确**的是（　　）

A. 绝对卧床休息   B. 治疗护理操作要集中

C. 保持呼吸道通畅   D. 准备好各种抢救物品和药品

E. 腰椎穿刺监测颅内压

17. 病人男性，10岁。因发热、头痛1天入院，查体见右胸部皮肤5个瘀点。当地目前有"流脑"流行。遵医嘱取皮肤瘀点处的组织液做涂片染色镜检。采集标本后立即送检的主要原因是（　　）

A. 脑膜炎奈瑟菌对寒冷敏感   B. 脑膜炎奈瑟菌对干燥敏感

C. 脑膜炎奈瑟菌对热敏感   D. 脑膜炎奈瑟菌对光敏感

E. 脑膜炎奈瑟菌产生自溶酶易自溶

18. 病人男性，9岁。因发热、头痛、呕吐2天入院，初步考虑为流脑，为进一步明确诊断进行脑脊液检查。以下哪项**不是**流脑脑脊液的特点（　　）

A. 压力高   B. 外观浑浊

C. 白细胞计数（50~500）×10^6/L   D. 蛋白质增高

E. 糖和氯化物减少

【A₃型题】

（19~21题基于下面病例）

病人女性，6岁。2天前突然出现寒战、高热，伴剧烈头痛、呕吐，四肢皮肤可见散在的瘀点、瘀斑，脑膜刺激征阳性，初步诊断为流脑。

19. 病人应隔离至体温正常、症状消失后（　　）

A. 3日   B. 7日   C. 14日

D. 21 日　　　　　　　　E. 1 个月

20. 预防措施**不妥**的是（　　）

A. 密切接触者医学观察 7 日

B. 密切接触者可进行药物预防

C. 流行季节外出戴口罩

D. 疫苗预防主要对象是 2 岁以下儿童

E. 早期发现病人就地隔离治疗

21. 发病的高峰季节为（　　）

A. 1～2 月　　　　　B. 3～4 月　　　　　C. 6～7 月

D. 8～9 月　　　　　E. 10～11 月

【A₄ 型题】

（22～25 题基于下面病例）

病人男性，4 岁。因发热、头痛、皮疹而入院。查体：T 39.6℃，全身皮肤多处瘀点瘀斑，颈有抵抗感，凯尔尼格征和布鲁津斯基征（＋）。脑脊液培养：脑膜炎奈瑟菌阳性。

22. 本病诊断可能为（　　）

A. 流行性乙型脑炎　　　B. 流行性脑脊髓膜炎　　　C. 细菌性痢疾

D. 猩红热　　　　　　　E. 伤寒

23. 入院第二天，病人出现面色苍白、四肢厥冷、皮肤呈花斑状，测血压 75/40mmHg。考虑可能为（　　）

A. 流脑前驱期　　　　　B. 流脑败血症期　　　　　C. 流脑脑膜脑炎期

D. 流脑恢复期　　　　　E. 休克型流脑

24. 目前首要治疗措施是（　　）

A. 抗生素　　　　　　　B. 补充血容量　　　　　C. 输新鲜血

D. 糖皮质激素　　　　　E. 脱水剂

25. 以下哪项护理措施**不正确**（　　）

A. 严密监测生命体征和意识状态　　　B. 绝对卧床休息

C. 注意观察药物疗效及不良反应　　　D. 乙醇擦浴降温

E. 修剪并包裹病人指甲

参 考 答 案

一、名词解释

流脑：即流行性脑脊髓膜炎，是由脑膜炎奈瑟菌经呼吸道传播所致的急性化脓性脑膜炎。主要临床表现为突发高热、剧烈头痛、频繁呕吐、皮肤黏膜瘀点、瘀斑和脑膜刺激征，脑脊液呈化脓性改变。严重者可有败血症休克及脑实质损害。

二、填空题

1. 突发高热　剧烈头痛　频繁呕吐　皮肤黏膜瘀点瘀斑　脑膜刺激征

2. 病人　带菌者　带菌者　呼吸道

3. 前驱期　败血症期　脑膜脑炎期　恢复期

三、选择题

1. C　2. A　3. E　4. A　5. D　6. A　7. C　8. A　9. A
10. C　11. B　12. D　13. A　14. C　15. B　16. E　17. E　18. C
19. A　20. D　21. B　22. B　23. E　24. B　25. D

第十四节　恙虫病病人的护理

一、名词解释

1. 焦痂　　　　　　　　　　　2. 丛林斑疹伤寒

二、填空题

1. 恙虫病是由 _____ 、所致的急性自然疫源性传染病，_____ 是恙虫病的主要传染源，_____ 是恙虫病的传播媒介。

2. 恙虫病病人服用四环素族抗生素时应注意，不要与_____ 同服，也不宜与含_____ 、_____ 、铁、铝、铋等成分的药物同服。

3. _____ 与 _____ 是恙虫病诊断最具特征性的体征，多见于 _____ 、_____ 、外生殖器和腋窝等处，其护理的关键是 _____ ，_____ 。

三、选择题

【A₁型题】

1. 恙虫病的特征性表现**不包括** （　　）
    A. 淋巴结肿大　　　　B. 焦痂与溃疡　　　　C. 肝脾大
    D. 结膜充血　　　　E. 皮疹
2. 恙虫病的主要传染源是 （　　）
    A. 猪　　　　B. 恙虫　　　　C. 病人
    D. 蚊虫　　　　E. 鼠类
3. 恙虫病病人多见于 （　　）
    A. 野外工作者　　　　B. 儿童　　　　C. 菜农
    D. 渔民　　　　E. 矿工
4. 恙虫病东方体抵抗力弱，**除以下哪种外**均很敏感 （　　）
    A. 0.5%苯酚溶液　　　　B. 青霉素　　　　C. 氯霉素
    D. 四环素　　　　E. 红霉素

【A₂型题】

5. 病人女性，26岁。在野外郊游时被小虫叮咬，10天后出现畏寒、高热、头痛，右腹股沟处见一焦痂。焦痂一般**不会** （　　）
    A. 有渗液　　　　B. 呈圆形　　　　C. 不痛不痒
    D. 边缘突起　　　　E. 呈焦黑色

6. 病人男性，33 岁。半月前在野外工作时被小虫叮咬，后出现畏寒、高热，初步诊断为恙虫病。该病人**不会**出现（　　）

    A. 剧烈头痛　　　　　　　B. 肝脾大　　　　　　　　C. 全身瘀斑

    D. 焦痂　　　　　　　　　E. 食欲减退

7. 病人女性，45 岁，家住城乡接合处，易接触到野外，半月前被小虫叮咬后患恙虫病。对恙虫病的描述下列哪项是正确的（　　）

    A. 急性肠道传染病　　　　　　　　　B. 恙螨第二代幼虫叮咬传播

    C. 病人是主要传染源　　　　　　　　D. 淋巴结肿大是特征性体征

    E. 病后获得持久免疫力

8. 病人男性，24 岁。10 天前野外露营时被小虫叮咬，3 天前突起高热伴乏力、全身酸痛、恶心呕吐。查体：体温 39.8℃，左腋窝处见一椭圆形焦痂，直径 5mm，周围有红晕。护理焦痂关键是（　　）

    A. 保持局部皮肤清洁　　　B. 进食高热量饮食　　　　C. 避免压迫焦痂处

    D. 多饮水　　　　　　　　E. 用温水清洗局部皮肤

9. 病人男性，30 岁，曾在野外露营，1 周后突起高热、头痛、恶心呕吐，右腋窝处见一椭圆形焦痂，下肢可见暗红色充血性斑丘疹。请问引起该病最可能的病原体是（　　）

    A. 肺炎链球菌　　　　　　B. 变形杆菌　　　　　　　C. 柯萨奇病毒

    D. 恙虫病东方体　　　　　E. 钩端螺旋体

10. 病人女性，34 岁。半月前外出旅游曾在野外居住，2 天前突起高热、剧烈头痛、右腹股沟处有一黑色椭圆形焦痂，右腹股沟淋巴结肿大，有触痛。该病最可能的传播媒介是恙虫的（　　）

    A. 虫卵　　　　　　　　　B. 成虫　　　　　　　　　C. 幼虫

    D. 稚虫　　　　　　　　　E. 蛹

11. 病人男性，28 岁。半月前在野外郊游时被小虫叮咬，10 天后出现高热、全身酸痛、疲乏、恶心、呕吐，查体见右腋窝处有一黑色焦痂。初步诊断为恙虫病。该病控制传染源的主要措施是（　　）

    A. 隔离病人　　　　　　　B. 接触者检疫　　　　　　C. 灭恙螨

    D. 灭蚊　　　　　　　　　E. 灭鼠

12. 病人男性，20 岁，在野外露营 1 周后出现高热、头痛、下肢可见暗红色皮疹。初步诊断为恙虫病。皮疹为（　　）

    A. 充血性　　　　　　　　B. 出血性　　　　　　　　C. 瘙痒明显

    D. 面部多见　　　　　　　E. 消退后脱屑

13. 病人男性，29 岁，患恙虫病，遵医嘱给予四环素治疗，应告知病人在服药时不可与以下食物或药物同时服用，**除外**（　　）

    A. 牛奶　　　　　　　　　B. 米汤　　　　　　　　　C. 硫酸亚铁

    D. 葡萄糖酸钙　　　　　　E. 枸橼酸铋钾

14. 病人女性，22 岁，10 天前在野外秋游时被小虫叮咬，昨起出现畏寒、高热、头痛，右腹股沟处见一焦痂。护理焦痂正确的是（　　）

    A. 用碘酊涂擦溃疡面　　　　　　　　B. 用 75% 乙醇涂擦溃疡面

    C. 用过氧化氢溶液涂擦皮肤　　　　　D. 用生理盐水涂擦溃疡周围皮肤

E. 用庆大霉素注射液湿敷创面

【A₃ 型题】

（15～17 题基于下面病例）

病人男性，26 岁，在地质队工作，10 天前在野外被小虫叮咬，2 天前出现高热、全身酸痛、恶心、呕吐，查体见右腋窝处有一黑色焦痂。初步考虑为恙虫病。

15. 首选的治疗药物是（　　）

    A. 氯霉素或四环素　　　　B. 青霉素　　　　　　C. 氧氟沙星

    D. 头孢菌素　　　　　　　E. 阿奇霉素

16. 有关该病的预防措施下列哪项是**错误**的（　　）

    A. 灭鼠　　　　　　　　　B. 及时接种疫苗　　　　C. 患者不用隔离

    D. 改善环境卫生　　　　　E. 作好个人防护

17. 该病多发的季节是（　　）

    A. 春夏季　　　　　　　　B. 夏秋季　　　　　　　C. 秋冬季

    D. 冬春季　　　　　　　　E. 全年均好发

【A₄ 型题】

（18～20 题基于下面病例）

病人女性，41 岁，高热伴剧烈头痛、全身酸痛 3 天而入院。病人半个月前野外露营时曾被小虫叮咬。查体：体温 40℃，右腹股沟处有一边缘突起的椭圆形焦痂，右腹股沟淋巴结肿大，有压痛，四肢皮肤可见少量暗红色斑丘疹。

18. 该病最可能的诊断是（　　）

    A. 流脑　　　　　　　　　B. 疟疾　　　　　　　　C. 恙虫病

    D. 钩体病　　　　　　　　E. 钩虫病

19. 对该患者首先应作哪项检查有助诊断（　　）

    A. 变形杆菌 OX$_k$ 凝集反应　　　　　　B. 肥达反应

    C. 血培养　　　　　　　　　　　　　　D. 焦痂渗液做细菌涂片

    E. 血常规

20. 入院第 2 周，病人出现咳嗽、胸痛、气促，应考虑可能并发（　　）

    A. 肺炎　　　　　　　　　B. 胸膜炎　　　　　　　C. 脑膜炎

    D. 心肌炎　　　　　　　　E. 腮腺炎

参 考 答 案

一、名词解释

1. 焦痂：是恙虫病最具特征性的体征，多见于腹股沟、肛周、会阴、外生殖器、腋窝等处，外观呈圆形或椭圆形，大小不等，边缘突起如堤围状，焦黑色，周围有红晕。

2. 丛林斑疹伤寒：即恙虫病，是由恙虫病东方体所致的急性自然疫源性传染病，以叮咬部位焦痂（或溃疡）形成、发热、皮疹、淋巴结肿大、肝脾大以及周围血液白细胞减少等为特征。

二、填空题

1. 恙虫病东方体　鼠类　恙螨
2. 牛奶　钙　镁
3. 焦痂　溃疡　腹股沟　肛周　会阴　保持局部皮肤清洁　防止继发感染

三、选择题

1. D　2. E　3. A　4. B　5. A　6. C　7. B　8. A　9. D
10. C　11. E　12. A　13. B　14. E　15. A　16. B　17. B　18. C
19. A　20. A

第十五节　钩端螺旋体病病人的护理

一、名词解释

1. 赫氏反应　　　　　　　　　　　　2. 钩体病

二、填空题

1. _____是治疗本病的关键和根本措施，应早期应用有效的抗生素，首选_____，接受首剂注射后应注意观察_____反应。
2. 钩端螺旋体病的传染源主要是_____和_____，通过_____而传播。
3. 钩体败血症期主要为全身感染中毒表现，可出现_____、_____、_____、_____和疼痛，疼痛以_____最突出，重者疼痛剧烈不能行走。

三、选择题

【A₁ 型题】

1. 钩体病各型早期共同经历的阶段是（　　）
    A. 败血症期　　　　B. 流感伤寒型　　　　C. 黄疸出血型
    D. 肺出血型　　　　E. 脑膜脑炎型
2. 黄疸出血型钩体病最主要的死亡原因是（　　）
    A. 肝功能衰竭　　　B. 心力衰竭　　　　　C. 急性肾衰竭
    D. 呼吸衰竭　　　　E. 肺弥漫性出血
3. 钩体病最常见的热型是（　　）
    A. 弛张热　　　　　B. 间歇热　　　　　　C. 回归热
    D. 稽留热　　　　　E. 不规则热
4. 钩体病中期最常见的临床类型是（　　）
    A. 流感伤寒型　　　B. 肺出血型　　　　　C. 黄疸出血型
    D. 肾衰竭型　　　　E. 脑膜脑炎型

【A₂ 型题】

5. 病人男性，32岁，农民。因发热、头痛、四肢肌痛5天入院。查体：体温39.8℃，结

膜充血，双侧腹股沟淋巴结肿大。下列哪项护理措施**不正确**（　　）

  A. 补充水分每日 2500～3000ml B. 高热时温水擦浴

  C. 指导病人分散注意力缓解疼痛 D. 密切观察病情变化

  E. 尽早下床活动

 6. 病人女性，28 岁，农民。5 天前出现急起发热，体温 39℃，伴头痛，全身乏力，2 天前病情加重，有咳嗽、痰中带血。初步诊断为钩端螺旋体病。该病的传播方式主要是（　　）

  A. 呼吸道吸入病原体 B. 皮肤接触疫水 C. 食入污染食物

  D. 蚊虫叮咬 E. 输血

 7. 病人男性，24 岁，农民，畏寒、高热、全身酸痛 4 天入院，查体：体温 39.6℃，面色潮红，结膜充血，双侧腹股沟淋巴结肿大。初步诊断为钩端螺旋体病。病人在钩体败血症期肌肉酸痛最突出的部位是（　　）

  A. 颈肌 B. 胸肌 C. 腹肌

  D. 肱二头肌 E. 腓肠肌

 8. 病人男性，34 岁，农民，高热 4 天，伴全身酸痛、结膜充血。当地是钩体病的疫区，半个月前曾下田进行耕作。医嘱给予青霉素治疗，为防止出现赫氏反应，可采用（　　）

  A. 首剂小剂量分次给药方案 B. 首剂大剂量分次给药方案

  C. 首剂大剂量一次给药方案 D. 小剂量维持给药方案

  E. 大剂量维持给药方案

 9. 病人男性，25 岁。一周前出现发热、头痛、腿痛，腿痛剧烈时不能行走。体检：T 39.7℃，P 120 次/分，R 30 次/分，腓肠肌压痛，双侧腹股沟淋巴结肿大，肺部散在湿啰音。下列预防措施**不正确**的是（　　）

  A. 消灭田鼠 B. 加强个人防护

  C. 疫区流行季节前预防接种 D. 疫水接触期用钩体多价菌苗

  E. 高度怀疑感染者应用青霉素

 10. 病人男性，24 岁，渔民。畏寒、高热、腓肠肌疼痛 3 天入院。当地是钩体病的疫区，初步诊断为钩端螺旋体病。关于该病流行病学下列哪项正确（　　）

  A. 病人是主要的传染源 B. 感染后有持久免疫力

  C. 好发于春秋季节 D. 主要通过直接接触传播

  E. 多见于儿童

 11. 病人男性，32 岁，农民，高热、全身酸痛、乏力 4 天入院。病人近 1 个月经常在小河游泳，初步诊断为钩端螺旋体病。该病临床表现**不会**出现（　　）

  A. 发热多呈稽留热 B. 腓肠肌酸痛 C. 浅表淋巴结肿大

  D. 痰中带血或咯血 E. 结膜充血有分泌物

 12. 病人女性，29 岁。畏寒、高热、腓肠肌疼痛 4 天入院，昨日出现咳嗽、咯血，血量较多，考虑可能为肺弥漫性出血型钩体病。以下哪项**不是**该病的表现（　　）

  A. 咯血 B. 口鼻涌血 C. 呼吸平稳

  D. 气促发绀 E. 双肺满布湿啰音

 13. 病人男性，34 岁。发热、头痛、四肢肌痛 3 天，查体见结膜充血，双侧腹股沟淋巴结肿大。初步诊断为钩体病。该病好发人群**不包括**（　　）

　　A. 矿工　　　　　　　　B. 渔民　　　　　　　C. 农民
　　D. 砖厂工人　　　　　　E. 屠宰工人

14. 病人女性，37 岁。因患钩体病入院，今晨护士巡视病房时发现病人面色苍白、烦躁不安、痰中带血、呼吸急促、听诊双肺闻及较多湿啰音。以下哪项护理措施**不正确**
（　　　）
　　A. 吸氧　　　　　　　　B. 绝对静卧　　　　　　C. 应用镇静剂
　　D. 保持呼吸道通畅　　　E. 快速大量静脉补液

【A₃ 型题】

（15～17 题基于下面病例）

　　病人男性，28 岁，发热、头痛、腿痛 3 天，伴咳嗽、痰中带血。查体：T 39.5℃，结膜充血，腓肠肌压痛，右腹股沟可触及黄豆大淋巴结 4 个。血象：WBC 15×10^9/L，中性粒细胞 0.78。病人发病前曾参加水田劳动。

15. 本病诊断可能为（　　　）
　　A. 伤寒　　　　　　　　B. 败血症　　　　　　　C. 疟疾
　　D. 钩端螺旋体病　　　　E. 恙虫病

16. 为明确诊断，可进行哪项检查（　　　）
　　A. 外斐反应　　　　　　B. 显微凝集试验　　　　C. 肥达反应
　　D. 血清 IgM 抗体　　　　E. 血液钩体培养

17. 治疗药物应首选（　　　）
　　A. 青霉素　　　　　　　B. 庆大霉素　　　　　　C. 氧氟沙星
　　D. 红霉素　　　　　　　E. 四环素

【A₄ 型题】

（18～20 题基于下面病例）

　　病人女性，32 岁，农民。因发热、腿痛 3 天，咯血 1 天入院。病人于 3 天前出现畏寒、发热，伴头痛、全身肌肉酸痛，行走时小腿疼痛明显。初步诊断为钩端螺旋体病。

18. 给予青霉素治疗后 1 小时，病人出现寒战、高热、头痛，心率和呼吸加快，可能是发生了（　　　）
　　A. 败血症　　　　　　　B. 后发热　　　　　　　C. 赫氏反应
　　D. 肺出血　　　　　　　E. 肾衰竭

19. 出现上述反应时，以下哪项护理措施**不正确**（　　　）
　　A. 用药 4 小时内加强监护　　　　B. 立即给氧
　　C. 严密观察病人体温、脉搏和血压　　D. 应用糖皮质激素
　　E. 物理降温

20. 病人热退出院，3 天后又出现发热，体温 38.2℃，无其他症状，可能是发生了（　　　）
　　A. 钩体病复发　　　　　B. 后发热　　　　　　　C. 上呼吸道感染
　　D. 肺炎　　　　　　　　E. 毒血症

参 考 答 案

一、名词解释

1. 赫氏反应：钩端螺旋体病病人接受首剂青霉素后半小时至 4 小时，因大量钩体被杀死释放毒素，导致临床症状加重，出现寒战、高热、头痛、全身痛、心率和呼吸加快等，严重者出现体温骤降、四肢厥冷。

2. 钩体病：即钩端螺旋体病，是由致病性钩端螺旋体引起的动物源性传染病。主要临床特征为早期钩体败血症，中期各脏器损害和功能障碍，后期各种变态反应后发症。重者并发肝肾衰竭和肺弥漫性出血，可危及生命。

二、填空题

1. 杀灭病原菌　青霉素　赫氏
2. 鼠类　猪　直接接触
3. 发热　乏力　结膜充血　淋巴结肿大　腓肠肌

三、选择题

1. A　　2. C　　3. D　　4. A　　5. E　　6. B　　7. E　　8. A　　9. D
10. D　　11. E　　12. C　　13. D　　14. E　　15. D　　16. B　　17. A　　18. C
19. A　　20. B

第十六节　疟疾病人的护理

一、名词解释

1. 黑尿热　　　　　　　　　　　　　　2. 脑型疟

二、填空题

1. 疟疾是由 _____ 感染引起的寄生虫病，其传染源是 _____ 及 _____ ，_____ 是传播媒介。

2. 疟原虫的生活史包括 _____ 和 _____ 两个阶段，_____ 是中间宿主，_____ 为终末宿主。

3. 疟疾典型发作病程可分 3 个阶段：_____、_____、_____ 。

4. 疟疾的治疗中最重要的是 _____ 。控制临床发作，常用 _____ ，可杀灭 _____ ；防止复发，应用 _____ ；预防疟疾常用 _____ 。

三、选择题

【A₁ 型题】

1. 我国最常见的疟疾是（　　　）

A. 恶性疟　　　　　B. 三日疟　　　　　C. 间日疟
D. 卵形疟　　　　　E. 输血后疟疾

2. 疟疾典型发作表现为（　　）
A. 头痛、呕吐　　　　B. 发热、惊厥　　　C. 发热、头痛
D. 间歇性寒战、高热　E. 呕吐、腹泻

3. 以下哪种疟疾有复发的可能（　　）
A. 恶性疟　　　　　B. 三日疟　　　　　C. 间日疟
D. 经母婴传播的疟疾　E. 输血后疟疾

4. 疟疾的传播媒介是（　　）
A. 雄性按蚊　　　　B. 雌性按蚊　　　　C. 三带喙库蚊
D. 白蛉　　　　　　E. 伊蚊

【A₂型题】

5. 病人男性，38岁。4个月前出现间日发作寒战、高热、大汗，血涂片染色镜检见间日疟原虫，诊断为疟疾（间日疟），经治疗后痊愈。近1周再次出现上述症状。此次发病应考虑（　　）
A. 疟疾复发　　　　B. 疟疾再燃　　　　C. 恶性疟原虫感染
D. 间日疟原虫再次感染　E. 黑尿热

6. 病人男性，30岁。间日发作寒战、高热、大汗3天，肝大肋下1.5cm，脾大肋下0.5cm。为明确诊断可做哪项检查（　　）
A. 外周血查单核细胞　　　　B. 放射免疫测定
C. 酶联免疫吸附试验　　　　D. 变形杆菌OX_k凝集反应
E. 血或骨髓涂片检查疟原虫

7. 病人女性，35岁，间歇性发作寒战、高热、头痛，持续4～6小时后大量出汗，体温恢复正常。病人自觉症状明显好转，但仍感乏力、口干。该病典型临床发作的机制是（　　）
A. 红细胞破裂释出大量裂殖子
B. 子孢子侵入肝细胞内发育成裂殖体
C. 裂殖子在红细胞内发育为配子体
D. 疟原虫在肝细胞内繁殖
E. 疟原虫在红细胞内繁殖

8. 病人女性，24岁。去年8月曾到云南旅游，回家后出现间日发作寒战、高热、大汗，被当地传染病医院诊断为疟疾，经治疗病愈。今年2月，病人再次出现寒战、高热、大汗。导致该病复发的根源是（　　）
A. 裂殖体　　　　　B. 滋养体　　　　　C. 配子体
D. 迟发型子孢子　　E. 速发型子孢子

9. 病人男性，40岁，半个月前因公到非洲出差，近一周来隔日发作寒战、高热，持续4～6小时后全身大量出汗，体温骤降至正常。控制该病临床发作的首选药物是（　　）
A. 氯喹　　　　　　B. 伯氨喹　　　　　C. 奎宁
D. 奎尼丁　　　　　E. 喹诺酮类

10. 病人女性，34岁，间日发作寒战、高热，持续6小时后大量出汗，随之体温降至

正常。入院后给予奎宁和伯氨喹治疗，今日突然出现急性寒战、高热、腰痛、酱油色尿、贫血、黄疸。以下护理措施**不正确**的是（　　）

    A. 记录24小时出入液量　　　　　B. 立即停用奎宁、伯氨喹

    C. 吸氧　　　　　D. 增加活动量

    E. 多饮水

11. 病人男性，43岁。9个月前曾有间日发作寒战、高热、大汗症状，未经治疗，后自行缓解。以后反复出现类似症状，到医院就诊，血中查见间日疟原虫发作。该病反复发作致大量红细胞破坏可产生（　　）

    A. 皮肤黏膜瘀斑　　　　B. 肝大　　　　C. 淋巴结肿大

    D. 出血　　　　E. 贫血

12. 病人女性，33岁，近1周隔日发作寒战、高热，随后大量出汗，体温降至正常。初步诊断为疟疾。预防该病最主要的措施是（　　）

    A. 口服氯喹　　　　B. 灭蚊　　　　C. 防蚊

    D. 根治现症病人　　　　E. 根治带疟原虫者

13. 病人男性，34岁，因高热、脾大、贫血而入院，初步诊断为恶性疟。今日，病人突然出现剧烈头痛、发热、嗜睡。考虑可能发生（　　）

    A. 再燃　　　　B. 复发　　　　C. 脑型疟

    D. 黑尿热　　　　E. 急性肾衰竭

14. 病人男性，26岁。因劳务输出将至非洲南部工作，该地区为疟疾高发区，为做好自我保护，主要采取的预防措施是（　　）

    A. 消灭按蚊　　　　B. 应用驱蚊剂　　　　C. 住处用蚊帐

    D. 口服氯喹　　　　E. 远离疟疾病人

15. 病人男性，33岁。间日发作寒战、高热、大汗1周，经积极治疗临床发作控制良好，为防止复发，常应用（　　）

    A. 氯喹　　　　B. 磷酸伯氨喹　　　　C. 磷酸咯萘啶

    D. 青蒿琥酯　　　　E. 肾上腺皮质激素

16. 病人男性，45岁。半年前曾有间日发作寒战、高热、大汗症状，未经治疗，后自行缓解，以后反复出现类似症状，初步诊断为疟疾。该病血液检查结果**不可能**出现（　　）

    A. 抗疟抗体阳性　　　　B. 血红蛋白升高

    C. 红细胞计数下降　　　　D. 白细胞计数正常

    E. 外周血涂片查见疟原虫

【A₃型题】

（17~18题基于下面病例）

病人男性，37岁，半个月前因商务活动至缅甸1周，回国后出现突发性寒战、高热，持续4~6小时后大量出汗，体温骤降至正常。病后自觉乏力、口干。以上症状隔日发作一次。

17. 本病诊断可能为（　　）

    A. 流行性脑脊髓膜炎　　　B. 流行性腮腺炎　　　C. 钩端螺旋体病

    D. 疟疾　　　　E. 猩红热

18. 本病的主要传染源是（　　）

A. 鼠类　　　　　　　　B. 雌性按蚊　　　　　　　C. 猪与羊

D. 病人及带疟原虫者　　E. 牛与羊

【A₄ 型题】

（19~22 题基于下面病例）

病人女性，30 岁。近 3 天来间歇性发作寒战、高热，持续约 6 小时大量出汗后体温恢复正常，入院后血涂片镜检见间日疟原虫，给予氯喹和伯胺喹联合治疗。病人情绪低落，唉声叹气。

19. 目前主要的护理诊断是（　　　）

A. 焦虑　　　　　　　　B. 疼痛　　　　　　　　　C. 体温过高

D. 知识缺乏　　　　　　E. 活动无耐力

20. 遵医嘱给药时应注意（　　　）

A. 口服氯喹应于饭前服用

B. 氯喹静滴时应每分钟 30~40 滴

C. 发生酱油色尿时立即报告医生停药

D. 氯喹静滴时监测体温和呼吸的变化

E. 控制水的摄入

21. 用药第 4 天病人出现腰痛、酱油色尿、巩膜黄染，应考虑可能发生（　　　）

A. 药物引起肝脏损害　　　　　　B. 不同型疟原虫混合感染

C. 疟疾再燃　　　　　　　　　　D. 黑尿热

E. 疟疾复发

22. 该病发作的间歇期通常为（　　　）

A. 36 小时　　　　　　　B. 48 小时　　　　　　　C. 72 小时

D. 36~48 小时　　　　　E. 24 小时

参 考 答 案

一、名词解释

1. 黑尿热：是疟疾的一种并发症，因使用抗疟药物引起急性血管内溶血，表现为急性寒战、高热、腰痛、酱油色尿、贫血、黄疸，严重者可发生急性肾衰竭。

2. 脑型疟：是恶性疟严重的临床类型，表现为剧烈头痛、发热和不同程度的意识障碍，严重者可因脑水肿、脑疝、呼吸衰竭而死亡。

二、填空题

1. 疟原虫　疟疾病人　带疟原虫者　雌性按蚊

2. 在人体内　在按蚊体内　人　蚊

3. 寒战期　高热期　大汗期

4. 杀灭红细胞内的疟原虫　氯喹　红细胞内裂体增殖疟原虫　磷酸伯氨喹　氯喹

三、选择题

1. C   2. D   3. C   4. B   5. A   6. E   7. A   8. D   9. A
10. D   11. E   12. B   13. C   14. D   15. B   16. B   17. D   18. D
19. C   20. C   21. D   22. B

第十七节 阿米巴病病人的护理

一、名词解释

1. 阿米巴病   2. 阿米巴痢疾

二、填空题

1. 阿米巴病的病原体是_____，它的生活史有 2 个阶段，其中 _____为其致病形态，_____ 为其感染形态。

2. 阿米巴病按病变部位和临床表现不同分为 _____ 和肠外阿米巴病，后者以_____最常见。

3. 阿米巴病的传染源主要是 _____、_____和 _____，传播途径是通过进食被 _____污染的水和食物而受感染。

三、选择题

【A₁ 型题】

1. 肠阿米巴病的病变主要在 （   ）
  A. 空肠   B. 结肠   C. 十二指肠
  D. 回肠   E. 肝

2. 肠阿米巴病的粪便典型表现是 （   ）
  A. 果酱样黏液血便   B. 黏液脓血便   C. 黏液鲜血便
  D. 米泔水样便   E. 白陶土便

3. 肠外阿米巴病最常见的是 （   ）
  A. 阿米巴肾脓肿   B. 阿米巴肺脓肿   C. 阿米巴脑脓肿
  D. 阿米巴肝脓肿   E. 皮肤阿米巴病

4. 阿米巴肝脓肿一般**没有** （   ）
  A. 发热   B. 恶心、呕吐   C. 体重减轻
  D. 黏液脓血便   E. 肝区疼痛

【A₂ 型题】

5. 病人男性，45 岁。发热、肝区疼痛 6 天，B 超检查见肝右叶有多个占位性病变，初步考虑为阿米巴肝脓肿。护理该病人时哪项措施**不正确** （   ）
  A. 执行消化道隔离措施   B. 观察肝大的进展情况
  C. 注意有无咳嗽、气急   D. 必要时给予止痛剂止痛
  E. 右侧卧位

6. 病人男性，41 岁。1 周前出现低热，腹痛、腹泻。粪便中查见阿米巴包囊。目前最有效的杀阿米巴包囊的药物是（　　）

    A. 奎尼丁　　　　　　　B. 甲硝唑　　　　　　　C. 氯喹

    D. 二氯尼特　　　　　　E. 巴龙霉素

7. 病人女性，32 岁。3 天前出现高热、剧烈肠绞痛，随后排出黏液血性便，每日 10 余次，伴里急后重、恶心、呕吐。粪便中查见阿米巴滋养体。该病最严重的并发症是（　　）

    A. 肠出血　　　　　　　B. 肠穿孔　　　　　　　C. 肠梗阻

    D. 阑尾炎　　　　　　　E. 直肠-肛周瘘管

8. 病人女性，36 岁，3 天前出现腹痛、腹泻，大便呈果酱样，量中等，每日 5～6 次。初步考虑为阿米巴病。以下哪项是具有确诊价值的检查（　　）

    A. 酶联免疫吸附试验　　　　　　B. 间接荧光抗体试验

    C. 磁共振检查　　　　　　　　　D. 粪便检查找包囊或滋养体

    E. 纤维结肠镜检查

9. 病人男性，31 岁。肝区疼痛、右肩背痛 6 天，CT 检查见肝右叶有多个占位性病变，初步考虑为阿米巴肝脓肿。该病最主要的表现是（　　）

    A. 发热　　　　　　　　B. 肝区疼痛　　　　　　C. 消化道症状

    D. 右肩背痛　　　　　　E. 体重减轻

10. 病人男性，38 岁。发热、肝区疼痛 4 天，伴食欲不振、右上腹痛，B 超检查见肝右叶有多个占位性病变，初步诊断为阿米巴肝脓肿，医嘱行肝穿刺引流术。肝穿刺引流的护理措施**不正确**的是（　　）

    A. 严格无菌操作　　　B. 术后禁食 24 小时　　　C. 卧床休息 6～8 小时

    D. 监测血压和脉搏　　E. 及时送检脓液

11. 病人女性，36 岁。1 周前出现低热，腹痛、腹泻，大便呈果酱样黏液血便，量中等，有腥臭味，粪便中查见阿米巴滋养体。导致该病的主要传播途径是（　　）

    A. 呼吸道传播　　　　　B. 消化道传播　　　　　C. 直接接触传播

    D. 血液传播　　　　　　E. 虫媒传播

12. 病人男性，39 岁。5 天前出现高热、剧烈腹痛、腹泻，排出黏液血性便，每日 10 余次，粪便中查见阿米巴滋养体。遵医嘱给予甲硝唑治疗，病情缓解。该病人应隔离至（　　）

    A. 症状消失即可

    B. 症状消失后 3 个月

    C. 症状消失后做 1 次粪便检查，滋养体或包囊均阴性即可

    D. 症状消失后连续做 2 次粪便检查，滋养体或包囊均阴性即可

    E. 症状消失后连续做 3 次粪便检查，滋养体或包囊均阴性即可

13. 病人男性，28 岁。患阿米巴肝脓肿，近几日出现右肩背痛，可能的原因是（　　）

    A. 脓肿向肝顶部发展所致　　　　B. 脓肿位于肝左叶所致

    C. 脓肿位于右肝下部所致　　　　D. 脓肿压迫右肺下部所致

    E. 脓肿破溃所致

14. 病人女性，44 岁。患急性阿米巴痢疾，间歇性腹泻、黏液血便已有 4 个月，伴腹胀、食欲不振，查体：右下腹压痛、肠鸣音亢进。目前可能是（　　）

A. 急性阿米巴痢疾普通型　　　　B. 急性阿米巴痢疾重型

C. 慢性阿米巴痢疾　　　　　　　D. 阿米巴肝脓肿

E. 肠梗阻

【A₃ 型题】

（15～17 题基于下面病例）

病人男性，40 岁，腹痛、腹泻 4 天，每日大便 6～8 次，呈暗红色果酱样，量中等，有腥臭味，右下腹部轻度压痛。医嘱进行粪便检查。

15. 护士在采集粪便标本时应注意（　　）

A. 服用钡剂者也要留取标本　　　B. 维持容器一定温度

C. 留取标本前用消毒液冲洗容器　D. 避开黏液脓血处取标本

E. 混有尿液的容器可以使用

16. 对肠内外阿米巴病均有效的首选药物是（　　）

A. 伯氨喹　　　　　　B. 甲硝唑　　　　　　C. 氯喹

D. 二氯尼特　　　　　E. 巴龙霉素

17. 进行健康教育时以下哪项说法**不正确**（　　）

A. 症状消失后可以解除隔离

B. 甲硝唑不良反应以胃肠道反应为主

C. 饮水应煮沸，不吃未煮熟的蔬菜

D. 出院后 3 个月内应每月检查大便 1 次

E. 治疗期间应加强营养、防止暴饮暴食

【A₄ 型题】

（18～20 题基于下面病例）

病人男性，45 岁。4 天前出现腹痛、腹泻，大便呈暗红色果酱样，量中等，每日 5～6 次，右下腹部轻度压痛。粪便中查见阿米巴滋养体。

18. 本病诊断可能为（　　）

A. 慢性血吸虫病　　　B. 晚期血吸虫病　　　C. 阿米巴肝脓肿

D. 阿米巴病　　　　　E. 细菌性痢疾

19. 入院后第二天，病人出现呕血、黑便，应考虑病人可能发生（　　）

A. 肠出血　　　　　　B. 肠穿孔　　　　　　C. 肠梗阻

D. 阑尾炎　　　　　　E. 直肠-肛周瘘管

20. 此时应采取的措施是（　　）

A. 抗阿米巴药物治疗　B. 抗菌药物治疗　　　C. 及时手术

D. 及时补液　　　　　E. 穿刺引流

参 考 答 案

一、名词解释

1. 阿米巴病：是溶组织内阿米巴感染所致疾病，按病变部位和临床表现不同分为 2 类：肠阿米巴病，病变在结肠；肠外阿米巴病，病变在肝、肺或脑。

2. 阿米巴痢疾：即肠阿米巴病，是溶组织内阿米巴寄生于结肠所引起的疾病，典型表现为果酱样黏液血便等痢疾样症状。

二、填空题

1. 溶组织内阿米巴   滋养体   包囊
2. 肠阿米巴病   阿米巴肝脓肿
3. 慢性病人   恢复期病人   无症状包囊携带者   包囊

三、选择题

1. B   2. A   3. D   4. D   5. E   6. D   7. B   8. D   9. B
10. B   11. B   12. E   13. A   14. C   15. B   16. B   17. A   18. D
19. A   20. D

第十八节   日本血吸虫病病人的护理

一、名词解释

1. 尾蚴性皮炎   2. 异位血吸虫病

二、填空题

1. 血吸虫病流行必备的三个条件是 _____ ， _____ ，以及_____。人或动物主要通过皮肤黏膜接触含_____ 的疫水而感染。

2. 晚期血吸虫病主要表现为_____，临床可分为 4 型：_____ 、_____ 、_____ 、_____ 。

3. 寄生于人体的血吸虫主要有 5 种，在我国主要是_____ ，在其生活史中，_____是必须的唯一中间宿主。血吸虫病的主要病变是_____ 沉积在肝和结肠内形成肉芽肿所致。

三、选择题

【A₁ 型题】

1. 血吸虫病的病变部位主要在 （   ）
    A. 空肠和回肠   B. 肝和胆   C. 肝和结肠
    D. 门静脉系统   E. 胃和十二指肠
2. 血吸虫病异位损害常见于 （   ）
    A. 心   B. 肝   C. 肾
    D. 脾   E. 脑
3. 慢性血吸虫病病人大多表现为 （   ）
    A. 腹泻、脓血便   B. 无明显症状   C. 呕血、黑便
    D. 贫血、消瘦   E. 内分泌紊乱
4. 晚期血吸虫病最常见的类型是 （   ）

A. 巨脾型　　　　　　　B. 腹水型　　　　　　　C. 结肠肉芽肿

D. 侏儒型　　　　　　　E. 以上均不是

【A₂型题】

5. 病人男性，30岁，渔民。持续发热伴腹痛、腹泻3周。查体：T 39.5℃，消瘦，肝肋下2cm，脾肋下1.5cm。实验室检查：粪便孵化发现毛蚴。医嘱给予吡喹酮治疗。以下护理措施**不正确**的是（　　）

A. 卧床休息　　　　　　　　　　B. 高热量、高蛋白饮食

C. 服药后出现恶心、腹痛要停药　　D. 指导病人坚持按时、按量服药

E. 给予精神上的安慰

6. 病人男性，40岁。居住于血吸虫疫区。近3个月来出现慢性腹泻、黏液脓血便，诊断为慢性血吸虫病。目前最主要的护理诊断是（　　）

A. 营养失调：低于机体需要量　　B. 体温过高

C. 知识缺乏　　　　　　　　　　D. 腹泻

E. 焦虑

7. 病人男性，23岁。1个月前曾外出下水捕鱼，回家后出现下肢瘙痒，有散在蚤咬样红色小疹，数天后自愈。考虑可能为日本血吸虫尾蚴侵入皮肤所致尾蚴性皮炎。该病的重要传染源是（　　）

A. 病人和病牛　　　　　　B. 野鼠　　　　　　　C. 钉螺

D. 猫　　　　　　　　　　E. 狗

8. 病人男性，25岁，渔民。因持续高烧、咳嗽15日而入院。病人于病前1个月曾下湖游泳、采河蚌，发病以来食欲下降，有腹痛、腹泻。查体：T 39℃，肝脾轻度肿大。初步考虑为血吸虫病。引起该病传播的条件**不包括**（　　）

A. 带虫卵的粪便入水　　B. 钉螺的存在和孳生　　C. 接触含尾蚴的疫水

D. 蚊虫孳生　　　　　　E. 易感人群

9. 病人男性，45岁。居住于血吸虫疫区，有与疫水接触史，5年前诊断为慢性血吸虫病。日本血吸虫成虫主要寄生于病人的（　　）

A. 肠系膜上静脉　　　　B. 肠系膜下静脉　　　　C. 肝淋巴系统

D. 肝动脉系统　　　　　E. 肝静脉系统

10. 病人男性，24岁。5天前出现发热、腹痛、腹泻、食欲不振，查体：肝脏肿大有压痛。病人居于血吸虫病流行区，1个月前曾下水捕鱼。初步诊断为急性血吸虫病。该病好发于（　　）

A. 春夏季节　　　　　　B. 秋冬季节　　　　　　C. 冬春季节

D. 夏秋季节　　　　　　E. 一年四季

11. 病人男性，48岁，居住于血吸虫疫区。有日本血吸虫病史15年，现怀疑进展至晚期血吸虫病。晚期血吸虫病临床表现**不包括**（　　）

A. 腹水　　　　　　　　B. 腹泻、便秘　　　　　C. 上消化道出血

D. 癫痫发作　　　　　　E. 巨脾

12. 病人男性，23岁，患急性血吸虫病。护士进行健康教育时可告知病人，感染日本血吸虫的主要方式是（　　）

A. 喝生水　　　　　　　B. 生食水生植物　　　　C. 生食猪、牛肉

    D. 生食淡水鱼虾   E. 皮肤接触疫水

13. 病人男性，52 岁。有日本血吸虫病史 20 年，现出现腹水、脾大。日本血吸虫的主要致病阶段是（　　）

    A. 虫卵   B. 尾蚴   C. 毛蚴

    D. 胞蚴   E. 童虫

14. 病人男性，21 岁。1 个月前曾外出下水捕鱼，回家后出现下肢瘙痒，有散在蚤咬样红色小疹，数天后自愈。现又出现低热、咳嗽、痰中带血，可能的原因是（　　）

    A. 虫卵沉积在肺   B. 童虫移行至肺   C. 尾蚴侵入肺部

    D. 成虫寄生于肺   E. 肺部继发感染

15. 病人男性，52 岁。有日本血吸虫病史 20 年，现出现腹水、脾大，此期主要的合并症是（　　）

    A. 感染   B. 异嗜癖   C. 维生素缺乏

    D. 缺铁性贫血   E. 上消化道出血

16. 病人男性，21 岁。1 个月前曾外出下水捕鱼，回家后出现下肢瘙痒，有散在蚤咬样红色小疹，数天后自愈。现又出现低热、咳嗽、痰中带血。初步诊断为血吸虫病。常用于血吸虫病的免疫学诊断方法**不包括**（　　）

    A. 环卵沉淀试验   B. 间接血凝试验   C. 酶联免疫吸附试验

    D. 循环抗原酶免疫法   E. 显微凝集试验

【A$_3$ 型题】

（17～19 题基于下面病例）

病人男性，20 岁，居于血吸虫病流行区。1 个月前下水捕鱼后出现下肢蚤咬样红色点状丘疹，有瘙痒感，后自行消退。随之，又出现低热、咳嗽、痰中带血，1 周后消失，现发热、食欲不振、腹痛、腹泻，初步诊断为急性血吸虫病。

17. 人接触血吸虫疫水后，侵入人体内的是（　　）

    A. 子胞蚴   B. 母胞蚴   C. 尾蚴

    D. 毛蚴   E. 童虫

18. 确诊血吸虫病的直接依据是（　　）

    A. 循环抗原酶免疫法   B. 粪便孵卵法   C. 直肠黏膜活检

    D. 环卵沉淀试验   E. B 超检查

19. 该病治疗的首选药物是（　　）

    A. 氯喹   B. 甲硝唑   C. 吡喹酮

    D. 诺氟沙星   E. 巴龙霉素

（20～22 题基于下面病例）

病人男性，45 岁。发现慢性血吸虫病 10 年，近 1 个月来反复腹泻、便秘交替出现，查体：肝肋下 2cm，脾达脐平，移动性浊音（＋）。

20. 本病诊断可能为（　　）

    A. 慢性血吸虫病急性发作   B. 晚期血吸虫病

    C. 异位血吸虫病   D. 阿米巴痢疾

    E. 细菌性痢疾

21. 该病的主要传播途径是（　　）

A. 接触疫水传播　　　　B. 呼吸道吸入传播　　　　C. 食入污染食物传播

D. 血液传播　　　　　　E. 蚊虫叮咬传播

22. 预防该病的关键措施是（　　　）

A. 普查普治　　　　　　B. 消灭钉螺　　　　　　C. 避免接触疫水

D. 加强粪便管理　　　　E. 预防性服药

参 考 答 案

一、名词解释

1. 尾蚴性皮炎：接触疫水后数小时至 2～3 日内，血吸虫尾蚴侵入局部皮肤可出现有瘙痒感的蚤咬样红色点状丘疹，称尾蚴性皮炎。

2. 异位血吸虫病：血吸虫虫卵沉积在门静脉系统以外脏器所引起的损害，以脑型和肺型多见，可出现类似脑膜脑炎症状或癫痫发作、肺间质性病变。

二、填空题

1. 带虫卵的粪便入水　钉螺的存在和孳生　接触疫水　尾蚴

2. 血吸虫性肝纤维化　巨脾型　腹水型　结肠肉芽肿　侏儒型

3. 日本血吸虫　钉螺　虫卵

三、选择题

1. C	2. E	3. B	4. A	5. C	6. D	7. A	8. D	9. B
10. D	11. D	12. E	13. A	14. B	15. E	16. E	17. C	18. B
19. C	20. B	21. A	22. B					

第十九节　钩虫病病人的护理

一、名词解释

1. 钩蚴性皮炎　　　　　　　　　　　2. 钩蚴性肺炎

二、填空题

1. 钩虫病主要临床表现为_____、_____ 和_____。

2. 钩虫病是由_____和（或）_____寄生于人体小肠所引起的肠道寄生虫病。其生活史中具有感染性的是_____。

3. 钩虫病的传染源主要是 _____ 和 _____ 。_____作为传染源的意义更大。钩虫病的传播途径主要是丝状蚴经_____侵入人体而感染，_____是感染的重要来源。

三、选择题

【A₁ 型题】

1. 钩虫病的主要症状是（   ）
    A. 皮肤疱疹   B. 贫血   C. 消化不良
    D. 咳嗽咳痰   E. 腹痛、腹泻

2. 钩虫寄生的部位主要在（   ）
    A. 胃   B. 肺   C. 小肠
    D. 结肠   E. 肝

3. 钩虫具有感染性的时期是（   ）
    A. 虫卵   B. 杆状蚴   C. 丝状蚴
    D. 囊尾蚴   E. 成虫

4. 钩虫感染的高峰季节是（   ）
    A. 夏秋季   B. 秋冬季   C. 冬春季
    D. 春夏季   E. 全年

【A₂ 型题】

5. 病人女性，35 岁，农民。2 个月前施有机肥后，出现足趾间、足缘皮肤红色点状丘疱疹、奇痒，4 天后自愈。近 1 个月来逐渐出现头昏、耳鸣、乏力、活动后心悸等症状。出现这些症状的主要原因是（   ）
    A. 钩虫病引起贫血   B. 十二指肠溃疡出血   C. 钩虫病肠黏膜损伤
    D. 钩虫病肺部病变   E. 营养不良

6. 病人男性，40 岁，菜农。头晕、眼花、耳鸣 1 年，大便常呈黑色。既往曾多次出现双足趾皮疹，奇痒，后自愈。初步诊断为钩虫病。对病人进行健康教育以下哪项**不妥**（   ）
    A. 注意休息   B. 按时服药
    C. 生吃蔬菜补充维生素   D. 多吃含铁丰富食物
    E. 避免赤足下田劳作

7. 病人男性，30 岁，农民。既往曾多次出现双足趾皮疹，奇痒，后自愈，近半个月来出现上腹部不适、食欲减退、面色苍白、头晕、心悸。粪便中查见钩虫卵。导致该病的重要传染源是（   ）
    A. 病人   B. 丝状蚴   C. 钉螺
    D. 猪   E. 鼠类

8. 病人男性，34 岁，农民。田间农作接触粪便后，出现足趾间、下肢皮肤红色点状丘疱疹、奇痒。进行局部皮肤涂药时间应为（   ）
    A. 感染后 4 小时内   B. 感染后 8 小时内   C. 感染后 16 小时内
    D. 感染后 24 小时内   E. 感染后 36 小时内

9. 病人男性，31 岁，农民。3 周前出现面色苍白、乏力、头晕、心悸，近 2 日出现黑便。初步诊断为钩虫病。该病血液检查的特点是（   ）
    A. 血红蛋白降低   B. 网织红细胞降低   C. 血小板减少
    D. 血清铁正常   E. 白细胞增高

10. 病人男性，36 岁，农民。头昏、乏力、心悸 1 个月。实验室检查：Hb 80g/L，大便隐血试验（＋＋＋），粪便中查见钩虫卵。驱虫药首选（　　）

    A. 甲硝唑　　　　　　B. 吡喹酮　　　　　　C. 喹诺酮类

    D. 阿苯达唑　　　　　E. 乙胺嘧啶

11. 病人女性，32 岁，农民。2 个月前田间劳作后，出现足趾间、下肢皮肤红色点状丘疱疹、奇痒，后自愈。近 3 周逐渐出现头昏、耳鸣、乏力。遵医嘱给予阿苯达唑驱虫治疗。钩虫排出时间通常在治疗后（　　）

    A. 12 小时内　　　　　B. 12～24 小时　　　　C. 1～2 日

    D. 2～3 日　　　　　　E. 3～4 日

12. 病人男性，28 岁，菜农。因头昏、眼花、耳鸣 2 年，劳动后心悸气促 4 个月入院。既往有过多次双足趾皮疹，当时奇痒，几天后又自愈。实验室检查：血红蛋白 60g/L。该病人的贫血属于（　　）

    A. 再生障碍性贫血　　　　　　B. 大细胞低色素性贫血

    C. 巨幼红细胞性贫血　　　　　D. 溶血性贫血

    E. 小细胞低色素性贫血

13. 病人男性，41 岁，农民。头晕、眼花、耳鸣 1 年，大便常呈黑色。既往曾多次出现双足趾皮疹，奇痒，后自愈。为明确诊断，可做以下哪项检查（　　）

    A. 粪便检查　　　　　B. 血液检查　　　　　C. 骨髓穿刺检查

    D. 胃镜检查　　　　　E. B 超检查

14. 病人女性，38 岁，农民。患钩虫病，头晕、眼花、耳鸣 1 年，实验室检查：Hb 80g/L。病人贫血的主要原因是（　　）

    A. 钩虫直接侵犯骨髓　　B. 胃肠功能紊乱　　　C. 异食癖

    D. 慢性失血　　　　　　E. 以上都不是

【A₃ 型题】

（15～17 题基于下面病例）

病人男性，40 岁，农民。2 个月前下地劳作后，出现足趾间、足缘及下肢皮肤红色点状丘疱疹、奇痒，后自愈。随后出现咽部发痒、咳嗽、咳痰，3 周后症状消失。近 1 个月来逐渐出现食欲减退、上腹隐痛不适、腹泻、头昏、乏力、活动后心悸等症状。

15. 本病诊断可能为（　　）

    A. 钩虫病　　　　　　B. 钩体病　　　　　　C. 丝虫病

    D. 绦虫病　　　　　　E. 恙虫病

16. 该病在农村的感染途径主要是（　　）

    A. 进食生蔬菜　　　　B. 生活接触　　　　　C. 皮肤黏膜

    D. 血液　　　　　　　E. 呼吸道吸入

17. 该病常发生的人群**不包括**（　　）

    A. 菜农　　　　　　　B. 桑农　　　　　　　C. 茶农

    D. 矿工　　　　　　　E. 儿童

（18～20 题基于下面病例）

病人男性，38 岁，菜农。近 3 年来曾有多次足趾皮疹、奇痒，几天后自愈。1 年前出现食欲减退，经常头昏、眼花、耳鸣，大便有时呈黑色，近 3 个月劳动时感心悸、气促。

病人担心病情好不了，常发呆、叹气。

18. 目前最主要的护理诊断是（　　）

　　A. 活动无耐力　　　　　　B. 皮肤完整性受损　　　　C. 体温过高

　　D. 焦虑　　　　　　　　　E. 贫血

19. 护理该病人时**不正确**的措施是（　　）

　　A. 加强心理护理

　　B. 观察贫血的纠正情况

　　C. 驱虫期间给予粗纤维食物

　　D. 指导病人休息、补充营养

　　E. 严重贫血者先纠正贫血再驱虫治疗

20. 驱虫治疗后复查大便时间（　　）

　　A. 10 天内　　　　　　　B. 20 天内　　　　　　　C. 1 个月内

　　D. 2 个月内　　　　　　　E. 3 个月内

参 考 答 案

一、名词解释

1. 钩蚴性皮炎：俗称"粪毒"。在丝状蚴侵入的皮肤，如指趾间、足缘、下肢或臀部等处，出现红色点状丘疱疹、奇痒，通常 7～10 日后自行消失，皮损愈合。若皮肤抓破，易继发细菌感染。

2. 钩蚴性肺炎：钩虫感染人体后 1 周左右可出现呼吸系统症状，如咳嗽、咳痰、咽部发痒，重者痰中带血，伴哮喘、低热，可持续数周，称为钩蚴性肺炎。

二、填空题

1. 贫血　营养不良　胃肠功能失调

2. 十二指肠钩虫　美洲钩虫　丝状蚴

3. 钩虫病病人　钩虫感染　钩虫病病人　皮肤　农田作业

三、选择题

1. B　　2. C　　3. C　　4. A　　5. A　　6. C　　7. A　　8. D　　9. A

10. D　　11. E　　12. E　　13. A　　14. D　　15. A　　16. C　　17. E　　18. A

19. C　　20. C

第二十节　肠绦虫病病人的护理

一、名词解释

肠绦虫病

二、填空题

1. 猪带绦虫病和牛带绦虫病唯一的传染源是_____，人因进食含_____的猪肉或牛肉而感染。

2. 猪带绦虫病的主要并发症是_____，牛带绦虫病的主要并发症是_____和_____。

3. 肠绦虫病在我国以_____和_____最为常见，主要表现是_____。

三、选择题

【A₁型题】

1. 牛带绦虫病的传染源是（　　）
   A. 牛　　　　　　　　B. 鼠　　　　　　　　C. 猪
   D. 牛带绦虫病病人　　E. 囊尾蚴病病人

2. 猪带绦虫主要吸附于人体的（　　）
   A. 胃　　　　　　　　B. 十二指肠　　　　　C. 小肠
   D. 结肠　　　　　　　E. 胆囊

3. 猪带绦虫病的主要并发症是（　　）
   A. 囊尾蚴病　　　　　B. 肠梗阻　　　　　　C. 阑尾炎
   D. 肠穿孔　　　　　　E. 后发热

4. 人感染肠绦虫病是由于所进食物中含有绦虫（　　）
   A. 虫卵　　　　　　　B. 六钩蚴　　　　　　C. 丝状蚴
   D. 囊尾蚴　　　　　　E. 成虫

【A₂型题】

5. 病人女性，33岁，近1个月出现上腹疼痛、食欲减退，多次在大便中发现白色带状节片物。目前最主要的护理诊断是（　　）
   A. 急性疼痛：腹痛
   B. 营养失调：低于机体需要量
   C. 潜在并发症：肠梗阻
   D. 活动无耐力
   E. 知识缺乏

6. 病人男性，26岁。上腹隐痛1个月，伴恶心、呕吐，曾在大便中发现白色带状节片物，诊断为肠绦虫病。护士遵医嘱给予吡喹酮治疗。以下护理措施**不正确**的是（　　）
   A. 服药当日晨禁食　　　　　　B. 服药前给予止吐药
   C. 服药后留取12小时粪便　　　D. 天冷时便盆内加温水
   E. 观察服药后反应

7. 病人男性，30岁。生食米猪肉后出现上腹隐痛、腹泻，伴恶心、呕吐，诊断为肠绦虫病。本病治疗的首选药物是（　　）
   A. 阿苯达唑　　　　　B. 甲苯达唑　　　　　C. 吡喹酮
   D. 喹诺酮　　　　　　E. 二氯尼特

8. 病人男性，27岁。上腹隐痛1个月，伴恶心、呕吐，多次在大便中发现白色带状

节片物。诊断为肠绦虫病。本病的感染途径主要是（　　）

　　A. 生食淡水鱼　　　　　B. 生食荸荠　　　　　　C. 生食猪肉

　　D. 生食海鲜　　　　　　E. 输血

9. 病人女性，36 岁。生食米猪肉后出现上腹隐痛、腹泻、食欲减退，诊断为肠绦虫病。本病预防措施**错误**的是（　　）

　　A. 易感者预防性治疗　　B. 流行区普查普治　　　C. 彻底治疗病人

　　D. 加强人粪管理　　　　E. 加强肉类检疫

10. 病人女性，36 岁。生食米猪肉后出现上腹隐痛、恶心、呕吐，考虑可能为肠绦虫病。为明确诊断，可进行的检查是（　　）

　　A. 血培养　　　　　　　　　B. PCR 检测

　　C. 间接血凝试验　　　　　　D. 酶联免疫吸附试验

　　E. 粪便检查绦虫卵或妊娠节片

11. 病人男性，30 岁。生食米猪肉后出现上腹疼痛、腹泻，诊断为肠绦虫病。以下哪项**不是**病情观察的主要内容（　　）

　　A. 腹痛的部位、性质　　　　B. 有无肠梗阻表现

　　C. 有无阑尾炎等表现　　　　D. 体温和体重的变化

　　E. 粪便中节片的排出情况

12. 病人男性，32 岁。患肠绦虫病。该病最初的突出表现是（　　）

　　A. 上腹疼痛　　　　　　　　B. 食欲改变

　　C. 神经过敏　　　　　　　　D. 腹泻

　　E. 便中出现白色带状节片

13. 病人男性，27 岁。患肠绦虫病，遵医嘱给予吡喹酮治疗。服药后多长时间内的粪便都应留取以便寻找绦虫虫体和头节。（　　）

　　A. 6 小时　　　　　　　B. 12 小时　　　　　　C. 24 小时

　　D. 36 小时　　　　　　E. 48 小时

14. 病人男性，27 岁。患肠绦虫病，遵医嘱给予吡喹酮治疗。服药前的饮食正确的是（　　）

　　A. 服药前一日晚餐禁食　　　B. 服药当日早晨禁食

　　C. 服药当日早晨进流质　　　D. 服药当日早晨进软食

　　E. 服药前一日晚餐进软食

【A₄ 型题】

（15～17 题基于下面病例）

病人男性，32 岁，食用未煮熟的米猪肉后出现上腹隐痛，大便排出白色带状节片 3 次。

15. 该病人最可能的诊断是（　　）

　　A. 肠阿米巴病　　　　　B. 日本血吸虫病　　　　C. 华支睾吸虫病

　　D. 猪带绦虫病　　　　　E. 牛带绦虫病

16. 关于该病下列哪项**不正确**（　　）

　　A. 猪是唯一的传染源　　　　B. 以青壮年农民多见

　　C. 米猪肉中有活囊尾蚴　　　D. 男性多于女性

E. 多为散发

17. 以下哪项**不是**该病的表现（　　）

    A. 恶心、呕吐　　　　　B. 食欲改变　　　　　C. 癫痫样发作

    D. 神经过敏　　　　　E. 黑便

（18～20 题基于下面病例）

病人男性，32 岁。患肠绦虫病，遵医嘱给予吡喹酮驱虫治疗。

18. 驱虫治疗时应注意（　　）

    A. 服药当日晨进流质饮食

    B. 服药前一日晚按医嘱给予止吐药

    C. 便盆内应加清水

    D. 服药后应留取 12 小时粪便

    E. 观察服药后粪便中节片排出的情况

19. 驱虫治疗后痊愈的指标是（　　）

    A. 1 月内无节片排出，虫卵转阴　　　B. 3 月内无节片排出，虫卵转阴

    C. 半年内无节片排出，虫卵转阴　　　D. 1 年内无节片排出，虫卵转阴

    E. 2 年内无节片排出，虫卵转阴

20. 关于吡喹酮，正确的是（　　）

    A. 餐后服用　　　　　　　　　　　B. 驱虫治疗有效率 90%

    C. 出现不良反应立即处理　　　　　D. 有致畸作用

    E. 可出现腹痛、头晕等不良反应

参 考 答 案

一、名词解释

肠绦虫病：是各种绦虫寄生于人体小肠所引起的肠道寄生虫病的总称。在我国以猪带绦虫和牛带绦虫最为常见，主要表现是粪便中有白色带状节片排出。

二、填空题

1. 病人　活囊尾蚴
2. 囊尾蚴病　肠梗阻　阑尾炎
3. 猪带绦虫　牛带绦虫　粪便中有白色带状节片排出

三、选择题

1. D　2. C　3. A　4. D　5. A　6. C　7. C　8. C　9. A
10. E　11. D　12. E　13. C　14. B　15. D　16. A　17. E　18. E
19. C　20. E

第二十一节　华支睾吸虫病病人的护理

一、名词解释

肝吸虫病

二、填空题

1. 华支睾吸虫病的主要传染源是 _____ 和_____，人因进食未煮熟的含有_____ 的淡水鱼、虾而感染。其第一中间宿主是_____，第二中间宿主是_____ 、_____，终宿主是_____或 _____ 。

2. 华支睾吸虫病的并发症最常见的是_____和_____，治疗首选 _____ 。

三、选择题

【A₁ 型题】

1. 华支睾吸虫的成虫主要寄生于人体（　　）
   A. 胃　　　　　　　　　B. 十二指肠　　　　　　C. 胆总管
   D. 肝内胆管　　　　　　E. 结肠

2. 寄生于人体的最小的蠕虫卵是（　　）
   A. 钩虫卵　　　　　　　B. 蛔虫卵　　　　　　　C. 血吸虫卵
   D. 绦虫虫卵　　　　　　E. 华支睾吸虫卵

3. 人感染华支睾吸虫主要是吞入其（　　）
   A. 尾蚴　　　　　　　　B. 雷蚴　　　　　　　　C. 囊蚴
   D. 胞蚴　　　　　　　　E. 毛蚴

4. 华支睾吸虫的第一中间宿主是（　　）
   A. 淡水鱼　　　　　　　B. 虾　　　　　　　　　C. 沼螺
   D. 人　　　　　　　　　E. 猪

【A₂ 型题】

5. 病人男性，42 岁，喜食鱼生。近 1 年来食欲减退，常感肝区隐痛不适，血常规检查示嗜酸性粒细胞增加，初步诊断为华支睾吸虫病。预防本病最有效的措施是（　　）
   A. 及时治疗病人病畜　　　　　　B. 对猫、狗等家畜不喂生鱼
   C. 加强粪管、水管　　　　　　　D. 杀灭沼螺、豆螺
   E. 不食生的或未熟透的淡水鱼虾

6. 病人男性，48 岁，广东人。半年前出现食欲减退、腹部不适、肝区隐痛，1 周前头晕、乏力、记忆力减退入院就诊，初步诊断为华支睾吸虫病。昨日病人出现巩膜及皮肤明显黄染，查血清总胆红素及结合胆红素升高。病人出现黄疸的原因可能是（　　）
   A. 虫体损伤肝细胞　　　B. 成虫堵塞胆总管　　　C. 急性血管内溶血
   D. 驱虫药物引起　　　　E. 以上均不对

7. 病人女性，28 岁，喜食醉虾。肝区隐痛、腹泻 1 个月余，肝肋下 1.5cm，有压痛

和叩击痛，粪便检查发现华支睾吸虫虫卵。治疗首选药物是（　　）

  A. 吡喹酮   B. 喹诺酮   C. 阿苯达唑

  D. 甲硝唑   E. 二氯尼特

  8. 病人男性，34岁，广东佛山人。近1个月来上腹不适，肝区隐痛，查体：肝脏肿大，有压痛和叩击痛。粪便检查发现华支睾吸虫虫卵。本病的感染方式主要是（　　）

  A. 生食淡水鱼、虾   B. 生食淡水螺   C. 饮生水

  D. 生食荸荠   E. 生食猪肉

  9. 病人女性，22岁，喜食生鱼片。近1个月来出现食欲减退、肝区隐痛不适、腹泻，初步诊断为华支睾吸虫病。与该病发病相关的因素**不包括**（　　）

  A. 虫体机械性阻塞   B. 虫体代谢产物刺激   C. 虫体直接刺激

  D. 宿主性别   E. 宿主年龄

  10. 病人男性，49岁，患华支睾吸虫病。华支睾吸虫尾蚴主要在下列哪类宿主体内发育形成囊蚴（　　）

  A. 沼螺   B. 豆螺   C. 虾

  D. 蚊   E. 猪

  11. 病人男性，31岁，患华支睾吸虫病。该病轻度感染者多表现为（　　）

  A. 无症状   B. 肝大伴压痛   C. 精神不振

  D. 记忆力减退   E. 头晕、乏力

  12. 病人女性，53岁。近1个月来上腹不适，肝区隐痛，粪便检查发现华支睾吸虫虫卵。饮食护理时**不正确**的是（　　）

  A. 告知病人加强营养的重要性

  B. 症状明显时，给予清淡易消化饮食

  C. 恢复期，给予高热量、高脂饮食

  D. 营养不良者，给予高蛋白、高维生素饮食

  E. 若有贫血，应添加含铁丰富的食物

  13. 病人男性，37岁，患华支睾吸虫病。遵医嘱给予吡喹酮治疗后，病人突然出现剧烈腹痛，其可能原因是（　　）

  A. 吡喹酮引起的不良反应

  B. 病情加重的表现

  C. 并发急性胰腺炎

  D. 诱发肝胆管癌

  E. 胆管内华支睾吸虫被大量驱出引起胆绞痛

  14. 病人男性，44岁。食欲减退、腹部不适、肝区隐痛半年，头晕、乏力、记忆力减退1周，初步诊断为华支睾吸虫病。实验室检查一般**不会**出现（　　）

  A. 白细胞总数增高   B. 嗜酸粒细胞增高   C. 血红蛋白增高

  D. 红细胞数减少   E. 粪便中发现虫卵

【A₃型题】

（15～17题基于下面病例）

病人男性，34岁，喜食生鱼片。近1个月来上腹不适，肝区隐痛，查体：肝脏肿大，

有压痛和叩击痛，血常规检查可见白细胞总数和嗜酸性粒细胞轻度增加。初步考虑可能为华支睾吸虫病。

15. 可确诊华支睾吸虫病的检查是（　　）
    A. 粪便中查找虫卵　　　　B. ELISA 检测抗体　　　C. CT 检查
    D. 肝功能试验　　　　　　E. 血液检查

16. 本病的主要并发症是（　　）
    A. 囊尾蚴病　　　　　　　B. 癫痫　　　　　　　　C. 肠梗阻
    D. 肠穿孔　　　　　　　　E. 急性胆管炎

17. 本病的主要传播途径是（　　）
    A. 呼吸道传播　　　　　　B. 消化道传播　　　　　C. 直接接触传播
    D. 血液传播　　　　　　　E. 虫媒传播

（18～20 题基于下面病例）

病人男性，48 岁，喜食醉虾。半年前出现食欲减退、腹部不适、肝区隐痛。粪便检查发现华支睾吸虫虫卵。

18. 与本病感染率密切相关的是病人的（　　）
    A. 饮食习惯　　　　　　　B. 营养状况　　　　　　C. 体重
    D. 年龄　　　　　　　　　E. 性别

19. 该病常见的并发症**不包括**（　　）
    A. 急性胆管炎　　　　　　B. 急性胆囊炎　　　　　C. 急性胰腺炎
    D. 急性阑尾炎　　　　　　E. 肝胆管癌

20. 护理病人时，措施正确的是（　　）
    A. 吡喹酮服药期间如出现头痛、头晕，应立即停药
    B. 告知病人不要进食生的或未熟透的鱼、虾
    C. 病情重者应绝对卧床休息
    D. 恢复期应给予清淡易消化的食物
    E. 给予吡喹酮每日 1 次，连服 3 日

参 考 答 案

一、名词解释

肝吸虫病：即华支睾吸虫病，是华支睾吸虫寄生于人体肝内胆管引起的寄生虫病。其临床特征为上腹隐痛、腹泻、肝大和精神不振等。

二、填空题

1. 感染华支睾吸虫的人　感染华支睾吸虫的哺乳动物　华支睾吸虫囊蚴　淡水螺　淡水鱼　虾　人　哺乳动物
2. 急性胆管炎　胆囊炎　吡喹酮

三、选择题

1. D　　2. E　　3. C　　4. C　　5. E　　6. B　　7. A　　8. A　　9. D
10. C　　11. A　　12. C　　13. E　　14. C　　15. A　　16. E　　17. B　　18. A
19. D　　20. B

（李　萍　陈　玲）